总主编 董尚朴

主编 马燕冬

编委 靳宇智 杨洁 于越

付璐 范李娜

「医学衷中参西录」临证助读系列

医论分册

人民卫生出版社

图书在版编目（CIP）数据

《医学衷中参西录》临证助读系列．医论分册/马燕冬主编.—北京：
人民卫生出版社,2016

ISBN 978-7-117-21715-6

Ⅰ.①医… Ⅱ.①马… Ⅲ.①中国医药学-中国-现代②医论-汇
编-中国-现代 Ⅳ.①R2-52

中国版本图书馆 CIP 数据核字(2016)第 249456 号

人卫智网	www.ipmph.com	医学教育、学术、考试、健康，购书智慧智能综合服务平台
人卫官网	www.pmph.com	人卫官方资讯发布平台

《医学衷中参西录》临证助读系列 医论分册

主　　编：马燕冬
出版发行：人民卫生出版社 （中继线 010-59780011）
地　　址：北京市朝阳区潘家园南里 19 号
邮　　编：100021
E - mail：pmph @ pmph. com
购书热线：010-59787592　010-59787584　010-65264830
印　　刷：北京铭成印刷有限公司
经　　销：新华书店
开　　本：710×1000　1/16　印张：30　插页：4　字数：539 千字
版　　次：2017 年 1 月第 1 版　2017 年 1 月第 1 版第 1 次印刷
标准书号：ISBN 978-7-117-21715-6/R · 21716
定　　价：56.00 元

打击盗版举报电话：010-59787491　E-mail：WQ @ pmph. com
　　(凡属印装质量问题请与本社市场营销中心联系退换)

学过点儿中医的人，大都知道中国近代有一个中西医汇通学派，有几位代表医家，其中尤为卓著的是张锡纯，他的著作叫《医学衷中参西录》。这都是教材和读物里常常写着的。

张锡纯（1860—1933）先生，字寿甫，河北省盐山县张边务村人。他外祖父刘锡论，字纯嘏。《诗·小雅·宾之初筵》曰："锡尔纯嘏，子孙其湛。"他的大名看来是和姥爷的名字相关的。

先生生当国势衰颓，民生凋敝的时代，但家境尚可吧？至少自做过迁安县训导的高祖父张宗禹字绍庭者起，曾祖父张云汉字汝霞，祖父张荣字友三，父亲张彤元字丹亭，代代习儒，都是饱读四书五经之类，贡生庠生之类，舞文弄墨的读书人。先生幼受庭训，备考科举近三十年，后承乃祖乃父之业，教书训蒙也近三十年，对中国传统文化，自然是耳濡目染，寝馈其中了。亲炙门生张坤的《盐山名医张锡纯先生事略》说他"于六经诗文、天元数学，皆精研深究，尤邃易理"，应该不是虚饰之言，可见其造诣之深。用当今的话说，国学根底珰珰的。这对于学习中医是极有帮助的。

先生祖父、父亲都博通医术，并且"垂训来兹，谓凡后世子孙，读书之外，可以学医"。先生家学渊源，做学生时兼学医学，做教员时也兼授医学。他自述"广求方书，远自农轩，近至国朝著述诸家，约共搜阅百余种"。古往今来，源流本末，这么大的范围，真可谓"众里寻他千百度"，"独上高楼，望断天涯路"了。

归去来兮！闱试不第之后，先生渐渐专心致志于医学了。"绝知此事要躬行"，他十余年"临症者几无虚日"，辨证辨药，孜孜矻矻。其勤笃实验情形，张铭勋《先祖锡纯公传略》中有所例举，而先生著作中呈现在读者眼前的，也满是殚精竭虑，鞠躬尽瘁的身影。古来医谚云"千方易得，一效难求"，临床实践，是医家的第一要务吧？不然，先生贡献给世人的数以百计的效验方剂从何而来呢？又何以风行近百年而至今不衰呢？

19世纪，中国内忧外患，风雨飘摇。西风东渐，有志之士欲求科学强国，救亡图存。1897年，先生年近40岁自学代数、几何又及物理、化学、生物学等，成为1904年科举废除后盐山唯一能讲授代数、几何的教员。"苟日新，日日新，又日新。"先生睁开眼睛看世界，学问由古到今至此又由中到外了。而敢为天下先的维新精神、先驱精神则使人感受到了民族和社会的希望所在。

然而，怎样对待中外之学又有着种种的不同态度。就医学而言，当时主张废除中医者有之，视西医为异端者有之。即使倡导汇通者，也各有孰为主次的差异。先生"年过三旬始见西人医书，颇喜其讲解新异多出中医之外"，但"研究功深，乃知西医新异之理，原多在中医包括之中"，因而力行汇通，命诊所为"中西汇通医社"，但汇通的方略是——衷中参西。

衷中，参西。我总觉得这是救中医于颠覆的智慧思想，是方向。昨天是，今天是，明天也是。且二者不可或缺，不可错位。但须小心，这方向也常常被有意无意、有声无声、时而貌似创新、时而俨然尊古地扭曲抑或忽视，无论是昨天、今天，还是明天。

先生说："人生有大愿力，而后有大建树……故学医者，为身家温饱计则愿力小，为济世活人计则愿力大。"愿力，原是佛教用语，即誓愿的力量，多指善愿功德之力。先生"济世活人"的"大愿力"，显然不仅仅是慈悲怜悯的菩萨心肠，而是忧国忧民、救国救民的家国情怀。他的诗句做了最好的注脚："自命生平原不凡，良医良相总空谈。坎坷无碍胸怀阔，遭际常怜国运艰。""神州倏忽变沧桑，骤雨狂风几莫当。时事怆怀增感慨，天心搔首竟苍茫。""独有拳拳消未尽，同胞病痒系私衷。"他把书斋命名为"志诚堂"，就是把这"大愿力"贴成了座右铭了。张锡纯之为张锡纯，"良有以也"！

于是人们看到了一样样的建树：从戎做军医正，创办中医院做院长，著书立说筹资发行，开诊所带门徒，为医学报刊撰写文稿，办函授医校广育人才……

还有，前些天偶然浏览到先生舅舅家表兄弟的裔孙刘氏写的《张锡纯先生轶事》，说先生乳名张新，参加了1899年兴起的义和团运动。中外反动势力残酷镇压义和团时，先生避难躲在大仁村外祖父家，并在村里学堂任塾师，至今学舍仍在。还说先生帮助打算开业行医的表兄弟设计制作了药橱，药橱至今还使用着，就在黄骅镇仁村卫生院云云。这一年，先生四十岁，壮年成熟。"虽千万人，吾往矣。"反帝爱国，义薄云天！这浓墨重彩的一笔是不能落下的。还有那学舍，那药橱，也应该采取点儿什么保护措施吧？赶紧的。

然而，先生最大的建树还是中医药学的理论和经验。诸如大气下陷、升陷汤、生石膏、山萸肉、变通白虎汤、卫生防疫宝丹，不胜枚举。他影响了几代中医人，而且还将继续影响下去。高山仰止，景行行止，为民族振兴计，为民众健康计，为中医事业计，我们有责任继承、发扬、传播、普及先生的学术思想，并且也得是赶紧的。

先生不算古远，音容宛在。但时过境迁，医学理论、临床实际、语言文字都发生了一些变化，加之先生对医药又有那么多与众不同的独特见识和经验，这使得当代人特别是初学者研读先生著作有点费力了。先从小处做起，于是我们决计注释、提点、评析先生的著作，给学习、运用者提供方便。

感谢人民卫生出版社编辑的精心策划，感谢若干同好慨然担当、分头行动。我自己也虔诚敬畏地一再审读。倘若这套"助读"，能为读者学用先生著作帮一点点小忙，那就喜出望内了。

我们的修养有限，注评失当之处是难免的。在这儿，弱弱地请一句：有识之士，幸以教焉。

董尚朴

2016年3月18日

编写
说明

《医学衷中参西录》共8期。

第1期1918年出版。 第2期、第3期1919年先后出版。 1920年将前三期合编（《处方学》），分上、下2册各4卷共8卷出版，印行3版。 第4期（《药物讲义》）1924年1册5卷出版，印行4版。 第5期（《医论》）1928年分上、下2册共8卷出版，印行3版。 1929年第6期（《医案附诗草》）1册5卷出版，印行2版。 以上6期多次版行中，张锡纯多次增删，内容变化较大。 第7期（《伤寒讲义》）1册4卷是张锡纯逝世后，其子张荫潮整理，1934年出版，印行2版。

1935年后，以上7期共30卷，又多次再版发行，每次都经过其子张荫潮、其孙张铭勋及门生好友等校订。

1957年，经河北省卫生工作者协会审定，河北人民出版社分3册出版全书。 其中，张铭勋献出张锡纯遗稿（《医话拾零》与《〈三三医书〉评》）作为第8期编入，并撰写了《先祖锡纯公传略》。 该次审定采用各期最后版本校勘、标点，但删改了与医学无关紧要的文字。 1974年出版了上、下2册的修订本，1977年出版了合订本。

1985年河北科学技术出版社出版上、中、下3册本，除因篇幅较长，未收第6期第5卷《种菊轩诗草》外，收入全部内容，文字依其旧貌，各期均以最后一版为底本，参考其他版本校点。

本次"《医学衷中参西录》临证助读系列"注评本，内容、文字以河北科学技术出版社1985年版为底本，仍未收入第6期第5卷《种菊轩诗草》，同时参考其他版本进行了校订，并保持各期各卷独立完整性，分为《药论分册》《方论分册》《医案分册》《医论分册》《伤寒论分册》共5册出版。

编排方式，《医学衷中参西录》原著文字采用宋体字，其自注文字、处方药物剂量和炮制法均排小字。 我们所做的注评文字采用楷体字，字词注释排在文内，用括号分开；知识和思路提点排在翻口侧；学术评析按语排在文后。

原文中异体字，一律使用目前通行的规范字，如痠与酸、寖与浸、煖与暖等，用后者。

原文中词汇在各个时期有不同写法，一律使用目前通行的规范写法，如烦燥与烦躁、迟顿与迟钝、（言语）蹇涩与謇涩等，用后者。

原文中中药名称与目前《中华人民共和国药典》（2015版）名称同音不同字者，一律使用目前通行的规范写法，如黄耆与黄芪、蝉退与蝉蜕、鸭蛋子与鸦胆子、栝楼与瓜蒌等，用后者。

编者

2016年3月1日

前言

　　本书是《医学衷中参西录》临证助读系列的 5 个分册之一，内容涵盖《医学衷中参西录》原书的第五期和第八期，即医论医话部分。 由于原书是以汇编的形式分期刊行的，分类并不十分严格，因此这两期当中也掺杂了一些并非医论、医话类的文章，为保持原著原貌和全书完整性，本书对此类文章一并予以收录。

　　本书中的原文部分，主要以河北科学技术出版社 1985 年出版的《医学衷中参西录》为蓝本，同时参考了河北人民出版社 1957 年、1974 年版，河北科学技术出版社 2001 年版《医学衷中参西录》，以及学苑出版社 2007 年版《张锡纯医学全书》等版本。 各版本所录原文有出入而皆可通者，以较早的版本为准；文句疑有讹误者，加以校勘，以旁注方式给出校记；现行版本中断句、标点欠妥者，则予径改，不另附说明。

　　与其他分册相比，本分册收录的文章总体上呈现出更加浓厚的理论色彩，与其他分册互相参阅，有助于读者在更深的层面理解和把握张锡纯的医学思想；其中展现出的各种不同观点的冲突与碰撞，对于今人了解民国时期的医学思潮和学术生态也大有裨益。

马燕冬

2016 年 3 月 25 日

先祖锡纯公传略

先祖名锡纯，字寿甫。清咸丰十年生于河北省盐山县张边务乡。自幼聪明，稍长入学，读诗及经史百家，能过目不忘。年十余岁，先曾祖拟试帖诗课，以"天宝宫人"命题，先祖诗中有"月送满宫愁"之句，先曾祖大加称赏。稍长，于读书之暇，兼习医理，能触类旁通，于古人言外之旨，别有会心。及长，临症既多，有所悟则随时记述成篇。自立新方，亦发明其所以然之故，且附验案于后。积久成《医学衷中参西录》八卷，以后屡次重印，屡次增加，即前三期合编是也。先祖临床用药，匠心独运，往往一方中用一药至数两，或仅以一二药为方，力取其专，见效尤捷，故对于药效体验尤深。因将个人独得之秘，为前人所未道者，逐味记述，又附常用西药于后，即《医学衷中参西录》第四期是也。是时，《奉天医学杂志》《上海中医杂志》《医界春秋》《杭州三三医报》《绍兴医学报》《山西医学杂志》《汉口中西医学杂志》《如皋医学报》《新加坡医学杂志》，均先后聘先祖为特约撰述。其稿散见于各志报者甚多，后乃汇为一编，即《医学衷中参西录》第五期是也。至其临床验案，或散见于各杂志，或藏于家，汇集而成《医学衷中参西录》第六期。晚年设国医函授学校于天津，预定讲义先著《伤寒》。是年先祖已七十有四，日间诊病，夜间写稿，辛劳交加，《伤寒》稿甫成，是秋乃一病不起。先君治丧毕，整理遗稿付印，为《医学衷中参西录》第七期。先祖自幼从先曾祖读书于家，稍长即教读于乡，兼研医学。为人治病，往往力排众议，独任其责，群医束手不治之症，先祖辄以大剂生之，远近咸服其胆识。辛亥以后，从戎赴武汉。民国七年去奉天，创设立达中医院。直奉战时，由奉回乡，悬壶于沧县。民国十七年，由沧县徙居天津。先祖一生治学重实验，甘遂、细辛、巴豆、硫磺、花椒之猛，皆亲尝以验其毒性。曾记先祖服花椒二三钱，肺不能吸而胸闷，饮凉水数碗，移时始解；口嚼服甘遂一二钱，未觉瞑眩，惟泻下水饮及凝痰少许，始悟降痰之力数倍于硝、黄，而为治狂之圣药；又曾煎服麻黄八钱，以验其发散之力；又体会气功吸升呼降之法，传授多人，愈疾尤伙。各处有志之士，多列入先祖之门，其尤著者：隆昌周禹锡，如皋陈爱棠、李慰农，通县高砚樵，祁阳王攻醒，深县张方舆，天津孙玉泉、李宝和，辽宁仲晓秋……皆卓然名于时。至于当时与先祖声气相孚之挚友，如汉口冉雪峰、嘉定张山雷、奉天刘冕堂、泰兴杨如侯、广东刘蔚楚、慈溪张生甫、吴县陆晋笙诸先生，皆一时硕彦。先祖于时贤中，独心折冉雪峰先生渊博，以为不可及。先祖一九三三年八月谢世时，铭勋年方十七八，昏昧无知，所闻于先君及先祖及门诸君子者，略如是。至如先祖一生为学术奋斗之精神，及治学方针，张君方舆所撰《事略》较为详尽，附录于后。　　盐山张铭勋述

盐山名医张锡纯先生事略

　　呜呼！吾师盐山张先生既殁二十一年矣！其独心孤诣之学，卓荦不羁之行，迄今犹在人耳目。第恐历悠久而不彰也，于是坤谨举所知，述之如次。先生讳锡纯，字寿甫，姓张氏。先世由山东诸城徙居河北，遂为盐山县人。曾祖汝霞，祖荼，父彤元，皆厚德有声庠序。先生幼而颖悟，弱冠补博士弟子员，于六经诗文、天元数学，皆精研深究，尤邃易理。顾性任侠好义，若不知贫富贵贱可择而取也。丁父丧，哀毁骨立，秉遗训专心治医学，于《本经》、《内》、《难》、仲景书，寝馈有年。其临症也，化裁古方，独出新意。读《灵》《素》悟得大气之源，制升陷汤，能起膏肓之疾。会西医输入，治中医者多愤慨，先生则挹其精华以翼吾道，取其药物以入吾方，不主故常，乃相得而益彰也。辛亥革命后，应德州驻军统领黄君之聘，为军医正，移师武汉，载誉与俱。内政部长刘君，尤器重之，民国七年设立达医院于沈阳，延先生以为之长。中医之有院，实自此始。西医难治之症，经先生救疗，则多立起，称之者扬溢海内。而海内医学报刊，争列先生之名以为重。先生与江西陆晋笙、杨如侯，广东刘蔚楚，同负盛名，为"医林四大家"；又与慈溪张生甫，嘉定张山雷，为"名医三张"。晚年隐居天津，以著述课徒娱老。教门弟子，力辟医不叩门之谬说。故先生诊病，有疑义难遽断定者，辄翻书箱，或绕室往复不能休。既有所悟，虽昏夜立命车诣病家，携药督煎，维护达旦，盖每救人于殓服已具之顷。先生精心于医，辨症之慎，历四十余年如一日。著述等身，而稿多散佚，行于世者有《医学衷中参西录》二十九卷，《种菊轩诗草》一卷。先生卒于公元一九三三年农历八月八日，春秋七十有四。其年九月，葬盐山张边务祖茔，夫人王氏祔焉。子三：荫潮、荫沆、荫润，女一，适刘某。孙四：铭盛、铭勖、铭凯、铭尧。荫潮治医，胆识过人，有父风焉；铭勖好学，能席祖若父业。先生殁时，有卢俊升者哭甚哀，众劝止，且问之。俊升曰：我籍豫中，幼年孤苦无所依，义父怜我，抚育二十余年，为我授室，令自立门户，始得有今日。闻者亦为泪下。先生殁逾五年，荫潮以心疾卒。翌年，天津洪水没其居，先生之遗书荡然尽矣，而海内求先生书者，遂不可得。坤亲炙于先生，不敢自谓能传先生学术之百一，思先生之教泽甚深，因诠次先生之事实，冀述医学史者，有以采览焉。

　　　　　　　　　　　　　　　　　公元一九五四年六月，弟子张坤谨述

目录

目 录

医学衷中参西录第五期第二卷　61

目录

医学衷中参西录第五期第五卷 ⟨201⟩

目 录

医学衷中参西录第五期第六卷　　　257

医学衷中参西录第五期第七卷　　　299

目录

医学衷中参西录第五期第八卷　　361

目 录

目录

目录

医学衷中参西录第五期

　　医学系乎人身之安危，原非空谈玄理也。是以著医书者，当以理想为起点，以事实为究竟。凡心有妙悟，必先验诸临证之际，屡试屡效，而后笔之于书，公诸医界。迨医界亦用其书屡效，而后可传诸异祀，永为医界法程。余尝持斯心以盱衡医界著述诸家，故于新出之书，最喜披阅，已不下百余种矣。乃忽于汉皋友人处，得见《衷中参西录》，披阅数篇，见其立方之奇、析理之精，洵堪为医界伟人，盖数百年来无此作矣！乃急观著者，原系同宗，详审地址，更系同郡，因仆常宦游在外，故郡有名医不知也。何幸生平所期望者，竟于寿甫宗兄之著作得偿也。盖先生为盐山名士，素怀济世之心，而抱负莫展，于斯幡然改计，藉医药活人，以遂其利济之怀，此范文正公"不为良相，必为良医"之义也。向著《医学衷中参西录》出版四次，每次增加，《山西医志》称为第一可法之书，《绍兴医报》称为"医家必读之书"，《奉天医志》载高丽人称为"至贵至宝之救命书"。今又集其十余年各省登医学志报之论，细加修整，订作八卷，为《衷中参西录》五期。凡医家难治之证，若肺病、噎膈、霍乱、鼠疫、脑充血等证，莫不融汇中西，参以己见，立有妙论专方，用之必效，而又时参以哲学，兼为养生家指明方针，此诚为医界中别开一新纪元也。

戊辰仲春同宗弟树筠相臣氏于津沽紫竹林

题词

自命生平原不凡，良医良相总空谈；
坎坷无碍胸怀阔，遭际常怜国运艰。
忧世心从灰后热，活人理向静中参；
轩岐奥义存灵素，化作甘霖洒大千。
著者自咏

农轩事业久沉沦，国手挺生渤海滨；
力挽狂澜回造化，神州世界庆长春。
歙县愚弟胡天宗敬题

医家巨子震当今，融会中西细讨论；
满幅珠玑快先睹，抱惭曾许是知音。
绩溪后学章洪钧敬题

婆心苦口发慈悲，至理名言百世师；
若非乾坤钟秀气，盐山那得此名医。
扬州徐韵英登《杭州医报》诗三首
录一

寻师万里赴辽东，幸坐春风两月中；
八卷方书参造化，慈航普渡利无穷。
长沙受业朱静恒敬题

书中景仰几经年，千里寻师沈水边；
幸列门墙沾化雨，活人事业得真传。
牟平受业刘纯熙敬题

妙药活人几万千，功参造化力回天；

春风化雨私淑久，杖履追随定有年。
泾南受业周荣珪禹锡敬题

农轩事业废兴秋，力挽狂澜世莫侔；
别派混淆风浪险，公为砥柱在中流。
如皋受业李慰农敬题

国士原怀济世心，权将灵素化甘霖；
活人神术书千页，字字酿成大地春。
犍为受业叶培根敬题

漫道中西理不同，天生国手善沟通；
从今开辟新医界，著述直参造化功。
盐山受业孙蕊榜敬题

医融中外道通玄，祖述农轩绍正传；
济救苍生无限苦，安怀事业隐居年。
常德受业张右长敬题

医界群推第一人先生与江苏陆晋笙、杨
如侯、广东刘蔚楚，称当今张、陆、杨、
刘四大家，三张名誉又津津又与慈溪张
生甫、嘉定张山雷称为名医三张；回生
妙手功无量，寰海酿成不老春。
永定受业黄润光雨岩敬题

书著活人几度年，中西合撰费陶甄；
门墙幸受庸愚拜，得识农轩一脉传。

如皋受业黄杓星楼敬题

融会中西赞化工，活人国手仰高风；
农轩事业今犹古，医界重新赖有公。
　　　　　　天门受业崔寿康兰亭敬题

立志学医几度年，农轩事业少真传；
幸逢国手倾心授，得识此中玄又玄。
　　　　　　文安受业薛润珊敬题

莫讶农轩道不传，重新医界有高贤；
汇通中外深陶铸，造极登峰是此编。

后学许鹿苹敬题

仙风道骨异凡胎，端为金针度世来；
惠我宁馨深感德，活人不仅万千孩。
　　　　　　许容玉女士敬题

翻陈诊断出新书，济救苍生信有余；
药性屡更前案误，医方密补古人疏。
琼花芝草灵山瑞，金匮玉函处士庐；
立德立功言亦重，文章寿世永终誉。
　　　　　　桐柏愚弟朱弗壶山敬题

医学衷中参西录第五期

一、此编为登各省医学志报之论汇集而成，初次出版在民国十七年，今已尽售。兹又汇集数年登各处医学志报之论，约六万余言，复加于此期之中，故名为增广五期。

二、此编之文，多有此篇与彼篇相重复者，因其上报原不在一处也。今汇为一编，欲节去其重复，而于全篇之文理文气似皆有不顺，故皆仍其旧，阅者谅之。

三、诸论之作，或因观医报有所感发，或因人有所质问，或因时有其证，或因报社有所征求，原非遍论各门病之书也。其有未论及者，可统诸期而汇通参观之，则证之大略皆备矣。至从前诸期已论其证，而此则复论及者，大抵又更加详也。

四、愚于诸药多喜生用，欲存其本性也。有如石膏，为硫氧氢钙化合，若煅之则硫氧氢皆飞去，其凉散之力顿失，而所余之钙，经煅即变为洋灰，断不可服，故斯编之中，于生石膏之能救人、煅石膏之能伤人，反复论之，再三致意，以其关于人命之安危甚重也。又如赭石原铁氧化合，其重坠凉镇之力最善降胃止血，且又能生血分毫不伤气分。至药房中所鬻之赭石，必煅以煤火，则铁氧分离即不能生血，且更淬之以醋，转成开破之性，多用之即可令人泄泻。又如赤石脂原系粉末，宜兴茶壶即用此烧成，为其质同粉末有黏滞之性，研细服之可保护肠胃之内膜，善治大便泄泻。而津沽药房中，竟将石脂为细末，水和为泥，捏作小饼，煅以煤火，即与宜兴壶瓦无异。若为末服之，其伤人脾胃也必矣。又如山萸肉，其酸温之性能补肝敛肝，治肝虚自汗，以固元气之将脱，实能挽回人命于至危之候。药房多酒浸蒸黑用之，其敛肝固气之力顿减矣。如此者实难枚举，此所以愚于药品多喜生用，以存其本性也。

五、医家常用之药，愚恒不用；其不常用者，愚恒喜用。盖用药以能治病为宗旨。医者疏方恒至药品二十余味，其分量约皆在二三钱之间，不甚差池，即将病治愈亦不知何药之力。而愚初临证时，恒择对证之药，重用一味煎汤数钟，徐徐服之，恒能挽回极重之病，且得藉之以验药力之实际拙编中，重用药一味挽回险证者颇多。是以非常用之药，而愚喜用者，以曾用之有实效也；其为常用之药，而愚从未一用者，因曾用之无实效也。凡事必实验而后知，不敢人云亦云也。

六、中医之理原多包括西医之理，如《内经》所论诸厥证，所谓血之与气并走于上及血菀于上为薄厥、肝当治不治为煎厥，即西人所谓脑充血也。中医谓肺朝百脉，《难经》谓肺为五脏六腑之所终始，即西人所谓血脉管及回血管之循环也。然古人语意浑涵，且未经剖解实验，言之终不能确凿。及观西人之说，则古书所云者，无事诠解皆能瞭然也。又中医治病恒深究病之由来，是治病之本也；西医治病务治其局部，是治病之标也。若遇急危之证及难治之证，正不妨以西药治其标、以中药治其本，则见效必速。故凡西药之性近和平，确知其原质者，不妨与中药一时并用。至未知其原质者，虑其与中药有所妨碍，正不妨中隔数点钟而先后用之也。

七、凡药性之和平者，非多用不能奏效，若地黄、山药、萸肉、枸杞、龙眼肉诸药是也。至石膏，《本经》原谓其微寒，亦系和平之品，若遇寒温大热，为挽回人命计，有时不得不多用。彼见愚所拟之方，一剂至七八两，畏其分量过重而不敢轻用，皆未知药性者也。

八、编中来函多略起结，因起结为世故应酬，于医学无益也。至于中间用拙拟之方，其加减具有精义者录之，至泛泛者亦恒节去。盖此编处处征实，即三四句间，亦欲阅者有所心得，可实际施于临证之间也。

九、各处药房所鬻之药，皆有差误。戊午愚初至奉天，方中曾用白头翁，检视取来之药，白头翁纯系白茸下带根二分许。质之药房，问其根作何用，答言根是漏芦。从此在彼处临证，如用白头翁时，方中皆开漏芦。又方中曾用赤小豆，检视取来之药系相思子，因此物亦名红豆也唐王维诗有"红豆生南国"之句。质之药房，谓方中但开赤小豆皆与以此物。于斯再用赤小豆，必开明饭赤小豆。又丙寅愚至天津，方中曾用䗪虫，检视取来之药，系黑色光背甲虫，质之药房曰：䗪虫即土鳖，何为给此？答言䗪虫与土鳖此地原分为两物，从此欲用䗪虫时，方中必改写土鳖虫。又曾欲用鲜小蓟而未有，权以药房中干者代之。至检视取来之药，竟系所食之曲麻菜，此大蓟也。质之药房，乃知此地原以小蓟为大蓟、大蓟为小蓟。此以外之差误，又难悉数。由斯知凡至生地临证开方，当以亲自检视药味为第一要著也。

十、学问之道，贵与年俱进，精益求精。愚向以胸中之气即元气，后乃知元气在脐，大气在胸；向以心中之神明为元神，后乃知元神在脑，识神在心。此编之论说，间有与前数期不同者，当以此编为是。

医学衷中参西录第五期第一卷

学医工夫，须先明人身之生理。全身之肢体、脏腑、经络皆生理攸关也。是卷兼采中西生理之学，更参以哲学家谈生理处，复以己意融会贯通之。生理既明，而养生之理寓其中矣。养生之理既明，而治病之理寓其中矣。

论中医之理多包括西医之理沟通中西原非难事

鄙人才质庸碌，而性好深思。自幼承家学渊源，医学与读书并重。是以自成童时即留心医学，弱冠后即为人诊病疏方，年过三旬始见西人医书，颇喜其讲解新异，多出中医之外。后又十余年，于医学研究功深，乃知西医新异之理原多在中医包括之中，特古籍语意浑含，有赖后人阐发耳。今不揣固陋，远采古籍所载，近参时贤之说，胪列（lúliè，罗列、列举）数则于下以证明之。

西人谓人身有血脉管、微丝血管、回血管[1]。血脉自左上心房转落左下心房，入于血脉管；由血脉管入微丝血管，以散布于周身，内而脏腑，外而肌肉；迨脏腑肌肉濡润之余，又转入回血管，由回血管收回右上心房，转落右下心房，更由右下心房以上注于肺，此时因血中混有碳气[2]，其色紫黑；迨注肺之后，隔肺膜呼出碳气，吸进氧气，其色乃赤，复还左上心房，如此循环不已。此说可谓奇辟生新矣，然此理同寓于扁鹊《难经》中也。其第一节云："十二经中皆有动脉，独取寸口以决五脏六腑死生吉凶之法，何谓也？然答词。寸口者，脉之大会，手太阴之动脉也。人一呼脉行三寸，一吸脉行三寸，呼吸定息，脉行六寸。人一昼夜凡一万三千五百息，脉行五十度，周于身，漏水下百刻，荣卫行阳二十五度，行阴二十五度，故五十度复会于手太阴寸口者，五脏六腑之所终始，故取法于寸口也。"

按：人之脏腑皆有血脉管与回血管。其回血管之血，由心至肺将碳气呼出，是诸脏腑之回血管至此而终也；迨吸进氧气，其血乃赤，归于心而散布于诸脏腑，是诸脏腑之血脉管自此而始也，故曰五脏六腑所终始

[1] 这里的血脉管指动脉，微丝血管指毛细血管，回血管指静脉。

[2] 碳气即今所谓二氧化碳。

也。为肺能终始诸脏腑，是以诸脏腑之病，可于肺之寸口动脉候之，而寸口之动脉遂可分其部位而应诸脏腑矣。

西人谓左右心房各有二，是心之体原四孔也，而《难经》谓心有七孔三毛。夫七孔之数既与心房之数不侔（móu，相等），三毛之说又毫无形迹可征，此非中西之说显然不同乎？不知《难经》此节之文，多被注疏家误解。尝考古训，凡细微难察之物，恒比之于毛，《诗经》所谓"德輶（yóu，轻）如毛"，孟子论目之明而极之于能察秋毫之末，皆其明征也。盖人之心房虽只有四，而加心下血脉管及回血管与心相连之处，则为六孔矣。至心上血脉管、回血管与心相连之处，似又加两孔而同在一系之中，故古人仍以为一孔，是共七孔也。此言心之孔虽有七，所易见者只有四孔，其余三孔则如毛之微细而不易视察。所谓如毛之微细而不易视察者，实指血脉管与回血管连心之处而言也。

中说谓人之神明在心，故安神之药注重于心。西说谓人之神明在脑，故安神之药注重于脑。及观《内经》，知中西之说皆函盖其中也。《内经·脉要精微论》曰："头者精明之府。"为其中有神明，故能精明；为神明藏于其中，故名曰府，此西法神明在脑之说也。《内经·灵兰秘典》曰："心者君主之官，神明出焉。"所谓出者，言人之神明由此而发露也，此中法神明在心之说也，盖神明之体藏于脑、神明之用发于心也。如必执定西说，谓心脏惟司血脉之循环，于人之神明毫无关涉者，可仍即西人之说以证明之。

西人生理学家勿阿尼氏研究灵魂之结果，谓灵魂者栖于人类各细胞中，其色浓紫，质不透明，比肉体重约千分之一，具运动之器官，能上达于地二百里以上之处，不待食物而生存，且具良心修养其正义、亲切、同情等之高等道德云云。其所谓各细胞中、其色浓紫、质不透明者，明明非灰白色之脑质髓与神经细胞可知矣，明明指循环系中之有色血液细胞更可知矣。又丁仲

[1] 丁仲祜（祜音 hù），即民国时期著名学者丁福保，字仲祜。

[2] 蒋璧山，即蒋树杞，字璧山，近代浙江临海县人，辑《伏瘟证治实验谈》1 卷。

祜[1]氏之译述西说也，谓细胞之功用，能将血液内之营养料及空气分给全身。细胞又能服从性灵，而性灵亦能处处保护之。其所谓性灵，非即人之神明乎？心既为血液循环器之主，即可为细胞之主，而在保护细胞之性灵，自当以心为中枢。即西人之说而深为研究，与《内经》所谓"心者君主之官，神明出焉"者，何以异乎？此节采时贤蒋璧山[2]氏说。

中说谓肝左脾右，西说谓肝右脾左，此又中西显然不同处也。不知肝右脾左之说早见于《淮南子》，扁鹊《难经》亦谓肝在右《难经》曰："肝之为脏，其治在左。其脏在右胁右肾之前，并胃，着脊之第九椎。"《金鉴·刺灸心法篇》引《难经》有此二十五字，今本删去。夫肝在右，脾自当在左矣。而医学家仍据肝左脾右以治病者，诚以肝虽居右，而其气化实先行于左，故肝之脉诊于左关；脾虽居左，而其气化实先行于右，故脾之脉诊于右关。按此诊脉，治病则效；不按此诊脉，治病则不效。若不信肝之气化先行于左、脾之气化先行于右之说者，更可以西人生理学家之言征之。

按：西人生理学家言，脾固居胃之左方下侧，然其与胃通也，乃从脂膜相连处右行，输送胃液腺于胃腑；其与膵（cuì，胰的旧称）通也，乃从脾尾端右行，输送制造血液之原料于膵脏；其与肝通也，乃从脾静脉右行，开口于肝门静脉，输送红色血球中之红色铁质于肝脏，为造成胆汁之料；其上与肺通也，乃右行假（借）道于胃膜以入于十二指肠；其与周身通也，乃从脾动脉右行，开口于大动脉干，输送白血球于毛细管以达于身体内外诸部，无所不到。是脾之本体虽居于左，而其功用无不在于右，是则谓脾居于右，谁曰不宜？如肝固居于腹腔之右侧上部，而其吸收脾与胃中之血液以营提净毒质之作用者，乃由肝门静脉之大血管向左下方吸收而来也。且其既已提净之血液，乃由肝静脉之血管从肝脏之后缘而出，开口于大静脉，向左上方入大静脉干以达右心室，是肝脏血液循环之机能皆在于左，是则谓肝居于左，谁曰不宜？此节采时贤蒋璧山氏说。

《内经》谓："肾者，作强之官，伎巧出焉。"所谓作强、伎巧者，指其能生育而言也。西人则谓肾脏专司漉（lù，液体慢慢渗下、滤过）水，与生殖器毫无关涉。此又中西医学显然不同处也。然谓内肾与外肾不相关涉者，乃西人从前未定之论，非其近时实验之言也。夫中医之论肾，原取广义，非但指左右两枚也。今西人于生理学研究功深，能悟副肾[1]髓质之分泌素即自命门分泌而出与督脉相通者有迫血上行之作用，名之曰副肾碱，是悟肾中真火之用也。又悟副肾皮质之分泌素即自胞室中分泌而与任脉相通者有引血下行之作用，名之曰确灵，是悟肾中真水之用也。既悟得肾中真火真水之作用，即当知肾之所以作强、所以伎巧，无非赖此水火之气以酝酿之、激发之、斡旋之，有如火车诸机轮之转动莫不以水火之气为原动力也。

西人谓中医不知有水道，不知西医之所谓水道，即中医之所谓三焦，其根蒂连于脊骨自下上数七节之处其处即命门，在下焦为包肾络肠之脂膜，在中焦为包脾连胃之脂膜，在上焦为心下之脂膜，统名为三焦，能引水液下注于膀胱，《内经》所谓"三焦者，决渎之官，水道出焉"者也。夫《内经》即显然谓三焦为水道，何谓不知水道也？盖其名虽异，核其实则同也。

西人谓中医不知有䐈，不知古人不名䐈而名散膏。《难经》谓："脾重二斤三两，扁广三寸，长五寸，有散膏半斤。"散膏即䐈也。为䐈之质为胰子，形如膏，而时时散其膏之液于十二指肠之中，以消胃输于肠未化之余食，故曰散膏，为脾之副脏。至脾之正脏，《内经》谓其"为营之所居"，即西人脾能制白血球之说也。由斯知，凡古书言脾统血者，指脾之正脏而言也；凡言脾化食者，指脾之副脏散膏而言也；凡言脾色黄、脾味甘者，亦指散膏而言也。散膏与脾为一脏，即䐈与脾为一脏也。且以西说考之，䐈尾衔接于脾门，其全体之动脉又自脾脉分支而来，即按西说，脾与䐈亦可合为一脏也。此节采时贤高思潜[2]氏说。

[1] 副肾，即肾上腺。

[2] 高思潜，或作高恩潜，安徽和县人，著《中国胎生学》。

又西人有精虫之说，似属创论，然其说不自西人始也。小乘《治禅病秘要经》曰："筋色虫，此虫形体似筋，连持子藏，能动诸脉，吸精出入，男虫青白，女虫红赤。"又，小乘《正法念处经》曰"十种虫行于髓中，有形于经中"云云。此是精虫之说始于印度，久入中国。《章氏丛书·杂录》[1]引而注解之，谓即胚珠，其说亦可为中说矣此节采时贤杨如侯[2]氏《灵素生理新论》。且人为倮虫[3]人为倮虫之长，古书所载，以人资生之始为精虫，不亦理明词达乎？是西人精虫之说原非创论，无庸惊其新奇也。

试再以病论之。如内伤黄疸证黄疸有内伤、外感之区别，中法谓系脾有湿热，西法谓系胆石堵塞胆汁入小肠之路，或胆管肿胀窒塞胆汁入小肠之路，又有谓小肠有钩虫者，而投以《金匮》硝石矾石散，莫不立愈。盖矾石能治脾中湿热，硝石能消胆中结石，二药并用，又能除虫及胆管肿胀，是以无论脾有湿热、胆有结石、肠有钩虫或胆管因热肿胀，投以此方皆愈。仲景当制此方时，原对于此四种病因立方，非仅对于脾中湿热立方也。且矾石为皂矾《尔雅》名矾石为羽涅，又名为涅石，故知为皂矾，为其系铁与硫氯化合而成，且又色青，故能入肝胆以敛胆汁之妄行，兼有以金制木之义。若但为治脾家湿热，何为不用白矾？后世不明古人制方之义，而但以治脾中湿热释之，是知其一而遗其三也。至明季喻嘉言出，深悟仲景之治黄疸不但治脾，实兼治胆，遂于治钱小鲁之案中显然揭出，谓其嗜酒成病，胆之热汁满而溢于外，以渐渗于经络，则身目俱黄云云，其原案载所著《寓意草》中。彼时犹未见西人说，而实与西人论黄疸之病因责重于胆者相符合也。

又如中风证，其人忽然眩仆，更或昏不知人，其剧者即不能苏复，其轻者虽能苏复，恒至瘫痪偏枯，西人谓此非中风，乃脑充血也，此又中西显然不同处也。不知此证名为中风，乃后世医者附会之说，非古圣相传之心法也。《内经》谓："血之与气，并走于上，则为大

[1]《章氏丛书》是章太炎先生文著之汇编。有关精虫之说的文章见于该书"别录卷三"。
[2]杨如侯，即杨白城，字如侯，江苏泰兴人，著《灵素生理新论》《医学新论》《五色诊钩元》等。
[3]倮，音luǒ，同"裸"。倮虫，即身无羽毛鳞甲的动物，古代常用以指人。

厥。气反则生，气不反则死。"夫所谓厥者，即昏厥眩仆之谓也。大厥之证，既由于气血相并上走，其上走之极，必至脑充血可知，此非中西之理相同乎？至谓气反则生、气不反则死者，盖气反则血随气下行，所以可生；若其气上走不反，血必愈随之上行，其脑中血管可至破裂，出血不止，犹可望其生乎？细绎（yì，本义为抽丝，引申为引出头绪、寻求事理）《内经》之文，原与西人脑充血之议论句句符合，此不可谓不同也。又《史记·扁鹊传》所载虢太子尸厥，亦脑充血证。至扁鹊治之，亦知为脑充血证。观其未见太子，知其必耳鸣鼻张，盖知其脑部充血之极，其排挤之力可使耳中作鸣、鼻形翕张也。及其见太子也，则谓"上有绝阳之络，下有破阴之纽"，此盖言人身之阴阳原相维系，偶因阴纽破坏，不能维系其阴中之真阳，其阴中之真阳脱而上奔，更挟气血以上冲脑部，其充塞之极几至脑中之络破裂断绝，故曰"上有绝阳之络"也。此虽未明言脑充血，实不啻明言脑充血也。特是《内经》论大厥，但言病因，未言治法；扁鹊治虢太子尸厥，其本传所载者，系先用针砭救醒，后服汤药，其所服者亦未详何方。至西人对于此证虽有治法，亦难期必效。愚曾拟有建瓴汤方载第三卷脑充血治法篇中，重用赭石、牛膝以引血下行，而辅以清火、镇肝、降胃、敛冲之品，用之救人多矣。其脑中血管破裂不至甚剧者，皆可挽回也。

试更以药论之。如石膏善退外感实热，为药中最紧要之品，而丁仲祜氏译西人之说竟谓石膏不堪列于药品，此又中西之说显然不同处也。然谓石膏不堪列入药品者，乃西人之旧说。至西人新出之说，实与其旧说迥异，而转与中说相同，何则？硫氧氢钙，石膏之原质也。西人工作之时，恒以硫氧钙为工作之料，迨工作之余，所剩之硫氧钙即结成若干石膏，较天生之硫氧氢钙石膏犹缺一原质未备。此等石膏原与煅石膏无异石膏经煅，则硫氧氢多飞去，其钙经煅又甚黏涩，可代卤水点豆腐，断不可服。西人所谓石膏不堪入药者，指此等石膏而言也。迨其后用天生石膏，知其凉而能散，大有功效，遂将石膏列于石灰基中石灰即钙，并将素所不信之中药两味亦列其中。是故碳氧石灰，牡蛎也；磷氧石灰，鹿茸角也；硫氧氢石灰，石膏也。西人皆精验其原质，而列为石灰基中要药。西人可为善补过矣，而笃信西法者，犹确守西人未定之初说，与中说相龃龉（jǔyǔ，上下齿不相对应，指不相投合、抵触），何梦梦（梦梦，昏乱不明）也！

又如黄连、龙胆，中说以为退热剧药，用之过量能损胃减食。至西人则皆以为健胃药，似又中西不同处也。然究其所以不同者，因西人以肉食为本，胃多积热，易至生炎西人以红热肿疼为炎。二药善治其肠胃生炎，故善助其肠胃化食。至吾人以谷食为本，胃气原自冲和。若过服凉药致肠胃中热力不足，即难熟腐水谷，此中西论黄连、龙胆之所以不同也。然阅诸家本草，黄连能厚肠胃，其能助肠胃化食之理即在其中；龙胆能益肝胆，其能增补胆汁以为化食之资藉，又显然也。由斯知中西之论药性，凡其不同之处，深究之又皆可以相通也。夫医学以活人为宗旨，原不宜有中西之界限存于胸中，在中医不妨取西医之所长如实验器械化学等，以补中医之所短；在西医尤当精研气化如脏腑各有性情及手足六经分治主六气等，视中医之深奥之理原为形上之道，而非空谈无实际也。

按语：本篇从生理、疾病、药物三方面，对中西医学的差异与相通之处进行了探讨，其基本观点是西医的很多发现和观点早已涵盖于中医学之中；就实质而言，中西医学是可以相通的，而且，因为关注"气化"，中医的视野更开阔、见解更高明。作为中西汇通学派的代表人物之一，这些都是张锡纯一以贯之的主张。历史地看，其积极意义不容置疑，但在某些具体问题的论述上，有牵强附会之处。

人身神明诠

自神明在脑之说倡于西人，近今讲科学者鲜不谓其说至精至奥，为开天辟地之名论，而吾上古圣神犹未尝见及，此诚所谓以管窥天、以蠡测海者也。讵（jù，岂）知神明在脑之说，吾中华医学早先西人数千百年而发明之，且其所发明者较西人尤为精奥，而于神明之体用，又能详细鉴别，各得其实际也。医学之书以《内经》为最古。《素问·脉要精微论》曰："头者精明之府。"夫精明即神明也，头即脑之外廓，脑即头之中心点也。国家之货财藏于府，兹则名之为府者，确定其为神明所藏也。又，《素问·灵兰秘典》曰："心者君主之官，神明出焉。"细绎经文，盖言神明虽藏于脑，而用时实发露于心，故不曰藏而曰出。出者，即由此发露之谓也。于以知《脉要精微论》所言者神明之体，《灵兰秘典》所言者神明之用也。斯义也可兼征之于丹经[1]。夫丹经祖述黄帝，原与《内经》相表里。历代著作虽不一致，而莫不以脑中为元神，心中为识神。元神者无思无虑，自然虚灵也；识神者有思有虑，灵而不虚也。此中妙谛，慧心人可静参也。又可征之于字体。夫神明之用在思，"思"古文作"恖"，"囟"者脑也，"心"者心也，盖言心与脑神明贯通而后可以成思也。此与脑为元神、心为识神之义相符合也。且更可征之于实验。神明为人身纯阳之物。阳者性热，脑藏神明，故脑不畏寒。心为神明发露之处，过用其心者，神明常常由心发露，故心恒发热，此则人人皆能自觉，为未经发明，是以觉而不察耳。由此可悟养生之道矣。凡人之享大年者，下元必常温暖，气血必常充足。人之神明固可由脑至心，更可以诚意导之而行于全身，是以内炼家有"凝神入气穴"之语，诚以孟子谓志能帅气，即神能帅气，神明照临之处，即真气凝聚之处。神气充足，丹田温暖，寿命之根自然壮固，神明之功用何其弘哉！

[1] 丹经，指讲述道教炼丹术的经书。

按语：本条试图证明：所谓"神明在脑"并非西方人独得之秘，中医不仅早就知道，而且认识得比西医深刻。论证从4个方面展开：①以医书为证。张锡纯把《素问》中"头者精明之府""心者……神明出焉"的说法解释为神明藏于脑、出于心。在脑的是神明之"体"，在心的是神明之"用"。②以丹经为证。丹经是关于炼丹术的经书，大都属于道教文献，其中讲内丹的书与医学的关系尤其紧密。张锡纯认为丹经与《黄帝内经》一样，都来源于黄帝，其中关于"脑中为元神""心中为识神"的说法，与前述《黄帝内经》的看法一致。③以文字学为证。张锡纯举证说，古代的"思"字写作"恖"，而"恖"字上面是脑、下面是心，意思是只有心脑贯通才能成为"思"。范行准先生在《中国病史新义》也采用了类似的例证。④以日常体验为证。张锡纯说，神明属阳、性热，因为脑藏神明，所以脑是不怕冷的；因为心出神明，所以劳心太过者心总是发热。

张锡纯用书证、实证的办法努力在"神明"问题上沟通中西医学，然而，以今天的眼光看，他所提出的证据和论证过程，说服力显然是不够的。不过，其开阔的眼界和大胆探索的精神仍然值得后人尊敬。

元气诠

人之始生也，细缊化醇[1]，胚胎初结，中间一点动气，似有脂膜绕护，乃先天资始之气，即气海胸中为气海，藏后天之气。此气海在脐下，外当气海穴，藏先天之气中之元气也。此元气得母荫育，渐渐充盛，以生督任二脉。又渐渐充盛，其气冲开督脉，由后上升，复通于任脉，由前下降内炼者所以务通督任以返先天，以生全身。迨至官骸脏腑皆备，肺能呼吸，遂接后天之根后天生命之根在呼吸，而脱离母腹矣。特是同一元气也，其在先天之功用，与后天之功用迥殊，何者？元气在先天，来源有自，故输其有余，与督任之脉常通以融贯全身，为十月养胎之用，其功用在于能施；元气在后天，来源既息，故保其所得，与督任之脉不通而坐镇中宫以全身论，气海当为中宫，握百年寿命之根，其功用在于能敛。夫

[1] 细缊，音yīnyūn，又作"氤氲"，形容云烟弥漫、气氛浓盛的景象。《周易·系辞下》："天地细缊，万物化醇。"意思是天地阴阳之气交融，则万物得以化生。

地之中心有磁气，所以敛吸全球之气化，磁气即地之元气也。人身一小天地，由斯知人之元气，即天地间之磁气类也。其所以能镇摄全身之气化者，诚以全身之血脉皆含有铁锈，磁铁相恋，气化自固，此造化生成之妙也。然其气纯属先天，至精至微，不涉后天迹象。其气不但无形且并无质空气扇之成风，电气阻以玻璃，是皆有质之验，惟磁气无质，触处透达。元气似磁气，故亦无质，故一切补助气分之药，皆不能有益于元气。若遇元气之衰惫欲涣散者，宜保护以收涩之品，以助其吸摄之力，是以拙著中所载病案，凡于元气之将脱者，必重用净萸肉四两，或兼用他药以辅之，即危到极点，亦能挽回，胜于但知用参、芪、术者远矣。

或问：参、芪、术皆为补气之品，子独谓其不能补助元气，是服之于元气毫无益乎？答曰：参、芪、术诸药皆补助后天气化之品，故救元气之将脱，但服补气药不足恃喻嘉言谓：若气上脱者，但知重用人参，转令气高不返[1]，惟以收敛之药为主，若萸肉、龙骨、牡蛎之类，而以补气之药辅之。其上脱者，宜辅以人参、赭石人参得赭石能引气下行；若阴虚不能系阳，更宜加熟地黄、生山药以滋阴。其下脱者，宜辅以人参、黄芪；若下焦泄泻不止，更宜加白术以止泻。此乃临时救急之法，至于欲补助元气于平时，当于静坐之时，还虚凝神，常于精明之府《内经》谓"头者精明之府"保此无念之正觉，如天道下济，光明仍然，无心成化，久之元气自有充盛之候，此乃内炼家初步工夫。此时静坐之风盛行，不妨借之以辅药饵之不逮也。

或问：人未生为先天，已生为后天。据子之说，将毋[2]孩提之元气与成人之元气，其大小之量无以异乎？答曰：非也。所谓以未生为先天、已生为后天者，此大略言之也。若细分之，犹有先天之先天、先天之后天、后天之后天、后天之先天。所谓先天之先天者，未生以前是也。所谓先天之后天者，自初生以至成立是也。盖未生之前得母荫育，其元气固有日长之机；自初生以至

[1] 喻昌《寓意草》载：某八旬老翁病重，"昌对曰：'胃风久炽，津液干枯，真火内燔，宜知母一两，人参、甘草各一钱，日进二剂自安。'众议方中用参太少，且无补药佐之，全无取义，竟置不用，连进参术大剂，不效。越三日，剂中人参竟加一两，服后顷刻气高不返而仙逝。"

[2] "毋"，通行各版本作"母"，疑误。

成立，其全身日日充长，其元气亦即随之日日充长，其充长之时间虽在后天，而其自然充长之机能仍得之先天，故可以先天统之而为先天之后天。

所谓后天之后天者，人自成立以后，全身充长之机能既停，而白昼之动作云为，复劳心劳力以耗其元气，此诚后天之后天矣。所谓后天之先天者，其将睡未睡及将醒未醒、若有知若无知之时是也。盖斯时也，万虑皆空，神气归根，心肾相依，直与道家凝神入气穴景况无异，故于昼间元气之消耗亦能些些补助，为此时有自后天返先天之机，故可名之为后天之先天也。不但此也，人之呼吸循环，自然之天机也，为其为自然之天机，故亦有先天存乎其中，而能于元气稍有补益。藉（jiè，假使）曰不然，可征之儒者之读书与教员之宣讲。

夫儒者当幼学之时，镇日（整天，从早到晚）读书不辍。及长而谋举业，又必选诗文数百篇，日夜高声朗诵，未闻有伤气者。至为教员，其每日登堂宣讲之时间，远少于读书之时间也，其宣讲之声远小于读书之声也，乃至因宣讲而伤气者，竟往往有之，此固极精细之问题也。盖读书必有声调，当其呼气外出之时，必心力下降以镇其气，而后其声悠长，又必须丹田上升以助其气，而后其声高远，此际之一升一降而心肾交矣。内炼家会合婴儿姹女[1]之功，即交心肾之功，亦即补助元气之功也。是读书者之于元气，旋伤而旋能补之，此所以不伤气也。至宣讲则但用胸中之气，其心气不降，肾气不升，有伤损而无补助，此所以多伤气也。由此推之寻常呼吸，凡当呼气外出之时，其心肾亦必微有升降每呼气外出之时，心必下降，肾必上升，是以内炼家有呼气为补之说，细心体会皆能自觉，虽升降之力甚微，心肾亦必有相交而有益于元气。盖元气虽坐镇中宫、统摄气化，而其统摄之力时时必需，即时时暗耗，端赖自然之呼吸，心降肾升，以息息补助，此造化之妙，纯为天机之自然，故亦可谓后天之先天。道书谓"呼吸分明了却仙"，诚为见道之言也。果参透呼吸升降之奥旨，顺呼

[1] 这里的婴儿、姹女是道教炼丹家术语，含义不一。外丹家多以铅为婴儿、汞为姹女，内丹家则常把肾气、肾水称为"婴儿"，把心气、心液称为"姹女"。如《修真太极混元指玄图》说："肾气曰婴儿，心液曰姹女。"萧廷芝《金丹问答》说："婴儿在肾，姹女在心。"这里取的是内丹家的意思。

吸之自然，而少加人力主持，俾（bǐ，使）心降肾升之力息息互相凝结，有不延年益寿者乎？拙著《衷中参西录》第二卷敦复汤后，载有论吸升呼降之理，以辅药饵所不逮，用之治人多矣，其理原可与此互相发明，无非本呼吸之自然以推衍之也。

尝观《抱朴子》有炼气之法，先自鼻间吸气满腹，停片时，又自鼻间吸气少许，遂即自鼻间徐徐呼出所吸之气。气出时愈慢愈好，若以纸条粘鼻尖下，当鼻孔出气之时，其纸不动方佳。愚向不知此法之用意，今乃知此即交心肾之功，亦即呼气为补之功。欲明此理者，可按此法行之，以默参心肾升降之机，自知愚言为不谬也。

或问：当今为科学时代，即谈医理，必须有切实征验，子谓元气有类磁气，或仍属想象之词乎？答曰：若以愚言为想象之词，试观《本草纲目》所载"人魄"之注解自明[1]。盖人魄即人元气入地之所结，观其所结之质，黑而且坚如石炭《纲目》谓如麸炭，《洗冤录》谓如石炭，麸炭即石炭之薄片，即其质有类磁石，是其明征，磁石即磁气与地气化合而凝结者也。且人魄之为物，虽隔楼板数层必结于地下，又非磁气不能透达也。

按语：本条探讨"元气"的问题，主要涉及3个方面：

一是医理方面。张锡纯认为，元气有先天、后天之分，两者功用全然不同。先天之元气的功用在于"能施"，即供养、推动胎儿的生长发育；后天之元气的功用在于"能敛"，它"坐镇中宫"，能够"镇摄""吸摄"全身的气化，就像地磁引力能够吸引地上万物一样。张锡纯说元气与地球的"磁气"相类，不仅是一种比喻，因为他说元气之所以能吸摄全身气化，是因为全身的血脉中都含有"铁锈"，其所指应该就是现代生理学所说的血液中含有的铁离子，而磁铁相吸是自然之理。他还引用《本草纲目》等古书关于"人魄"的描述，以证明元气的确具有"磁气"的特性，可见此说

[1]《本草纲目》第五十二卷人部"人魄"条："此是缢死人，其下有物如麸炭，即时掘取便得，稍迟则深入矣。不掘则必有再缢之祸。盖人受阴阳二气，合成形体。魂魄聚则生，散则死。死则魂升于天，魄降于地。魄属阴，其精沉沦入地，化为此物，亦犹星陨为石，虎死目光坠地化为白石，人血入地为磷为碧之意也。"

并非纯粹比喻。

　　二是治疗方面。张锡纯认为，元气是纯粹的先天之气，无形无质，所以"一切补助气分之药，皆不能有益于元气"。据此，他提出，遇到元气欲脱的病证，应该用收涩类药，以助元气"吸摄之力"，比单纯使用人参、黄芪、白术之类的补气药要好得多。收敛之药可用山萸肉、龙骨、牡蛎之类，辅之以补气药。气上脱者，配人参、代赭石（张锡纯认为人参与代赭石相配，可以引气下行）；阴虚不能敛阳者，应加熟地黄、生山药以滋阴；气下脱者，应辅以人参、黄芪；若泄泻不止，还应加白术止泻。收敛元气的药物中，张锡纯最推崇山萸肉，"凡于元气之将脱者，必重用净萸肉四两，或兼用他药以辅之，即危到极点，亦能挽回"。

　　三是养生方面。张锡纯认为，元气虽然是纯粹的先天之气，但可以通过自然的呼吸得到一定程度的补充。因此，他推崇道教"内炼家"的"呼气为补"之法，认为其可以通过心肾相交而养元气，提倡人们通过静坐和呼吸的练习延年益寿。

　　张锡纯关于元气的理论见解，在传统理论基础上引入西医生理学等近代自然科学理论，提出"元气类磁气"的说法，让人颇觉新颖，但以今天的眼光看，恐难免牵强附会之讥。其所依据的材料，如《本草纲目》关于"人魄"的说法，也颇怪诞，不足为凭。然而，张锡纯所提出的危重病人元气欲脱时以收敛药为主的急救方法，是很值得研究、借鉴的。

大气诠

　　前所论元气，先天之气也，乃有其气本于先天而实成于后天，其于全身至切之关系有与元气同其紧要者，胸中大气是也。夫元气藏于脐下，为先天生命之根柢，道家所谓祖气也。大气积于胸中，为后天全身之桢（zhēn，支柱）干，《内经》所谓宗气也。祖为一身之远命脉，宗为一身之近命脉，命脉虽有远近，其关于人身之紧要同也。而汉唐以下诸书，但知注重元气，不知注重大气，即偶言及，亦略而不详，于大气在人身之真作用，及大气下陷病之至危险，未尝竭力阐发，是盖未深研究《内经》之文，不知大气关于人身之紧要也。

今试取《内经》之文绎之。《灵枢·五味篇》曰："谷始入于胃，其精微者先出于胃之两焦，以溉五脏，别出两行营卫之道。其大气之抟而不行者，积于胸中，命曰气海，出于肺，循喉咽，故呼则出，吸则入。天地之精气，其大数常出三入一，故谷不入半日则气衰，一日则气少矣。"愚按肺悬胸中，下无透窍，胸中大气包举肺外，上原不通于喉，亦并不通于咽，而曰出于肺、循喉咽、呼则出、吸则入者，盖谓大气能鼓动肺脏使之呼吸，而肺中之气遂因之出入也。所谓天地之精气常出三入一者，盖谓吸入之气虽与胸中不相通，实能隔肺膜透过四分之一以养胸中大气，其余三分仍然吐出，即换出脏腑中浑浊之气即西人所谓吸进养气、呼出碳气之理，此气化之妙用也。至谓半日不食则气衰、一日不食则气少者，申明胸中大气虽可借天地之精气养之，然出三入一所得者甚少，故又兼资谷气以补助之也。然此篇专为五味养人而发，故第言饮食能养胸中大气，而实未发明大气之根源。愚尝思之：人未生时，皆由脐呼吸，其呼吸之原动力在元气，应无需乎大气，其胸中亦未有大气也。迨胎气日盛，脐下元气渐充，上达胸中而生大气，大气渐满，能鼓舞肺脏使之呼吸，即脱离母腹由肺呼吸而通天地之气矣。

至大气即宗气者，亦尝考《内经》而得之。《素问·平人气象论》曰："胃之大络名虚里，贯鬲络肺，出于左乳下，其动应衣，脉宗气也。"按：虚里之络，即胃输水谷之气于胸中以养大气之道路，而其贯鬲络肺之余，又出于左乳下为动脉，是此动脉当为大气之余波，而曰宗气者，由是知宗气即是大气，为其为后天生命之宗主，故又尊之曰宗气。其络所以名虚里者，因其贯鬲络肺，游行于胸中空虚之处也。

又，《灵枢·邪客篇》曰："五谷入于胃，其糟粕、津液、宗气分为三隧，故宗气积于胸中，出于喉咙，以贯心脉而行呼吸焉。"观此节经文，谓宗气亦积胸中，则宗气即为大气不待诠解，且与《五味篇》同为伯高之言，非言出两人，或有异同。且细审以贯心脉而行呼吸之语，是大气不但为后天诸气之纲领，并为全身血脉之纲领矣。

统观以上三节经文，可知大气关于人者之紧要矣。至发明其紧要之至，读之令人怵目惊心者，尤不在此数节也。《灵枢·五色篇》雷公问曰："人无病卒死，何以知之？"黄帝曰："大气入于脏腑者，不病而卒死。"夫人之膈上，心肺皆脏，无所谓腑也。《经》既统言脏腑，指膈下脏腑可知。以膈上之大气，入于膈下脏腑，则膈上无大气以鼓动肺脏之阖辟[1]，其呼吸必然顿停，是以无病而猝死也，此乃胸中大气下陷之证也。夫大气下陷之证如此之重，其气果全数下陷者，诚难挽回。若其下陷或仅一半，其剧者或至强半，皆可挽回其下陷之气以复其本位。而伊古以来，竟无挽回大气下陷之方，诚以读《内经》者于此节经文皆忽不加察，至王氏注《内经》又但注《素问》而不注《灵枢》，及后世之注《内经》者又妄谓此节所谓大气乃外感大邪之气。夫其人果外感邪气，与无病之文不符，即所感之外邪甚重，亦必瞑眩数刻，又与猝死之文不符，从古至今无切实阐发此节经文者。盖因未明大气下陷之证，是以无治大气下陷之方也。

愚深悯大气下陷之证医多误治，因制升陷汤一方，载于三期第四卷处方编中。方系生箭芪六钱，知母三钱，桔梗、柴胡各一钱五分，升麻一钱。气分虚极下陷者，酌加人参数钱，或再加净萸肉数钱，以敛收气分之耗散，使已升者不至复陷更佳；若大气下陷过甚，至少腹下坠，或更作疼者，宜将升麻倍用二钱。

方中之义，以黄芪为主者，因黄芪既善补气，又善升气，且其质轻松，中含养气，与胸中大气有同气相求

[1] 阖，读 xì，是一种古代兵器的名称，又形容安定的样子；又读 dá，地名；又读 tà，东西掉在地上的声音。这几种意思都与上下文不合。疑此"阖"字当作"翕"，读 xī，合、聚之义。翕辟，就是开合。

之妙用，惟其性稍热，故以知母之凉润济之；柴胡为少阳之药，能引大气之陷者自左上升；升麻为阳明之药，能引大气之陷者自右上升；桔梗为药中舟楫，能载诸药之力上达胸中，故用之为向导也。至气分虚极者酌加人参，所以培气之本也；或更加萸肉，所以防气之涣也；至若少腹下坠，或更作疼，其人之大气直陷至九渊，必需升麻之大力者以升提之，故又将升麻加倍也。方中之用意如此，至随证活泼加减，尤在临证者之善变通也。升陷汤后，又有回阳升陷汤、理郁升陷汤二方，皆由升陷汤加减而成。此三升陷汤后，附载治愈之案二十余则，其病之现状[1]，有呼吸短气者，有心中怔忡者，有淋漓大汗者，有神昏健忘者，有声颤身动者，有寒热往来者，有胸中满闷者此因呼吸不利而自觉满闷，若作满闷治之立危，有努力呼吸似喘者此种现状尤多，乃肺之呼吸将停，其人努力以自救，若作喘证治之立危，有咽干作渴者，有常常呵欠者，有肢体痿废者，有食后易饥者，有二便不禁者，有癃闭身肿者，有张口呼气外出而气不上达、肛门突出者，在女子有下血不止者，更有经水逆行者证因气逆者多，若因气陷致经水逆行者曾见有两人，皆投以升陷汤治愈，种种病状实难悉数，其案亦不胜录。今惟即在奉（指奉天）治愈大气下陷之案，略登数则于下，以备考征。

西丰县张继昌，年十八九，患病数年不愈，来院诊治。其证夜不能寐，饮食减少，四肢无力，常觉短气，其脉关前微弱不起，知系胸中大气下陷，故现种种诸证。投以升陷汤，为其不寐，加熟枣仁、龙眼肉各四钱，数剂全愈。

开原史姓女子，在奉天女子师范读书，陡然腹中作疼，呻吟不止，其脉沉而微弱，疑系气血凝滞，少投以理气之品，其疼益剧，且觉下坠，呼吸短气，恍悟其腹中疼痛原系大气下陷，误理其气则下陷益甚，故疼加剧也，急投以升陷汤，一剂即愈。

奉天大东关于氏女，出嫁而孀，依居娘门。其人善

[1] 现状，指出现的症状。

英文英语，英商在奉者，延以教其眷属，因病还家中，夜忽不能言，并不能息。其同院住者王子冈系愚门生，急来院扣门求为援救。因素为诊脉调药，知其大气虚损，此次之证，确知其为大气下陷，遂为疏方，用生箭芪一两，当归四钱，升麻二钱，煎服，须臾即能言语。翌晨舁（yú，抬）至院中，诊其脉沉迟微弱，其呼吸仍觉短气，遂将原方减升麻一钱，又加生山药、知母各三钱，柴胡、桔梗各一钱，连服数剂全愈。按此证脉迟而仍用知母者，因大气下陷之脉大抵皆迟，非因寒凉而迟也，用知母以济黄芪之热，则药性和平，始能久服无弊。

奉天小北关袁姓少妇，小便处常若火炙，有时觉腹中之气下坠，则炙热益甚。诊其脉关前微弱，关后重按又似有力。其呼吸恒觉短气，心中时或发热，知其素有外感伏邪，久而化热，又因胸中大气下陷，伏邪亦随之下陷也。治以升陷汤加生石膏八钱，后渐加至二两，服药旬日全愈。

或疑大气下陷者，气不上达也；喘者，气不下降也，何以历述大气下陷之病状，竟有努力呼吸有似乎喘者？

答曰：此理不易骤解，仍宜以治愈之案征之。一少年因力田劳苦过度，致胸中大气下陷，四肢懒动，饮食减少，自言胸中满闷，其实非满闷乃短气也。粗人不善述病情，往往如此。医者不能自审病因，投以开胸理气之剂，服之增重，又改用半补半破之剂，服两剂后，病又增重。又延他医，投以桔梗、当归、木香各数钱，病大见愈，盖全赖桔梗升提气分之力也。医者不知病愈之由，再服时竟将桔梗易为苏梗，升降易性，病骤反复，自此不敢服药，迟延二十余日，病势垂危，喘不能卧，昼夜倚壁而坐，假寐（即打盹、和衣小睡）片时，气息即停，心下突然胀起，急呼醒之，连连喘息数口，气息始稍续，倦极偶卧片时，觉腹中重千斤，不能转侧，且不敢仰卧。其脉乍有乍无，寸关尺或一部独见，或两

《医学衷中参西录》临证助读系列

医论分册

部同见，又皆一再动而止，此病之危已至极点。因确知其为大气下陷，遂放胆投以生箭芪一两，柴胡、升麻、净萸肉各二钱。煎服片时，腹中大响一阵，有似昏愦，苏息片时，恍然醒悟，自此呼吸复常，可以安卧，转侧轻松，其六脉皆见，仍有雀啄之象，自言百病皆除，惟觉胸中烦热，遂将方中升麻、柴胡皆改用钱半，又加知母、玄参各六钱，服后脉遂复常，惟左关三五不调，知其气分之根柢犹未实也，遂用野台参一两，玄参、天冬、麦冬带心各三钱，两剂全愈。

盖人之胸中大气，实司肺脏之呼吸。此证因大气下陷过甚，呼吸之机关将停，遂勉强鼓舞肺气，努力呼吸以自救，其迫促之形有似乎喘，而实与气逆之喘有天渊之分。观此证假寐片时，肺脏不能努力呼吸，气息即无，其病情可想也。设以治气逆作喘者治此证之喘，以治此证之喘者治气逆作喘，皆凶危立见。然欲辨此二证，原有确实征验：凡喘证，无论内伤外感，其剧者必然肩息《内经》谓喘而肩上抬者为肩息；大气下陷者，虽至呼吸有声，必不肩息。盖肩息者，因喘者之吸气难；不肩息者，因大气下陷者之呼气难也。欲辨此证，可作呼气难与吸气难之状，以默自体验，临证自无差谬。又喘者之脉多数，或有浮滑之象，或尺弱寸强；大气下陷之脉，皆与此成反比例，尤其明征。

升陷汤一方，不但愚用之有效也，凡医界同人用此方以治大气下陷者，莫不随手奏效。安东医士李亦泉，连用此方治愈大气下陷者数证，曾寄函相告。即非医界中人用此方以治大气下陷者，亦能奏效。湖南教员席文介，因宣讲伤气，甚至话到舌边不能说出，看书两行即头昏目眩，自阅《衷中参西录》，服升陷汤十余剂而愈，曾登于杭州《三三医报》致谢。凡我医界同人，尚其于大气下陷证加之意乎。

西人谓延髓能司肺脏之呼吸，细考所谓延髓者，在人之脑后连项，实督脉将入脑之处。因此处督脉稍粗大，其中所容髓质饱满，长约三寸，故名为延髓，脑神经实多由此分支，其所谓延髓能司肺脏之呼吸者，即其脑髓神经能司全身运动之说也。然《内经》谓："上气不足，脑为之不满，耳为之苦鸣，头为之倾，目为之眩。"所谓上气者，即胸中大气上行、贯注于脑者也。由斯知延髓之功用，原在大气斡旋之中。设若胸中无大气，则延髓司呼吸之功能亦必立止。即使果如西人之说，肺脏呼吸延髓司之，而胸中大气实又为其司呼吸之原动力也。

按语：此条讨论了3个问题：

一是大气的概念及其重要性。张锡纯以《黄帝内经》为根据，提出胸中大气的概念，认为宗气就是大气。大气积于胸中，是后天的支柱，与先天之元气有同等重要的作用，对人的生命活动至关紧要。大气下陷可能导致包括猝死在内的严重疾病，应该予以高度重视。

二是大气下陷证的治疗。张锡纯创升陷汤，方用生黄芪、知母、桔梗、柴胡、升麻。其中生黄芪补气升提为君；用知母制衡黄芪的偏热之性，为反佐；柴胡、升麻升提；桔梗引药上行。气虚严重者，加人参，或再加山萸肉以收敛耗散之气；大气下陷过甚，导致少腹下坠或疼痛者，加大升麻用量。并举出一些医案，以证明此方屡用屡效，成功救治了一些危重患者。

三是把大气的理论与西医的呼吸生理学说加以对比汇通。张锡纯认为，西医所说的延髓司呼吸，实际上必须依赖胸中大气上行、贯注于脑，才能发挥作用，胸中大气是呼吸的原动力。

张锡纯对于《黄帝内经》有关条文的解释及其对延髓功能与大气关系的阐述，或许有值得商榷的地方，但关于胸中大气的生理学、病理学论述，是极具影响力的学术主张。其所创立的升陷汤及其系列方剂，为临床家所重，值得深入研究。

论人身君火相火有先后天之分

道家以丹田之火为君火，命门之火为相火；医家以心中之火为君火，亦以命门之火为相火。二说各执一是，其将何以适从乎？不知君相二火，原有先天后天之分。所谓先天者，未生以前也；所谓后天者，既生以后也。因先天以脐呼吸，全身之生机皆在于下，故先天之君相二火在下；后天由肺呼吸，全身之功用多在于上，故后天之君相二火在上。盖当未生之前，阳施阴受，胚胎之结先成一点水珠是以天一生水；继则其中渐有动气，此乃脐下气海后天之气海在膈上，先天之气海在脐下，而丹田之元阳即发生于其中元阳是火，是以地二生火。迨至元阳充足，先由此生督任二脉，命门者即督脉入脊之门也，是以其中所生之火与丹田之元阳一气贯通，而为之辅佐，此道家以丹田之元阳为君火、以命门所生之火为相火论先天也。至于后天以心火为君火，自当以胆中寄生之火为相火，是以《内经》论六气，止有少阳相火，而未尝言命门相火。少阳虽有手足之别，而实以足少阳胆经为主。胆与心虽一在膈上、一在膈下，而上下一系相连，其气化即可相助为理，此《内经》以心中之火为君火、以胆中寄生之火为相火之理论后天也。夫水火之功用，最要在熟腐水谷、消化饮食。方书但谓命门之火能化食，而不知脐下气海居于大小肠环绕之中，其热力实与大小肠息息相通，故丹田之元阳尤能化食。然此元阳之火与命门之火所化者，肠中之食也。至胃中之食，则又赖上焦之心火、中焦之胆火化之。盖心为太阳之火，如日丽中天，照临下土，而胃中之水谷遂可借其热力以熟腐。至于胆居中焦，上则近胃，下则近肠，其汁甚苦，纯为火味，其气入胃既能助其宣通下行胃气以息息下行为顺，木能疏土，故善宣通之，其汁入肠更能助其化生精液即西人所谓乳糜，是以愚治胃中热力不足，其饮食消化不良、多生寒痰者，则用药补助其上焦之阳，方用《金匮》苓桂术甘汤，加干姜、厚朴，甚者加黄芪。台湾医士严坤荣代友函问二十六年寒痰结胸，喘嗽甚剧，为寄此方治愈，曾登杭州《三三医报》第一期致谢。盖桂枝、干姜并用，善补少阴君火；而桂枝、黄芪并用，又善补少阳相火即胆中寄生之相火也。其肠中热力不足，传送失职，致生泄泻者，则用药补助其下焦之阳，方用《金匮》肾气丸，加补骨脂、小茴香。盖方中桂、附之热力原直趋下焦，而小茴香善温奇经脉络，奇经原与气海相绕护也；补骨脂之热力原能补下焦真阳，而又能补益骨中之脂，俾骨髓充足，督脉强盛，命门之火自旺也。

按语： 本条中，张锡纯首先提出一种理论观点，即君火、相火有先天、后天之分，认为：就先天而言，君火是丹田之火，相火是命门之火；就后天而言，君火是心火，相火则寄生在胆中。前者出自道家，后者出自医家。无论先天后天、君火相火，其重要的功能之一，就是消化饮食。心火、胆火位于上焦、中焦，能消化胃中的饮食。丹田之元阳、命门之相火位于下焦，能消化肠中的饮食。

基于这样一套理论，张锡纯提出两种治疗思路：

一是对于"胃中热力不足"，饮食消化不良，多生寒痰者，用"补助上焦之阳"的办法来治疗，方用《金匮》苓桂术甘汤，加干姜、厚朴，甚者加黄芪，并且给出2个药对——桂枝、干姜并用，善补少阴君火；桂枝、黄芪并用，善补少阳胆火。

二是对于肠中热力不足，传送失职，导致泄泻者，用"补助下焦之阳"的办法来治疗，方用《金匮》肾气丸，加补骨脂、小茴香。

脑气筋辨脑气筋亦名脑髓神经

西人谓人之知觉运动，其枢机皆关于脑气筋，此尤拘于迹象之谈，而非探本穷源之论也。夫脑气筋者，脑髓之所滋生也。《内经》名脑为髓海，所谓海者乃聚髓之处，非生髓之处。究其本源，实由于肾中真阳真阴之气酝酿化合，以成至精至贵之液体，缘督脉上升而贯注于脑者也。盖肾属水，水于五德为智，故善知觉；肾主骨，骨为全身桢干，故善运动，此乃脑气筋先天之本源也。至于后天之运用，则又全赖胸中大气即宗气。《内经》谓："上气不足，脑为之不满，耳为之苦鸣，头为之倾，目为之眩。"夫上气乃胸中大气由任脉而上注于脑之气也，设或大气有时辍（停止）其贯注，必即觉脑空、耳鸣、头倾、目眩。此时脑气筋固无恙也，而不能效其灵者何也？盖胸中大气，原能保合脑中之神明，斡旋全身之气化，是以胸中大气充足上升，而后脑气筋始能有所凭借。此非愚之出于想象而凭空拟议也，曾有实验二则，详录于下，以备考征。

友人赵厚庵，邑诸生[1]，其丁外艰[2]时，哀毁过甚，忽觉呼吸之气自胸中近喉之处如绳中断。其断之上半，觉出自口鼻，仍悬于囟门之上；其下半，则觉渐缩而下，缩至心口，胸中转觉廓然（空旷的样子），过心以下，即昏然罔觉矣。时已仆于地，气息全无，旁人代为扶持，俾盘膝坐，片时觉缩至下焦之气，又徐徐上升，升至心口，恍然觉悟，再升至胸，觉囟门所悬之气，仍由口鼻入喉，与上升之气相续，其断与续皆自觉有声，仿佛小爆竹，自此遂呼吸复常。后向愚述其事，且问其所以然之故。因晓之曰："此乃胸中大气下陷，而复自还也。夫大气者，积于胸中，资始于先天元气，而成于后天水谷之气，以代先天元气用事，能保合神明，斡旋全身，肺脏阖辟呼吸之中枢尤其所司。子因哀毁过甚，饮食不进，大气失其所养而下陷，呼吸之中枢顿停，所以呼吸之气中断，于是神明失其保合而昏、肢体失其斡旋而仆矣。所幸先天元气未亏，即大气之根柢尤在，所以下陷之后仍能徐徐上升，自还原处。升至于心而恍然醒悟者，心中之神明得火气之保合也；升至胸中觉与外气相续者，肺脏之呼吸得大气能自如也。"时愚行箧（qiè，箱子）中带有《衷中参西录》未梓（即付梓，印刷出版）稿，因出示之，俾观升陷汤后诠解及所载医案。厚庵恍然悟会曰："十余年疑团存于胸中，一朝被君为消去矣。"

又沧州中学校学生董炳文，吴桥人，气分素虚。教员教以深呼吸之法，谓能补助气分。其法将身躯后挺，

[1] 邑，指城市或郡县等。诸生，指经考试录取而进入府、州、县各级学校学习的生员。邑诸生，即城里的学生。

[2] 外艰，即父丧。丁外艰，即遭逢父亲的丧事。

努力将胸中之气下压，以求胸中宽阔，呼吸舒长。一日，因用力逼压其气过甚，忽然仆地，毫无知觉，移时似觉呼吸不舒，尤不自知其仆也，又须臾呼吸方顺，乃自知身仆地上。此因胸中大气下陷，而呼吸、知觉、运动一时并已（停止），则大气之关于脑气筋者，为何如哉？由斯观之，脑气筋先天之本源在于肾，脑气筋后天之赖以保合斡旋者在胸中大气，其理固昭然也。西人于脑气筋虚者，但知用药补脑，而卒无一效，此诚昧乎《内经》脑为髓海及上气不足则脑为不满之理。西人生理之学虽精，较之《内经》，不又迥不如哉？吾人临证遇有脑气筋虚而欲培养补助之者，尚能究其本源与其功用之所以然乎？

按语： 本条与前文中的《大气诠》有密切关联，主旨是将胸中大气的理论与西医生理学中关于"脑气筋"（脑神经）的理论联系起来，说明两者是可以融通的，并认为在这个问题上，西医的理论不够完备，没有达到《黄帝内经》的水平。虽然给出了两则"实验"的例证，但以当代眼光来看，这些议论仍然显得牵强，仅供参考。

三焦考

三焦为手少阳之府。既名为府，则实有其物可知，乃自汉唐以还，若《伤寒》《金匮》《千金》《外台》诸书皆未明言三焦之形状，遂使后世数千年暗中摸索，莫衷一是。至唐容川独有会心，谓三焦即网油，其根蒂连于命门，诚为确当之论，而医家仍有疑议者，因唐氏虽能确指出三焦，而未尝博采旁引，征明油网确系三焦也。愚不揣固陋，为特引数则以证明之。

《内经·论勇篇》谓："勇士者，三焦理横；怯士者，三焦理纵。"夫三焦之理，既明明可辨其横纵，则其理之大且显可知，而一身之内，理之大且显者，莫网油若也。此三焦即网油之明征也。又，《内经·胀论篇》谓："三焦胀者，气满皮肤中，轻轻然而不坚。"

夫所谓皮肤中者，腠理之膜也。人身之膜原内外纵横，互相通贯，网油为膜之最大者，故网油有胀病，可外达于腠理。此亦三焦即网油之明征也。

又，《内经·本藏篇》谓："密理厚皮者，三焦膀胱厚；粗理薄皮者，三焦膀胱薄。疏腠理者，三焦膀胱缓；皮急而无毛者，三焦膀胱急。毫毛美而粗者，三焦膀胱直；稀毛者，三焦膀胱结。"夫三焦既可辨其厚、薄、缓、急、直、结，则实有其物可知，且其厚、薄、缓、急、直、结皆与膀胱并论，则三焦亦如膀胱之以膜为质且与膀胱相连可知，而以膜为质、与膀胱相连者，即网油也。此又三焦即网油之明征也。

又，《内经》以三焦为手少阳之府，与心包为手厥阴之藏者相配耦。凡相耦之脏腑，其经络必然相连，而心胞亦系脂膜，与网油原相连络。此亦三焦即网油之明征也。

又，扁鹊谓肾间动气为三焦之原[1]。夫肾间动气之处即相火也。为网油即是三焦，其根蒂与命门相连，故命门中之动气可为三焦之原也。

又，王叔和《脉经》，相火、三焦、心胞之脉皆诊于右尺，后世论脉者多非之。及观唐氏三焦即网油、其根蒂连于命门之说，乃知三焦与心胞皆与相火同生于命门，故可同诊于右尺。叔和晋人，去古未远，其著《脉经》，定有师传，必非凭空拟议。先贤后贤，合符同揆[2]，《脉经》得唐氏之说而《脉经》可信，即唐氏之说征以《脉经》之部位而亦可确信也。

又，王勋臣[3]谓："尝验剖解物类者，若在甫（才、刚刚）饮水之后，其网油中必多水铃铛；若非在甫饮水之后，其网油中即少水铃铛。"是知网油为行水之道路，西人亦谓水道即是网油。征之《内经》"三焦者，决渎之官，水道出焉"之文，不益明三焦即是网油乎？

又，徐灵胎谓："《内经》言三焦者不一，皆历言其纹理厚薄与其出入贯布，况既谓之府，则明是藏蓄泌泻之具，但其周布上下，包括脏腑，非若五腑之形各自

[1] 此说出自《难经·八难》。原文是："诸十二经脉者，皆系于生气之原。所谓生气之原者，谓十二经之根本也，谓肾间动气也。此五脏六腑之本，十二经脉之根，呼吸之门，三焦之原。"

[2] 揆，音 kuí，本义为测量方位，引申为度。合符同揆，即一致、遵循同样准则。

[3] 王勋臣，即清代医学家、《医林改错》的作者王清任，字勋臣。

[1] 语出徐灵胎《难经经释·三十八难》，文字略有出入。

[2] 宋代陈无择《三因极一病证方论》卷八："三焦者，有脂膜如手大，正与膀胱相对，有二白脉自中出，夹脊而上贯于脑。"张锡纯这里引用的并非陈无择原文，意思也有出入。

成体也。"[1] 观徐氏之论三焦，虽未明言三焦即是网油，而究其周布上下、包括脏腑、非若五腑之形各自成体数语，尽形容出网油之状，特当时无网油之名词，故未明言出网油即三焦耳。徐氏于医学考核最精，其所言者，固非无根据而虚为拟议也。

又，陈无择谓："三焦是脐下脂膜。"[2] 是明指网油为三焦矣，特其所言脐下脂膜惟系下焦耳，然观书之法，不可以辞害意，由此推之，则包脾络胃之脂膜即中焦，心下膈膜及连络心肺之脂膜即上焦矣。

统观以上八则，三焦之为网油，不诚信而有征乎？

按语：本条专论三焦是什么。张锡纯不同意三焦无实体的说法，赞同唐容川"三焦即网油"的观点，并从历代医学文献中找出8条证据，作为唐容川观点的佐证。所谓网油，一般认为相当于现代解剖学所讲的大网膜、肠系膜之类的组织。三焦实质历来是有争议的问题。唐容川、张锡纯的观点持之有故、言之成理，直至当代，仍有学者持类似的看法。

少阳为游部论

人身之三阳经，外太阳，里阳明，介于太阳、阳明之间者为少阳，人之所共知也。及观《内经·热论篇》论外感之来，"一日巨阳受之巨阳即太阳，二日阳明受之，三日少阳受之"，其传经之次第，又自太阳而阳明、自阳明而少阳者，何也？盖人身十二经，手足各六，其他手足同名之经，原各有界限，独少阳《内经》谓之游部。所谓游部者，其手足二经一脉贯通，自手至足，自足至手，气化流行而毫无滞碍也。诚以少阳主膜，人身之膜发源于命门，下为包肾络肠之膜，上为包脾连胃之膜，又上为膈膜及连络心肺之膜，此为上中下三焦。由膈膜而下连两胁为护板油之膜，又由膈膜而外出为人身肥肉瘦肉中间之膜，又外为皮内腠理之膜。胁下板膈之膜，为足少阳经，以胆为腑者也是以胆皮亦膜体。肥肉瘦肉间之膜与皮内腠理之膜，为手少阳经，以三焦为腑者也。由是知位次介于太阳、阳明之间者，指手少阳而言；传经在太阳、阳明之后者，指足少阳而言。为其为游部，故手、足少阳可并为一经，而其部不在一处也。

斯议也，可征之《伤寒论》。其百四十九节云："伤寒五六日，呕而发热者，柴胡证，而以他药下之，柴胡证仍在者，复与小柴胡汤，必蒸蒸而振，却发热汗出而解。"夫小柴胡汤之功用，原藉少阳之枢转，将胁下板油中伏藏之邪，俾其上升透膈发出，故小柴胡汤系和解之剂，原非汗解之剂。而此节经文谓由汗解者，诚以误下后，胁下所聚外感之邪兼散漫于三焦，因三焦为手少阳之府，此时仍投以小柴胡汤以和之，则邪之散漫于三焦者，遂可由手少阳外达于经络以及皮肤，作汗而解，而其留于胁下者，亦与之同气相求，借径于手少阳而汗解，故于汗出上特加一却字，言非发其汗而却由汗解也。其汗时必发热蒸蒸而振者，有战而后汗之意。盖足少阳之病由汗解原非正路，乃至服小柴胡汤后，其胁下之邪欲上升透膈，因下后气虚不能助之透过，而其邪之散漫于手少阳者且又以同类相招，遂于蓄极之时而开旁通之路，此际几有正气不能胜邪气之势，故有蒸热振动之景象，此小柴胡汤中必有藉于人参之补益正气，以助其战胜之力。细审此节文义，手、足少阳原当并为一经，以遂其游部之作用无疑也。

又可征之疟疾。夫疟疾虽不在一经，而究以足少阳为疟疾伏藏之处，故久病疟者其胁下恒结为疟母西人谓系脾脏胀硬，然实有若肝积、肥气之类，不必皆为脾之胀硬也。其证发动之时，外与太阳并则恶寒，此太阳当指太阳之经言为其周身寒战，其背之恶寒尤甚，显系太阳经病也；内与阳明并则发热，此阳明当指阳明之府言为其表里壮热，渴嗜凉水，显系阳明府病也。夫与阳明胃腑相近处者，原为足少阳经之板油，为其相近，是以相并。至与太阳经相近、能相并者，惟手少阳腠理之膜。是知疟邪之发动，必自足少阳经达于手少阳经，而后能与太阳之经相并。

其继也，又必自手少阳经返于足少阳经，而后能与阳明之府相并。疟邪寒热之往来，原贯串有手、足少阳二经，无所界限，则手、足少阳二经，诚可统同论之，而无事过为区别也。且其所以为游部者，不但因二经相贯通也，人身之脏腑凡有不相贯通之处，此二经皆联络之而使之贯通，少阳为游部之功用，何其弘哉！

按语：此条阐述了"少阳为游部"的观点。"游部"一说，出自《素问·阴阳类论》，原文是："三阳为经，二阳为维，一阳为游部，此知五脏终始。"其中三阳即阳明，二阳即太阳，一阳即少阳。何为"游部"？历代医家的理解不尽相同。张锡纯认为，之所以称少阳为游部，是因为其中的气化从手到足、从足到手，游行流动的缘故。这种看法与张景岳、吴崑等古代注家类似。至于把少阳经与体腔内的膜系统联系起来，说"胁下板膈之膜，为足少阳经"，"肥肉瘦肉间之膜与皮内腠理之膜，为手少阳经"，则是张锡纯比较独特的看法，其汇通中西的倾向是显而易见的。

《左传》肓之上膏之下解及病在膏肓之治法

《素问·刺禁篇》曰"膈肓之上，中有父母"父母指胸中之大气言，是肓即膈也。又，《灵枢·九针十二原》论曰："膏之原出于鸠尾。"夫鸠尾之内即肓膜，乃三焦之上焦，为手少阳之府，与手厥阴心包脏腑相连，互为配偶。心包者即心肺相连之系，上有脂膜下垂，脂即膏也。为此系连于膈，自下而上，故曰"膏之原出于鸠尾"。言鸠尾而不言膈者，因鸠尾在外易见也。《传》既云居肓之上、膏之下，是其病定在胸中无疑，特是（只是）胸中之地，大气之所贮藏也，虽不禁针，然止可针二三分，不敢作透针以泻大气，故曰攻之不可。其外又皆硬骨卫护，不能用砭，故曰达之不及。又其处为空旷之府，上不通咽喉，下有膈膜承之，与膈下脏腑亦不相通，故曰药不至焉，所以不可为也，不知胸中之疾，当以调补胸中大气为主。后数百年，张仲景出，其治胸痹也，有"大气一转，其气乃散"之语，其识见诚出秦缓[1]之上。盖人之胸中无论何病，能调补其胸中大气，使之充畅无病，诸病自化。秦缓当日不知出此，竟诿为不治。迨其后，晋景公因胸中之病伤其大气，至觉腹胀，则大气陷至腹矣。因腹胀而入厕，大气陷至魄门矣，此所以入厕不返也。欲明此段理解，参看《衷中参西录》第四卷处方编中升陷汤后诠解及附载诸案自明。

[1] 秦缓，指《左传》中名叫"缓"的秦国医生。

按语：此条借人们熟知的《左传》中"病入膏肓"这个典故阐发胸中大气的道理。据张锡纯解释，肓就是膈，膏就是与心包相连的下垂脂膜。张锡纯认为，晋景公病在胸中，医缓不知道胸中大气的道理，所以判断为不治之症；患者后来出现的腹胀、腹泻直至死亡，都是胸中大气下陷的结果；后世张仲景治疗胸痹，提出"大气一转，其气乃散"，超越了医缓的见识。张锡纯认为，凡是胸中之病，都应注意调补其胸中大气，值得思考借鉴。

答人问膜原

人腹内之膜，以三焦为最大。其膜根于命门，在下焦为包肾络肠之膜，在中焦为包脾连胃之膜，在上焦为膈膜及连络心肺之膜，此腹中之膜也。至身上之膜，肥肉瘦肉间之膜，为半表半里之膜；与皮肤相连之膜，为在表腠理之膜。此二处之膜皆以三焦为府，即以三焦之膜为源，古"原"字即"源"字也。由是论之，三焦之膜统可名之为膜原，而《内经》之所谓膜原，实指上焦膈膜而言。何以知之？凡外感之来，大抵先侵上焦，故《内经》谓其"横连膜原"。中、下两焦之膜，其纹理大致皆纵，惟膈膜则旁连四围，故其纹理独横，而外感之伏于其处者，亦遂与之横连也。

按语：此条讲膜原的概念。张锡纯认为，膜原就是"膜源"，而全身之膜都以三焦为源，因此不妨说膜原就是三焦。不过，《黄帝内经》所说的外感之邪"横连膜原"中的膜原，指的是上焦的膈膜。此是张锡纯一家之言。

答人问泌尿道路

人之饮入胃，上下四旁敷布以灌溉濡润诸脏腑，而其灌溉濡润之余，除化气、化汗之外，皆下归于膀胱而为小便，是以胃者小便之源，膀胱小便之委（指水的归宿地），犹黄河之播为九河，其下又同为逆河[1]也。今特即管见所及，缕析条分，以列于下。

《内经》谓："饮入于胃，游溢精气，上输于脾。脾气散精，上归于肺，通调水道，下输膀胱。"盖胃中之食，必得水气濡润始能酿为精液。《经》不曰精液而曰精气者，言精液之中含有气化也。此精液既成之后，可于脾胃相连之处《内经》谓脾胃相连以膜，输入脾中，藉脾气之散，以上达于肺，复由肺下降，以灌溉诸脏腑。而当其下降之时，即分泌水饮之含有废质者，循三焦之脂膜以下归膀胱。

又，《内经》谓："食气入胃，散精于肝，淫气于筋。"所谓精者，亦水饮与食气酝酿而成。盖胃有肝膈大筋与之相连，而饮食所化之精液，遂得缘筋上之脂膜，以输于肝，分润诸筋肝主筋，故能自肝分润之，而其含废质之水饮，遂循肝系下注，缘下焦脂膜归于膀胱。

二节经文虽有饮入于胃、食入于胃之不同，究之皆饮与食化合之精液，由肝脾以散布于周身也。

又，《内经》谓："食气入胃，浊气归心，淫精于脉。"盖浊气者，即水气含有食物之精液者也。所谓淫精于脉者，以心主脉也，此即西人所谓微丝血管能吸胃中水饮之理。盖水饮被微丝血管吸去，随血脉之循环以注于心，助心酿成血中明水，以养赤白血轮[2]，而所余之水亦多含有废质，由回血管下行至肾，由肾漉过，归于膀胱。

又，《内经》谓："胃之大络，名虚里，贯鬲络

[1] 指黄河入海处的一段河流，因其迎受海潮而得名。

[2] 血中明水，即血浆。赤白血轮，即红白细胞。

肺。"按：虚里之络为胃府通于胸肺之道路。其贯鬲也，胃中谷气可缘之上升以养胸中大气；其络肺也，胃中水气可缘之上升以润肺化气，此由中焦如沤，以成上焦如雾也。迨至雾气润泽，复化为水而下注，循三焦以归于膀胱，则又下焦如渎矣。此与"脾气散精"节所谓"通调水道，下归膀胱"者，其分泌之道路同也。

又，饮食入胃以后，经胃中酸汁似稀盐酸酝酿，化为稀糜，输于小肠，其中原多含水气。迨至此水助小肠酿成乳糜汁后，已归无用，即从乳糜管中透出，循下焦脂膜以归于膀胱。

上共六则，泌尿之道路大约不外此矣。

或问：王勋臣言胃腑幽门之左寸许，有一门名津门，津门上有一管名津管，其处胃体甚厚，四围靠挤缩小，所以水能出而食不能出。观子所著《衷中参西录》中，亦间取王氏之说。今论泌尿道路而独未言及津门，岂王氏之说难确信欤？答曰：津门之说，《内经》未言，西人剖解家亦未尝言。愚曾用猪胃扎其下口，满注以酒，复扎其上口，煮烂熟作药用，未见其酒外出，其无显然出水之门可知。夫物之胃无显然出水门户，自能消水，而人之胃必显然有出水门户，始能消水，是人胃体质之粗疏，转不若物胃之精妙矣。又，西人剖解之初，偶见胃有穿孔者，当时以为致死之由，后乃知为胃中酸汁所化。因酸汁之性，能化死肉，不能化活肉，故人生前之胃不畏酸汁，而死后之胃畏酸汁也。由是而论，王氏所言之津门，焉知非为酸汁所化之孔乎？

或问：西人合信[1]氏谓：饮入于胃，被胃中微丝血管吸去，引入回血管，过肝入心，以布于周身，自肺达出为汽，自肤渗出为汗，余入膀胱为溺。今子则谓水饮过肝后无事入心，而即可由肝下达膀胱，果何所据而云然乎？答曰：《内经》谓肝热病者小便先黄，又谓肝壅两胠胁也满，卧则惊悸，不得小便；且芍药为理肝之主药，而最善利小便；又肝木气燥，小便之气亦燥，是皆其明征也。况肝脉原下络阴器，连于下焦，由是观

[1] 合信，英国传教士医生，译著了一些中文的西医书籍，对西医学在中国的传播多有贡献。

之，是水饮由胃入肝，原可直达于膀胱也。且西人谓回血管之尾与肾中溺管相接，回血管之水即用此透过肾脏，达于膀胱，夫回血管中水饮，若过肝之后皆上行入心，而实无自心复下行之回血管凡回血管皆自他经收回心部，水饮又何能由之达于肾乎？是知水饮由回血管入肾者，必其过肝之后，未尽随上行之回血管归心，而即随自肝下行之回血管归肾也。盖西人此段议论原属约略未详之词，愚特于其未详者代为阐发耳。

按语：本条主要讨论泌尿系统的通路，也涉及消化吸收的生理解剖学问题。张锡纯的主要观点是：水饮从胃入肝后，通过三焦直接到达膀胱，而非由肝回到心脏，因此胃是"小便之源"。以今日的生理解剖学看来，这个说法显然是错误的。出错的原因，一方面可能是由于当时能够读到的西医学书籍语焉不详，术语的使用（如回血管）也有混乱的地方，容易造成误解；另一方面，也与张锡纯极力维护古代经典的说法、未做更多的解剖观察有关。不过，张锡纯根据自己的实验（用封口的猪肚煮酒，酒未漏出）纠正王清任的一些不正确说法，却也体现出实证的精神。

答方寄斋问 《黄庭经》 后有幽阙前有命门

《内经·灵枢》两言命门，一在《根结篇》，一在《卫气篇》，皆明言命门者目也。至下焦之命门，《内经》实未言及，惟《素问·刺禁篇》有"七节之旁，中有小心"之语，似实指命门之处。其中有少火为心火之相故曰相火，代心行化，以散布于周身，是以谓之"小心"。其所生之火，居两肾之间，有一阳陷于二阴之象，结为坎卦，以总司下焦水火之气。是命门者，诚如君之所言两肾中间一窍、其中有动气者是也。《难经》谓右肾为命门者非是。

至《黄庭经》所谓"后有幽阙"者，实亦指贴脊之动气处而言。所谓"前有命门"者，指脐下气海而言，其中藏有元气，为人生命之本源，故丹家重之，曰命门，尊元气为祖气，藉之以修内丹。其处原与贴脊动气处前后相映，复一脉贯通，故《黄庭经》对待言之。尝考针灸图，任脉有气海、石门两穴，皆内当气海之处，而石门又名命门，是命门即气海之明征也。

按语： 此条是对读者提问的答复，主要讨论命门的概念。张锡纯认为，《灵枢》中两次出现的"命门"一词，指的就是"目"；《素问·刺禁》"七节之旁，中有小心"这句话里的"小心"，指的是下焦的命门，即两肾之间的动气；至于道教经典《黄庭经》中说的"命门"，指的是脐下的气海。

答刘希文问外肾与睾丸与何脏有密切之关系

人体之实验，西人最精，然西人谓内肾但能漉水，不能化精，与外肾之作强毫无关涉，此呓语也。盖西人但知重实验，而不知重理想；但知考形迹，而不知究气化。故西人论内肾、外肾及睾丸之缔造，历历如在目前，而所详者惟血脉管也、回血管也、精管也、溺管也，除诸管之外而别无发明也。彼盖见外肾精管与内肾绝不相通，故直断其不相涉也。夫人之胚胎初结，天一生水，肾脏先成，左右两枚，皆属于水，而包肾之脂膜连于脊骨十四节处自下数七节处，是为命门，中生相火，位居两肾之间。两肾属阴，通任脉而主水；相火属阳，通督脉而主火督脉即从命门入脊，合为坎卦，以总司下焦水火之气，而下焦之精、血、溺诸管，得此水火之气主宰之，而后能各尽其用，犹如火车一切诸机轮之运转皆水火之气所鼓动也。西人能创造火车，藉水火之气以成其利用，而不知人身之利用亦在水火，因人身水火之气原非剖验所能见，而又不能默契精微，参以理想，故但循其迹象而竟谓内肾与外肾不相涉也。且西人谓精系血之所化，然非血自能化精，必藉肾与命门水火之气以酝酿之也。

按： 西人谓精为血之所化，语甚肤浅。夫生精之处，在大肠之前、膀胱之后，有脂膜两片相并，男为精室，女为血室。其脂膜与脐下气海相连，前任后督相通，任脉输血藏于其中以滋润下焦诸经络。气海中所藏之气，先天之元阳，即先天之君火也。有时其气发动，命门相火亦随之而动，则外肾勃兴，此时脑中元神自有知觉。若因此知觉，欲念一生，元神即随督脉下降至精室，与元气会合而化精，此精室之血所以能化精之实际也。为精为元神元气之所化合，故在人身最为宝贵，以此生育子女，传我血脉，即以传我性灵。试当房事将泻身时，脑中必有异常之感觉，此上下相关之实验也。

至睾丸，西人谓系藏精之所，又谓精虫不运动于睾丸所分泌之精液中，必与其他生殖器腺所分泌之精液相混而后运动，由是而论，是睾丸所藏之精液非即成为媾精之精也。盖睾丸之脉，前入腹，通于气海；后入脊，达于脑部观《洗冤录》谓因伤睾丸致命者，其脑顶必红透血色，是其明征，实脑部与气海之气化搏结之处，以助肾脏之作强。其中所藏之液，实为留恋气化之用凡真气所藏之处，必有精液涵濡以留恋之，是以睾音高，即皋字之变体，训同膏字，谓其中有膏油也。若所藏者纯系媾精之精，则古人不当名为睾丸，宜名为精丸矣。况精室为化精之所，原可直达于外肾，精管何必若是之纡回曲折而取径于睾丸乎？至唐容川谓系射精之机，亦助肾作强之一端也。

按语：*本条试图从"气化"的角度反驳西医关于生殖器官及其生理机制的说法，认为肾与肾间真火、命门，共同构成水火相合的人身动力之系统；生殖之精的精室在大肠之前、膀胱之后；每成精，先有脑中意念，通过相火的发动，而成交媾之精。以今天的眼光看，张锡纯论证的依据是不够充分的，其观点是不能成立的，只能作为当时中西医学汇通的一种理论性尝试，以资参考。*

答人问胞室子宫气海儿枕

胞室即子宫也，在膀胱之后、大肠之前，有脂膜两片相合，其中即为胞室，其系连于命门。命门者，在脊椎自下数第七节在七节之旁左右各有一孔，胞系连于其处，即由命门上通于督脉。督脉者，即脊髓袋也凡物有脊梁者皆有此袋。此胞室之脂膜在腹中，又上连任脉。任脉者何？即心、肺、肝相连之总系也。此胞室男女皆有，男子督脉之髓注于此而化精，女子任脉之血注于此而化月信。究之，男女生育之真种子，皆赖督、任之气化同到胞中，惟男以督为主、女以任为主耳。特是命门处之脂膜，不但与胞室相连也，包肾之脂膜亦与之相连，脐下气海之脂膜亦与之相连。气海之形状，如倒提鸡冠花，故俗名之为鸡冠油。此乃人生起点之处。当男女媾精之始，在女子胞中先结成一点水珠。此珠久久渐有动气，即气海也。由气海而生督、任二脉，一行于前，一行于后，以生全身。至胞室之脂膜，原督、任二脉相合而成，故与督、任及气海皆相贯通，遂为男以化精、女以系胞之要脏矣《金匮》所言脏燥[1]之脏即指此。或有疑《内经》之所谓气海者在膻中，膻中者，膈上也，何以气海又在脐下？不知气海有先天、后天之分，膈上之气海，后天之气海也，中所藏者大气，《内经》又名之曰宗气；脐下之气海，先天之气海也，中所藏者之气，《丹经》又名之曰祖气。为由先天而生后天，所以一为祖、一为宗也。且先天之呼吸在脐，是以气海居下；后天之呼吸在肺，是以气海居上也。至儿枕作疼之说，原属荒谬之谈，不过产后瘀血作疼，是以后世本草谓山楂善治儿枕作疼，以其善化瘀血也。若果有儿枕，何以儿枕时不疼，而不枕时转疼乎？明乎此理，则其说不攻自破矣。

　　按语：本条试图融汇中西医学以阐释生殖功能及其结构基础。张锡纯关于督脉是"脊髓袋"（大约是指脊髓膜之类）、任脉是心肝肺相连之总系、气海是"鸡冠油"等说法，都是试图将中医学的概念与西医形态学所见联系起来的结果。

[1] 脏燥，据《金匮要略》原文应作"脏躁"，病名。

答陈董尘疑 《内经》 十二经有名无质

天下之妙理寓于迹象之中，实超于迹象之外。彼拘于迹象以索解者，纵于理能窥其妙，实未能穷其极妙也。如九十六号绍兴星期报陈董尘君，因研究剖解之学者于十二经之起止莫能寻其迹象，遂言《内经》所言十二经无可考据。非无据也，因其理甚玄妙，超于迹象之外，非常识所能索解也。夫《内经》之《灵枢》原名《针经》，故欲究十二经之奥妙，非精针灸者不能得其实际。愚于针灸非敢言精，而尝与友人卢显章辽阳人，最精针灸，得之祖传谈及此事。显章谓：斯可即余针愈疗毒之案以征明之。庚申八月间，族妹左手少阳经关冲穴生疗，至二日疼甚，为刺耳门二穴立愈。关冲为手少阳经之所起，耳门为手少阳经之所止也。又辛酉七月中，族中男孙七岁，在右足太阴经隐白穴生疗，三日肿至膝下，疼甚剧，取右三阴交及公孙二穴刺之，立愈。隐白穴为足太阴经之所起，公孙、三阴交为足太阴经之所历也。设若刺其处仍不愈者，刺太阴经止处之大包穴，亦无不愈矣。又于辛酉八月间，本村田姓妇，在手阳明二间穴生疗，肿过手腕，为刺曲池、迎香二穴，当时疼立止，不日即消。二间虽非阳明经起之处，距经起处之商阳穴不过二寸，曲池则经历之处，迎香则经止之处也。又于九月中，第四中学学生吴贵春，在手太阴经太渊穴生疗，红肿之线已至侠气户，木不知疼，恶心呕吐，诊其脉象洪紧，右寸尤甚，知系太阴之毒火所发，为刺本经尺泽、中府及肺俞，患处觉疼，恶心呕吐立止，红线亦立回，半日全愈。太渊距本经起处之少商穴不过三寸强，中府则本经之所起也，尺泽则本经之所历也，肺俞则本经之所注也。由是观之，疗生于经之起处，刺经之止处；生于经之止处，刺经之起处，皆可随手奏效。则经之起处与止处非有一气贯通之妙，何以神效如是哉？夫电线传电，西人所创造也，其法可为妙矣，然犹有迹象可寻，犹不若无线电之妙之尤妙。十二经之起止贯通其犹无线电乎？夫西人能穷究天地之气化而为无线电，而不能穷究人身之气化而作针灸，诚以天地之气化明而显、人身之气化隐而微也。由是而论，吾中华医学贻自开天辟地之圣神，其精到之处原迥出（截然超出，远远超过）西人之上，而欲以西人形迹之学以求吾中医至奥之理，庸可得乎？世之轻弃国粹而笃信西法者，尚其深思愚言哉。

按语：本条回应关于十二经实质的质疑。张锡纯举针灸治疗疔疮的例子，认为循经取穴可以治疗相应部位的疔疮，证明经络是真实存在的；解剖不可见，是因为经络类似"无线电"，并由此得出中华医学远高于拘泥形迹的西方医学的结论。

报驳左肝右脾解者书

阅庚申冬《绍兴医药学报》，有褚君渊明驳拙拟左肝右脾之解，谓引证之四条皆不足凭。第一条驳日绕地而行之说，谓非日绕地，乃地绕日也，是笃信西人之说也。若以西人之说为真可信，鄙人将有所疑问。若果能切实明晰答此疑问，以后三条鄙人必详细答复。若不能答此疑问，是鄙人之引证皆对，所驳者为妄驳，其余诸条亦无暇再答复矣。

西人谓地球运动有二种：一以南北极为轴，每昼夜旋转一次，谓之自转；一以太阳为中心，而自循轨道进行，一年绕日一周，谓之公转。

西人又谓日轮之大，其直径八十六万英里—英里约为华里之三倍，大于地球一百三十五万五千倍有奇，距地约九千二百八十九万七千英里。夫北极为不动之恒星，中西所共认也。南行二百里测北极即低一度，北行二百里测北极即高一度，人之所共知也。乃西人又谓日亦恒星不动，地绕之而行。将平绕之乎？则或在日南或在日北，其南北相距之点当为一万八千六百六十五万四千英里数为日距地之二倍加日径。将斜绕之乎？则或斜而上或斜而下，其上下斜绕之点亦应如前数。天地面相距二百里视北极即差一度，而地球自行一万八千六百六十五万四千英里，人在地之一处望北极者，其终岁高低之度竟无少差，此何故也？

人之视物远则小，近则大，即仰观星宿亦然，人之所共知也。地若果绕日而行，将绕至日南，与北极之距离即远一万八千六百六十五万四千英里数为日距地之二倍加日径，绕至日北，与北极之距离即近一万八千六百六十五万四千英里或平绕或斜绕约皆相仿。地与北极距离之差，其或远或近若斯之多，何以人立地之一处，终岁视北极，其悬象之大小无少改易乎？

再者，地果绕日而行，则当其绕日而南之时，人在地上望北极，必为日轮所隔；即斜绕之，或偏上偏下，北极不至正为日轮所隔，而北极之光亦必为日光所夺，何以人居赤道北者赤道南有不见北极之处，终岁之夜无不见北极乎？鄙人之友苏明阳君，天地新学社主人也，曾于民国五年在北京开研究天地新学说之会，外国天文家到者甚多。苏君历举西人天文家之种种谬说，还以质问西人，西人无一能答者。后又将其质问诸条以分寄各国天文家，亦未有能答者。由此知西国天文家亦明知从前之谈天文者多悖谬，特不肯明揭其前人之短耳，而吾中华之笃信西人者，则犹昏昏在梦中也。且拙拟左肝右脾之解，原节录拙著《衷中参西录》之文，其前原有为友人刘仲友治愈之医案在，按左肝右脾之理疏方，即随手奏效，此皆确有实验，非徒托诸空言也。

按语：本条讨论的主要问题，其实并非"左肝右脾"，而是一个天文学问题——究竟是"地绕日"还是"日绕地"？张锡纯赞同后者，并以北极星现象为据，反驳批评者的意见。今天我们知道，日绕地的说法是错误的，而北极星之所以看起来不动，主要是因为两条：一是距离太远，以至于地球公转产生的位置变化不足以影响肉眼观察到的北极星位置；二是地球自转轴的北端刚好指向北极星。尽管当时的西方天文学也会有错误，也处在不断发展之中，但张锡纯以此质疑"地绕日"乃至整个西方天文学，是没有道理的。这也说明当时的人们对西方科学知识的了解尚不够全面。至于"左肝右脾"说，张锡纯认为是经过临床实践证明的，在此并未展开讨论，可参阅以下两篇。

深研肝左脾右之理

　　尝思人禀天地之气化以生，人身之气化，即天地之气化。若于人身之气化不明，不妨即天地之气化征之，诚以人身之气化微而隐、天地之气化大而显也不知者转因此相讥，实不能曲谅矣。天地之气化，伏羲曾画卦以发明之，即先天图之乾南、坤北、离东、坎西者是也。至文王衍易变为后天，则八卦各易其方矣。而后世惟堪舆家辨两仪四象分界中诸杂气，犹用先天卦位，其余则一。且占卜术数之学[1]，皆用后天卦位，因伏羲所定之卦位为体，文王所定之卦位为用，用体则无效，用用则有效。用也者，是气化发露贯注之处也。天地之气化有然，人身之气化亦何莫不然？即如肝右脾左之说，《淮南子》早言之，扁鹊《难经》亦谓肝在右《难经》云：肝之为脏，其治在左，其藏在右胁右肾之前，并胃著脊之第九椎。《金鉴·刺灸篇》曾引此数语，今本《难经》不知何人删去，肝在右则脾在左矣，而后之医家仍从《内经》肝左脾右之说者，亦体与用之区别也。肝之体居于右，而其气化之用实先行于左，故肝脉见于左关；脾之体居于左，而其气化之用实先行于右，故脾脉见于右关。从其体，临证疏方则无效；从其用，临证疏方则有效，是以从用不从体也。藉曰不然，愚又有确实征验：如肝开窍于目，人左目之明胜右目《内经》谓之人之右耳目不如左明。试验之，目之明诚如《内经》所云。至耳乃连带之词，如三过其门不入，实禹之事，孟子则并言禹稷者是也。且木工视线必用左目，是其明征，此肝之气化先行于左之明征也。

[1]"……其余则一。且占卜术数之学"这两句话，疑"且"字误，似当作"其余则一切占卜术数之学"。

医学衷中参西录第五期第一卷

47

脾主四肢，人右手足之力胜于左手足，此脾之气化先行于右之明征也。

试再以临证验之。邻村友人王桐轩之女郎，因怒气伤肝经，医者多用理肝之品，致肝经虚弱，坐时左半身常觉下坠，卧时不能左侧。诊其脉，左关微弱异常，遂重用生箭芪十八钱以升补肝气，又佐以当归、萸肉各数钱，一剂知，数剂痊愈。又，邻村友人毛仙阁之子，素患肝脏虚弱，一日左胁下疼痛异常，左关弦硬。因其肝脏素弱，恒服补肝之品，不敢投以破气疏肝之品，遂单用柏子仁一两，煎汤饮之，立愈。盖柏之树杪（miǎo，指树枝的细梢）皆向西北，其实又冬日采取，饱经霜露，得金水之气最多，肝木之横恣，用金以镇之、水以滋之，其脉之弦硬悉化，所以其疼立止也。又，奉天东关学校翟校长之叔父，右手足皆不利，似麻似疼，饭时不能持箸（zhù，筷子），行时需杖，饮食减少，脉象右关濡弱，知其脾胃虚弱不能健运肢体也，投以四君子汤加生黄芪、当归、乳香、没药，连服数剂痊愈。

即此数案观之，而肝主左、脾主右，不尤显然可见乎？夫天下事理之赜（zé，深奥），非一一亲身经过，且时时留心，必不能确切言之。若凭空拟议，动斥他人之非，且以轻薄出之，直讥其大言不惭，无论所讥者之失于妄诞也，即使其人果有其弊，又何不学古人之忠告善道，而必出语自伤其忠厚乎？况裘君费尽心血创此医报，原为医界同仁研究医学之资藉，而竟杂以灌夫骂座[1]之语，阅报者亦将讶其不伦矣。再者，医学以活人为主，所著之书果能活人，即为最善之本。愚著《衷中参西录》五十余万言，自拟一百六十余方，医界同仁见此书者，有用一方而治愈疫病千人者故城县尹袁霖普，有用一方而治愈霍乱数百人者抚顺煤矿总理尚习珍；至登各处医学志报、用书中之方治愈各种险证以相告者，尤不胜纪。近阅《三三医书·时行伏阴刍言》，亦用书中之方救愈多人。至山西平陆县尹彭子益君推为医

[1] 灌夫，西汉名将。灌夫骂座的典故出自《史记·魏其武安侯列传》，指借酒骂人泄愤，也用来形容一个人刚直敢言。这里取的是前一种意思。

书中第一可法之书，高丽庆南统营郡安凤轩推为汉医学中第一可靠之书，各医学志报所载者彰彰可考，此岂医界同仁之阿好乎，抑实为此心此理之同耶？若谓变本加厉，益致医学沉晦，可为独拂公论，而为此毫无忌惮之谈也。愚又思之，人果有志振兴医学，欲于狂澜难挽之时，独作中流砥柱，当自著一书，发前人所未发，言今人所不能言，其书一出，俾医界人人信仰，视为标准，原不必排挤他人以自鸣其识见之高也。是以愚生平著作论说不下百万言，不敢是己之是，亦不敢非人之非，惟偶有会心，即笔之于书。其言之皆是也，人自信之；其言之皆非也，人自不信之。不然，则我方（刚刚）雄辩高谈以指人之疵谬，乃我之辩论未传而所指为疵谬者，转能广行于世，人人信用，返躬自思，能无汗颜乎？

按语：*这是一篇论战性质的文章。张锡纯的核心观点是：从"体"上看，肝右脾左；从"用"上看，肝左脾右，生理现象（如左目明于右目、右手强于左手）、临床治疗（如左病治肝、右病治脾方能有效）均可证明。*

续申左肝右脾之研究

拙著《衷中参西录》载有安东刘仲友臂热一案，因其左臂热而酸软，重用补肝之药治愈，恐人疑与西人左脾右肝之说不能沟通，遂解以"肝虽居右，其气化实先行于左；脾虽居左，其气化实先行于右"四语，此乃临证得诸实验，且欲沟通中西，非为古籍护短也。而笃信西医之刘君，竟屡次驳辩，谓肝脾中原无空气，而何以有气化之行？不知气化二字，为中文常用之名词，其在天地为阴阳化合之所生，其在人身为气血化合之所生，至为精微，有如帝载[1]之无声无臭。刘君竟以空气当之，是刘君并不懂中文也。至谓肝之气化不能透膈以达于左、脾之气化不能透膈以达于右，尤为立言欠解。夫膈者，所以别上下，非以分左右也。如刘君所

[1] 帝载，一般解释为帝王的事业，但与此处的上下文意难以吻合。《滴天髓》曰："欲识三元万法宗，先观帝载与神功。"清代任铁樵解释说："阴阳本乎太极，是谓帝载；五行播于四时，是谓神功。"故这里的帝载大约是指太极阴阳造化之功。

谓，岂膈下无左右，必膈上乃有左右乎？况膈膜之上，原有微丝血管与全体之血管相通，膈下气化原可由微丝血管达于膈上也。

再者，气化之透达，又不必显然有隧道也。试以物理明之：如浮针于缸中，隔缸用磁石引之，针即随磁石而动，此无他，磁石之气化隔缸可透达也。又如，屋中有暖气管，外裹以铁，其热力之气化自能外透，行于满屋。若如刘君所谓，则屋中有十人，必于暖气管中分出十个支管，以著于十人之身，而后其热力之气化始能遍及十人，刘君之用心不太拙乎？抑明知其非是而欲强词夺理乎？藉曰不然，试更以针灸明之：夫中法针灸，西人所共认也，而各经诸穴，原无显然脉络相通贯。然疔疮生于经之起处，针经之止处可愈；疔疮生经之止处，针经之起处可愈。此无他，有脉络可循而气化能贯通者，譬之有线电也；无脉络可循而气化亦可贯通者，譬之无线电也。西人能察天地之气化而为无线电，而不能察人身之气化而作针灸，诚以天地之气化显而明、人身之气化隐而微也。

且左右互易为用，不独肝脾为然也。西人所最重者，脑髓神经也。然司身左边运动之神经，在脑之右；司身右边运动之神经，在脑之左。此说原出自西人，刘君自然深信；若为中人之说，刘君当亦严加驳议矣。由此推之，中法之治头疼者，可用生莱菔汁注于鼻孔，然疼在左则注右鼻孔，疼在右则注左鼻孔；治倒睫毛者可用马钱子末塞其鼻孔，然左睫毛倒则塞右鼻孔，右睫毛倒塞左鼻孔，其理固与脑髓神经之互司左右运动者无异也。由此知气化之在人身，处处皆有左右互通之道路，此所以融汇全身之气化，使之易于流通，正所以范围全身之气化，使之互相绾结也，此诚造化生成之妙也。夫愚之著书以"衷中参西"为名，原欲采西人之所长以补吾人之所短，岂复有中西之见横亘胸中？是以于西人之说可采者采之，其说之可沟通者尤喜沟通之，如此以精研医学，医学庶有振兴之一日。若必如刘君之说，其中西医学相异之点断不可以沟通，将肝居右其气化不能行于左，脾居左其气化不能行于右，则左关之脉当为脾，右关之脉当为肝，如此诊脉断病，果有效乎？医界同仁果能共认乎？刘君试再思之，勿以愚为好辩也。

又近阅《三三医报》，见有潮州许小士氏"点草"考古一则，言潮俗如患眼暴痛生翳星[1]者，即觅采点草之叶，将一叶揉软，再以铜钱一枚置寸口脉上，后以揉软之叶置钱孔中，外以布缚之，约一炷香久，解开视其钱孔处，即发现一水泡，目中翳星遂消，屡试屡效。然左眼有病须置右手寸口，右眼有病须置左手寸口，又须即其眼暴痛时，速如此治之，迟则无效。点草之形状，其叶作掌形，有三深裂，春暮开小黄花，五出[2]，所结之果如欲绽青桑椹，其茎叶概生茸毛查《新植物学》，谓凡茎叶密生茸毛者有毒，叶味辛辣，多生田泽间，实与《本草纲目》毒草类中毛茛草形状性味皆相似。然毛茛叶与姜捣涂腹上，能除冷气；揉碎缚臂上，男左女右，勿令近肉，能截疟；捣敷疮勿入疮，能消痈肿，而实未言其能除目翳也。

观此用点草治目，亦左右互相为用，益知人身之气化皆左右互相为用也。由斯知肝居右而其气化先行于左，脾居左其气化先行于右，此人身气化自然之理，愚岂无所征验而妄谈也哉？

按语：本条继续讨论"左肝右脾"问题，回应关于"气化"的质疑，指出"气化"不是"空气"的变化，也不必依赖有形的通道；且引用西医的神经交叉支配等理论，以及外敷药治眼病时左右交叉才有效的例子，来证明脏腑体用的左右交叉是合理且客观存在的。

论医士当用静坐之功以悟哲学

今时学校中学生多有用静坐之功者，诚以静坐之功原为哲学之起点，不但可以卫生，实能瀹（yuè，疏

[1] 翳，音 yì，遮挡、障碍的意思。翳星，指眼球表面出现星点状赘生物，遮挡视线的病症。

[2] 五出，即花分五瓣。

导）我性灵、益我神智也。医者，生命所托，必其人具有非常聪明，而后能洞人身之精微，察天地之气化，辨药物之繁赜，临证疏方，适合病机，救人生命。若是则研究医学者顾可不留心哲学，藉以瀹我性灵、益我神智乎哉？愚生平访道，幸遇良师益友指示法门，而生平得力之处，不敢自秘，特将哲学静坐之真功夫详细言之，以供诸医界同仁。

夫静坐之功，当凝神入气穴，人之所共知也。然所谓神者，实有元神、识神之别。元神者藏于脑，无思无虑，自然虚灵也；识神者发于心，有思有虑，灵而不虚也。静坐者，当其凝神入气穴时，宜用脑中之元神，不宜用心中之识神。盖用识神则工夫落于后天，不能返虚入浑，实有着迹象之弊。释家景禅师云："学道之人不识真，只为从前认识神。"又，南泉禅师云："心不是佛，智不是道。"此皆言不可用心中识神也。用元神则工夫纯属先天，有光明下济、无心成化之妙。元神者，脑中无念之正觉也。《阴符经》云："机在目。"盖目连于脑，目与脑中之正觉融和，即为先天之性光。用此性光下照气穴，是以先天之元神助先天之元气，则元气自能生长，是以佛经有"北斗里看明星"之语。又，《心经》曰："观自在菩萨。"菩萨二字，佛经恒借以喻气海元阳之气。故柳华阳注云："观乃我正觉中之灵光耳。菩萨即是慧命如来，大发慈悲，教大众时时刻刻观照此菩萨。菩萨得受此灵光之慧力，久则自然如梦觉，融融然如熏蒸，活活然如盆珠。"观柳华阳注《心经》之文，益知静坐时用元神之妙。迨至静坐功深，元阳充足，征兆呈露，气机外动，此时又宜用采阳生工夫。然阳之生也，多在睡眠之际，偶然知觉，宜急披衣起坐，先急呼气数口，继徐呼气数口，又继则徐而且长欲呼气长必先吸气足细细呼气数口，且当呼气外出之时，宜将心中识神注意下降，与肾气相团结，呼气外出之时肾气随呼气上升，自与下降之心神相遇，此道家所谓吸升呼降之功，亦即异风倒吹之功拙著三期第二卷处方编中，敦复汤后论其理甚详，宜参观，以收回元阳。盖静坐之时，用脑中元神，所谓文火也；采阳生之时，用心中识神，所谓武火也。由斯而论，静坐之时用文火，当名为凝神照气穴；至采阳生时用武火，方可谓凝神入气穴。盖照惟照之以神光，不着迹象，故为脑中元神；入则念念注于其处，已着迹象，故为心中识神。如此区别言之，将顾名思义，阅者自易领悟也。至于用识神以采阳生而不嫌其暂时着迹象者，诚以内炼之功以先天为主、以后天为辅，识神虽属后天，实能辅先天元神所不逮，故可用之以收一时之功也张紫阳《悟真篇》所谓文武火左右分者，乃双修者之文武火，用法与此论中所言之文武火迥异。

从此文火、武火互用不熄，气海之元阳充实旁溢，督脉必有骤开之一日。此时周身如醉，神情如痴，统体舒畅，愉快莫可言喻，道家所谓药产者是也。从此工夫纯粹，药产屡见，又可由督脉以通任脉。盖通督脉可愈身后之病，通任脉可愈身前之病，督任皆通，元气流行，法轮常转，精神健旺，至此可以长生矣。特是督脉之通，火候到时，可纯任天机之自然；至由督脉以通任脉，火候到时，又宜稍助以人力。至于火候如何为到、人力如何运用，此中原有师傅口诀，至为郑重，不可轻泄，而愚幸得真传，不肯自秘，拙著《衷中参西录》第八卷之末论治梦遗运气法，于意通督任法后，更论及实通督任之功，言之甚详。阅者细观，自能领会，兹不复赘。静坐工夫至此，骨格变化，聪明顿开，哲学会悟，若或启诱。如欲藉医学救世以求功德圆满，自能妙悟非凡，临证审机，触处洞然，用药调方，随手奏效，既能寿身，又能寿世。凡我医界同仁，何弗于静坐之功加之意乎？

按语：本条介绍了道家静坐修炼的一些理论和方法，倡导留意这些理论，习练这些功法，认为这样可以加深对医理的理解、增进自己的智慧。

医学宜参看丹经论

《内经》与丹经皆始于黄帝。然《内经》为世俗共用之书，故其书显传于后世；丹经为修士独善之书，故其书秘传有专家，所谓教外别传者。其后分门别派，或书籍留贻，或口诀授受，著述虽纷不一致，而其当内视功深之候，约皆能洞见脏腑，朗若掣电（即闪电），深究性命，妙能悟真，故其论说皆能与《内经》相发明。习医不必习其功，而实宜参观其书。愚今特将丹经所言之理能与医学相发明者，胪列数条于下，以征实之。

中医谓人之神明在心，故凡神明受病，皆注重治心；西人谓人之神明在脑，故凡神明受病，皆注重治脑。及观丹经，则以脑中所藏者为元神、心中所发者为识神，此其义实可沟通中西，而与《内经·脉要精微论》谓"头者精明之府"及《灵兰秘典》谓"心者君主之官，神明出焉"之文相符合也。盖人之神明有体用，神明之体藏于脑，神明之用出于心。

又，中说溺道隔膀胱渗入，西人谓膀胱原有入水之口，在出水之口下，因有脂膜绕护故不易见，而丹家口授，谓人之元气藏于丹田，外有胰子包裹，即气海也。气海之状，下有三足，居膀胱之上，三足之中间有红点大如黄豆，而膀胱之上亦有此点，二点相对，溺道必然通利，若有参差，小便即不利。曾即物类验之，初剖解之时，此点犹仿佛可见，作淡红色，移时即不见矣。盖元气之功用，由上点透发以运行下焦之水饮，即由下焦渗入膀胱，虽膀胱之全体皆可渗入，而此点又为渗入之正路也。至西人所谓入水之口者，原在若有若无之间，不过为渗入之别派耳。尝见推拿家治小便不利，谓系膀胱稍偏当即《金匮》所谓胞系了戾[1]，用手法推而正之，小便即利，实暗合丹家所论之理也。若笃信西说，不信水饮渗入之理，可以实验征之。试取鲜猪脬（pāo，膀胱）满贮以半温之水，

[1] 胞系了戾，见于《金匮要略·妇人杂病脉证并治》："问曰：妇人病，饮食如故，烦热不得卧而反倚息者，何也？师曰：此名转胞，不得溺也，以胞系了戾，故致此病。但利小便则愈，宜肾气丸主之。"

绳扎其口，置新剖解之猪肉上，其水仍可徐徐渗出，能渗出即可征其能渗入也。

又，西人谓人尿中多含碳气，不可作药用，而中法则谓之还原汤，男用女者，女用男者，获益良多，且《伤寒论》方中亦用之，其故何也？及详考丹家之说，知男子尿中含有硝质，女子尿中含有硫质，皆可设法取出。硝者至阴之精所化，而出于男子尿中，是阳中有阴也；硫者至阳之精所化，而出于女子尿中，是阴中有阳也。《抱朴子》谓男女之相成犹天地之相生，即《易》所谓一阴一阳互为之根也。人果洞明其理而善修其道，则男女尿中硝质硫质皆无，盖因其互相摄取，即能互相补益，虽年高夫妇行之亦可同登仙录此段莫误认为房中采补。由斯观之，小便可作药用，其理固昭然也。

又，中法于肾脏重之曰先天，其说亦实本于丹经。丹家谓肾有两枚，皆属于水，而肾系连于脊椎自下数七节之上，名命门穴，是生相火，一火介于二水之间，一阳陷于二阴之间，即象应坎卦，与心脏之体为离卦者互相感应。丹家即取此坎离之精，以炼成还丹。为肾中具有水火之气，实为先天之真阴真阳，而下焦之化精化气，以及外肾之作强，二便之排泄，莫不赖此水火之气以酝酿之、鼓舞之，犹如火车之诸机轮，其原动力皆在于水火也。而西人但以迹象求之，谓内肾惟司泺水，与外肾毫无关系，使明丹经之理，必不但执形迹，与中法驳辩也。

又，医家最重任督二脉。然任督二脉，针灸书但载其可针之经络，至其在人身果系何物，方书固未尝言及。及观丹经，乃知督脉贴于脊梁，下连脐下气海，上至脑际，俗名脊髓袋者是也。任脉即喉管分支，下为心系，又下而透膈为肝系，又下而连冲及脐下气海，即肺、心、肝一系相连之总提也。知此二脉，乃知衄血之证，血循督脉上行，透脑而下出于鼻；咳血之证亦不但出于肺，凡心、肝、冲之血皆可循任脉上行也。凡心、肝、冲之血皆可循任脉上行，是治吐血者当兼顾其心、肝、冲也。

按语：本条接续上条，以精神活动、泌尿机理、尿液入药、肾脏功能、任督二脉为例，阐明丹经与医理的密切关系，提倡学医者参看丹经。

论哲学与医学之关系

近阅医学志报，多有谓哲学可累医学之进步者，其人盖不知哲学作何用，并不知医学所由昉（fǎng，起始）也。诗云："既明且哲，以保其身。"此身不陷于罪戾为保身，此身不困于疾病亦为保身。观诗之所云云，是其人必先有明哲之天资及明哲之学问，而后能保其身也。而此明哲保身之天资学问，在修士原为养生之道，此修士之养生所以名为哲学也。特是仁人君子之存心，能养其生，又欲人人皆能自养其生。然人不皆明哲保身，其养生之道有亏，自不能不生疾病。于斯推广哲学之理，以创立医药，为不能自养其生者之赞助，而哲学之包括始能恢弘无外。是以自古医界著述诸家，若晋之葛稚川、南北朝之陶华阳、唐之孙思邈诸人，所著之书，皆可宝贵，实皆为哲学家也。至明之李濒湖著《本草纲目》，于奇经八脉独取张紫阳[1]之说，紫阳亦哲学家也。如以上所引征者仍不足凭，更可进征诸《内经》。

《内经》为黄帝讲明医学之书，而其首篇《上古天真论》曰："上古有真人者，提挈天地，把握阴阳，呼吸精气，独立守神，肌肉若一，故能寿敝天地。"此言真人秉天地之菁英，而能保护不失，有若提挈把握，且能呼吸精气以补助之，独立守神以凝固之，故能变化气质，使肌肉若一，寿数无穷。此上古真人，诚为一大哲学家，不啻黄帝自现身说法也。夫《内经》既为黄帝讲明医学之书，而必以哲学开其端者，诚以哲学者，保身之学也。人必先能自保其身，而后能代人保其身。保己之身用哲学，所以哲理即己身之气化也；保人之身用

[1] 张紫阳，北宋道士，著《悟真篇》等。

医学，亦因先洞悉己身之气化，自能代人人燮理（燮，xiè，调和。燮理即调理）其身中之气化也。由斯知哲学实为医学之本源，医学即为哲学之究竟，此所以《内经》为讲明医学之书，而开端必先言哲学也，哲学又何至累医学哉？然此非徒托空言也，更可进而征诸事实，且可征诸一己之事实。

愚资禀素强壮，心火颇旺，而相火似有不足，是以饮食不畏寒凉，恒畏坐凉处，年少时不以为意也，迨年过四旬，相火之不足益甚，偶坐凉处即泄泻，因此身体渐觉衰弱。然素以振兴医学为心，而著述未就，恐虚度此一生，遂于每饭之前，服生硫黄少许以补相火，颇有效验。然旬余不服，则畏凉如故。后见道家书，有默运心火下行可温补下焦之语，效而行之，气机初似不顺，乃于呼吸之际，精心体验，知每当呼气外出之时，则肾必上升，心必下降，于斯随其下降之机，而稍为注意，俾其心肾互相交感，行之数日，即觉丹田生暖，无庸再服硫黄矣。后读《内经·四气调神篇》，至"使志若伏若匿，若有私意，若已有得"数语，益恍然悟会。乃知所谓"若伏若匿"者，即引心火下行也；所谓"若有私意"者，是既引心火下行，复俾心肾之气互相交感，而有欣欣之意也，道家会合婴儿姹女之法，即从此语悟出；所谓"若已有得"者，丹田真阳积久，元气壮旺活泼，守脐不去，此实为己之所得而永久不散失者也。因悟得《内经》此节真旨，遂专心遵行，今年已七十有三矣，膂力（膂，lǚ，脊梁骨。膂力即体力）精神毫不衰老，即严冬之时食凉物、坐凉处，亦毫无顾忌，是哲学诚可济医药之穷也，哲学又何至累医学哉？

不但此也，医者诚能深于哲学，其诊病之际，直如饮上池之水，能洞鉴病源，毫无差谬，是以拙著《衷中参西录》中曾载有详论静坐之法在前，欲医者由静坐之功以悟哲学也。若有以愚言为不可确信者，愚更引一事以为比例。

催眠术之术为中西所共认,而浸将加入科学者也。其行术时,必将其人之后天知识闭住,但用其先天之灵明,而后询之,能知所未知、见所未见。至深于哲学者,后天之思虑净尽,先天之灵明日开,所以凡事亦皆能未见而知。用他人先天之灵明者谓之术,用一己先天之灵明者谓之道,用道不远胜于用术乎?善哉!山西中医改进研究会长阎百川(即阎锡山)先生之言曰:"中医原出道家,初皆注重于修养,功候既深,能明了自身之脏腑,便能得生人气血循环。"此诚开天辟地之名论也。是以拙著医书中多论及哲学,非以鸣高也,实欲医者兼研究哲学,自能于医学登峰造极也。矧(shěn,况且)当时西人虽重科学,而其一二明哲之士,亦间悟欲求科学之登峰造极,亦必须辅以哲学。是以先总理(指孙中山)有言谓:"诸君都知道世界上学问最好是德国,但是德国现在研究学问的人,还要研究中国的哲学,去补救他们科学之偏。"先总理之言如此,岂犹不足凭信乎?由斯观之,吾中华哲学之文明,数世之后将遍行于群国,则全球受哲学之陶融,世界已登于大同矣。

按语:此条讨论医学与哲学的关系,反驳哲学拖累医学的观点,认为"哲学为医学之本源,医学为哲学之究竟",这是很有见地的主张。需要注意的是,张锡纯所谓哲学与今天所谓哲学并不是完全相同的概念。他讲哲学首先是"保身之学",更侧重于以道教内炼之法为代表的养生哲学。

著医书者多矣,而可为医学正宗、试之皆效者,殊少也。吾师生平著作,风行全国,遵用皆效,久为医界所共知,无事更为表扬也。至养生一道,凡吾师所发明者,亦皆自身体验而有得也。吾师自弱冠时,本立志举业,偶于丁酉元旦未明,梦卧室门额悬"名元关意"四大字,醒后恍悟曰:古谓医者意也,名元即关乎意,天殆欲吾为医界领袖,昌明医学，以救世乎？从此专心医学，著作成册及各省登医报之文，约近百万言。今日七旬有三矣，而著作之精神，更与年俱进，分毫无衰老之意，此非养生有得，安能如此乎？　　　　受业孙蕊榜谨识

　　按语：此段系张锡纯门生孙蕊榜所作题记，附于卷末。

医学衷中参西录第五期第二卷

尝思用药如用兵，善用兵者必深知将士之能力，而后可用之以制敌；善用药者亦必深知药性之能力，而后能用之以治病。是卷讨论药物，以《本经》为主，佐以实验，举凡炮制失宜、名实混淆之处，皆详辨之。

石膏生用直同金丹煅用即同鸩毒说

石膏之原质为硫氧氢钙化合而成，其性凉而能散，为清阳明胃腑实热之圣药，无论内伤外感用之皆效，即他脏腑有实热者用之亦效。《神农本经》原谓其微寒，其寒凉之力远逊于黄连、龙胆草、知母、黄柏等药，而其退热之功效则远过于诸药。盖诸药之退热，以寒胜热也，而石膏之退热，逐热外出也。是以将石膏煎服之后，能使内蕴之热息息自毛孔透出。且因其含有硫氧氢，原具发表之性，以之煮汤又直如清水，服后其寒凉之力俱随发表之力外出，而毫无汁浆留中以伤脾胃，是以遇寒温之大热，势若燎原，而放胆投以大剂白虎汤，莫不随手奏效；其邪实正虚者，投以白虎加人参汤亦能奏效。是以愚目石膏为寒温实热证之金丹，原非过也。

且尝历观方书，前哲之用石膏，有一证而用至十四斤者见《江笔花医镜》，有一证而用至数十斤者见《吴鞠通医案》，有产后亦重用石膏者见《徐灵胎医案》，然须用白虎加人参汤，以玄参代知母，生山药代粳米。然所用者皆生石膏也，即唐宋以前亦未有用煅石膏者。孰意后世本草之论石膏者竟将《本经》之所谓微寒者改为大寒，且又多载其煅不伤胃，乃自此语一出，直误尽天下苍生矣。

盖石膏之所以善治寒温者，原恃其原质中之硫氧氢也。若煅之，其硫氧氢皆飞去，所余之钙经煅即变为洋灰洋灰原料石膏居多，以水煮之即凝结如石，其水可代卤水点豆腐，若误服之，能将人外感之痰火及周身之血脉皆为凝结锢闭。是以见有服煅石膏数钱脉变结代，浸至言语不遂、肢体痿废者；有服煅石膏数钱其证变结胸，满闷异常，永不开通者；有服煅石膏数钱其周身肌肉似分界限，且又突起者。盖自有石膏煅不伤胃之语，医者轻信其说以误人性命者实不胜计矣。目之为鸩毒，此非愚之苛论也。愚混迹医界者五十年，对于各处医学志报，莫不竭力提倡重用生石膏，深戒误用煅石膏。医界同人有与愚表同志者，不禁馨香祝之也。

至于石膏生用之功效，不但能治病，且善于治疮，且善于解毒。奉天陆军营长赵海珊君之封翁[1]，年过六旬，在脐旁生痈，大径三寸，五六日间烦躁异常，自觉屋隘莫容。其脉左关弦硬、右关洪实，知系伏气之热与疮毒俱发也。问其大便数日未行，投以大剂白虎汤加金银花、连翘、龙胆草，煎汤一大碗，徐徐温饮下，连服三剂，烦躁与疮皆愈。

又在籍（籍，指原籍，即老家）时，本村东邻张氏女因家庭勃溪（bóxī，争斗、吵架），怒吞砒石，未移时，作呕吐。其兄疑其偷食毒物，诡言无他，惟服皂矾少许耳。其兄闻其言，急来询解救之方。愚曰：皂矾原系硫氧与铁化合，分毫无毒，呕吐数次即愈，断无闪失，但恐未必是皂矾耳，须再切问之。其兄去后，迟约三点钟复来，言此时腹中绞疼，危急万分，始实言所吞者是砒石，非皂矾也。急令买生石膏细末二两，用凉水送下。乃村中无药铺，遂至做豆腐家买得生石膏，轧细末，凉水送下，腹疼顿止，犹觉腹中烧热。再用生石膏细末半斤，煮汤两大碗，徐徐饮之，尽剂而愈。后又遇吞洋火中毒者，治以生石膏亦愈。然以其毒缓，但煎汤饮之，无用送服其细末也。

所最可虑者，北方药房中谬习，凡方中有石膏未开生、亦未开煅，率皆与以煅者，即明明方中开生石膏，亦恒以煅者伪充。因煅者之细末其所素备，且以为煅之则性近和平，较用生者尤稳妥也。是以医者欲用生石膏，宜加检点，或说给病家检点，亲视药房中将大块生石膏轧细，然后可用。若轧细时未经监视，至将药煮出，其石膏之渣凝结于罐底倾之不出者，必系煅石膏，宜急弃其药汤勿服。慎之！慎之！人命所关非轻也。

按语：本条阐述了张锡纯高度重视、反复申明的

[1] 封翁，又称封君，指的是封建时代因子孙显贵而受封典的人。

一个观点：石膏一定要生用。张锡纯认为，生石膏是"寒温实热证之金丹"，而煅石膏则是杀人毒药（因为煅石膏可以代替卤水来点豆腐，故张锡纯认为其可以造成气血痰火凝结）。人们之所以习用煅石膏，是因为后世本草提出生石膏大寒伤胃，主张煅用，造成误导，而《神农本草经》则讲石膏只是微寒。按现代药典的记载，生石膏内服，煅石膏外用。不过，并未发现煅石膏有张锡纯所说的那么严重的毒性。

石膏治病无分南北论

近阅南方名医某君新出之著作，谓石膏之性宜于北而不宜于南。愚阅之有不能已于言者。非好辩也，诚以医学公开研究，然后能有进步，是以师弟之间亦不妨反复问难。愚与某君既同为医界中分子，有阅愚此论者，视愚为某君之诤友可也。

尝考《神农本经》，谓石膏微寒，主产乳，盖言其性不甚寒凉，可用于产后也。乃后世注《本经》者，不知产乳之"乳"字原作生字解，而竟谓石膏能治妇人无乳，支离殊甚。要知产后无外感之热，石膏原不可用。若确有外感实热，他凉药或在所忌，而独不忌石膏，以石膏之性非大寒，乃微寒也。是以汉季南阳夫子[1]，原为医中之圣，所著《金匮》中有竹皮大丸，治妇人乳中虚，烦乱呕逆，中有石膏。夫乳中者，生子之时也。其烦乱呕逆，必有外感之实热也，此实通《本经》石膏主产乳之义以立方也。愚生平临证用药皆窃师南阳夫子，凡遇产后寒温证，其阳明腑热已实，皆治以白虎加人参汤，更以玄参代知母、生怀山药代粳米，莫不随手奏效。盖凡用白虎汤之时，其邪实正虚者皆宜加人参；而以玄参代知母者，以《本经》原谓其治产乳余疾也；以生山药代粳米者，取其浓厚之汁浆既可代粳米和胃，其所含多量之蛋白质又能补益产后者之肾虚也。夫产后最忌寒凉，而果有外感实热，石膏且为必需之药，岂南方遇有寒温实热之证，独不宜用石膏乎？如谓自古医学皆起于大江以北，《本经》论石膏或专为北方人设法，及仲圣[1]之用石膏亦专为北方人立方者，试再与进征诸南方名医之用药。

[1] 仲圣，指医圣张仲景。

吴江徐灵胎，南方名医也，其治陆炳若之夫人产后风热，重用石膏；其治朱炳臣阳痿，亦重用石膏。淮阴吴鞠通，亦南方名医也，其治何姓叟手足拘挛，误服桂枝、人参、熟地加剧，每剂药中重用石膏八两，至三月后始收功。又桐城余师愚，亦南方名医也，其所著《疫疹一得》，载有清瘟败毒散，重用石膏八两。又吴门江笔花，亦南方名医也，其所著《医镜》载有时疫发斑一案，共用石膏十四斤始治愈。香山刘蔚楚，南方当时名医也，其所著《遇安斋证治丛录》载为其夫人治产后温病，每剂重用石膏八两，连服十八剂始愈。若斯者，皆明明载于南方名医著作中，固为医界所共见也。不但此也，拙著之《衷中参西录》遍行于南方诸省，南方同志用书中重用石膏之方治愈寒温险证、致书相告者甚多，今复举数则于下以征明之。

湖北潜江红十字分会张港义务医院院长崔兰亭君来函云："丁卯仲夏，国民革命军第二十军四师七旅旅长何君身染温病，军医以香薷饮、藿香正气散治之不效，迎为诊视。遵用《衷中参西录》清解汤中有生石膏六钱，一剂而愈。时因大军过境，温病盛行，以书中清解汤、凉解汤、寒解汤、仙露饮、从龙汤、馏水石膏饮，有呕者兼用代赭石，本此数方变通而用之，救愈官长目兵三千余人，共用生石膏一千余斤，并无偾事（偾，fèn，覆败之义。偾事，即坏事、败事）。"

又，江苏崇明协平乡保坍工程筹备处蔡维望君来函云："今季秋，敝处张氏女得温病甚剧，服药无效，医言不治，病家以为无望。仆适在家叔经理之同德公司内，与为比邻，其母乞求，强仆往视。见其神昏如睡，高呼不觉，脉甚洪实，用先生所拟之石膏粳米汤，生石膏用三两，粳米用五钱。见者莫不惊讶诽笑，且有一老医扬言于人曰：'蔡某年仅弱冠，看书不过逾年，竟大胆若此。石膏重用三两，纵煅用之亦不可，况生者乎？此药苟下咽，病人即死矣。'有人闻此言，急来相告。仆曰：'此方若用煅石膏，无须三两，即一两亦断送人命而有余。若用生者，即再多数两亦无妨，况仅三两乎？'遂急催病家购药，自监视煎取清汤一大碗，徐徐温饮下，病人霍然顿醒。其家人惊喜异常，闻其事者互相传告，以为异事。又苏州交通部电话局张玉阶夫人病重，电报连催至苏诊治。既至，有医在座，方开金银花一两、山栀八分、黄芩六分等药十七味，加牛黄丸一粒。该医请仆诊断，脉洪带数，神昏烦躁，舌苔微黄，喉红小疼，断为春温重证，已入阳明之腑。因思苏州病家畏石膏如虎，良药埋没已久，今次可为石膏昭雪，乃放胆投白虎汤加党参，以生山药代粳米，为其喉红小疼，更以玄参代知母，生石膏用八两。该医大为骇异，因将先生所论石膏之理，详为讲解，彼终不悟。遂催病家速购药，石膏要整块自制为末，以免药房以煅者误充。共煎汤一大碗，分数次徐徐温饮下，至明晨热退神清。该医又来探视，则病人正食粥矣。该医再三注目，一笑而去。揣该医之意，必以为其愈非真愈也，何至若斯之惑钦？噫！"

常德医药研究会撰述员张右长君来函云："迩年捧读大著，手未释卷，受益于吾师者良多。近治一肿病，其人由慈利来常，意专到广德西医院就诊。西医作水肿治之，两旬无效，继来生处求诊。遵吾师诊断法，见其回血管现紫色，且现有紫色鸡爪纹，知系血臌，即用吾师治血臌之法治之，二十五日全愈。全市愕然，广德西医院闻之亦甚讶异。此外如重用山萸肉、生赭石、生石膏、生龙骨、牡蛎、生乳香、没药治愈之病，不胜计，而其中又以重用石膏治愈之险证尤伙，有一剂而用至五六两者，有治愈一病而用至斤余者。编有《适园医案偶存》，后当呈师指正。"

此三处来函皆来自南方，石膏之性于南之患寒温者，有何不宜哉？

近又接平潭李健颐君赠所著《鼠疫新篇》一书，方中多用生石膏，有一剂之中用至八两，有治愈一证共用生石膏二斤强者。其书且广登于各处医学志报，某君岂未之见耶？夫平潭为闽属，为我国极南之地，而尚可用石膏如此者，是知果系当用石膏之征，何地不可放胆用之哉？

按： 石膏原系硫氧氢钙化合而成。为其含硫氧氢，是以其性凉而能散硫氧即硫酸，在西药中为清热之品，外感有实热者服之，能使内蕴之热息息自毛孔透出。凡寒温阳明腑实之证，用之直胜金丹。乃后世本草竟谓石膏煅不伤胃，则石膏经煅，其硫氧氢皆飞去，所余之钙经煅即成洋灰，能在水中结合，点豆腐者用之煮汤代卤水，其不可服明矣。若误用之，能将人之外感痰火凝结不散，并凝结人之血脉，使不流通，是以石膏煅后用至八钱即能误人性命。某君之忌用石膏，殆有鉴于煅石膏之误人也，岂知若生用之与煅者有天渊之分乎？所最可异者，津沽诸药房，凡于方中石膏未开明生或煅者，例皆以煅者与之，甚或方中明明开生者，而亦以煅者误充，以煅者之细末其所素备也，且误信煅不伤胃之言，以为煅者较生者尤良也。愚为此事重要，定一甄别之法：凡将药煎成，石膏之渣凝结于药罐之底而倾之不出者，必系煅石膏，宜速弃其药勿服。凡方中用生石膏者，宜先将此甄别之法说给病家，亦救人之一道也。

按语：此条以典籍和医案为据，证明石膏南方北方都可以用，反驳了某医生关于石膏适于北方而不适于南方的观点，并重申了石膏一定要生用、万不可煅用的主张。

答王隆骥君石膏生用煅用之研究

鄙人浮沉医界者五十余年，凡所目睹耳闻者，恒有病非难治而误用煅石膏以陷害之者，不知凡几；又有其病本可治，而不知重用生石膏以挽救之者，又不知凡几。因此深动悲悯，言难自秘，不觉语长心重，拟成

《石膏生用直同金丹、煅用即同鸩毒》一篇，曾登于各处医学志报，其中征明煅石膏之不可用，因煅石膏所煮之水能代卤水点豆腐，是其性与卤水同也。乃于《医界春秋》六十五期，江西王君谓愚所论不确，生石膏煮水亦可用点豆腐。愚因遍询敝处作豆腐者，乃知生石膏虽亦可点豆腐，然凝结之力甚微，若煅者用一两可将豆腐点成者，生者须得四两，且终不若煅者所点之豆腐块硬。吾邑吃豆腐者，以块硬如面筋者为佳，是以敝处作豆腐者皆用煅石膏，一为省费计，一为易售计也。由斯观之，石膏原为硫氧氢钙化合，所含之钙原有黏涩之性，是以多用之亦微有凝结之力，而其含之硫氧氢则大有表散之力，虽钙之性微黏涩无伤也。若煅之，则其硫氧氢皆飞去，所余之钙经煅即成洋灰烧洋灰者必有石膏，若用汤剂煮之，即在罐底凝结为石，是其黏涩之性百倍于生者。又因硫氧氢皆飞去分，毫无宣散之力，则煅石膏之不可轻服，彰彰明矣。而愚对于煅石膏之不可用，原有确实征验，非敢漫为论断也。

愚在辽宁立达医院时，有何裕孙君，为营口何道尹之胞兄。其人学问鸿博，人品端正，恒与愚互相过从，为研究玄学契友，因向充东三省测量局长，曾与吴子玉（即吴佩孚）将军同事。岁在辛酉，闻吴将军在北京有事，欲与相商，遂晋京相访，偶受感冒发热，自开一解表清里之方，中有石膏六钱，彼意中是用生石膏，而方中未开生字。北方药铺恶习，凡石膏未注明生字者，必与以煅者。及将药煎服后，陡觉心不舒畅，检视药渣，见石膏凝结于罐底甚坚，乃知为煅石膏所误。自诊其脉数动一止，遂急还，求愚为诊治无效，又经中西医多方治疗皆无效，浸至肢体不遂，言语謇涩，竟至不起。

又，辽宁张允孚君，为黑龙江军官养成所总办，有事还家，得温病求为诊治。方中为开生石膏一两，张君阅方大惊，谓在江省因有病服煅石膏五钱，骤成结胸之病，服药十余剂始转危为安，今方石膏一两且系生者，实不敢服。愚因为之详细辩明石膏生熟之异性，彼仍游移。其介绍人韩玉书君，为陆军次长韩麟春之胞兄，曾与张君同时在东洋留学，亦力劝其速服，谓前月家慈病温，先生为开生石膏三两，煎汤三杯，分三次服下，病若失，况此方中止用一两乎？张君遂放胆服下，病遂愈。后张君颇感激，且深赞愚研究药性之精确。就此两案观之，愚目煅石膏为鸩毒，原非过也，况此外服煅石膏而受害者，又不可胜数乎？

王君又谓生石膏虽可多用，然须有节制，而愚生平喜用生石膏亦非漫无节制也。盖石膏性原微寒，《本经》明载，是以非多用不能清大热。至愚重用生石膏之时，必煎汤数钟，分多次徐徐温饮下，病愈即停饮，此以小心行其放胆，即古人一煎三服之法，实于无节制之中而善用其节制也。

王君又谓《金匮》竹皮大丸及小青龙加石膏汤，皆所用石膏甚少，且谓竹皮大丸有二分之石膏，即有七分之甘草，且以枣肉为丸，其意盖可知矣。而愚对于二方之少用石膏及竹皮大丸之配制，则实别有拟议也。尝阅行世《金匮》诸本，竹皮大丸石膏载用二分之外，又有载用一分者，又有载用一两者，是知仲景之书不知几经传写或口授，至宋始有印本，其中错误原甚多，其药品之分量原不足凭。其方列于妇人产后门中，故其所主之病，为妇人乳中虚，烦乱呕逆。此乳字当作生字解，谓妇人当生子之时也。生子之后而烦乱呕逆，此中必有外感之热已入阳明之腑，是以方中用桂枝以散外感，用石膏以清内热，用竹皮以止呕逆，而必作丸剂者，因石膏性凉质重，若并其质服之，不但能清热，且善镇呕逆。然又恐其产后肾虚，寒凉下侵，故又多用甘草，丸以枣肉，以缓其下行之势，此仲圣制方之精义也。然须知石膏末服一钱之力，可抵半两，少用胜于多用也。

至于愚治产后外感之热，终虑竹皮大丸中之石膏重坠下达，而不敢轻用，恒以白虎人参汤代之，且又将方中之知母代以玄参、粳米代以生山药。盖白虎汤用法，在汗吐下后例加人参，以其虚也。渴者亦加人参，以其津液不上潮也。产后则虚之尤虚，其气化下陷而不能上潮可知。以玄参代知母者，因《本经》谓玄参治产乳余疾，而于知母未尝言也；以生山药代粳米者，因粳米但能留恋肠胃，俾石膏之寒凉不下趋，而生山药之汁浆黏润，多含蛋白质，既能和胃，兼能补产后肾虚也。至于表证未罢者，又宜酌加薄荷叶钱余，或送服西药阿斯必林（即阿司匹林）二分许，则里清外解，莫不随手奏效。拙著《志诚堂医案》中，载有此证数案，皆煎药一大剂，分多次缓缓温饮下，虽在产后，寒凉亦不至下侵。迨大热退至十之七八，又急改用滋阴之品，以清其余热，是以百用不至一失也。

或疑后世注疏家之解竹皮大丸者谓因有子食乳，其乳去过多，致生虚热，故主以竹皮大丸，非正当产后因有外感之热用竹皮大丸也，不知注疏家恒疑石膏不可用于产后，故将乳字不作生字讲，而作乳汁讲，且于《本经》石膏治产乳之句亦作乳汁讲，此非以其说解经文，实以经文迁就其说也。藉曰不然，此可于徐氏[1]《洄溪医案》征之。

[1] 这里的"徐氏"指清代医家徐灵胎。

徐氏案中载有：陆炳若之夫人，产后感风热，瘀血未尽，医者执产后属虚寒之说，用干姜、熟地治之，汗出而身热如炭，唇燥舌紫，仍用前药。余斯日偶步田间，近炳若之居，趋迎求诊。余曰：产后血枯火炽，又加风热刚燥滋腻之品，益火塞窍，凶危立见，非石膏则阳明之盛不解，遵仲景法用竹皮、石膏等药。余归而他医至，笑且非之，谓自古无产后用石膏之理，此盖生平未见仲景方也。其母素信余，力主服之，一剂而醒，俾用原方再服一剂全愈。

观徐氏此案所谓遵仲景法用竹皮、石膏等药，非即指竹皮大丸而言乎？徐氏为有清中叶名医，其遇产后外感热证，即仿用竹皮大丸，则经文中所谓乳中者，非即产后二字之代名词乎？

盖产后外感实热之证，病者十人恒九人不起，诚以外感炽盛之热，传入阳明，非石膏不解，而世俗执定产后最忌寒凉之说，不惟石膏不敢用，即一切稍能清热之药亦不敢用。夫产后气血两亏，为其气亏，脏腑少抵抗之力，则外邪之入也必深；为其血亏，脏腑多阴虚之热，则外热之灼耗益烈。此乃内伤外感相并，为寒温中至险之证，治法不师仲景，其何能济乎？至于愚治此证，改用白虎加人参汤加减者，此乃对于此证慎之又慎，百用不至一失也。其有信用愚言者，自能为产后患寒温者广开生路也。

　　至于王君谓小青龙加石膏汤所加石膏亦甚少者，而愚则另有拟议也。按：《金匮》小青龙加石膏汤与越婢加半夏汤并列于肺病门中，越婢加半夏汤所主之病为咳而上气，此为肺胀，其人喘息如脱状，脉浮大者，此汤主之；小青龙加石膏汤所主之病为肺胀，咳而上气，烦而喘，脉浮者，此汤主之。是二方所主之病原相近也。越婢加半夏汤中言脉浮大，其为热可知，而小青龙加石膏方中虽但言脉浮未尝言大，然病兼烦躁，此为太阳烦躁，与少阴烦躁不同，其为热尤显然也。由斯而论，是二病之热亦相近。而越婢加半夏方中有石膏半斤，小青龙加石膏方中仅加石膏一两，且其所用桂、辛、干姜诸热药，原为越婢加半夏汤中所无，而其分量又皆重于石膏数倍，其为汤剂之热者可知。以热治热，其能有效乎？再征以竹皮大丸中之石膏各书之分量不同，则此方中所加石膏之分量必有差误，可断言也。是以愚用此方时，石膏恒为诸热药之七八倍，方能随手奏效。拙著《衷中参西录》五期中，载有历序用小青龙汤之经过及通变化裁之法，可参观。

　　王君又谓煅石膏治外感轻病亦能奏效，此说也愚非不知。拙著《衷中参西录》三期有加味越婢加半夏汤，治人素有痰嗽，因外感袭肺而痰嗽益甚，或微兼喘逆，痰涎壅滞者。方中石膏三钱原系煅用，服后可将痰涎结成小块易于吐出，后乃虑此方若误以治外感稍剧之证，恐药不能胜病，更将煅石膏加多，必至痰火凝结于胸中，而成结胸之险证，则甚可畏也。是以至再版时，遂改为生石膏四钱，其清上焦之力能使痰涎自化为水，随小便泻出，较之紧成小块吐出者尤稳妥也。盖愚生平志愿，深望医界同人尽用生石膏，药房中亦皆不鬻煅石膏，乃为达到目的，复何忍倡用煅石膏以治外感之轻病乎？

按语：此条讨论了跟石膏有关的一些问题。除反复申明石膏必须生用的观点外，张锡纯还谈到生石膏的使用剂量（如大量使用时，应煎汤数碗，渐次缓缓服下，中病即止）、配伍方法（如用白虎加人参汤治疗产后热病时，用玄参代替知母等），有其独到见解，值得细心揣摩。

论三七有殊异之功能

三七善止血妄行，又善化瘀血而不伤新血，拙著《药物学讲义》已详悉言之。乃今于治血证之外，又得其殊异之功能，由自身试验而知。既知之而不敢自秘，特详录其事于下。

乙丑孟夏末旬，愚寝室窗上糊纱一方以透空气，夜则以窗帘障之。一日，寝时甚热，未下窗帘，愚睡正当窗，醒时觉凉风扑面，袭入右腮，因睡时向左侧也。至午后右腮肿疼，知因风袭，急服西药阿斯必林汗之，乃汗出已透，而肿疼依然。迟至翌晨，病又加剧，手按其处，连牙床亦肿甚，且觉心中发热，于斯连服清火、散风、活血消肿之药数剂，心中热退，而肿疼仍不少减，手抚之，肌肤甚热，遂用醋调大黄细末屡敷其上，初似觉轻，迟半日仍无效，转觉其处畏凉。因以热水沃巾熨之，又见轻，乃屡熨之，继又无效。因思未受风之先，头面原觉发热，遽为凉风所袭，则凉热之气凝结不散，因其中凉热皆有，所以乍凉之与热相宜则觉轻，乍热之与凉相宜亦觉轻也。然气凝则血滞肿疼，久不愈必将化脓，遂用山甲、皂刺、乳香、没药、粉草、连翘诸药迎而治之，服两剂仍分毫无效，浸至其疼彻骨，夜不能眠。踌躇再四，恍悟三七外敷，善止金疮作疼，以其善化瘀血也，若内服之，亦当使瘀血之聚者速化而止疼，遂急取三七细末二钱服之，约数分钟，其疼已见轻，逾一句钟（旧称一点钟为一句钟，即一小时）即疼愈强半矣。当日又服两次，至翌晨已不觉疼，肿亦见消。继又服两日，每日三次，其肿消无芥蒂。

愚于斯深喜病之得愈，且深叹三七之功能几令人不可思议。内子王氏因语愚曰："余向在日本留学，曾伤手出血，敷西药黄碘即沃度仿谟少许，其疼立止，后历三日始愈。迨来奉，又伤手出血，敷三七末少许，移时疼方止，历一日夜伤处痊愈。由斯观之，三七治金疮固胜于黄碘也。又在日本时，尝见日人恒以物类试药力。迨至奉傲（jiù，租赁）居，居停杜氏所畜之犬，粪门溃烂流脓血，杜氏妇笑问有法治否？因思此正可为试验药力之资藉，遂答曰可治，俾用三七细末钱半，黄碘少许，掺粥中饲之，日两次，连饲三日，犬竟愈。观此二药并用如此效验，想以治人肠中生痈溃烂亦当有捷效。"愚因晓之曰："黄碘内服一次之极量为陆厘，剧烈之品慎勿多用，其性原善解梅毒。犬因食含有梅毒之人矢，所以肠中生痈，溃及粪门，外流脓血，治以黄碘原甚的（的，此处读dí，确当之义），而与三七之化腐生新者并用，所以见效尤捷。此本为治人之良药，特因一为中药，一为西药，故从前未有将此二药并用者。今既并用之试于犬而有效，用于人亦何患不效乎？既可以治人有梅毒之肠痈有效，其无梅毒之肠痈，治之不更易乎？"而愚又思之，难治者莫如肺痈肺结核之甚者即肺痈及赤痢末期，肠中溃烂，所下者腥臭腐败也。乃由肠痈而推及肺痈，且由肠中生痈溃烂推及肠中赤痢溃烂，想用此二药亦皆能奏效此尚待实验。为此段商榷实有益于医学，故并录之。此论成后，曾以示沧州友人李品三。品三曰："三七诚为良药。余曾治一孔姓壮年心下疼痛，经他医屡治不愈，俾用丹参、桃仁各三钱煎汤，送服三七细末二钱，一剂而愈。盖因其心下血管为血所瘀，是以作疼。三七长于化瘀血，故奏效甚捷也。"愚闻之喜曰："三七之功能，愚以为发挥无遗类。今闻兄言，知三七又多一主治也。"

继又实验三七之功能，直如神龙变化，莫可端倪。丙寅季春，愚自沧州移居天津，有表侄刘骥如在津为德发米庄经理，其右腿环跳穴处肿起一块，大如掌，按之微硬，皮色不变，继则渐觉肿处骨疼，日益加重。及愚诊视时，已三阅月矣。愚因思其处正当骨缝，其觉骨中作疼者，必其骨缝中有瘀血也，俾日用三七细末三钱，分作两次服下。至三日，骨已不疼。又服数日，其外皮色渐红而欲腐。又数日，疮顶自溃，流出脓水若干。遂改用生黄芪、天花粉各六钱，当归、甘草各三钱，乳香、没药各一钱，连服十余剂，其疮自内生肌，排脓外出，结痂而愈。按：此疮若不用三七托骨中之毒外出，其骨疼不已，疮毒内陷，或成附骨疽，为不治之证。今因用三七，不但能托骨中之毒外出，并能化疮中之毒使速溃脓若早服三七并可不演脓而自消，三七之治疮，何若斯之神效哉！因恍悟愚之右腮肿疼时，其肿疼原连于骨，若不服三七将毒托出，必成骨槽风证无疑也。由此知凡疮证之毒在于骨者，皆可用三七托之外出也。

又，天津英租界胡氏妇，信水（即月经）六月未通，心中发热胀闷，治以通经之药数剂，通下少许。自言少腹仍有发硬一块未消。其家适有三七若干，俾为末，日服四五钱许，分数次服下。约服尽三两，经水大下，其发硬之块亦消矣。审斯则凡人腹中有坚硬之血积，或妇人产后恶露未尽、结为癥瘕者，皆可用三七徐消之也。

又，天津日租界刘问筹偶患大便下血甚剧，西医注射以止血药针，其血立止，而血止之后，月余不能起床，身体酸软，饮食减少，其脉芤而无力，重按甚涩。因谓病家曰："西人所注射者，流动麦角膏也，其收缩血管之力甚大，故注射之后，其血顿止，然止后宜急服化瘀血之药，则不归经之血，始不至凝结于经络之间为

《医学衷中参西录》临证助读系列 医论分册

恙。今但知止血，而不知化血，积之日久，必成痨瘵[1]，不仅酸软减食而[2]已也。然此时尚不难治，下其瘀血即愈矣。"俾日用三七细末三钱，空心时分两次服下。服至三次后，自大便下瘀血若干，色紫黑。从此每大便时，必有瘀血随下。至第五日，所下渐少。至第七日，即不见瘀血矣。于斯停药不服，旬日之间，身体复初。由斯观之，是三七一味即可代《金匮》之下瘀血汤，且较下瘀血汤更稳妥也。

按语：本条介绍三七的功效。所举病案，涉及面部肿痛、动物肛门脓肿溃烂、胃脘痛、小腹部结块、骨痛、用西药止血后身体酸软等，以证明三七不仅是一种"善化瘀血而不伤新血"的药物，还有其他一些殊异的功效，有待发掘。

羚羊角辨附：**羚羊角代替方**

以热治凉，以凉治热，药性之正用也。至羚羊角，性近于平，不过微凉，而最能清大热，兼能解热中之大毒，且既善清里，又善透表，能引脏腑间之热毒达于肌肤而外出，此乃具有特殊之良能，非可以寻常药饵之凉热相权衡也。而世之医者阅历未久，从未单用羚羊角施之病证，偶用数分杂于他药之中，则其效不显；即或单用之，而不能与所治之证吻合，则其效亦不显；既与所治之证吻合矣，而所用者或为伪品，或成色有差，则其效仍不显。为用羚羊角未尝见其显著之功效，遂至轻议羚羊角为无用，登诸医学志报。愚非好辩，然既同为医界中人，原有互相研究之责任，今特将从前所用羚羊角治愈之病十余则，详录于下以征明之。

壬寅之岁，曾训蒙（教授幼童）于邑之北境刘仁村，愚之外祖家也。季春夜半，表弟刘铭轩扣门求方，言其子年六岁于数日间出疹，因其苦于服药，强与之即作呕吐，所以未求诊视。今夜忽大喘不止，有危在顷刻之势，不知还可救否。遂与同往视之，见其不但喘息迫促，且精神恍惚，肢体骚扰不安，脉象摇摇而动，按之

[1] 瘵，音 zhài，病。痨瘵即痨病。
[2] "而"字原脱，据文义补。

无根，其疹出第三日即靥（yè，渐渐隐去），微有紫痕，知其毒火内攻，肝风已动也。因思熄风、清火且托毒外出，惟羚羊角一味能兼擅其长，且色味俱无，煎汤直如清水，孺子亦不苦服。幸药房即在本村，遂急取羚羊角三钱煎汤，视其服下，过十余分钟即安然矣。其舅孙宝轩，沧州名医也，翌日适来省视，见愚所用羚羊角方，诧为仙方，其实非方之仙，乃药之良也。

奉天都护清之护寝陵者王六桥之孙女，年五六岁，患眼疾，先经东医治数日不愈，延为诊视。其两目胬肉[1]长满，遮掩目睛，分毫不露，且疼痛异常，号泣不止。遂单用羚羊角二钱，俾急煎汤服之。时已届晚九点钟，至夜半，已安然睡去。翌晨，胬肉已退其半。又煎渣服之，全愈。盖肝开窍于目，羚羊角性原属木谓角中有木胎者不确，盖色似木而质仍角也，与肝有同气相求之妙，故善入肝经以泻其邪热，且善伏肝胆中寄生之相火，为眼疾有热者无上妙药。

奉天陆军次长韩芳辰之太夫人，年六十余，臂上生疔毒。外科不善治疗，致令毒火内攻，热痰上壅，填塞胸臆，昏不知人。时芳辰督办奉天兵工厂，有东医数人为治，移时不愈，气息益微，延为诊视，知系痰厥，急用硼砂五钱，煮至融化，灌下三分之二。须臾，呕出痰涎若干，豁然顿醒，而患处仍肿疼。其疔生于左臂，且左脉较右脉洪紧，知系肝火炽盛、发为肿毒也，遂投以清火解毒之剂，又单将羚羊角二钱煎汤兑服，一剂而愈。

奉天小北门里淡泊胡同友人朱贡九之幼女，年五岁，出疹，次日即靥，精神骚扰不安，自言心中难受。遂用连翘、蝉蜕、薄荷叶、金银花诸药表之，不出。继用羚羊角二钱煎汤饮之，其疹复出。又将羚羊角渣重煎两次饮之，全愈。由此可知其表疹外出之力，迥异于他药也。

奉天同善堂省立慈善总机关堂长王熙春之幼女，年五岁，因出疹倒靥过急，毒火内郁，已过旬日，犹大热不止，其形体病久似弱，而脉象确有实热，且其大便干燥，小便黄赤，知非轻剂所能治愈。将为疏方，熙春谓孺子灌药实难，若用好吃之药，令其自服则尤善矣。于斯为开羚羊角二钱，生石膏二两，煎汤一大钟，俾徐徐饮下，连服两剂全愈。

奉天大南门内官烧锅胡同刘玺珊之幼女，年四岁，于孟夏时胸腹之间出白㾦若干，旋即不见，周身壮热，精神昏愦，且又泄泻，此至危之候也。为疏方：生怀山药、滑石各八钱，连翘、生杭芍各三钱，蝉蜕、甘草各二钱，羚羊角一钱另煎兑服，煎汤一大钟，和羚羊角所煎之汤共钟半，分三次温服下，其白㾦复出，精神顿爽，泻亦遂止，继又用解毒清火之品调之，全愈。

奉天中学教员马凌霄之幼子，年四岁，因出疹靥急，急来院求为诊治。其状闭目喘促，精神昏昏，呼之不应，周身壮热，大便数日未行，断为疹毒内攻，其神明所以若斯昏沉，非羚羊角、生石膏并用不可。遂为疏方：生石膏一两，玄参、花粉各六钱，连翘、金银花各三钱，甘草二钱，煎汤一大钟。又用羚羊角二钱，煎汤半钟，混合，三次温服下，尽剂而愈。

奉天海关税局文牍陈南雅之女，年六七岁，疹后旬余，灼热不退，屡服西药不效。后愚视之，脉象数而有力，知其疹毒之余热未清也，俾单用羚羊角一钱煎汤饮之，其热顿愈。

天津特别三区三马路俞孚尹之幼子，年四岁，出疹三日，似靥非靥，周身壮热，渴嗜饮水，其精神似有恍惚不稳之意，其脉象有力，摇摇而动。恐其因热发痉，为开清热托毒之方，加羚羊角一钱以防其发痉。购药至，未及煎而痉发，且甚剧，遂将羚羊角与诸药同时各煎，取汤混和，连连灌下，其痉即愈。又将其方去羚羊角，再煎服一剂全愈。

沧州中学书记张雅曾，河西纪家屯人，来院询方，言其家有周岁小儿出疹，延医调治数日，其疹倒靥，皆黑斑，有危在旦夕之势，不知尚可救否。细询之，知毒热内陷，为开羚羊角一钱及玄参、花粉、连翘各数钱，俾将羚羊角另煎汤半茶钟，与余三味所煎之汤兑服，一剂而愈。

沧州河务局科员赵春山之幼子，年五岁，因感受温病发痉，昏昏似睡，呼之不应，举家惧甚，恐不能救。其脉甚有力，肌肤发热，因晓之曰："此证因温病之气循督脉上行，伤其脑部，是以发痉，昏昏若睡，即西人所谓脑脊髓炎也。病状虽危，易治也。"遂单用羚羊角二钱，煎汤一钟，连次灌下，发痉遂愈，而精神亦明了矣。继用生石膏、玄参各一两，薄荷叶、连翘各一钱，煎汤一大钟，分数次温饮下，一剂而脉静身凉矣。盖痉之发由于督脉，因督脉上统脑髓神经也督脉实为脑髓神经之根本。羚羊之角乃其督脉所生，是以善清督脉与神经之热也。

沧州兴业布庄刘耀华之幼子，甫周岁，发生扁桃体炎喉[1]证，不能食乳，剧时有碍呼吸，目睛上泛[2]，急用羚羊角一钱，煎汤多半杯灌下，须臾呼吸通顺，食乳如常。

沧州西河沿李氏妇，年二十余，因在西医院割瘰疬[3]，住其院中，得伤寒证甚剧，西医不能治，延往诊视。其喘息迫促，脉数近七至，确有外感实热，而重诊无力，因其割瘰疬已至三次，屡次闻麻药[4]，大伤气分故也。其心中觉热甚难支，其胁下疼甚。急用羚羊角二钱，煎一大钟，调入鸡子黄三枚服下，心热与胁疼顿止。继投以大剂白虎加人参汤，每剂煎汤一大碗，仍调入生鸡子黄三枚，分数次温服下，连服二剂全愈。

岁在壬寅之孟秋，邑北境霍乱盛行。斯岁少阳相火司天，厥阴风木在泉，肝胆火盛，患病者多心热嗜饮凉水。愚遇其证之剧者，恒于方中加羚羊角三钱另煎兑服，服者皆愈。或疑司天者管上半岁，在泉者管下半岁，霍乱发于孟秋，似与司天无涉，不知霍乱之根皆伏于暑热之时，且司天虽云管半岁，而究之一岁之气候实皆与司天有关也。矧羚羊角之性，不但善平少阳之热，亦善平

[1] 炎喉即喉炎。
[2] 目睛上泛又称目睛上吊、目睛上视，即俗称的"翻白眼"。
[3] 瘰疬，音luǒlì，约为淋巴结肿大之类。
[4] 闻麻药，即吸入麻醉药。

《医学衷中参西录》临证助读系列

医论分册

78

厥阴之热，况少阳之胆与厥阴之肝原相连乎？

又，愚在奉时，有安东王姓女学生来院诊病，自言上焦常觉发热，下焦则畏寒，且多白带，家中存有羚羊角，不知可服否。答以此药力甚大，且为珍重之品，不必多服，可用五分煎服之，若下焦不觉凉，而上焦热见退，乃可再服。后其人服羚羊角数次，不惟上焦热消，其白带亦见愈，下焦并不觉凉，是羚羊角性善退热而又非寒凉之品可知也。

内子王氏生平有病不能服药，闻药气即思呕吐，偶患大便下血甚剧。时愚自奉还籍，彼自留奉，因粗识药性，且知羚羊角毫无药味，自用羚羊角一钱煎汤服之，立愈。

友人毛仙阁，邑中之儒医也，以善治吐衄闻名。其治吐衄之方，多用羚羊角。曾询其立方之义，仙阁谓吐衄之证多因冲气上冲[1]，胃气上逆，血即随之妄行。其所以冲胃冲逆者，又多为肝火、肝气之激发。用羚羊角以平肝火、肝气，其冲气不上冲，胃气不上逆，血自不妄行而归经矣。愚深韪斯论，遇吐衄证仿用之，果效验异常。

夫犀角、羚羊角同为珍重之药品，而犀角之出暹罗者，其价较羚羊角尤昂无力者，真广犀角亦可用。因其价昂，则伪者愈多。愚曾用治吐衄，用治温热窜入心宫，用治温热传入阳明兼咳血，皆能随手奏效，而实未尝若羚羊角之单用屡用以定其确实之功效，是以不敢轻加评议，姑悬为阙疑之条，以待同人之研究而已。

盖愚于药性从不敢凭空拟议，必单用、屡用，精心实验有得，而后登诸札记，以为异日撰述之蓝本。是以近著第四期《衷中参西录》《药物学讲义》，专讲中西药物，所载中药不满百种，而药后讲解已近十万言，无非举数十年精心实验之所得，而尽情披露倾吐，以贡诸医界同人也。

所可虑者，羚羊角虽为挽回险证之良药，然四十年前其一钱之价值，不过同今日银币之半角，今则值银币十七

[1] "冲气上冲"，前一个冲字指冲脉，后一个冲字则是冲犯、冲逆的意思。下文"冲胃冲逆"，类此。

八圆矣。其昂贵之价，后且有加无已，寒素之家，何以能用？愚因临证细心品验，遇当用羚羊角之证，原可以他药三种并用代之，其药力不亚羚羊角，且有时胜于羚羊角，则鲜茅根、生石膏与西药阿斯必林并用是也。盖羚羊角之特长在表疹瘾外出及清肝胆之热，而茅根禀少阳最初之气，故发生最早；阿斯必林之原质存于杨柳树皮中用其树皮中津液制成，杨柳之发生亦最早，故亦善入少阳也。至石膏，虽为阳明正药，因其含有硫氧氢原质，实善于清热，而兼有发表之性。凡药性之能发表者，皆与肝胆木性之喜条达者为同气，且石药质重，兼有镇肝胆之力，是以此三药并用，可以代羚羊角也。今爰将此三药并用之分量酌定于下，且为定一方名，以便于记忆。

甘露清毒饮

鲜茅根去净皮，切碎，六两　生石膏捣细，两半　阿斯必林半瓦[1]

［1］瓦，计量单位。清代曾将 gram 翻译为"瓦""格兰姆"等。1 瓦即 1g

将前二味煎汤一大碗，分三次送服阿斯必林，两点钟服一次。若初次服药后遍身出汗，后两次阿斯必林宜少服；若分毫无汗，又宜稍多服，以服后微似有汗者方佳。至石膏之分量，亦宜因证加减，若大便不实者宜少用，若泻者石膏可不用。待其泻止便实，仍有余热者，石膏仍可再用。

壬申正月中旬，长男荫潮两臂及胸间肉皮微发红，咽喉微疼，疑将出疹。又强被友人挽去，为治小儿发疹，将病治愈，归家途中又受感冒，遂觉周身发冷，心中发热。愚适自津还籍，俾用生石膏细末一两，煎汤送服阿斯必林一瓦，周身得汗，发冷遂愈，心中之热亦轻，皮肤则较前益红。迟半日，又微觉发冷，心中之热更增剧，遂又用生石膏细末二两，煎汤送服阿斯必林半瓦。服后微解肌，病又见愈。迟半日，仍反复如故，且一日之间下大便两次，知其方不可再用。时地冻未解，遣人用开冻利器，剖取鲜茅根六两，煎汤一大碗，分三次服，每次送服阿斯必林三分瓦之一。服后未见汗而周身出疹若干，病愈十分之八九，喉已不疼。隔两日，觉所余之热又渐增重，且觉头目昏沉，又剖取鲜茅根八两。此时因其热增，大便已实，又加生石膏两半，共煎汤一大碗，仍分三次送服阿斯必林如前，上半身又发出白泡若干，病遂全愈。观此可知此三药并用之妙，诚可代羚羊角矣。后返津时，值瘟疹流行，治以此方，皆随手奏效。

按语：本条首先列举了十几则病案，证明羚羊角并非如某些同行所说的那样，是无用的药物，相反，在发表透疹、清肝明目、解热开窍等方面，羚羊角确有难以替代的效果。医案均生动翔实，值得细心研究。进而，考虑到羚羊角稀有而昂贵，张锡纯自拟甘露消毒饮，提出用3种寻常药配合使用，可替代羚羊角，即鲜茅根、生石膏煎汤送服西药阿司匹林，可谓匠心独具，在许多珍稀动物药材禁用或异常匮乏的今天，尤其值得我们认真研究借鉴。

论马钱子为健胃妙药

西人以马钱子为健胃之药，吾医界闻之莫不诧为异事，不知胃之所以能化食者，固赖其生有酸汁，又实因其能自瞤（shùn，抽搐颤动）动也。马钱子性虽有毒，若制至无毒，服之可使全身瞤动，以治肢体麻痹此奋兴神经之作用，若少少服之，但令胃腑瞤动有力，则胃中之食必速消。此非但凭理想，实有所见而云然也。沧州小南门外朱媪（ǎo，已婚妇女、老妇人），年过六旬，素有痫风证，医治数十年，先服中药无效，继服西药麻醉脑筋之品，若臭剥、臭素、抱水诸药，虽见效，然必日日服之，始能强制不发。因诸药性皆咸寒，久服伤胃，浸至食量减少，身体羸弱。后有人授以王勋臣龙马自来丹方，其方原以马钱子为主药，如法制好，服之数日，食量顿增，旬余身体渐壮，痫病虽未即除根，而已大轻减矣，由斯知马钱子健胃之功效迥异乎他药也。特是龙马自来丹马钱子伍以地龙，为治痫风设也，若用以健胃，宜去地龙，加炒白术细末，其健胃之效益著。爰拟定其方于下：

炒白术细末，四两　制好马钱子细末，一两

二药调匀，水和为丸一分重干透足一分，饭后服五丸，一日再服，旬余自见功效。

按：马钱子诚有大毒，必制至无毒方可服。《医林改错》龙马自来丹后所载制马钱子法，似未能将毒去净。至《证治全生集》制药中所载制马钱子法，又似制之太过，使药无力。愚斟酌二书之间，拟一制法，载于《衷中参西录》三期第七卷处方编中振颓丸下，有欲制此药者，取用其法可也。

按语：本条讨论了马钱子的健胃功能，把西医对于马钱子健胃功能的研究与中医使用该药的经验融会起来，饶有启发意义，并特别指出，使用马钱子，剂量和炮制方法至关重要，应用时须小心在意。

论龙骨不可煅用之理

龙者，天地之元阳也，其飞腾之时，原有气无质，是以出没变化，人莫窥测，至其潜藏地中，则元阳栖止之处必有元阴以应之，阴阳会合，得地气而成形，遂生龙骨。是龙骨者，原龙全身之模型也。迨至龙潜既久，乘时飞去，元阳既升于空际，其所遗龙骨之中仍含有元阴，是以舌舐之其力能吸舌，此元阴翕收之力也。若生用之，凡心中怔忡、虚汗淋漓、经脉滑脱、神魂浮荡诸疾，皆因元阳不能固摄，重用龙骨，藉其所含之元阴以翕收此欲涣之元阳，则功效立见。若煅用之，其元阴之气因煅伤损，纵其质本黏涩，煅后其黏涩增加，而其翕收之力则顿失矣。用龙骨者用其黏涩，诚不如用其吸收也。明乎此理，则龙骨之不宜煅益明矣。王洪绪《证治全生集》谓："用龙骨者，宜悬之井中，经宿而后用之。"是可谓深知龙骨之性而善于用之者矣。

按语：此条论龙骨不可煅用，并用"龙"的特性

以及元阴元阳的离合去解释。今日已知龙骨与"龙"无关，这样的解释无法成立。不过，现代中药学也认为收敛固涩用煅龙骨，安神定惊等则用生龙骨，与张锡纯的观点接近。

䗪虫辨

仲景治血痹虚劳，有大黄䗪虫丸；治血瘀腹中，有下瘀血汤，方亦有䗪虫。是䗪虫原为治瘀血之要药，而其性和平，化瘀血而不伤新血，且又分毫无损气分，实尤为治瘀血之妙药也。乙丑冬，愚因诊病来津，所开药方中有䗪虫数钱。药房与以黑色甲虫，形似蜣螂而扁，其背光滑无纹，知系差误。以质药房，则谓："从前所售䗪虫，即土鳖虫。后有南方医者，谓此非䗪虫，必购于上海始得真䗪虫，后如言购来者，即此光背黑甲虫，从此凡见方中写䗪虫者，即与以此虫。其开土鳖虫者，始与以土鳖虫。各药房中皆如此，非独敝号有然也。"愚闻之，不禁愕然。夫䗪虫原为常用药品，而天津又为北方名区，竟至混淆如此乎？尝考《本经》，一名地鳖，《别录》又名土鳖，是土鳖虫即䗪虫之明征也。又，《本草纲目》谓䗪虫状若鼠妇。按：鼠妇俗名湿湿虫，生潮湿之地，鼠穴中恒有之，又生于井底泥中，古名伊威，《诗经》所谓伊威在室也，其背原多横纹。䗪虫既与鼠妇相似，其非光背无纹之黑甲虫，而为背多横纹之土鳖，益可知矣。且可疑者，䗪虫近时药行中亦名苏虫，为其产于苏州者良也，岂南方医者不识其土产乎？又其光背黑甲虫购自上海，岂上海为南方最文明之区，竟误以之为䗪虫乎？如此以配制古方，其将何以奏效乎？愚愿医界同人之用䗪虫者，尚其明辨之。

按语：此条讨论䗪虫的别名和鉴别问题，指出䗪虫应是土鳖虫。当时药房中以产自上海、苏州等南方地区的光背黑甲虫为䗪虫，是错误的。

论鸡内金为治女子干血劳要药

女子干血劳之证，最为难治之证也，是以愈者恒少，惟善用鸡内金者，则治之多能奏效。愚向为妇女治病，其廉于饮食者，恒白术与鸡内金并用，乃有两次遇有用此药者，一月间月信来三次，恍悟此过用鸡内金之弊也。盖鸡内金善化瘀血，即能催月信速于下行也，然月信通者服之，或至过通，而月信之不通者服之，即不难下通。况《内经》谓："中焦受气取汁，变化而赤，是为血。"血之来源，原在脾胃能多消饮食。鸡内金与白术并用，原能健脾胃以消饮食也，况脾为后天资生之本，居中央以灌溉四旁，此证之多发劳嗽者，脾虚肺亦虚也；多兼灼热者，脾虚而肾亦虚也；再加山药、地黄、枸杞诸药以补肺滋肾，有鸡内金以运化之，自能变其浓厚之汁浆为精液，以灌注于肺肾也。迨至服药日久，脏腑诸病皆愈，身体已渐复原，而月信仍不至者，不妨再加䗪虫、水蛭诸药。如嫌诸药之猛悍，若桃仁、红花亦可以替代，然又须多用补正之药品以驾驭之，始能有益而无害也。愚向曾本此意拟一方，名资生通脉汤，载于三期八卷处方编中，后列用其方治愈之案数则，可参观也。

按语：干血劳一病.见于《金匮要略》，多发于妇女，因五劳所伤，虚火久蒸，干血内结，瘀滞不通，久则瘀血不去，新血难生，津血不得外荣，症见经闭不行，身体羸瘦，不思饮食，骨蒸潮热，肌肤甲错，面目黯黑等。治宜活血行瘀，清其郁热。张锡纯在临床中发现鸡内金善化瘀血，根据证候，与健脾益气、补肺滋肾、活血化瘀等药配合使用，治疗干血劳，效果不俗。不过，张锡纯强调须用培补正气的药物"驾驭之"，方能防止其可能伤正气的弊端，做到有益无害。

答人疑洗髓丹中轻粉红粉性过猛烈方载三期 《衷中参西录》八卷

《神农本经》药分上、中、下三品。上品者，养生之药也；中品者，治病之药也；下品者，攻病之药也。

是故无病时宜服上品以调之，有病时宜服中品以治之，至其病甚剧烈、非寻常药饵所能治者，又当服下品之药以攻之。梅毒之证可谓病中之剧烈者矣，而欲用寻常药饵从容治之，可乎？然用猛烈之药，原非毫无把握也。夫用药之道，等于用兵，骄将悍卒，在善驾驭。洗髓丹中之轻粉、红粉，可谓骄将悍卒矣，用之以攻邪，或有伤正之虞，而竟能信其有益无损者，因所以驾驭之者周且善也。人之畏轻粉、红粉者，以其为金石之药，与肠胃不宜，且畏其燥烈之性，足伤骨损髓也，故方中用枣肉为丸，以保肠胃；又多用核桃肉为佐，以补骨髓；更用露蜂房以引毒外出引毒外出之理详本方后，不使服药之后药随毒气内陷，且将轻粉炒至光色减退，俾其性近和平，如法为丸，用之未有不应手奏效者。愚在军中时，用此丹治愈军官兵士不胜计，莫不身体康健，生育子女，毫无他变。后在奉省，又用此丹治愈极重及特别之梅毒若干，略举三则于下。

抚顺马姓，年四十余，在京陆军部充差，先染淋毒，后因淋毒变为梅毒，注射西人药针十余次，初则旋愈旋发，继则连注数针亦不见效。据西人云，凡由淋毒变梅毒者，其毒深入骨髓，无论何药，不能拔除病根。本人闻之，亦信为不可治之痼疾也。后经奉天，其同寅（同僚）友韩芳辰介绍，来奉求为诊治。其毒周身不现形迹，惟觉脑际沉昏颇甚，心中时或烦躁，骨节多有疼痛之处，所甚异者，其眉棱眼梢及手指之节多生软骨，西人亦谓系梅毒所凝结也。愚对于此证，不敢谓其必治愈，犹幸身体不甚羸弱，遂将洗髓丹一剂，俾分四次服完；歇息旬日，再服一剂，将其分量减三分之一；歇息旬日，又服一剂，较二次所服之分量又减三分之一，皆四日服完。其病递次消除。凡软骨之将消者，必先发起，然后徐徐消肿，化为无有。共计四浃辰[1]，诸病皆愈。

又治一郝姓小孩，因食乳传染，咽喉溃烂，至不能进食，肛门亦甚溃烂，其肠胃之溃烂可知。其父为奉天

[1] 浃，音 jiā，周匝之义。旧时用干支纪日，从子到亥共十二日称为"浃辰"。四浃辰，即四十八日。

师范学校教员，来院细言其病状，问还有救否？答曰："果信用余方，仍能救。"遂与以洗髓丹六粒，俾研细，水调服三次，全愈。

又奉天一宦家公子，有遗传性梅毒，年六岁不能行，遍身起疮若小疖，愈而复发，在大连东人医院住近一年不愈，后来院求治。其身体羸弱，饮食甚少。先用药理其脾胃，俾能饮食，渐加以解毒之药，若金银花、连翘、天花粉诸品，身体渐壮，疮所发者亦渐少，然毒之根蒂仍未除也，遂将洗髓丹五分许研细将制成丸药复研末者，因孺子不能服丸药也，开水调服，三日服一次，仍每日服汤药一剂。后将洗髓丹服至十次，疮已不发，继又服汤药月余，兼用滋阴补肾之品，每剂中有核桃仁三个，取其能健骨也食酸齼齿[1]者，嚼核桃仁立愈，是能健骨之明征，从此遂能步履行动，如常童矣。

[1] 齼，音 chǔ，指牙齿接触酸味时的感觉。齼齿，即接触酸味后牙齿产生不适感。

观此二案，则洗髓丹奇异之功效，诚可于解梅毒药中首屈一指。且凡解梅毒药，无论或注射、或服药，愈后又恒肢体作疼，以其能清血中之毒，不能清骨中之毒，是以愈后其骨节犹疼也。因其骨中犹含有毒性，恒迟至日久而复发，或迟至十余年而复发者。若再投以此丹，则骨疼立愈，且以后永不反复，此又愚屡经试验而确知其然者也。

按语： 此条回应主治梅毒的洗髓丹中汞剂毒性的问题。张锡纯认为，梅毒这样剧烈的病不是寻常药物可以治疗的；大毒之药，只要使用得当，照样可以做到祛邪而不伤正。如轻粉须炒至光色减退，则性近和平；要多用核桃肉为佐，以补骨髓；用露蜂房以引毒外出，则药力不会随毒气内陷等。所附医案均生动细致，值得玩味。

读高思潜氏野苋菜根对于霍乱之功效书后

尝阅《绍兴医药学报》，载有高思潜氏论野苋菜根有治霍乱之功效。其文云："清光绪二十八年秋季，吾乡盛行霍乱，初觉腹中酸痛，呕吐且泻；继则腿腓筋转，手脚色紫，大肉尽消，眼珠深陷；后遂四末厥冷，周身出冷汗，以至不救者，不计其数。后有人传方，用野苋菜根捣汁，冲水和服，虽奄奄一息者，亦可得庆重生。"考李时珍《本草纲目》云："苋菜味甘、冷利、无毒，赤苋主赤痢、射工、沙虱，紫苋杀虫毒、治气痢，六苋并利大小肠，治初痢。"而不及霍乱。尝细绎之，野苋确有治霍乱之功效，特古人未明言耳。查霍乱之原因，为虎烈拉杆菌繁殖肠内所致。其诱因则为湿热侵袭，致人身抵抗力减少，故病毒得以猖狂。赤紫苋既能主赤痢、气痢、射工、沙虱，而六苋又同治初痢，则野苋亦有同等之功效可知。诸书又以野苋疗蜈蚣、蜂、虿（chài，指蝎子一类的毒虫）、诸蛇螫，是野苋惟一之功效在杀虫解毒。以野苋菜治霍乱者，杀其菌而解其毒，治霍乱之原因也。野苋之性味为甘冷而利，大有涤热利湿之能，铲除原因而外，又能兼疗诱因，诚霍乱对证之良药也。

按：霍乱为最险之证，即治之如法，亦难期其必效。用野苋根捣汁冲水服之，果能随手奏效，可为无上妙方。然野苋之种类甚多，当以形似图中所种之苋菜而叶绿，梗或微红，其梗与叶上之筋比图中所种之苋菜稍粗，其梗甚硬，叶可食而梗不可食，梗端吐小长穗，结子黑色，比苋菜子更小者，为真野苋菜。然此菜非到处皆有，若无此菜之处，拟可用马齿苋代之，诚以马齿苋除虫解毒之力尤胜。有被蝎螫者，愚教用马齿苋捣烂敷之，立瘥，是实验也。且《纲目》谓："六月六日采马齿苋晒干，元旦煮熟，同盐醋食之，可禳解疫气。"霍乱亦疫气也。马齿苋可解疫气，即当能解除霍乱之毒菌，是以愚谓无野苋菜之处，或可以马齿苋代之也。然用马齿苋时不必用根，宜取其叶捣汁冲饮之，因其叶之背面满铺水银，水银实为消除霍乱毒菌之要品也。特是马齿苋，北方之人大抵知之，而其形实与苋菜及野苋菜迥异。北方人不喜食苋菜，故种苋菜者极少，荒僻之区恒有不知苋菜为何物者，焉能按其形以觅野苋菜？然花卉中之鸡冠花、雁来红—名雁来黄，一名老少年，俗名老来少，药品中之青葙子，皆苋菜类也，故其叶皆似苋菜。若按此等物叶以觅野苋菜，野苋菜固不难辨认也。

野苋菜有名灰涤苋者烧灰能涤衣，故名灰涤，俗呼为灰菜，状似青黎而小，且无青黎赤心，含有硷性甚多，食之助人消化力，原无毒，而奉天农村多有食野苋菜者，独不食灰涤苋，言食之恒令人肿脸，此植物之因产地而异者也。

向阅典籍，见有鼠齿苋之名，未知何物。后闻人言，即今花卉中所谓龙须海棠也，为其叶细圆而长如鼠齿，故名为鼠齿苋。其易于生长，无论有根无根，植于湿土中即活，亦类马齿苋。其茎原与马齿苋无异，其花虽大于马齿苋数倍，实亦四出，惟不知其性，尚待试验也。

按语：此条对高思潜关于野苋菜根治霍乱的报道进行了评述，赞赏其用寻常草药治疗霍乱险症的发现，并引经据典以支持其看法。同时指出，野苋菜品种较多，选用时要注意鉴别；没有野苋菜的地方，可以用马齿苋替代；用马齿苋不必用根，只取其叶，捣汁冲服即可。

读卢育和氏葵能治疟述书后

阅绍兴壬戌《医药学报》，载有时贤卢育和氏《葵能医疟述》，言《本经》称冬葵子气味甘寒、滑、无毒，主治五脏六腑寒热、羸瘦、五癃，利小便，故《圣惠方》治咳嗽、疟邪，取冬葵子阴干为末，酒冲服。现西报载俄国乡人患疟，以向日葵叶铺卧身下，上亦盖之，其病若失，而俄医取以试验，又以花叶沥汁和烧酒制之，凡患疟者饮以此酒辄愈。

按：古之所谓葵，与俗所谓向日葵者原非一种。古所谓葵，即卫足花，俗呼为守足花者是也。因此花先生丛叶，自叶中心出茎，茎之下边尽被丛叶卫护，故曰卫足，孔子所谓"鲍庄子之智不如葵，葵犹能卫其足"

者是也。俗呼为守足，守与卫音虽异，而义则同也。其茎高近一丈，花多红色，又名一丈红。高丽人咏一丈红诗云：“花与木槿花相似，叶共芙蓉叶一般。五尺栏杆遮不住，犹留一半与人看。”此诗实能将葵之真象写出，其叶之大诚如木芙蓉，而花之鲜妍亦与木槿无异。此为宿根植物，季夏下种，至次年孟夏始开花，为其经冬仍然发生，故其结之子名之为冬葵子，须于鲜嫩之时采取，则多含蛋白质，故能有益于人。《圣惠方》谓采其子阴干，是当鲜嫩之时采而阴干之也，若过老则在科上自干，而无事阴干矣。又有一种，二三月下种，至六月开花，其下无丛生之叶，不能卫足，而其茎、叶、花皆与葵无异，其治疗之功效亦大致相同，即药品中之蜀葵也。《纲目》谓“花之白者治痎疟[1]”，是卫足葵与蜀葵皆治疟也。

至于俗所谓向日葵者，各种本草皆未载，惟《群芳谱》载之，本名丈菊，一名西番葵，一名迎阳葵。为未列于药品，是以不谙其性，而《群芳谱》谓其性能坠胎，开花时孕妇忌经其下，然用其坠胎之力以催生，则诚有效验，是以拙拟之大顺汤在《衷中参西录》第八卷，方系野台参、当归各一两，生赭石细末二两，卫足花子炒爆一钱作引，或丈菊花瓣一钱作引皆可，无二物作引亦可，用其花瓣作引也。因其子人恒炒食之，知其无毒，且知其性滑，曾单用以治淋，甚效。后与鸦胆子同用鸦胆子去皮四十粒，用丈菊子一两炒捣煎汤送下，治花柳毒淋，亦甚效，然不知其能治疟也。今俄人发明其能治疟，丈菊诚可列于药品矣，惟呼为向日葵，是仍系俗名。至古之所谓向日葵，原指卫足花言也。司马温公诗：“四月清和雨乍晴，南山当户转分明；更无柳絮因风起，惟有葵花向日倾。”夫丈菊原无宿根，季春下种，四月苗不盈尺，而其时卫足正开，温公诗中所谓“葵花向日倾”者，确指卫足无疑也。盖卫足葵当嫩时，茎心原随日旋转，可于其北指之时以定半夜，因半夜日在正北也，由斯知卫足花实古之所谓葵，丈菊花乃今之所谓葵也。至

[1] 痎，音 jiē。痎疟，指二日一发的疟疾。

卫足花子，亦善催生，而大顺汤中不采其鲜者阴干用之，而将其成熟者炒爆用之者，诚以此物微炒令爆，浅浅种于湿地之处，朝种暮出，物生之神速，莫过于此，此乃借其特异之气化以为用也。

又按：此二种葵，种之皆易长，庭院中宜多植之，以备采用，而卫足葵其根、叶、花、子皆为药品，《纲目》载其主治多种病证，其叶可食，古人以为百菜之长。因其宿根年年发生，故初春即茂长丛叶，饥馑之岁可用以救荒，于墙边宅畔种葵亩许，八口之家可恃以无饥。其食法：用卫足葵叶洗净切碎，少拌以面五谷之面皆可，蒸熟食之。因叶中多含蛋白质，故少加以五谷之面即可养生，此种葵所以为荒政之一也，且其茎上之皮，可以绩麻作绳作布，尤便农家。今人只知种此二种葵以看花，而竟不知其种种用处，医界同人尚其广为提倡哉！

按语：本篇从一条关于"葵能治疟"的报道入手，介绍了两种植物药：一是卫足花（别名守足花），一是向日葵（别名丈菊）。张锡纯考证，古之所谓葵，指的是前者；今之所谓葵，指的是后者。两者皆可入药，共同点是都能催生下胎；差别在于：卫足葵可以治疗疟疾（报道中提到的治疟之葵，指的是这一种葵。与之类似的还有蜀葵，也有治疟功效），而向日葵还可治疗淋证。

冬葵子辨

尝思人之欲格物者，知其物之名，即当知其名之义，此所谓顾名思义也。况其物为药品，于人之卫生有关，尤当致其审慎乎？有如冬葵子，药中催生之要品也，然同为葵子而独以冬别之，其生长之时必与冬令有涉也。愚初习医时，见药房中所鬻之冬葵子即丈菊俗名向日葵，亦名朝阳花所结之子，心甚疑之；疑此物春种至秋开花结实，初不经冬，泛名为葵子犹可，何以冬葵名也？询诸医界，亦未有能言之者。后细阅《本草纲目》，乃知将葵子季夏种之，至明年孟夏开花结子者名冬葵子，为其宿根自冬日经过也。若春种至秋结子者，其子不堪入药。又细考所谓葵者，即寻常所种之守足花，古原名之为卫足花，因其叶丛生，自叶中心出茎，叶卫其下，若不见其足，故曰卫足，孔子所谓"鲍庄子之智不如葵，葵犹能卫其足"者是也，俗呼为守足花，其音虽异，而义则同也。且本草明言其子状若榆荚，是冬葵子确为卫足花子，而非丈菊花子无疑矣。特是卫足花子原非难得之物，而药房中代以丈菊花子者，疑其中或有他因。为阅《群芳谱》，乃知丈菊一名迎阳葵，其开花时孕妇忌经其下，以其能坠胎也，由斯知丈菊花原能催生，其子得花之余气，亦当有催生之力。药房中以丈菊子为冬葵子，虽系错误，而犹有所取义也。

后来津与友人张相臣言及此事，相臣谓天津药房所鬻之冬葵子皆系苘（qǐng，植物名）子苘亦麻类，梗叶粗大如丈菊，所绩之麻不甚坚，较之代以丈菊子者，尤远不如矣。愚曰："以津门名胜之区，药品竟混淆至此乎？何医界中亦未有明正其非者？"相臣曰："此事可勿深论，然未知卫足子与丈菊子，其催生之力孰优？"答曰："未经一一单用试验，实未敢遽定其优劣，然丈菊花英催生之力实胜于子，曾见有单用丈菊花英催生，服之即效者，惜人多不知耳。至于用卫足子催生，当分老嫩两种。盖卫足为滑菜，所主之病多取其性滑。若用其子催生，亦取其滑也，当用鲜嫩卫足子数两，捣烂煮汁服之。若用其老者，则另有取义，当用两许，微火炒裂其甲，煎汤饮之，诚以此物若炒裂其甲种之，可以朝种暮生须夏季种之方能如是，此乃植物发生之最神速者。借其发生之速，以治人生育之迟，自应有特效耳。"相臣闻之，甚称善。

按语：本条专论冬葵子（即卫足花、守足花之子），指出冬葵子是催生要药，但必须要用宿根经冬者所结之子，方才有效。药房中有时用丈菊（向日葵）

子代替冬葵子，虽系错误，但功效相近。至于有的药房用苘麻子代替冬葵子，就差得太远了。

论赤石脂煅用之可疑

凡石质之药多煅用，因其质甚硬，煅之可化硬为软也，未有其质本软而设法煅之使硬者。然未有者而竟有之，此诚出人意外也。忆愚弱冠应试津门，偶为人疏方，中有石脂。病家购药求检视，见石脂圆薄如钱，中且有孔，坚如缶瓦，似水和石脂细末烧成者。时愚年少，阅历见闻未广，未敢直斥其非。迨丙寅来津，始知各药房中所鬻石脂皆系水和石脂细末煅成者。夫石脂之质原系粉末，性最黏涩，用之者大抵取其能固肠止泻。若煅之成瓦，犹能固肠止泻乎？且古方用石脂多末服，若煅之为瓦，以之煎汤，虽不能愈病，犹不至伤人。若为末服之，必然有损于脾胃，此又不可不知也。夫石脂原为一种陶土，宜兴人用石脂作原料，可烧为壶，即世俗所谓宜兴壶也。若将石脂煅若缶瓦，可以入药，是宜兴壶之瓦亦可作药用矣。然未审其与何病相宜而投之能有效也。

按语：此条论赤石脂炮制方法。张锡纯认为赤石脂只宜生用，煅后就成了瓦，可以做茶壶（如宜兴茶壶），入药会有损脾胃。现代中药学认为，赤石脂生用、煅用都可以，并未明确指出两者有何明显差异。张锡纯之说，恐有待研究。

辨《伤寒论》方中所用之赤小豆是谷中小豆非相思子

《伤寒论》麻黄连翘赤小豆汤，治伤寒瘀热在里，身发黄，赤小豆与麻黄、连翘并用，是分消湿热自小便出，其为谷中之赤小豆无疑也。至《伤寒论》瓜蒂散，治病如桂枝证，头不痛，项不强，寸脉微浮，胸中痛鞕（同硬），气上冲咽喉不得息者，此胸中有寒也，故以瓜蒂散吐之。人因其方赤小豆与瓜蒂并用，遂有疑其方中之赤小豆为相思子者，盖以相思子服后能令人吐，而唐人咏相思子有"红豆发南国"之句，因此，方书中亦名之为赤小豆。然斯说也，愚尝疑之。夫赤小豆之性下行利水，相思子之性上行涌吐，二药之功用原判若天渊。若果二方中所用之赤小豆，一为谷中赤小豆，一为木实中相思子，仲景立方之时有不详细注解者乎？且瓜蒂散中所以用赤小豆者，非取其能助瓜蒂涌吐也。陈修园此方诠解谓："赤小豆色赤而性降，香豉色黑而气升，能交心肾，虽大吐之时神志不愦。"善哉此解，诚能窥仲景制方之妙也。由此益知瓜蒂散中之赤小豆，亦确系谷中之赤小豆也。孰意戊午之秋，愚应奉天军政两界之聘，充立达医院主任，采买中西药品，所购赤小豆，竟是相思子。询之药行及医界，皆言此地皆以相思子为赤小豆，未有用谷中赤小豆者，愚闻之不禁愕然。夫瓜蒂散中之赤小豆用相思子或者犹可，岂麻黄连翘赤小豆汤中之赤小豆亦可用相思子乎？吾知其误人必多矣。诸行省愚未尽历，他处亦有误用赤豆如奉天省者乎？斯未可知。愚深愿医界同人，皆留心于刍荛[1]之言，慎勿误用相思子为赤小豆也。

[1] 荛，音 ráo，柴草。刍荛，割草打柴之人，喻在野之士。

　　按语：此条论证《伤寒论》方中所用的赤小豆是谷物中的赤小豆，而不是相思子；相思子可催吐，有毒，慎勿与赤小豆想混。

论白虎汤中粳米不可误用糯米

　　稻有两种，粳稻与糯稻是也。粳者，硬也，其米性平不黏，善和脾胃，利小便，即寻常作饭之米也；糯者，濡也，软也，其米性温而黏，可以暖胃，固涩二便，即可以用之蒸糕熬粥之米也。白虎汤中用粳米者，取其能调和金石重坠之性，俾与脾胃相宜，而又能引热下行、自小便出也。若误用糯米，其性之温既与阳明热实之证不宜，且其黏滞之力又能逗留胃腑外感之热，使不消散，其固涩二便之力，尤能阻遏胃腑外感之热，不能自下泻出，是以用之不惟无益而反有害也。

愚曾治邑北郑仁村郑姓，温热内传，阳明府实，投以白虎汤原方不愈。再诊视时，检其药渣，见粳米误用糯米。因问病家曰："我昨日曾谆谆相嘱，将煎药时自加白米半两，何以竟用浆米北方谓粳米为白米，糯米为浆米？"病家谓："此乃药房所给者。彼言浆米方是真粳米。"愚曰："何来此无稽之言也？为此粳米误用，几至耽误病证，犹幸因检察药渣而得知也。"俾仍用原方加粳米煎之，服后即愈。又尝阅长沙萧琢如《遯园医案》，载有白虎汤中用黏米之方，心疑其误用糯米。后与长沙门生朱静恒言及，静恒言其地于粳米之最有汁浆者即呼之为黏米，此非误用糯米也。然既载于书，此种名称究非所宜，恐传之他处，阅者仍以糯米为黏米耳，诚以糯米之黏远过于粳米也。凡著书欲风行寰宇者，何可以一方之俗语参其中哉？

按语：*本条论粳米、糯米不同，白虎汤中的粳米不可用糯米代替，并举医案为证，且批评有些医书中随意使用"黏米"这样的俗称，造成混淆，实属不该。*

麦奴麦角辨

中药麦奴，非西药麦角也。近日医学报中有谓麦奴即是麦角者，且疑《本草纲目》谓麦奴主热烦，天行热毒，解丹石毒、阳毒、温毒、热极发狂、大渴及温疟，未尝言能止血，而西药麦角何以为止血之专药乎？按：医报中谓麦奴即是麦角者，亦非无因。西人药物书中谓麦角一名霉麦，而吾中华俗语，凡于禾穗之上生黑菌者，皆谓之谷霉。麦奴原是麦穗上生黑菌，名之为谷霉可，名之为麦霉亦可，即名之为霉麦亦无不可。此麦奴与麦角所以相混为一物也。

究其实际，麦奴即是麦霉无疑，而麦角系又在麦霉上生出小角，长四五分至七八分，状类果中香蕉，故名为麦角。盖麦为心谷，原善入心，化为黑色属水，原有以水胜火之义，且其性善化，故能化心中之壮火大热，使之暗消于无形，非必麦奴之性凉能胜热也。至麦角所以善止血者，诚以麦霉色黑，原有止血之理，而又自麦霉中化出特异之生机以生此麦角，是有如反生之禾，其气化上达，是以能升举下陷之血而使之复其本位。故同为血证，而以之治吐衄未有确实效验，而以之治下血，则莫不随手奏效也。

按语：本条论麦奴与麦角的区别，指出因两者来源相近，容易混淆，但实际上确系两物，且药效不同。麦奴别名小麦奴、霉麦等，载于《本草纲目拾遗》，系黑粉菌科真菌麦散黑粉菌寄生于麦穗上所产生的菌瘿及孢子堆；能解肌清热、除烦止渴，主治热病发热、心烦口渴、温疟、烫伤等。麦角则是麦角菌在寄主植物上所形成的菌核，有收缩子宫、止血等作用，可用于产后子宫出血、偏头痛等证。两药不可相混。

小茴香辨

古语云："问耕于奴，访织于婢。"此语诚信然也。吾直（指直隶地区）俗习，皆喜食茴香菜，又恒喜用其子作食料以调和饮食，是以愚于因寒小便不通及奇经诸脉寒郁作疼者，恒重用小茴香以温通之，诚以其为寻常服食之物，虽多用之无伤也。后见《绍兴医学报》载有用小茴香二三钱即至误人性命者，医界中亦多随声附和，谓小茴香含有毒性，不可轻用，而愚心甚疑之。回忆生平屡次重用小茴香为人治病，约皆随手奏效，服后未尝少有瞑眩，且为日用服食之物，何至有毒也？因之蓄疑于心，广问医界同人，亦未有能言其故者。后在奉医院中，雇一邹姓厨役，其人年过五旬，识字颇多，彼亦恒用小茴香调和食物，因与言及绍报所载之事。彼曰："小茴香原系两种，有野生、家种之分。此物若为园圃中种者，其菜与子皆无毒；若为野山自生者，其菜与子皆有毒。此地人不喜食茴香，街市所鬻之茴香，多系关里人在奉者买去。因本地人鉴于野生之茴香有毒，并疑园圃中种者亦或有毒，而不敢轻食也。"愚闻之，数年疑团涣然冰释矣，由斯知欲用小茴香者，若确知其为园圃所种植者，不妨多用；若购自药房，即当慎用、少用，恐其为野山自生之小茴香也。

由斯知天地之间，同是一物，而其或有毒，或无毒，诚难确定。犹忆岁在丁丑，邑中枣树林中多生蘑菇，其上皆有紫黑斑点，采取食之，人多吐泻，且有多食致伤命者，此乃物之因形色偶异，而其性即迥异者也。又，灰涤苋（俗名灰菜）为农家常服之野菜，愚在籍时亦喜食之。后至奉天，见灰涤苋各空地皆是，而人不敢食。询之，答云："此菜人食之则肿脸。"其性与关里生者迥别也，此亦物性之因地各异者也。

又忆初学医时，知蚤休之性有小毒，其用之极量不过二钱。至后初次用蚤休时，恐其有毒，亲自检验，其形状皮色皆如干姜，其味甘而淡，毫无刺激性，嚼服钱许，心中泰然，知其分毫无毒，后恒用至四五钱，以治疗痈甚效。待至他处，再用此药，其皮色紫而暗，有若紫参，其味辣而不甘，饶有刺激之力，嚼服五分许，心中似觉不稳，乃恍悟方书所谓有毒者，指此等蚤休而言也。同是蚤休，而其性味竟如此不同，凡用药者，尚其细心时时检察，自能稳妥建功，不至有误用药品之失也。

按语：此条论小茴香有野生、家种两种，后者本是调料，无毒；前者则可能有毒，而杂志报道、一时引起恐慌的小茴香中毒事件，很可能是因为药房中采购的是野生茴香而造成的。类似情况还见于蚤休，因为中药材常见的同名异物现象，有的无毒，有的有毒。张锡纯由此提醒医者，用药要细心，尽量亲自检验，以免误用伤人。

论用药以胜病为主不拘分量之多少

尝思用药所以除病，所服之药病当之，非人当之也惟用药不对病者则人当之而有害矣。乃有所用之药本可除病，而往往服之不效，间有激动其病愈加重者，此无他，药不胜病故也。病足以当其药而绰有余力，药何以能除病乎？愚感于医界多有此弊，略举前贤之医案数则、时贤之医案数则及拙治之医案数则，以贡诸医界同人。

明李士材治鲁藩阳极似阴证，时方盛暑，寝门重闭，密设毡帷，身覆貂被，而犹呼冷。士材往视之曰："此热证也。古有冷水灌顶法，今姑通变用之。"乃以生石膏三斤，煎汤三碗，作三次服，一服去貂被，再服去毡帷，服至三次，体蒸流汗，遂呼进粥，病若失矣。

清道光间，归安江笔花著《医镜》，内载治一时疫发斑案，共用生石膏十四斤，其斑始透。

吴鞠通治何姓叟，手足拘挛，误服桂、附、人参、熟地等补阳，以致面赤，脉洪数，小便闭，身重不能转侧，手不能上至鬓，足卷曲，丝毫不能移动，每剂药中重用生石膏半斤，日进一剂，服至三月后，始收全功。

又，治蛊胀无汗，脉象沉弦而细，投以《金匮》麻黄附子甘草汤行太阳之阳，即以泻厥阴之阴。麻黄去节，重用二两，熟附子两六钱，炙甘草两二钱，煎汤五饭碗。先服半碗得汗至眉，二次汗至眼，约每次其汗下出寸许。每次服药后，即啜鲤鱼热汤以助其汗。一昼夜饮完药二剂，鲤鱼汤饮一锅，汗出至膝上，未能过膝。膝以上肿尽消，其腹仍大，小便不利。改用五苓散，初服不效，将方中肉桂改用新鲜紫油安边青花桂四钱，又加辽人参三钱，服后小便大通，腹胀遂消。

山东海丰近海之处有程子河，为黄河入海故道，海船恒停其处。清咸丰时有杨氏少妇，得奇疾，脊背肿热，赤身卧帐中，若有一缕着身，即热不能支。适有宜兴苏先生乘海船赴北闱乡试，经过其处，其人精医术，延为诊视，断为阳毒，俾用大黄十斤，煎汤十斤，放量陆续饮之，尽剂而愈。

时贤萧琢如，名伯璋，湖南长沙人，愚之闻名友也，以所著《遯园医案》相赠。其案中最善用《伤寒》《金匮》诸方，无愧为南阳私淑弟子，载有治其从妹腹中寒凉作疼，脉象沉迟而弦紧，每剂中重用乌附子二两，连服附子近二十斤，其病始愈。

又，治漆工余某妻，左边少腹内有块，常结不散，痛时则块膨胀如拳，手足痹软，遍身冷汗，不省人事，脉象沉紧，舌苔白厚而湿滑，面色暗晦。与通脉四逆汤，乌附子八钱，渐增至四两，煎汤一大碗，分数次饮下，内块递减，证亦皆见轻。病人以为药既对证，遂放胆煎好一剂顿服下，顷之面热如醉，手足拘挛，舌尖麻，已而呕吐汗出，其病脱然全愈。

时贤刘蔚楚，名永楠，广东香山人，医界国手，兼通西法，名论卓议，时登医学志报，久为阅者争先快睹，所著《遇安斋证治丛录》，愚曾为作序。其中用大剂治愈险证尤多，如其治极重鼠疫，用白虎汤，生石膏一剂渐加至斤余；治产后温热，用白虎加人参汤，一剂中用生石膏半斤，连服十余剂始愈；治阳虚汗脱，用术附汤，每剂术用四两，渐加至一斤，天雄用二两，渐加至半斤。如此胆识，俱臻极顶，洵堪为挽回重病者之不二法程也。

至于愚生平用大剂挽回重证之案甚多，其已载于前四期《衷中参西录》者多为医界所披阅，兹不复赘，惟即从前未登出者略录数则，以质诸医界同人。

奉天交涉署科员王禅唐之夫人，受妊恶阻，呕吐，半月勺水不存，无论何药下咽即吐出，势极危险。爰用自制半夏二两自制者中无矾味，善止呕吐，生赭石细末半斤，生怀山药两半，共煎汤八百瓦药瓶一瓶约二十两强，或凉饮温饮，随病人所欲，徐徐饮下，二日尽剂而愈。夫半夏、赭石，皆为妊妇禁药，而愚如此放胆用之毫无顾忌者，即《内经》所谓"有故无殒，亦无殒也"。然此中仍另有妙理，详《衷中参西录》第二卷参赭镇气汤下，可参观。

又，治西安县煤矿司账张子禹腿疼，其人身体强壮，三十未娶，两脚肿疼，胫骨处尤甚，服热药则加剧，服凉药则平平，医治年余无效。其脉象洪实，右脉尤甚，其疼肿之处皆发热，断为相火炽盛，小便必稍有不利，因致湿热相并下注。宜投以清热利湿之剂，初用生石膏二两，连翘、茅根各三钱，煎汤服，后渐加至石膏半斤，连翘、茅根仍旧，日服两剂，其第二剂石膏减半。如此月余，共计用生石膏十七斤，疼与肿皆大轻减，其饮食如常，大便日行一次，分毫未觉寒凉。旋因矿务忙甚，来函招其速返，临行切嘱其仍服原方，再十余剂当脱然全愈矣。

又，奉天联合烟卷公司看锅炉刘某，因常受锅炉之炙热，阴血暗耗，腑脏经络之间皆蕴有热性，至仲春又薄受外感，其热陡发，表里俱觉壮热。医者治以滋阴清热之药，十余剂分毫无效，其脉搏近六至，右部甚实，大便两三日一行，知其阳明府热甚炽又兼阴分虚损也。投以大剂白虎加人参汤，生石膏用四两，人参用六钱，以生山药代方中粳米，又加玄参、天冬各一两，煎汤一大碗，分三次温饮下，日进一剂。乃服后其热稍退，药力歇后仍如故，后将石膏渐加至半斤，一日连进二剂，如此三日，热退十之八九，其大便日下一次。遂改用清凉滋阴之剂，数日全愈，共计所用生石膏已八斤强矣。

又，愚在籍时曾治一壮年，癫狂失心，六脉皆闭，重按亦分毫不见于以知顽痰能闭脉，投以大承气汤加赭石二两，煎汤送服甘遂细末三钱此方在《衷中参西录》名荡痰加甘遂汤，以治癫狂之重者。若去甘遂，名荡痰汤，以治癫狂之轻者。二方救人多矣，服后大便未行。隔数日凡有甘遂之药，不可连日服之，连服必作呕吐，将药剂加重，大黄、赭石各用三两，仍送服甘遂三钱，大便仍无行动。遂改用巴豆霜五分，单用赭石细末四两煎汤送下，间三日一服巴豆亦不可连服，若连服则肠胃腐烂矣，每服后大便行数次，杂以成块之痰若干。服至两次，其脉即出。至五次，痰净，其癫狂遂愈。复改用清火化瘀之药，服数剂以善其后。

按语：本条讨论用药剂量问题，中心观点是：只要对证，药量大亦无妨，不必过于拘泥。所举病例，有他人医治者，有张锡纯自己的医案，其中某些药（如石膏、麻黄、附子、大黄、细辛、代赭石等）用量大得惊人，但因为对证，不仅能治愈急症重症，而且并无不良后果。

答朱静恒问药三则

一问：杨玉衡谓痧胀证不可用甘草，用之恐成痧块。《温热经纬》十四条注，沈辛甫谓此条颇似痧证，六一散有甘草，慎用。据此二条，痧证似有不宜用甘草。尊著急救回生丹、卫生防疫宝丹，皆兼治痧证，而甘草独重用，能无碍乎？

答：凡用药治病，每合数味成方，取其药性化合，藉彼药之长以济此药之短，而后乃能随手奏效。如外感喘嗽忌用五味，而小青龙汤与干姜、细辛并用则无碍；寒温热盛忌用人参，而白虎加人参汤与石膏、知母并用则无碍。盖急救回生丹与卫生防疫宝丹原为治霍乱必效之方，而兼治诸痧证亦有特效。其中所用药品若冰片、薄荷、细辛、白芷，皆极走窜之品，故重用甘草之甘缓者以和之，则暴邪之猝中者可因走窜而外透，至吐泻已久、正气将漓者，更可藉甘草以保合正气，况此等暴证皆含有毒菌，甘草又为解毒之要药乎？且甘草生用，不经水煮火炙，其性补而不滞，而仍善流通，四期《衷中参西录·甘草解》可参观也。

二问：妊娠禁忌歌见《医宗必读》谓朱砂损胎，急救回生丹、卫生防疫宝丹皆重用朱砂，不知妊妇可服乎？

答：朱砂中含水银，夫水银固不利于胎者也，是以有忌用之说。究之，系水银与硫黄化合而成，其性当以朱砂论，不可复以水银、硫黄论。朱砂之性，《本经》谓其养精神，安魂魄，益气，明目，杀精魅邪恶鬼，久服通神明，不老。细思《本经》之文，朱砂于妊妇何损哉？况"有故无殒"，《内经》原有明训，若遇危急之证，必需某药者，原无所顾忌也，矧其药本非当顾忌者乎？

三问：尊著"补偏汤"有全蜈蚣一条，他方书用蜈蚣皆去头尾足，以其毒在头尾足也，今并头尾足全用之，独不虑其中毒乎？

答：凡用毒药治病，皆取其性之猛烈可以胜病。蜈蚣头尾足色黄而亮，当为其精华透露之处，若悉去之，恐其毒尽而气力亦微，即不能胜病矣。况蜈蚣原无大毒，曾见有以治梅毒，一次服十条而分毫不觉瞑眩者，其性近和平可知，何必多所顾忌而去所不必去也。

按语：本条回应有关3种药物用法及禁忌的质疑。张锡纯认为，前人虽有"痧证慎用甘草"之说，但只要配伍得当（与大队辛散药同用）、炮制得法（甘草生用），自能扬长避短；朱砂含汞但不等于汞，对证应用，妊娠不忌；至于蜈蚣，本非大毒之药，且毒药治病，取的恰恰是其猛烈之性，故用蜈蚣不去头足，无妨。张锡纯所说，自成一家之言，但随着研究的深入、社会环境的变迁，今人若要效法，恐怕还是要谨慎从事。

牛肉反红荆之目睹

敝邑多红荆，而县北泊庄尤多，各地阡塍（chéng，指田间的小土埂子）皆有荆丛绕护。乙巳季春，牛多瘟死，剥牛者弃其脏腑，但食其肉，未闻有中毒者，独泊庄因食牛肉，同时中毒者二百余人，迎愚为之解救。既至相距七余里许，死者已三人矣。中毒之现象：发热，恶心，瞑眩，脉象紧数。投以黄连、甘草、金银花、天花粉诸药，皆随手奏效。细询其中毒之由，缘洗牛肉于溪中，其溪中多漫荆条，水色变红。洗后复晾于荆条栅上，至煮肉时又以荆为薪。及鬻此肉，食者皆病，食多则病剧，食少则病轻耳。愚闻此言，因恍忆"老牛反荆花"，原系邑中相传古语，想邑中古人必有中此毒者，是以其语至今留诒（yí，传给），人多知之，特其事未经见，虽知之亦淡然若忘耳。然其相反之理，究系何因，须俟深于化学者研究也。因又忆曩（nǎng，过去、从前）时阅小说，见有田家妇饁（yè，给在田间耕作的人送饭，称为饁）于田间，行荆芥中，所饁之饭有牛肉，食者遂中毒，疑荆芥即系红荆之讹。不然，岂牛肉反荆花，而又反荆芥耶？医界诸大雅，有能确知之者，又期不吝指教。

按语：本条讲述了"牛肉反红荆"致人中毒的案例，可供参考。

甘草反鲢鱼之质疑

近阅《遯园医案》长沙萧琢如著载鲢鱼反甘草之事。谓当逊清末叶，医士颜君意禅，笃实人也，一日告余，曾在某邑为人治病，见一奇案，令人不解。有一农家，人口颇众，冬月塘涸取鱼，煮食以供午餐，丁壮食鱼且尽，即散而赴工，妇女童稚数人复取鱼烹治佐食。及晚，有一妇初觉饱闷不适，卧床歇息，众未介意，次日呼之不起，审视则已僵矣。举家惊讶，莫明其故，再四考查，自进午餐后并未更进他种食物，亦无纤芥事故，乃取前日烹鱼之釜，细察视之，除鱼汁骨肉外，惟存甘草一条约四五寸许。究问所来，据其家妇女云，小孩啼哭每以甘草与食，釜中所存必系小儿所遗落者。又检所烹之鱼，皆系鲢鱼，并非毒物，且甘草亦并无反鲢鱼之说，矧同食者若干人，何独一人偏受其灾？顷刻，邻里咸集。又久之，其母家亦至。家人据实以告众。一少年大言于众曰："甘草鲢鱼同食毙命，千古无此奇事，岂得以谎言搪塞？果尔，则再用此二物同煮，与我食之。"言已，即促同来者照办，并亲自手擎二物置釜中烹熟，取盘箸陈列席间，旁人疑阻者辄怒斥之。即席大啖，并笑旁观者愚暗胆怯。届晚间固无甚痛苦，亦无若何表示，至次晨则僵卧不起矣。由斯，其母家嫌疑解释。按：鲢鱼为常食之物，甘草又为药中常用之品，苟此二物相反，疏方用甘草时即当戒其勿食鲢鱼。

按语：本条转述了一个"鲢鱼反甘草"的案例，存疑备考。

论中西之药原宜相助为理

自西药之入中国也，维新者趋之恐后，守旧者视之若浼（měi，污染），遂至互相牴牾（dǐwǔ，意为抵触、矛盾），终难沟通。愚才不敏，而生平用药多喜取西药之所长以济吾中药之所短，初无畛域（畛，zhěn，界限。畛域，界限，范围）之见存于其间，故拙著之书以衷中参西为名也。

盖西医用药在局部，是重在病之标也；中医用药求原因，是重在病之本也。究之，标本原宜兼顾。若遇难治之证，以西药治其标，以中药治其本，则奏效必捷，而临证亦确有把握矣。今试略举数端于下：

西药之治吐血，以醋酸铅为最效；治下血，以麦角为最效。然究其所以效者，谓二药能收缩其血管也，至于病因之凉热虚实则不问矣，是以愈后恒变生他证。若以二药收缩其血管，以中药治其凉热虚实，且更兼用化瘀消滞之品防其血管收缩之后致有瘀血为恙，则无难愈之血证矣。

西药治痫风以臭素三种臭素加里（即溴化钾）、臭素安母纽谟（即溴化铵）、那笃留膜（即溴化钠）及抱水过鲁拉儿（即水合氯醛）为最效。然究其所以效者，谓能麻醉脑筋即脑髓神经也，至病因之为痰、为气、为火则不问矣，是以迫至脑筋不麻醉，则病仍反复。若以西药臭素、抱水诸品麻醉其脑筋每日服两次可以强制不发，用中药以清火、理痰、理气，或兼用健脾镇肝之品，无难愈之痫风矣。

西药阿斯必林为治肺结核之良药，而发散太过，恒伤肺阴。若兼用玄参、沙参诸药以滋肺阴，则结核易愈。又，其药善解温病初得，然解表甚效，而清里不足，恒有服之周身得汗，因其里热未清而病不愈者。若于其正出汗时，急用生石膏两许煎汤，乘热饮之，则汗出愈多，而热亦遂清，或用石膏所煎之汤送服阿斯必林，汗出后亦无不愈者。

又如白喉证，乃脏腑之热上攻、郁于喉间所致。上攻之郁热，宜散而消之，而实忌用表药表散。若用生石膏、玄参诸药煎汤送服西药安知歇貌林（即乙醯苯胺）半瓦，服药之后可微似解肌而愈。盖安知歇貌林虽亦有透表之力，而其清热之力实远胜其透表之力，而又有生石膏、玄参诸凉润之药以清内伤之燥热，所以能稳妥奏效也。如烂喉痧证，外感之热内侵、郁于喉间所致。外感之郁热，宜表而出之，而实忌用辛热发表。若亦用生石膏、玄参诸药煎汤送服西药阿斯必林一瓦，服药之后必周身得凉汗而愈。盖阿斯必林虽饶有发表之力，然实系辛凉解肌而兼有退热之功，而又有石膏、玄参诸凉润之药以清外感之壮热，故能随手奏效也。

又如西药骨湃波浆为治淋证之妙药，而单用之亦恒有不效之时，以淋证之原因及病候各殊也。若用中药以济其不逮，其为热淋也，可与滑石、海金沙并用；其为寒淋也，可与川椒目、小茴香并用；其为血淋也，可与旱三七、鸦胆子仁并用；其淋而兼滑脱也，可与生龙骨、生牡蛎并用；其为传染之毒淋也，可与朱砂、甘草并用宜同朱砂、甘草末和为丸；若毒淋兼以上诸淋者，亦可兼用以上诸药，随淋证之所宜而各加以相伍之药，无难愈之淋证矣。若此者，难悉数也。

或疑中药与西药迥不同，若并用之恐有不相宜之处。不知以上所胪列者原非凭空拟议也，盖愚之对于西药，实先详考其原质性味，知其与所伍之中药毫无龃龉，而后敢于一试；及试之屡效，而后敢笔之于书也。由斯知中药与西药相助为理，诚能相得益彰。能汇通中西药品，即渐能汇通中西病理，当今医界之要务，洵当以此为首图也。

试观西人近出之书，其取中药制为药水、药酒、药粉者，几等于其原有之西药观西书治疗学可知，是诚西人医学之进步也。若吾人仍故步自封，不知采取西药之所长，以补吾中药之所短，是甘让西人进步矣。夫天演之理，物竞天择。我则不竞，又何怨天之不择哉？郭隗曰："请自隗始。"[1] 愚愿吾医界青年有志与西医争衡者，当深体拙著衷中参西之命名，则用功自能端其趋向矣。

按语：本条论中西药应配合使用的道理。张锡纯之主张西药与中药配合使用，主要基于西医注重局部、重治标，中药重病因、重治本的观点。此种观点至今也仍有很多人认同。虽然这种看法未必全面，未必准确，但在当时情况下，能够以这种方式将中西药物的使用配合起来，不失为一种有益的探索。另外，张锡纯强调对每种西药的原质（即原料）和性味都详加考察，亲身实践，确有效果之后才写进书里，体现了严谨求实的科学精神。

论西药不尽宜于中人

尝读《内经》至《异法方宜论》，谓"西方水土刚强，其民不衣而褐（hè，粗布或粗布衣服）荐（草、草席），华食而脂肥，故邪不能伤其形体。其病生于内，其治宜毒药，故毒药者，亦从西方来"诸句云云，显为今日西药道着实际。盖凡人生寒冷之地且多肉食，其脾胃必多坚壮，是以西药之原质本多猛烈，而又恒制以硫酸、硝酸、盐酸诸水以助其猛烈，是取其猛烈之性与坚壮之脾胃相宜故也。其取用中药之处，若大黄、巴豆之开破，黄连、龙胆之寒凉，彼皆视为健胃之品，吾人用之，果能强健脾胃乎？

廿余年来，愚亦兼用西药，然必细审其原质本未含有毒性，且其性近和平，一次可用至半瓦以上者。至其用量或十分瓦之一及百分瓦之一者，原具有极猛烈之性

[1] 隗，音 wěi。"请自隗始"的典故出自《战国策·燕策》。燕昭王即位后，欲招揽贤才，谋于郭隗。郭隗曰："今王诚欲致士，先从隗始；隗且见事，况贤于隗者乎？"后遂以"请自隗始"为自荐之辞。

质，实不敢于轻试也。且其药味虽多，至以之治病似仍未全备，如人之气血原并重，而西药中但有治贫血之药，毫无治贫气之药，是显然可征者也。

按语：本条从因地、因人制宜的大原则出发，提出"西药不尽宜于中人"的观点，虽有一定道理，但也有偏颇之处。不过，某些西药纯度较高，从中医角度看"药性猛烈"，使用时应当考虑体质差异，慎重从事，还是对的。

复李祝华书

祝华先生雅鉴：过蒙奖誉，感愧交集。仆自念学疏才浅，混迹医界，徒为滥竽，又何敢为人师乎？然深感先生痛家庭之多故而发愤学医，担簦负笈[1]，遍访于江淮汝泗以求师资之诚心，而仆生平稍有心得之处，诚有不能自秘者。

夫学医工夫原有数层，悉论之，累幅难终。今先就第一层工夫言之，则最在识药性也。药性详于本草，诸家本草皆不足信，可信者惟《本经》，然亦难尽信也，试先即其可信者言之。如石膏，《本经》言其微寒，且谓其宜于产乳，是以《金匮》治妇人乳中虚，烦乱呕逆，有竹皮大丸，中有石膏；徐灵胎治陆氏妇产后温热，用石膏；仆治产后寒温证，其实热甚剧者，亦恒用石膏宜用白虎加人参汤去知母加玄参，且石膏必须生用。而诸本草竟谓大寒，未有谓其可用于产后者。又如山茱萸，《本经》谓其逐寒湿痹，仆遇肢体疼痛，或腹胁疼痛，脉虚者，重用萸肉，其疼即愈有案载《衷中参西录》第四卷曲直汤下，因其气血因寒湿而痹，故作疼，痹开则疼自止也，而诸家本草不言其逐痹也。《本经》又谓其主寒热。仆治肝虚极，寒热往来，汗出欲脱，重用萸肉即愈有案载三期第一卷来复汤下，诸家本草不言其治寒热往来也。又如桂枝，《本经》谓其主咳逆上气吐吸，仲景桂枝汤用之以治奔豚上逆，小青龙汤用之以治外感喘逆

[1] 簦，音 dēng，古代一种有柄的笠，形似伞。笈音 jí，书箱。担簦负笈，即背着有柄的笠，扛着书箱，形容奔走求学的样子。

用小青龙汤之例，喘者去麻黄加杏仁不去桂枝，则桂枝为外感痰喘之要药可知，是深悟桂枝主上气吐吸之理也。仆屡用此二方，亦皆随手奏效，而诸家本草不言其治上气吐吸也。如此者，难枚举。

试再言其难尽信者。如人参性本温也，而《本经》谓其微寒；当归本甘温而微辛也，而《本经》谓其苦。诸如此类，或药物年久有变迁欤？或其授受之际有差讹欤古人之书皆以口授？斯皆无从考究，惟于其可信者则信之，于其不能尽信者又须费研究也。是以仆学医时，凡药皆自尝试，即毒若巴豆、甘遂，亦曾少少尝之。犹记曾嚼服甘遂一钱，连泻十余次后，所下者皆系痰水，由此悟为开顽痰之主药，惟后恶心欲吐，遂与赭石并用赭石重坠止吐呕，以开心下热痰，而癫狂可立愈。又曾嚼服远志，甚酸《本经》言其味苦，且兼有矾味，知其性正能敛肺化痰，以治痰嗽，果为妙品，惟多服者能令人呕吐，亦其中含有矾质之征也。语云良工心苦，仆于医学，原非良工，然已费尽苦心矣。近集四十余年药物之研究，编为《药物学讲义》一书，中西药品皆备有其要，约有十万余言，已出版公诸医界，于药物一门庶有小补云。

按语：本条讲学医门径，首重研习药性。而研习药性，张锡纯独重《神农本草经》，甚至认为"诸家本草皆不足信，可信者惟《本经》"。同时指出，《神农本草经》也不能全信，其中有明显错误的地方。因此，他主张可信者信之，不可信者要认真研究，直至亲身服用，以了解其性能。以现代眼光看，亲自尝药的方法未必能解决问题，从安全性角度看也不足取，但是张锡纯研习药性的良苦用心和献身医学的忘我精神，着实令人钦佩。

复竹芷熙书

芷熙先生道鉴：近阅《绍兴医报》十二卷六号，

有与弟论药二则，首则论僵蚕，条分缕析，议论精确，洵为僵蚕的解，捧读之下，获益良多。然《衷中参西录》所载蚕因风僵之说，实采之徐灵胎所注《本经》百种[1]僵蚕下之注疏。徐氏原浙江名医，弟素信其医学，故并信其所论僵蚕，此非弟之杜撰也。且古有蚕室之名，即室之严密不透风者，注者谓蚕性畏风，室透风则蚕病，是蚕因风僵之说，古书虽无明文，已寓有其意，徐氏之说亦非无据也。

次论鲜小蓟，因弟用鲜小蓟根治吐血、衄血，治花柳血淋，治项下疙瘩，皆随手奏效，称弟之用药如宜僚弄丸[2]，左宜右有[3]。自谓曾用鲜小蓟根治愈极险之肺痈，以为弟所用鲜小蓟之征验。究之，鲜小蓟根之善治肺痈，弟犹未知也。夫肺痈为肺病之最剧者，西人甚畏此证，而诿为无可治，乃竟以一味鲜小蓟根建此奇功，何其神妙如斯哉！

先生之哲嗣（zhésì，对别人儿子的敬称）余祥少兄，既喜读拙著之书，先生对于拙著若此注意，再三为之登于报章，洵为弟之知己也。古语云："人生得一知己，可以无憾。"弟本北人，何幸南方知己之多也。

按语： 此篇系给朋友的回信，讲明其曾经提出的"蚕因风僵"一说的出处，并对友人芷熙先生用鲜小蓟治愈重症肺痈大加赞赏，且坦承自己并未发现鲜小蓟的这一功效，真诚谦逊，风骨卓然。

论鳖甲龟板不可用于虚弱之证

《本经》论鳖甲主心腹癥瘕坚积，《金匮》鳖甲煎丸用之以消疟母胁下硬块，其色青入肝，药房又皆以醋炙，其开破肝经之力尤胜。向曾单用鳖甲末三钱，水送服，以治久疟不愈，服后病者觉怔忡异常，移时始愈，由斯知肝虚弱者，鳖甲诚为禁用之品也。又龟板，《本经》亦主癥瘕，兼开湿痹，后世佛手散用之，以催生下胎。尝试验此药，若用生者，原能滋阴潜阳，引热下

[1] 这里"徐灵胎所注《本经》百种"指的是清代医家徐灵胎编著的《神农本草经百种录》。

[2] 宜僚弄丸，典故出自《左传》。宜僚是春秋时楚国的勇士，白公胜想请他协助作乱，杀死令尹子西，而宜僚径自上下弄丸，不为所动。本意是指借助中立和调和，避免另外两方发生纷争，这里借指技巧高明。

[3] 左宜右有，出自《诗经》。形容多才多艺，什么都能做。

行，且能利小便是开湿痹之效，而药房中亦皆用醋炙之，若服至一两，必令人泄泻，其开破之力虽逊于鳖甲，而与鳖甲同用以误治虚弱之证，实能相助为虐也。乃后世方书用此二药以治虚劳之证者甚多，即名医如吴鞠通，其治温邪深入下焦，热深厥深，脉细促，心中大动，此邪实正虚，肝风煽动将脱，当用白虎加人参汤，再加龙骨、牡蛎，庶可挽回，而吴氏竟治以三甲复脉汤，方中鳖甲、龟板并用，虽有牡蛎之收涩，亦将何补？此乃名医之偶失检点也。

乃近在津沽，有公安局科长赵子登君介绍为其友夫人治病。其人年近五旬，患温病半月不愈。其左脉弦硬，有真气不敛之象，右脉近洪而不任重按。此邪实正虚[1]也，为拟补正祛邪之剂。病者将药饮一口，嫌其味苦不服，再延他医，为开三甲复脉汤方，略有加减，服后烦躁异常。此心肾不交，阴阳将离也。医者犹不省悟，竟于原方中加大黄二钱，服后汗出不止。此时若重用山萸肉二两，汗犹可止，汗止后，病仍可治，惜该医见不及此，竟至误人性命也。

按语： 本条的主旨在于申明鳖甲、龟板的作用在于开闭散结，虚证不可用，并举《神农本草经》的论述和自己的医案为证，看来也是言之成理、持之有故。不过，随着医学的发展，对药物的认识也可能发生变化。《本草纲目》说龟甲"补心、补肾、补血，皆养阴也"。现代《中药学》教材中，认为龟甲有益肾健骨、养血补心之功用，鳖甲有滋阴潜阳之功用。而吴鞠通所创的三甲复脉汤也是当今常用的滋阴潜阳的方剂。张锡纯之说，可供参考，但也须在实践中加以检验。

论萆薢为治失溺要药不可用之治淋

《名医别录》谓萆薢治阴痿、失溺、老人五缓。盖失溺之证，实因膀胱之括约筋少约束之力，此系筋

[1] "邪实正虚"，通行各版本均作"邪实证虚"，据文义改。

[1] 筋缓，古病名，指筋脉迟缓、运动障碍的一种疾病。《灵枢·经筋》曰："有热则筋弛纵缓，不胜收，故僻。"

缓[1]之病，实为五缓之一，萆薢善治五缓，所以治之。拙拟醒脾升陷汤中，曾重用萆薢以治小便频数不禁，屡次奏效，因将其方载于《衷中参西录》三期四卷，是萆薢为治失溺之要药可知矣。乃萆薢分清饮竟用之以治膏淋，何其背谬若是？愚在籍时，邻村有病淋者，医者投以萆薢分清饮两剂，其人小便滴沥不通，再服各种利小便药皆无效。后延愚诊治，已至十日，精神昏愦，毫无知觉，脉数近十至，按之即无。因谓其家人曰："据此脉论，即小便通下，亦恐不救。"其家人恳求甚切，遂投以大滋真阴之剂，以利水之药佐之，灌下移时，小便即通，床褥皆湿。再诊其脉，微细欲无，愚急辞归。后闻其人当日即亡。

近又在津治一淋证，服药十剂已愈，隔两月病又反复。时值愚回籍，遂延他医治疗，方中亦重用萆薢，服两剂，小便亦滴沥不通，服利小便药亦无效，遂屡用西法引溺管，兼服利小便之药，治近一旬，小便少通滴沥，每小便一次，必须两小时，继又服滋阴利水之药十剂始全愈。

按语：本条论萆薢的功效和用法。张锡纯认为，萆薢的功用在于治疗"五缓"，用于治疗因膀胱括约肌（当时称做"括约筋"）松弛导致的尿失禁，是对证的；反之，用于治疗排尿不畅的淋证则南辕北辙，会加重病情，甚至危及病人生命。而现代中药学认为，萆薢长于利湿，分清别浊，是治疗小便混浊的要药。临床上用萆薢治疗乳糜尿，报道甚多，并无证据表明其造成尿闭或更严重的后果。张锡纯之说，仅供参考。

论沙参为治肺劳要药

近族曾孙女莹姐，自幼失乳，身形羸弱，自六七岁时恒发咳嗽，后至十一二岁嗽浸增剧，概服治嗽药不效。愚俾用生怀山药细末熬粥，调以白糖令适口，送服生鸡内金细末二三分，或西药百布圣（即胃蛋白酶）二瓦，当点心服之，年余未间断，劳嗽虽见愈，而终不能除根。诊其脉，肺胃似皆有热，遂俾用北沙参轧为细末，每服二钱，日两次，服至旬余，咳嗽全愈。然恐其沙参久服或失于凉，改用沙参三两，甘草二两，共轧细，亦每服二钱，以善其后。

按：沙参出于吉林者良，其色白质坚，称为北沙参。究之，沙参为肺家要药，其质宜空。吾邑海滨产有空沙参，实较北沙参尤良，惜岁出无多，不能远及耳。

按语：本条讲沙参用于劳嗽久咳之肺胃有热者，为肺家要药。

医学衷中参西录第五期第三卷

此卷论人脑部及脏腑之病，内伤居多，亦间论及外感，要皆本《灵》《素》之精微，以融贯中西之法，而更参以数十年临证实验，是以论病之处多有与旧说不同者。

论脑充血之原因及治法

脑充血病之说倡自西人，而浅见者流，恒讥中医不知此病，其人盖生平未见《内经》者也。尝读《内经》至《调经论》，有谓"血之与气，并走于上，则为大厥。厥则暴死，气反则生，不反则死"云云，非即西人所谓脑充血之证乎？所有异者，西人但言充血，《内经》则谓"血之与气，并走于上"。盖血必随气上升，此为一定之理，而西人论病，皆得之剖解之余，是以但见血充脑中，而不知辅以理想（思考，思想）以深究病源，故但名为脑充血也。至《内经》所谓"气反则生，不反则死"者，盖谓此证幸有转机，其气上行之极，复反而下行，脑中所充之血应亦随之下行，故其人可生；若其气上行不反，升而愈升，血亦随之充而愈充，脑中血管可至破裂，所以其人死也。

又《内经·厥论篇》谓"巨阳之厥则肿首，头重不能行，发为眴眩也仆"，"阳明之厥，面赤而热，妄言妄见"，"少阳之厥，则暴聋颊肿而热"，诸现象皆脑充血证也。推之秦越人治虢太子尸厥，谓"上有绝阳之络，下有破阴之纽"者，亦脑充血证也。特是古人立言简括，恒但详究病源，而不细论治法。然既洞悉致病之由，即自拟治法不难也。愚生平所治此证甚多，其治愈者，大抵皆脑充血之轻者，不至血管破裂也。今略举数案于下，以备治斯证者之参考。

在奉天曾治一高等检察厅科员，年近五旬，因处境不顺，兼办稿件劳碌，渐觉头疼，日浸加剧，服药无效，遂入西人医院。治旬日，头疼不减，转添目疼。又越数日，两目生翳，视物不明，来院求为诊治。其脉左部洪长有力，自言脑疼彻目，目疼彻脑，且时觉眩晕，难堪之情，莫可名状。脉证合参，知系肝胆之火挟气血上冲脑部，脑中血管因受冲激而膨胀，故作疼；目系连脑，脑中血管膨胀不已，故目疼生翳，且眩晕也。因晓之曰："此脑充血证也。深考此证之原因，脑疼为目疼之根，而肝胆之火挟气血上冲，又为脑疼之根。欲治此证，当清火、平肝、引血下行，头疼愈而目疼、生翳及眩晕自不难调治矣。"遂为疏方，用怀牛膝一两，生杭芍、生龙骨、生牡蛎、生赭石各六钱，玄参、川楝子各四钱，龙胆草三钱，甘草二钱，磨取铁锈浓水煎药。服一剂，觉头目之疼顿减，眩晕已无。即方略为加减，又服两剂，头疼、目疼全愈，视物亦较真。其目翳原系外障，须兼外治之法，为制磨翳药水一瓶，日点眼上五六次，徐徐将翳尽消。

又在沧州治一赋闲军官，年过五旬，当军旅纵横之秋，为地方筹办招待所，应酬所过军队，因操劳过度，且心多抑郁，遂觉头疼。医者以为受风，投以表散之药，疼益甚，昼夜在地盘桓，且呻吟不止。诊其脉象弦长，左部尤重按有力，知其亦系肝胆火盛，挟气血而上冲脑部也，服发表药则血愈上奔，故疼加剧也。为疏方，大致与前方相似，而于服汤药之前，俾先用铁锈一两煎水饮之，须臾即可安卧，不作呻吟。继将汤药服下，竟周身发热，汗出如洗。病家疑药不对证，愚思之，恍悟其故。因谓病家曰："此方与此证诚有龃龉，然所不对者几微之间耳。盖肝为将军之官，中寄相火，骤用药敛之、镇之、泻之，而不能将顺其性，其内郁之热转挟所寄之相火起反动力也。即原方再加药一味，自无斯弊。"遂为加茵陈二钱，服后遂不出汗，头疼亦大轻减。又即原方略为加减，连服数剂全愈。夫茵陈原非止汗之品后世本草且有谓其能发汗者，而于药中加之，汗即不再出者，诚以茵陈为青蒿之嫩者，采于孟春，得少阳发生之气最早，与肝胆有同气相求之妙，虽其性凉能泻肝胆，而实善调和肝胆，不复使起反动力也。

又在沧州治一建筑工头，其人六十四岁，因包修房屋失利，心甚懊侬（àonáo，烦乱），于旬日前即觉头疼，不以为意。一日晨起至工所，忽仆于地，状若昏厥，移时苏醒，左手足遂不能动，且觉头疼甚剧。医者投以清火通络之剂，兼法王勋臣补阳还五汤之义，加生黄芪数钱。服后更觉脑中疼如锥刺，难忍须臾，求为诊视。其脉左部弦长，右部洪长，皆重按甚实，询其心中恒觉发热。其家人谓其素性嗜酒，近因心中懊侬，益以烧酒浇愁，饥时恒以酒代饭。愚曰："此证乃脑充血之剧者。其左脉之弦长，懊侬所生之热也；右脉之洪长，积酒所生之热也。二热相并，挟脏腑气血上冲脑部，脑部中之血管若因其冲激过甚而破裂，其人即昏厥不复醒。今幸昏厥片时苏醒，其脑中血管当不至破裂，或其管中之血隔血管渗出，或其血管少有罅（xià，缝隙）隙，出血少许而复自止。其所出之血著于司知觉之神经则神昏，著于司运动之神经则痿废。此证左半身偏枯，当系脑中血管所出之血伤其司左边运动之神经也。医者不知致病之由，竟投以治气虚偏枯之药，而此证此脉岂能受黄芪之升补乎？此所以服药后而头疼益剧也。"遂为疏方，亦约略如前。为其右脉亦洪实，因于方中加生石膏一两，亦用铁锈水煎药。服两剂，头疼全愈，脉已和平，左手足已能自动。遂改用当归、赭石、生杭芍、玄参、天冬各五钱，生黄芪、乳香、没药各三钱，红花一钱，连服数剂，即扶杖能行矣。方中用红花者，欲以化脑中之瘀血也。为此时脉已和平，头已不痛，可受黄芪之温补，故方中少用三钱，以补助其正气，即借以助归、芍、乳、没以流通血脉，更可调玄参、天冬之寒凉，俾药性凉热适均，而可多服也。

上所录三案，用药大略相同，而皆以牛膝为主药者，诚以牛膝善引上部之血下行，为治脑充血证无上之妙品。此愚屡经试验而知，故敢公诸医界，而用治此证，尤以怀牛膝为最佳。

按语：本条论脑充血，将西医病理学说与中医经典理论熔于一炉，是张锡纯中西汇通思想的典型代表之一，初读时或许觉得有些牵强附会的地方，但深入思考后不难发现张锡纯思想的开创性和启发性。其以重用怀牛膝引血下行为主的治疗思路，更是影响至今，备受推崇。

论脑充血证可预防及其证误名中风之由附：建瓴汤

脑充血证即《内经》之所谓厥证，亦即后世之误称中风证，前论已详辩之矣。而论此证者谓其猝发于一旦，似难为之预防，不知凡病之来皆预有朕兆（zhēnzhào，征兆，预兆）。至脑充血证，其朕兆之发现实较他证为尤显著，且有在数月之前，或数年之前，而其朕兆即发露者。今试将其发现之朕兆详列于下：

（一）其脉必弦硬而长，或寸盛尺虚，或大于常脉数倍，而毫无缓和之意。

（二）其头目时常眩晕，或觉脑中昏愦，多健忘，或常觉疼，或耳聋目胀。

（三）胃中时觉有气上冲，阻塞饮食不能下行；或有气起自下焦，上行作呃逆。

（四）心中常觉烦躁不宁，或心中时发热，或睡梦中神魂飘荡。

（五）或舌胀，言语不利，或口眼歪斜，或半身似有麻木不遂，或行动脚踏不稳，时欲眩仆，或自觉头重足轻、脚底如踏棉絮。

上所列之证，偶有一二发现，再参以脉象之呈露，即可断为脑充血之朕兆也。愚十余年来治愈此证颇多，曾酌定建瓴汤一方，服后能使脑中之血如建瓴之水下行，脑充血之证自愈。爰将其方详列于下，以备医界采用。

生怀山药一两　怀牛膝一两　生赭石轧细，八钱　生龙骨捣细，六钱　生牡蛎捣细，六钱　生怀地黄六钱　生杭芍四钱　柏子仁四钱

磨取铁锈浓水以之煎药。

方中赭石必一面点点有凸，一面点点有凹，生轧细用之方效。若大便不实者去赭石，加建莲子去心三钱。若畏凉者，以熟地易生地。

在津曾治东门里友人迟华章之令堂，年七旬有四，时觉头目眩晕，脑中作疼，心中烦躁，恒觉发热，两臂觉撑胀不舒，脉象弦硬而大，知系为脑充血之朕兆，治以建瓴汤，连服数剂，诸病皆愈，惟脉象虽不若从前之大，而仍然弦硬。因苦于吃药，遂停服。后月余，病骤反复，又用建瓴汤加减，连服数剂，诸病又愈，脉象仍未和平，又将药停服。后月余，病又反复，亦仍用建瓴汤加减，连服三十余剂，脉象和平如常，遂停药勿服，病亦不再反复矣。

又治天津河北王姓叟，年过五旬，因头疼、口眼歪斜，求治于西人医院。西人以表测其脉，言其脉搏之力已达百六十度[1]，断为脑充血证，服其药多日无效，继求治于愚。其脉象弦硬而大，知其果系脑部充血，治以建瓴汤，将赭石改用一两，连服十余剂，觉头部清爽，口眼之歪斜亦愈，惟脉象仍未复常。复至西人医院以表测脉，西医谓较前低二十余度，然仍非无病之脉也。后晤面向愚述之，劝其仍须多多服药，必服至脉象平和，方可停服。彼觉病愈，不以介意，后四月未尝服药，继因有事出门，劳碌数旬，甫归后，又连次竹战[2]，一旦忽眩仆于地而亡。观此二案，知用此方以治脑充血者，必服至脉象平和，毫无弦硬之意，而后始可停止也。

友人朱钵文，滦州博雅士也，未尝业医而实精于医。尝告愚曰："脑充血证，宜于引血下行药中加破血之药以治之。"愚闻斯言，恍有悟会。如目疾，其疼连脑者，多系脑部充血所致，而眼科家恒用大黄以泻其

热，其脑与目即不疼。此无他，服大黄后脑充血之病即愈故也。夫大黄非降血兼能破血最有力之药乎？由斯知凡脑充血证其身体脉象壮实者，初服建瓴汤一两剂时，可酌加大黄数钱。其身形脉象不甚壮实者，若桃仁、丹参诸药，亦可酌加于建瓴汤中也。

至唐宋以来，名此证为中风者，亦非无因。尝征以平素临证实验，知脑充血证恒因病根已伏于内，继又风束外表，内生燥热，遂以激动其病根，而猝发于一旦。是以愚临此证，见有夹杂外感之热者，恒于建瓴汤中加生石膏一两；或两三日后见有阳明大热，脉象洪实者，又恒治以白虎汤或白虎加人参汤，以清外感之热，而后治其脑充血证。此愚生平之阅历所得，而非为唐宋以来之医家讳过也。然究之此等证，谓其为中风兼脑充血则可，若但名为中风仍不可也。迨至刘河间出，谓此证非外袭之风，乃内生之风，实因五志过极，动火而猝中，大法以白虎汤、三黄汤沃之，所以治实火也；以逍遥散疏之，所以治郁火也；以通圣散、凉膈散双解之，所以治表里之邪火也；以六味汤滋之，所以壮水之源以制阳光也；以八味丸引之，所谓从治之法，引火归原也；又用地黄饮子治舌喑不能言、足废不能行。此等议论，似高于从前误认脑充血为中风者一筹。盖脑充血证之起点，多由于肝气、肝火妄动。肝属木，能生风，名之为内中风，亦颇近理，然因未悟《内经》所谓"血之与气，并走于上"之旨，是以所用之方，未能丝丝入扣、与病证吻合也。至其所载方中有防风、柴胡、桂、附诸品，尤为此证之禁药。

又《金匮》有风引汤，除热瘫痫。夫瘫既以热名，明其病因热而得也。其证原似脑充血也。方用石药六味，多系寒凉之品，虽有干姜、桂枝之辛热，而与大黄、石膏、寒水石、滑石并用，药性混合，仍以凉论细按之，桂枝、干姜究不宜用，且诸石性皆下沉，大黄性尤下降，原能引逆上之血使之下行；又有龙骨、牡蛎与紫石英同用，善敛冲气；与桂枝同用，善平肝气。肝、冲之气不上干，则血之上充者自能徐徐下降也。且其方虽名风引，而未尝用祛风之药，其不以热瘫痫为中风明矣，特后世不明方中之意，多将其方误解耳。拙拟之建瓴汤，重用赭石、龙骨、牡蛎，且有加石膏之时，实窃师风引汤之义也风引汤方下之文甚简，似非仲景笔墨，故方书多有疑此系后世加入者，故方中之药品不纯。

按语：本篇接续上条，进一步讨论脑充血的诊断和治疗。其对于发病前兆的观察和描述，细致入微，有重要的临床意义；对于古代医家误认为"中风"的原因进行了比较客观的分析和评述；而张锡纯所创的建瓴汤已成为当代名方，至今为临床家推崇，研究颇多，应用颇广。

论脑贫血治法附： 脑髓空治法

脑贫血者，其脑中血液不足，与脑充血之病正相反也。其人常觉头重目眩、精神昏愦，或面黄唇白，或呼吸短气，或心中怔忡。其头与目或间有作疼之时，然不若脑充血者之胀疼，似因有收缩之感觉而作疼。其剧者亦可猝然昏仆，肢体颓废或偏枯。其脉象微弱，或至数兼迟。西人但谓脑中血少，不能荣养脑筋，以致脑失其司知觉、司运动之机能，然此证但用补血之品，必不能愈。《内经》则谓："上气不足，脑为之不满。"此二语实能发明脑贫血之原因，并已发明脑贫血之治法。盖血生于心、上输于脑心有四血脉管通脑，然血不能自输于脑也。《内经》之论宗气也，谓宗气"积于胸中，以贯心脉，而行呼吸"，由此知胸中宗气，不但为呼吸之中枢，而由心输脑之血脉管亦以之为中枢。今合《内经》两处之文参之，知所谓上气者，即宗气上升之气也；所谓"上气不足，脑为之不满"者，即宗气不能贯心脉以助之上升，则脑中气血皆不足也。然血有形而气无形，西人论病皆从实验而得，故言血而不言气也，因此知脑贫血治法固当滋补其血，尤当峻补其胸中宗气，以助其血上行。持此以论古方，则补血汤重用黄芪以补气、少用当归以补血者，可为治脑贫血之方矣。今录其方于下，并详论其随证宜加之药品。

生箭芪一两　当归三钱

呼吸短气者，加柴胡、桔梗各二钱；不受温补者，加生地、玄参各四钱；素畏寒凉者，加熟地六钱、干姜三钱；胸有寒饮者，加干姜三钱、广陈皮二钱。

按《内经》"上气不足，脑为不满"二语，非但据理想象也，更可实征诸囟门未合之小儿。《灵枢·五味篇》谓："大气抟于胸中，赖谷气以养之。谷不入半日则气衰，一日则气少。"大气即宗气也理详首卷《大气诠》中。观小儿慢惊风证，脾胃虚寒，饮食不化，其宗气之衰可知；更兼以吐泻频频，虚极风动，其宗气不能助血上升以灌注于脑更可知，是以小儿得此证者，其囟门无不塌陷，此非"上气不足，脑为不满"之明征乎？时贤王勉能氏谓"小儿慢惊风证，其脾胃虚寒，气血不能上朝脑中，既有贫血之病，又兼寒饮填胸，其阴寒之气上冲脑部，激动其脑髓神经，故发痫痛痉"，实为通论。

又，方书谓真阴寒头疼证，半日即足损命。究之，此证实兼因宗气虚寒，不能助血上升，以致脑中贫血乏气，不能御寒；或更因宗气虚寒之极而下陷，呼吸可至顿停，故至危险也理亦参观《大气诠》自明。审斯知欲治此证，拙拟回阳升陷汤方在三期第四卷处方编中，系生箭芪八钱，干姜、当归各四钱，桂枝尖三钱，甘草一钱可为治此证的方矣。若细审其无甚剧之实寒者，宜将干姜减半，或不用亦可。

又《内经》论人身有四海，而脑为髓海。人之色欲过度者，其脑髓必空，是以内炼家有还精补脑之说，此人之所共知也。人之脑髓空者，其人亦必头重目眩，甚或猝然昏厥，知觉运动俱废，因脑髓之质原为神经之本源也，其证实较脑贫血尤为紧要。治之者，宜用峻补肾经之剂，加鹿角胶以通督脉。督脉者何？即脊梁中之脊髓袋，上通于脑，下通命门，更由连命门之脂膜而通于胞室，为副肾脏，即为肾脏化精之处论肾须取广义，命门、胞室皆为副肾，西人近时亦知此理，观本书首篇论中可知。鹿角生脑后督脉上，故善通督脉。患此证者果能清心寡欲，按此服药不辍，还精补脑之功自能收效于数旬中也。

按语：脑贫血，即当代所谓脑缺血。张锡纯认为此即《黄帝内经》所说的"上气不足，脑为之不满"，而所谓"上气不足"即宗气（张锡纯又称之为"胸中大气"）不足，应该用补血汤（重用黄芪以补气，少用当归以补血）加减治疗。附带提到"脑髓空"证，宜用峻补肾经之剂，加鹿角胶以通督脉。论证中，中西医术语杂糅，或许给人不伦不类之感，然而张锡纯的理论探索，特别是他摸索出来的治疗方法，都值得后人认真研究，不可因其某些方面的时代局限而忽视其独创性贡献。

论脑贫血痿废治法答内政部长杨阶三先生附： 干颓汤、补脑振痿汤

详观来案，病系肢体痿废，而其病因实由于脑部贫血也。按：生理之实验，人之全体运动皆脑髓神经司之。虽西人之说，而洵可确信。是以西人对于痿废之证皆责之于脑部，而实有脑部充血与脑部贫血之殊。盖脑髓神经原藉血为濡润者也，而所需之血多少，尤以适宜为贵。彼脑充血者，血之注于脑者过多，力能排挤其脑髓神经，俾失所司。至脑贫血者，血之注于脑者过少，无以养其脑髓神经，其脑髓神经亦恒至失其所司。至于脑中之所以贫血，不可专责诸血也。愚尝读《内经》而悟其理矣。《内经》谓："上气不足，脑为之不满，耳为之苦鸣，头为之倾，目为之眩。"夫脑不满者，血少也。因脑不满而贫血，则耳鸣、头目倾眩即连带而来，其剧者能使肢体痿废，不言可知，是西人脑贫血可致痿废之说原与《内经》相符也。然西医论痿废之由，

知因脑中贫血，而《内经》更推脑中贫血之由，知因上气不足。夫上气者何？胸中大气也亦名宗气。其气能主宰全身，斡旋脑部，流通血脉。彼脑充血者，因肝胃气逆，挟血上冲，原与此气无关；至脑贫血者，实因胸中大气虚损，不能助血上升也。是以欲治此证者，当以补气之药为主，以养血之药为辅，而以通活经络之药为使也。爰本此义，拟方于下：

【干颓汤】 治肢体痿废，或偏枯，脉象极微细无力者。

生箭芪五两　当归一两　甘枸杞果一两　净杭萸肉一两　生滴乳香三钱　生明没药三钱　真鹿角胶六钱，捣碎

先将黄芪煎十余沸，去渣；再将当归、枸杞、萸肉、乳香、没药入汤同煎十余沸，去渣；入鹿角胶末融化，取汤两大盅，分两次温饮下。

方中之义，重用黄芪以升补胸中大气，且能助气上升，上达脑中，而血液亦即可随气上注，惟其副作用能外透肌表，具有宣散之性，去渣重煎，则其宣散之性减，专于补气升气矣。当归为生血之主药，与黄芪并用，古名补血汤，因气旺血自易生，而黄芪得当归之濡润，又不至燥热也。萸肉性善补肝，枸杞性善补肾，肝肾充足，元气必然壮旺。元气者，胸中大气之根也元气为祖气，大气为宗气，先祖而后宗，故宗气以元气为根，一先天一后天也。且肝肾充足则自脊上达之督脉必然流通。督脉者，又脑髓神经之根也。且二药皆汁浆稠润，又善赞助当归生血也。用乳香、没药者，因二药善开血痹，血痹开则痿废者久瘀之经络自流通矣。用鹿角胶者，诚以脑既贫血，其脑髓亦必空虚。鹿之角在顶，为督脉之所发生，是以其所熬之胶善补脑髓。脑髓足则脑中贫血之病自易愈也。此方服数十剂后，身体渐渐强壮，而痿废仍不愈者，可继服后方。

【补脑振痿汤】 治肢体痿废偏枯，脉象极微无力，服药久不愈者。

生箭芪二两　当归八钱　龙眼肉八钱　杭萸肉五钱

胡桃肉五钱　蟅虫大者，三枚　地龙去净土，三钱　生乳香三钱　生没药三钱　鹿角胶六钱　制马钱子末三分

共药十一味，将前九味煎汤两盅半，去渣；将鹿角胶入汤内融化，分两次服，每次送服制马钱子末一分五厘。

此方于前方之药独少枸杞，因胡桃肉可代枸杞补肾，且有强健筋骨之效也。又尝阅《沪滨医报》，谓脑中血管及神经之断者，地龙能续之。愚则谓必辅以蟅虫，方有此效。盖蚯蚓即地龙善引，蟅虫善接断之能自接，二药并用，能将血管神经之断者引而接之，是以方中又加此二味也。加制马钱子者，以其能瞷动神经使灵活也。此方与前方，若服之觉热者，皆可酌加天花粉、天冬各数钱。制马钱子法，详三期七卷振颓丸下。

附案：天津特别三区三号路于遇顺，年过四旬，自觉呼吸不顺，胸中满闷，言语动作皆渐觉不利，头目昏沉，时作眩晕。延医治疗，投以开胸理气之品，则四肢遽然痿废。再延他医，改用补剂而仍兼用开气之品，服后痿废加剧，言语竟不能发声。愚诊视其脉象沉微，右部尤不任循按，知其胸中大气及中焦脾胃之气皆虚陷也。于斯投以拙拟升陷汤在第一卷《大气诠》内，加白术、当归各三钱。服两剂，诸病似皆稍愈，而脉象仍如旧，因将芪、术、当归、知母各加倍，升麻改用钱半，又加党参、天冬各六钱，连服三剂，口可出声而仍不能言，肢体稍能运动而不能步履，脉象较前有起色似堪循按，因但将黄芪加重至四两，又加天花粉八钱，先用水六大盅将黄芪煎透去渣，再入他药，煎取清汤两大盅，分两次服下，又连服三剂，勉强可作言语，然恒不成句，人扶之可以移步。遂改用干颓汤，惟黄芪仍用四两。服过十剂，脉搏又较前有力，步履虽仍需人，而起卧可自如矣，言语亦稍能达意，其说不真之句，间可执笔写出，从前之头目昏沉眩晕者，至斯亦见轻。俾继服补脑振痿汤，嘱其若服之顺利，可多多服之，当有脱然全愈之一日也。按：此证其胸满闷之时，正因其呼吸不

顺也。其呼吸之所以不顺，因胸中大气及中焦脾胃之气虚而下陷也。医者竟投以开破之药，是以病遽加重。至再延他医，所用之药补多开少，而又加重者，因气分当虚极之时，补气之药难为功，破气之药易生弊也。愚向治大气下陷症，病人恒自觉满闷，其实非满闷，实短气也。临证者细细考究，庶无差误。

按语：本条论肢体痿废的治法。在病机上，认为是胸中大气虚弱、上气不足、脑部贫血所致；在治疗上，主张"以补气之药为主，以养血之药为辅，以通活经络之药为使"；所拟干颓汤、补脑振痿汤两方，匠心独运，值得深入研究，仔细揣摩。

论心病治法

心者，血脉循环之枢机也。心房一动，则周身之脉一动，是以心机亢进，脉象即大而有力，或脉搏更甚数；心脏麻痹，脉象即细而无力，或脉搏更迟。是脉不得其平，大抵由心机亢进与心脏麻痹而来也，于以知心之病虽多端，实可分心机亢进、心脏麻痹为二大纲。

今试先论心机亢进之病。有因外感之热炽盛于阳明胃腑之中，上蒸心脏，致心机亢进者，其脉象洪而有力，或脉搏加数，可用大剂白虎汤以清其胃；或更兼肠有燥粪、大便不通者，酌用大、小承气汤以涤其肠，则热由下泻，心机之亢进者自得其平矣。

有下焦阴分虚损，不能与上焦阳分相维系，其心中之君火恒至浮越妄动，以致心机亢进者，其人常苦眩晕，或心疼、目胀、耳鸣，其脉象上盛下虚，或摇摇无根，至数加数，宜治以加味左归饮。方用大熟地、大生地、生怀山药各六钱，甘枸杞、怀牛膝、生龙骨、生牡蛎各五钱，净萸肉三钱，云苓片一钱。此壮水之源以制浮游之火，心机之亢者自归于和平矣。

有心体之阳素旺，其胃腑又积有实热，复上升以助之，以致心机亢进者。其人脉虽有力，而脉搏不数，五

[1] 太阴玄精石,别名太阴玄精、玄精石等,为硫酸盐类石膏族矿物石膏的晶体,《本草纲目》收录。

心恒作灼热,宜治以咸寒之品《内经》谓"热淫于内,治以咸寒"。若朴硝、太阴玄精石[1]及西药硫苦,皆为对证之药每服少许,日服三次,久久自愈。盖心体属火,味之咸者属水,投以咸寒之品,足以寒胜热、水胜火也。

又,人之元神藏于脑,人之识神发于心。识神者,思虑之神也。人常思虑,其心必多热,以人之神明属阳,思虑多者其神之阳常常由心发露,遂致心机因热亢进,其人恒多迷惑,其脉多现滑实之象,因其思虑所生之热恒与痰涎互相胶漆,是以其脉滑而有力也。可用大承气汤厚朴宜少用以清热降痰,再加赭石生赭石两半,轧细同煎、甘遂甘遂一钱,研细调药汤中服以助其清热降痰之力。药性虽近猛烈,实能稳建奇功,而屡试屡效也。

又有心机亢进之甚者,其鼓血上行之力甚大,能使脑部之血管至于破裂,《内经》所谓"血之与气,并走于上"之大厥也,亦即西人所谓脑充血之险证也。推此证之原因,实由肝木之气过升,肺金之气又失于肃降,则金不制木,肝木之横恣,遂上干心脏,以致心机亢进。若更兼冲气上冲,其脉象之弦硬有力更迥异乎寻常矣。当此证之初露朕兆时,必先脑中作疼,或间觉眩晕,或微觉半身不利,或肢体有麻木之处,宜思患预防,当治以清肺、镇肝、敛冲之剂,更重用引血下行之药辅之,连服十余剂或数十剂,其脉象渐变柔和,自无意外之患。向因此证方书无相当之治法,曾拟得建瓴汤一方,屡次用之皆效。即不能治之于预,其人忽然昏倒,须臾能自苏醒者,大抵脑中血管未甚破裂,急服此汤,皆可保其性命。连服数剂,其头之疼者可以全愈。即脑中血管不复充血,其从前少有破裂之处亦可自愈,而其肢体之痿废者亦可徐徐见效。方载本卷前篇论中,原用铁锈水煎药,若刮取铁锈数钱,或多至两许,与药同煎服更佳。

有非心机亢进而有若心机亢进者,怔忡之证是也。心之本体原长发动,以运行血脉,然无病之人初不觉其动也,惟患怔忡者则时觉心中跳动不安。盖人心中之神明，原以心中之气血为凭依。有时其气血过于虚损，致神明失其凭依，虽心机之动照常，原分毫未尝亢进，而神明恒若不任其震撼者。此其脉象多微细，或脉搏兼数，宜用山萸肉、酸枣仁、怀山药诸药品以保合其气，龙眼肉、熟地黄、柏子仁诸药以滋养其血，更宜用生龙骨、牡蛎、朱砂研细送服诸药以镇安其神明，气分虚甚者可加人参，其血分虚而且热者可加生地黄。

有因心体肿胀，或有瘀滞，其心房之门户变为窄小，血之出入致有激荡之力，而心遂因之觉动者。此似心机亢进，而亦非心机亢进也。其脉恒为涩象，或更兼迟，宜治以拙拟活络效灵丹方载三期第四卷，系当归、丹参、乳香、没药各五钱加生怀山药、龙眼肉各一两，共煎汤服。或用节菖蒲三两，远志二两，共为细末，每服二钱，红糖冲水送下，日服三次，久当自愈。因菖蒲善开心窍，远志善化瘀滞因其含有稀盐酸，且二药并用，实善调补心脏。而送以红糖水者，亦所以助其血脉流通也。

至心脏麻痹之原因，亦有多端，治法亦因之各异。如伤寒温病之白虎汤证，其脉皆洪大有力也，若不即时投以白虎汤，脉洪大有力之极，又可渐变为细小无力，此乃由心机亢进而转为心脏麻痹。病候至此，极为危险，宜急投以大剂白虎加人参汤，将方中人参加倍，煎汤一大碗，分数次温饮下，使药力相继不断，一日连服二剂，庶可挽回。若服药后仍无效，宜用西药斯独落仿斯丁几[1]四瓦，分六次调温开水服之，每两点钟服一次。服至五六次，其脉渐起，热渐退，可保无虞矣。盖外感之热，传入阳明，其热实脉虚者，原宜治以白虎加人参汤是以伤寒汗吐下后用白虎汤时皆加人参，然其脉非由实转虚也。至其脉由实转虚，是其心脏为热所伤而麻痹，已成坏证，故用白虎加人参汤时宜将人参加倍，助其心脉之跳动，即可愈其心脏之麻痹也。至西药斯独落仿斯实为强壮心脏之良药，原为实芰（芰，音 jì）答里斯之代用品，其性不但能强心脏，且善治脏腑炎证，凡实芰答里斯所主之证皆能治之，而其性又和平易用，以

[1] 丁几：即酊剂。

治心脏之因热麻痹者，诚为至良之药。

有心脏本体之阳薄弱，更兼胃中积有寒饮溢于膈上，凌逼心脏之阳，不能用事。其心脏渐欲麻痹，脉象异常微细，脉搏异常迟缓者，宜治以拙拟理饮汤方载三期第三卷，系干姜五钱，於白术四钱，桂枝尖、茯苓片、炙甘草各二钱，生杭芍、广橘红、川厚朴各钱半，病剧者加黄芪三钱，连服十余剂，寒饮消除净尽，心脏之阳自复其初，脉之微弱迟缓者亦自复其常矣此证间有心中觉热，或周身发热。或耳鸣欲聋种种反应象，须兼看理饮汤后所载治愈诸案，临症诊断自无差误。

有心脏为传染之毒菌充塞以至于麻痹者，霍乱证之六脉皆闭者是也。治此证者，宜治其心脏之麻痹，更宜治其心脏之所以麻痹，则兴奋心脏之药，自当与扫除毒菌之药并用，如拙拟之急救回生丹、卫生防疫宝丹是也二方皆载于第六卷《论霍乱治法》篇中。此二方中用樟脑所升之冰片，是兴奋心脏以除其麻痹也；二方中皆有朱砂、薄荷冰，是扫除毒菌以治心脏之所以麻痹也，是以无论霍乱之因凉因热，投之皆可奏效也急救回生丹药性微凉以治因热之霍乱尤效，至卫生防疫宝丹其性温用凉，无论病因凉热用之皆有捷效。

有心中神明不得宁静，有若失其凭依，而常惊悸者。此其现象若与心脏麻痹相反，若投以西药麻醉之品如臭剥、抱水诸药，亦可取效于一时，而究其原因，实亦由心体虚弱所致，惟投以强心之剂，乃为根本之治法。当细审其脉，若数而兼滑者，当系心血虚而兼热，宜用龙眼肉、熟地黄诸药补其虚，生地黄、玄参诸药泻其热，再用生龙骨、牡蛎以保合其神明、镇靖其魂魄，其惊悸自除矣。其脉微弱无力者，当系心气虚而莫支，宜用参、术、芪诸药以补其气，兼用生地黄、玄参诸滋阴药以防其因补生热，更用酸枣仁、山萸肉以凝固其神明、收敛其气化。其治法与前条脉弱怔忡者大略相同，特脉弱怔忡者，心机之发动尤能照常，而此则发动力微，而心之本体又不时颤动，犹人之力小任重而身颤也，其心脏之弱似较怔忡者尤甚矣。

有其惊悸恒发于夜间，每当交睫甫睡之时，其心中即惊悸而醒，此多因心下停有痰饮，心脏属火，痰饮属水，火畏水迫，故作惊悸也。宜清痰之药与养心之药并用，方用二陈汤加当归、菖蒲、远志，煎汤送服朱砂细末三分，有热者加玄参数钱，自能安枕稳睡而无惊悸矣。

按语：本条融汇中西，论心病治法，将心病分为心机亢进、心脏麻痹两大类。心机亢进中，有阳明胃腑邪热上蒸者，用白虎、承气之类加减治疗；有下焦阴虚、心阳浮越者，用加味左归饮加减治疗；有心阳素旺、胃腑有热并存者，用咸寒之药（如朴硝、太阴玄精石等）治疗；有劳心过度、痰火凝结者，用大承气汤加减以攻下之；有气血虚损、心悸怔忡者，用益气养血加镇静安神之药治疗；有心体肿胀，或有瘀滞，导致"心房之门户变为窄小"，用活络效灵丹治疗。心脏麻痹中，有伤寒温病由心机亢进转为心脏麻痹者，用白虎加人参汤配合西药强心剂治疗；有心阳不足、寒饮上冲者，用理饮汤治疗；有传染性疾病累及心脏者，应将"兴奋心脏之药"与"扫除毒菌之药"并用，如急救回生丹、卫生防疫宝丹等；有心体虚弱、心神不宁者，宜分别其气虚、血虚，随证治疗，等等。条分缕析，自成体系。

论肺病治法

肺病，西人名为都比迎力[1]，谓肺脏生有坚粒如砂，久则溃烂相连，即东人所谓肺结核、方书所谓肺痈也。盖中医不能剖解，当其初结核时，实无从考验。迨至三期之时，所结之核已溃烂相连，至于咳吐脓血，乃始知为肺上生痈。岂知肺胞之上焉能生红肿高大之痈，不过为肺体之溃烂而已。然肺病至于肺体溃烂，西人早

[1] 都比迎力，西文 tuberculosis 的音译，即肺结核。

诿（wěi，推托）为不治，而古方书各有治法，用之亦恒获效，其故何哉？盖以西人之治病，惟治局部，但知理其标，而不知清其本，本既不清，标亦终归不治耳。愚临证四十余年，治愈肺病甚伙，即西人诿为不治者，亦恒随手奏效，此无他，亦惟详审病因，而务为探本穷源之治法耳。故今者论治肺病，不以西人之三期立论，而以病因立论，爰细列其条目于下：

肺病之因，有内伤、外感之殊。然无论内伤、外感，大抵皆有发热之证，而后酿成肺病。诚以肺为娇脏，且属金，最畏火刑故也。有如肺主皮毛，外感风邪，有时自皮毛袭入肺脏，阻塞气化，即暗生内热。而皮毛为风邪所束，不能由皮毛排出碳气，则肺中不但生热，而且酿毒，肺病即由此起点。其初起之时，或时时咳嗽，吐痰多有水泡；或周身多有疼处，舌有白苔；或时觉心中发热，其脉象恒浮而有力。可先用西药阿斯必林一瓦，白糖冲水送下，俾周身得汗，继用玄参、天花粉各五钱，金银花、川贝母各三钱，硼砂八分研细，分两次送服，粉甘草细末三钱分两次送服，煎汤服。再每日用阿斯必林一瓦，分三次服，白糖水送下，勿令出汗，此三次中或一次微有汗者亦佳。如此服数日，热不退者，可于汤药中加生石膏七八钱；若不用石膏，或用汤药送服西药安知歇貌林半瓦亦可。

若此时不治，病浸加剧，吐痰色白而黏，或带腥臭，此时亦可先用阿斯必林汗之。然恐其身体虚弱，不堪发汗，宜用生怀山药一两或七八钱，煮作茶汤，送服阿斯必林半瓦，俾服后微似有汗即可。仍用前汤药送服粉甘草细末、三七细末各一钱，煎渣时再送服二药如前，仍兼用阿斯必林三分瓦之一合中量八厘八毫，白糖冲水送下；或生怀山药细末四五钱，煮茶汤送下，日两次。其嗽不止者，可用山药所煮茶汤送服川贝细末三钱，或用西药几阿苏四瓦，薄荷冰半瓦，调以粉甘草细末，以适可为丸为度几阿苏是稀树脂，掺以甘草末始可为丸，为丸桐子大，每服三丸，日再服。此药不但能止嗽，且善治肺结核薄荷冰味宜辛凉，若其味但辛辣而不凉者，可用好朱砂钱半代之。至阿斯必林，亦善治肺结核，而兼能发汗，且能使脉之数者变为和缓，是以愚喜用之，惟其人常自出汗者不宜服耳。至山药之性，亦最善养肺，以其含蛋白质甚多也，然忌炒，炒之则枯其蛋白质矣，煮作茶汤，其味微酸，欲其适口可少调以白糖，或柿霜皆可。若不欲吃茶汤者，可用生山药片，将其分量加倍，煮取清汤，以代茶汤饮之。

若当此时不治，以后病又加剧，时时咳吐脓血，此肺病已至三期，非寻常药饵所能疗矣，必用中药极贵重之品，若徐灵胎所谓用清凉之药以清其火，滋润之药以养其血，滑降之药以祛其痰，芳香之药以通其气，更以珠黄之药解其毒，金石之药填其空，兼数法而行之，屡试必效。又邑中曾钧堂孝廉，精医术，尝告愚曰："治肺痈惟林屋山人[1]《证治全生集》中犀黄丸最效。余用之数十年，治愈肺痈甚多。"后愚至奉天，遇肺痈咳吐脓血，服他药不愈者，俾于服汤药之外兼服犀黄丸，果如曾君所言，效验异常。三期第二卷清凉华盖饮后有案，可参观。至所服汤药，宜用前方加牛蒡子、瓜蒌仁各数钱以泻其脓，再送服三七细末二钱以止其血。至于犀黄丸配制及服法，皆按原书，兹不赘。

有外感伏邪伏膈膜之下，久而入胃，其热上熏肺脏，以致成肺病者。其咳嗽吐痰始则稠黏，继则腥臭，其舌苔或白而微黄，其心中燥热，头目昏眩，脉象滑实，多右胜于左。宜用生石膏一两，玄参、花粉、生怀山药各六钱，知母、牛蒡子各三钱，煎汤送服甘草、三七细末如前。再用阿斯必林三分瓦之一，白糖水送服，日两次。若其热不退，其大便不滑泻者，石膏可以加重。曾治奉天大西边门南徐姓叟肺病，其脉弦长有力，迥异寻常，每剂药中用生石膏四两，连服数剂，脉始柔和。由斯观之，药以胜病为准，其分量轻重，不可预为限量也。若其脉虽有力而至数数者，可于前方中石膏改为两半，知母改为六钱，再加潞党参四钱。盖脉数者其

[1] 林屋山人，即《外科证治全生集》的作者、清代医家王维德，字洪绪，号林屋山人（人民卫生出版社出版，李经纬等主编的《中医大辞典》中作"林屋散人"）。

阴分必虚，石膏、知母诸药虽能退热，而滋阴仍非所长，辅之以参，是仿白虎加人参汤之义，以滋其真阴不足凉润之药得人参则能滋真阴，而脉之数者可变为和缓也。若已咳嗽吐脓血者，亦宜于服汤药外兼服犀黄丸。

至于肺病由于内伤，亦非一致。有因脾胃伤损，饮食减少，土虚不能生金，致成肺病者。盖脾胃虚损之人，多因肝木横恣，侮克脾土，致胃中饮食不化精液，转多化痰涎，溢于膈上，黏滞肺叶作咳嗽，久则伤肺，此定理也。且饮食少则虚热易生，肝中所寄之相火，因肝木横恣，更挟虚热而刑肺，于斯上焦恒觉烦热，吐痰始则黏滞，继则腥臭，胁下时或作疼。其脉弦而有力，或弦而兼数，重按不实。方用生怀山药一两，玄参、沙参、生杭芍、柏子仁炒不去油各四钱，金银花二钱，煎汤送服三七细末一钱，西药百布圣二瓦。汤药煎渣时，亦如此送服。若至咳吐脓血，亦宜服此方，兼服犀黄丸。或因服犀黄丸，减去三七亦可。至百布圣，则不可减去，以其大有助脾胃消化之力也。然亦不必与汤药同时服，每于饭后迟一句钟服之更佳。

有因肾阴亏损而致成肺病者。盖肾与肺为子母之脏，子虚必吸母之气化以自救，肺之气化即暗耗。且肾为水脏，水虚不能镇火，火必妄动而刑金。其人日晚潮热，咳嗽，懒食，或干咳无痰，或吐痰腥臭，或兼喘促，其脉细数无力。方用生山药一两，大熟地、甘枸杞、柏子仁各五钱，玄参、沙参各四钱，金银花、川贝各三钱，煎汤送服甘草、三七细末如前。若咳吐脓血者，去熟地，加牛蒡子、蒌仁各三钱，亦宜兼服犀黄丸。若服药后脉之数者不能渐缓，亦可兼服阿斯必林，日两次，每次三分瓦之一。盖阿斯必林之性既善治肺结核，尤善退热，无论虚热实热，其脉象数者服之，可使其至数渐缓。然实热服之，汗出则热退，故可服至一瓦；若虚热，不宜出汗，但可解肌。服后或无汗，或微似有汗，方能退热，故一瓦必须分三次服。若其人多汗者，无论虚热实热，皆分毫不宜。若其人每日出汗者，无论其病因为内伤、外感、虚热、实热，皆宜于所服汤药中加生龙骨、生牡蛎、净山萸肉各数钱，或研服好朱砂五分，亦可止汗。盖以汗为心液，朱砂能凉心血，故能止汗也。

有其人素患吐血、衄血，阴血伤损，多生内热；或医者用药失宜，强止其血，俾血瘀经络，亦久而生热，以致成肺病者。其人必心中发闷、发热，或有疼时，懒于饮食，咳嗽短气，吐痰腥臭，其脉弦硬，或弦而兼数。方用生怀山药一两，玄参、天冬各五钱，当归、生杭芍、乳香、没药各三钱，远志、甘草、生桃仁桃仁无毒，宜带皮生用，因其皮红能活血也，然须明辨其果为桃仁，不可误用带皮杏仁各二钱，煎汤送服三七细末钱半，煎渣时亦送服钱半。盖三七之性，不但善止血，且善化瘀血也。若咳吐脓血者，亦宜于服汤药之外兼服犀黄丸。

此论甫拟成，法库门生万泽东见之，谓此论固佳，然《衷中参西录》三期肺病门，师所拟之清金益气汤、清金解毒汤二方尤佳，何以未载？愚曰："二方皆有黄芪，东省之人多气盛，上焦有热，于黄芪恒不相宜，是以未载。"泽东谓："若其人久服蒌仁、杏仁、苏子、橘红诸药以降气利痰止嗽，致肺气虚弱，脉象无力者，生常投以清金益气汤；若兼吐痰腥臭者，投以清金解毒汤，均能随手奏效。盖东省之人虽多不宜用黄芪，而经人误治之证，又恒有宜用黄芪者，然宜生用，炙用则不相宜耳。"愚闻泽东之言，自知疏漏，爰将两方详录于下，以备治肺病者之采用。

【清金益气汤】 治肺脏虚损，尪羸（wānɡléi，瘦弱）少气，劳热咳嗽，肺痿失音，频吐痰涎，一切肺金虚损之病，但服润肺宁嗽之药不效者。方用生地黄五钱，生黄芪、知母、粉甘草、玄参、沙参、牛蒡子各三钱，川贝二钱。

【清金解毒汤】 治肺脏结核，浸至损烂，咳吐脓血，脉象虚弱者。方用生黄芪、生滴乳香、生明没药、粉甘草、知母、玄参、沙参、牛蒡子各三钱，川贝细末、三七细末各二钱二末和匀，分两次另送服。若其脉象不虚者，宜去黄芪，加金银花三四钱。

或问：桔梗能引诸药入肺，是以《金匮》治肺痈有桔梗汤。此论肺病诸方何以皆不用桔梗？答曰：桔梗原提气上行之药，肺病者多苦咳逆上气，恒与桔梗不相宜，故未敢加入方中。若其人虽肺病而不咳逆上气者，亦不妨斟酌用之。

或问：方书治肺痈，恒于其将成未成之际，用皂荚丸或葶苈大枣汤泻之，将肺中之恶浊泻去，而后易于调治。二方出自《金匮》，想皆为治肺良方。此论中皆未言及，岂其方不可采用乎？答曰：二方之药性近猛烈，今之肺病者多虚弱，是以不敢轻用。且二方泻肺，治肺实作喘原是正治，至泻去恶浊痰涎，以防肺中腐烂，原是兼治之证。其人果肺实作喘且不虚弱者，葶苈大枣汤愚曾用过数次，均能随手奏效。皂荚丸实未尝用，因皂荚性热，与肺病之热者不宜也。至欲以泻浊防腐，似不必用此猛烈之品。若拙拟方中之硼砂、三七及乳香、没药，皆化腐生新之妙品也。况硼砂善治痰厥，曾治痰厥半日不醒，用硼砂四钱，水煮化灌下，吐出稠痰而愈。由斯知硼砂开痰泻肺之力，固不让皂荚、葶苈也。所可贵者，泻肺脏之实，即以清肺金之热，润肺金之燥，解肺金之毒清热润燥解毒皆硼砂所长；人但知口中腐烂者漱以硼砂则愈冰硼散善治口疮，而不知其治肺中之腐烂亦犹治口中之腐烂也。且拙制有安肺宁嗽丸，方用硼砂、嫩桑叶、儿茶、苏子、粉甘草各一两，共为细末，炼蜜为丸，三钱重，早晚各服一丸，治肺郁痰火作嗽，肺结核作嗽，在奉天医院用之数年，屡建奇效。此丸药中实亦硼砂之功居多也。

或问：古有单用甘草四两煎汤治肺痈者，今所用治肺病诸方中，其有甘草者皆为末送服，而不以之入煎者，何也？答曰：甘草最善解毒泻热，然生用胜于熟用，因生用则其性平，且具有开通之力，拙著四期《衷中参西录》中《甘草解》，言之甚详。熟用则其性

《医学衷中参西录》临证助读系列 医论分册

温，实多填补之力，故其解毒泻热之力，生胜于熟。夫炙之为熟，水煮之亦为熟，若入汤剂，是仍煎熟用矣，不若为末服之之为愈也。且即为末服，又须审辨。盖甘草轧细颇难。若轧之不细，而用火炮焦再轧，则生变为熟矣，是以用甘草末者，又宜自监视轧之。再者，愚在奉时，曾制有清金二妙丹，方用粉甘草细末二两，远志细末一两，和匀，每服钱半，治肺病劳嗽，甚有效验。肺有热者，可于每二妙丹一两中加好朱砂细末二钱，名为清肺三妙丹，以治肺病结核、咳嗽不止，亦极有效。然初服三四次时，宜少加阿斯必林，每次约加四分瓦之一，或五分瓦之一。若汗多，可不加也。

或问：西人谓肺病系杆形之毒菌传染，故治肺病以消除毒菌为要务；又谓呼吸之空气不新鲜易成肺病，故患此病者宜先移居新鲜空气之中，则病易愈。今论中皆未言及，其说岂皆无足取乎？答曰：西人之说原有可取，然数十人同居一处，或独有一人肺病，其余数十人皆不病；且即日与肺病者居，仍传染者少，而不传染者多，此又作何解也？古语云："木必先腐，而后虫生。"推之于人，何莫不然？为其人先有此病因，而后其病乃乘虚而入。愚为嫌西人之说肤浅，故作深一层论法，更研究深一层治法，且亦以西人之说皆印于人之脑中，无烦重为表白也。矧上所用之药，若西药之几阿苏、阿斯必林、薄荷冰原可消除毒菌，即中药之朱砂及犀黄丸亦皆消除毒菌之要药，非于西说概无所取也。

按语：此条所论肺病，首先是指肺结核，也包括其他一些肺病，大致分为外感、内伤两类。

关于外感肺病，开篇虽然说不按西医的肺结核三期立论，但实际上还是吸收了三期说的某些内容。据张锡纯看法，肺病初起，发热咳嗽，可玄参、天花粉、金银花、川贝母、硼砂、粉甘草、石膏等，配合阿斯必林等西药治疗；若病情加重，痰白而黏，或带腥臭，可以生怀山药、粉甘草、三七、川贝、薄荷冰等，配合西药阿司匹林发汗治疗；若病又加剧，咳吐脓血，则必用犀黄丸，配合汤药治疗。若是外感伏邪、入胃化热、上熏肺脏，以致咳嗽痰黏腥臭者，宜用生石膏、玄参、天花粉、生怀山药、知母、牛蒡子、甘草、三七等，配合阿司匹林治疗。

内伤肺病，有脾虚肝热者，可用生怀山药、玄参、沙参、生杭芍、柏子仁、金银花、三七等，配合西药百布圣（即胃蛋白酶）治疗；有肾阴亏损累及肺脏，出现潮热、咳嗽等症者，用生山药、大熟地、甘枸杞、柏子仁、玄参、沙参、金银花、川贝、甘草、三七末等，配合阿司匹林治疗；有素患吐血、衄血，兼有内热、血瘀者，可用生怀山药、玄参、天冬、当归、生杭芍、乳香、没药、远志、甘草、生桃仁、三七末等治疗。

此外，张锡纯自拟治疗肺病的清金益气汤、清金解毒汤，体现了其独到的经验；关于桃仁宜带皮生用，但不可误用带皮杏仁，以及关于为什么不用桔梗、为什么要用甘草末的讨论，都能给人启发。

治肺病便方

鲜白茅根去皮切碎一大碗，用水两大碗，煎两沸，候半点钟，视其茅根不沉水底，再煎至微沸。候须臾，茅根皆沉水底，去渣，徐徐当茶温饮之。

鲜小蓟根二两，切细，煮两三沸，徐徐当茶温饮之，能愈肺病吐脓血者。

白莲藕一斤，切细丝，煮取浓汁一大碗，再用柿霜一两融化其中，徐徐温饮之。

以上寻常之物，用之皆能清减肺病，恒有单用一方，浃辰之间即能治愈肺病者。

三期第二卷有将鲜茅根、鲜小蓟根、鲜藕共切碎，煮汁饮之，名为三鲜饮，以治因热吐血者甚效，而以治肺病亦有效，若再调以柿霜更佳。

三期第六卷载有宁嗽定喘饮，方用生怀山药两半，煮汤一大碗，再调入甘蔗自然汁一两，酸石榴自然汁五钱，生鸡子黄三个，徐徐饮下，治寒温病，阳明大热已退，其人或素虚，或在老年，至此益形怯弱，或喘，或嗽，痰涎壅盛，气息似不足者。此亦寻常服食之物。若去方中鸡子黄，加荸荠自然汁一两，调匀，徐徐温服，亦治肺病之妙品也，而肺病之咳而兼喘者服之尤宜。

又，北沙参细末，每日用豆腐浆送服二钱，上焦发热者送服三钱，善治肺病及肺劳喘嗽。

又，西药有橄榄油，性善清肺，其味香美。肺病者可以之代香油，或滴七八滴于水中服之亦佳。

饮食宜淡泊，不可过食炮炙厚味及过咸之物。宜多食菜蔬，若藕、鲜笋、白菜、莱菔、冬瓜。果品若西瓜、梨、桑椹、苹果、荸荠、甘蔗皆宜。不宜桃、杏。忌烟酒及一切辛辣之物。又忌一切变味，若糟鱼、松花蛋、卤虾油、酱豆腐、臭豆腐之类，亦不宜食。

养生家有口念呵、呼、呬（音 xì）、嘘、吹、嘻六字，以却脏腑诸病者。肺病者若于服药之外兼用此法，则为益良多。其法当静坐时，或睡醒未起之候，将此六字每一字念六遍，其声极低小，惟己微闻，且念时宜蓄留其气，徐徐外出，愈缓愈好。每日行两三次，久久自有效验。盖道书有呼气为补之说，其理甚深，拙撰《元气诠》中发明甚详。西人有深长呼吸法，所以扩胸膈以舒肺气，此法似与深长呼吸法相近，且着意念此六字，则肺中碳气呼出者必多，肺病自有易愈之理也。

按语：本条介绍了鲜茅根、鲜小蓟根、白莲藕、豆浆送服北沙参等一些单验方，以及呼吸锻炼法，作为肺病辅助治疗方法，均简便易行。

论肺劳喘嗽治法

肺劳之证，因肺中分支细管多有瘀滞，热时肺胞松容，气化犹可宣通，故病则觉轻；冷时肺胞紧缩，其痰涎恒益堵塞，故病则加重。此乃肺部之锢疾，自古无必效之方。惟用曼陀罗熬膏，和以理肺诸药，则多能治愈。爰将其方详开于下：

曼陀罗正开花时，将其全科（同棵）切碎，榨取原汁四两，入锅内熬至若稠米汤；再加入硼砂二两，熬至融化；再用远志细末、甘草细末各四两，生石膏细末六两，以所熬之膏和之，以适可为丸为度，分作小丸，每服钱半。若不效，可多至二钱。白汤送下，一日两次。久服病可除根。若服之觉热者，石膏宜加重。

按：曼陀罗俗名洋金花，译西文者名为醉仙桃，因其大有麻醉之性也。科高三四尺许，叶大如掌，有有歧、无歧两种。开花如牵牛稍大，有红白二色，且其花有单层、多层之分。结实大如核桃，有芒刺如包麻实，蒂有托盘如钱，中含细粒如麻仁。李时珍谓服之令人昏昏如醉，可作麻药，又谓熬水洗脱肛甚效，盖大有收敛之力也。入药者以花白且单层者为佳，然其麻醉之力甚大，曾见有以之煎汤饮之伤命者，慎勿多服。

肺脏具阖辟之机，其阖辟之机自如，自无肺劳病症。远志、硼砂最善化肺管之瘀，甘草末服，不经火炙、水煮，亦善宣通肺中气化，此所以助肺脏之辟也。曼陀罗膏大有收敛之力，此所以助肺脏之阖也。用石膏者，因曼陀罗之性甚热，石膏能解其热也，且远志、甘草、硼砂皆为养肺之品，能多生津液，融化痰涎，俾肺脏阖辟之机灵活无滞，则肺劳之喘嗽自愈也。

同庄张岛仙先生，邑之名孝廉也。其任东安教谕时，有门生患肺劳，先生教以念呵、呼、呬、嘘、吹、嘻，每字六遍，日两次，两月而肺劳愈。愚由此知此法可贵。养生家谓此六字可分主脏腑之病，愚则谓不必如此分析，总之不外呼气为补之理。因人念此六字皆徐徐呼气外出，其心肾可交也。心肾交久则元气壮旺，自能斡旋肺中气化，而肺劳可除矣。欲肺劳速愈者，正宜兼用此法。

按语：本条介绍了曼陀罗对于肺病的独特治疗

效果，以及呼吸锻炼法对肺病康复的益处。

读章太炎氏论肺病治法书后

　　读本志《山西医学杂志》二十一期，章太炎先生论肺炎治法，精微透彻，古今中外融会为一，洵为医学大家。其中有谓咳嗽发热，未见危候，数日身忽壮热，加以喘息，脉反微弱，直视撮空，丧其神守者，此肺虽膜（chēn，肉胀起）满，而脉反更挎落，血痹不利，心脏将绝。西人治此证，用强心剂数服，神清喘止，其热渐退而愈，而未明言所用强心之剂果为何药。按此乃肺胀兼心痹之证。若用中药，拟用白虎加人参汤，白虎汤以治肺胀，加参以治心痹。若用西药，当用实芰答利斯及斯独落仿斯。二药皆为强心之药，而与他强心之药不同。盖凡强心之药，能助心之跳动有力，即能助心之跳动加速，独此二药又善治心机亢进，使脉之动速者转为和缓；又凡强心之药多热，而此二药能解热，故又善治肺炎，肺脏炎愈而喘胀自愈也。至于伤寒温病，热入阳明，脉象洪实。医者不知急用白虎汤或白虎加人参汤以解其热，迨至热极伤心，脉象由洪实而微弱，或兼数至七八至，神识昏愦者，急投以白虎加人参汤，再将方中人参加重，汤成后调入生鸡子黄数枚，此正治之法也。西医则治以实芰答利斯及斯独落仿斯，亦为正治之法，而用之皆不易奏效，因其病至极危，心脏将绝也。拟将此中西之药并用，庶可挽回此至重之证也，然此犹虚为拟议，而未尝实验于临证。

　　【附录】实芰答利斯及斯独落仿斯用法　实芰答利斯叶之用量，一次服十分瓦之二一瓦分为十分，用其二分。若用其丁几酒也，一次可服半瓦。斯独落仿斯丁几之用量，亦一次服半瓦，皆宜一日服三次。实芰答利斯之性稍烈于斯独落仿斯。若病轻可缓治者，可用斯独落仿斯为实芰答利斯之代用品。若病重宜急治者，可将二药按其原定分量作一剂并用，方能有效。斯独落仿斯不宜生用，其制品有斯独落仿斯精，其用量极少，不如用其丁几稳妥。

按语：本条从章太炎的文章谈起，主要介绍了两种西药强心剂的用法和注意事项。

总论喘证治法

俗语云喘无善证，诚以喘证无论内伤外感，皆为紧要之证也。然欲究喘之病因，当先明呼吸之枢机何脏司之。喉为气管，内通于肺，人之所共知也，而吸气之入，实不仅入肺，并能入心、入肝、入冲任，以及于肾。何以言之？气管之正支入肺，其分支实下通于心，更透膈而下通于肝观肺心肝一系相连可知，由肝而下，更与冲任相连，以通于肾。藉曰不然，何以妇人之妊子者，母呼而子亦呼，母吸而子亦吸乎？呼吸之气若不由气管分支通于心肝，下及于冲任与肾，何以子之脐带其根蒂结于冲任之间，能以脐承母之呼吸之气，而随母呼吸乎？是知肺者，发动呼吸之机关也。喘之为病，《本经》名为吐吸，因吸入之气内不能容，而速吐出也。其不容纳之故，有由于肺者，有由于肝肾者。试先以由于肝肾者言之。

肾主闭藏，亦主翕纳，原所以统摄下焦之气化，兼以翕纳呼吸之气，使之息息归根也。有时肾虚不能统摄其气化，致其气化膨胀于冲任之间，转挟冲气上冲，而为肾行气之肝木方书谓肝行肾之气，至此不能疏通肾气下行，亦转随之上冲，是以吸入之气未受下焦之翕纳，而转受下焦之冲激，此乃喘之所由来，方书所谓肾虚不纳气也。当治以滋阴补肾之品，而佐以生肝血、镇肝气及镇冲、降逆之药。方用大怀熟地、生怀山药各一两，生杭芍、柏子仁、甘枸杞、净萸肉、生赭石细末各五钱，苏子、甘草各二钱，热多者可加玄参数钱，汗多者可加生龙骨、生牡蛎各数钱。有肾虚不纳气，更兼元气虚甚，不能固摄，而欲上脱者，其喘逆之状恒较但肾虚者尤甚。宜于前方中去芍药、甘草，加野台参五钱，萸肉改用一两，赭石改用八钱。服一剂喘见轻，心中觉热者，可酌加天冬数钱。或用拙拟参赭镇气汤亦可方载三期第二卷，系野台参、生杭芍各四钱，生赭石、生龙骨、生牡蛎、净萸肉各六钱，生怀山药、生芡实各五钱，苏子二钱。有因猝然暴怒，激动肝气、肝火，更挟冲气上冲，胃气上逆，迫挤肺之吸气不能下行作喘者，方用川楝子、生杭芍、生赭石细末各六钱，厚朴、清夏、乳香、没药、龙胆草、桂枝尖、苏子、甘草各二钱，磨取铁锈浓水煎服。以上三项作喘之病因，由于肝肾者也，而其脉象，则有区别。肝虚不纳气者，脉多细数；阴虚更兼元气欲脱者，脉多上盛下虚；肝火、肝气挟冲气、胃气上冲者，脉多硬弦而长。审脉辨证，自无差误也。

至喘之由于肺者，因肺病不能容纳吸入之气，其证原有内伤、外感之殊。试先论肺不纳气之由于内伤者。一阖一辟，呼吸自然之机关也，至问其所以能呼吸者，固赖胸中大气亦名宗气为之斡旋，又赖肺叶具有活泼机能，以遂其阖辟之用。乃有时肺脏受病，肺叶之阖辟活泼者变为易阖难辟，而成紧缩之性。暑热之时，其紧数稍缓，犹可不喘，一经寒凉，则喘立作矣。此肺劳之证，多发于寒凉之时也，宜用生怀山药轧细，每用两许煮作粥，调以蔗白糖，送服西药百布圣七八分。盖肺叶紧缩者，以其中津液减少，血脉凝滞也。有山药、蔗糖以润之山药含蛋白质甚多，故善润，百布圣以化之百布圣为小猪小牛之胃液制成，故善化，久当自愈。其有顽痰过盛者，可再用硼砂细末二分，与百布圣同送服。若外治，灸其肺腧穴亦有效，可与内治之方并用。若无西药百布圣处，可代以生鸡内金细末三分，其化痰之力较百布圣尤强。

有痰积胃中，更溢于膈上，浸入肺中，而作喘者。古人恒用葶苈大枣泻肺汤或十枣汤下之，此乃治标之方，究非探本穷源之治也。拙拟有理痰汤，载于三期第三卷方系生芡实一两，清半夏四钱，黑芝麻三钱，柏子仁、生杭芍、茯苓片、陈皮各二钱连服十余剂，则此证之标本皆清矣。至方中之义，原方下论之甚详，兹不赘。若其充塞于胸膈胃腑之间，不为痰而为饮，且为寒饮者饮有寒热，热饮脉滑，其人多有神经病，寒饮脉弦细。概言饮为寒者非是，其人或有时喘，有时不喘，或感受寒凉病即反复者，此上焦之阳分虚也，宜治以《金匮》苓桂术甘汤，加干姜三钱，厚朴、陈皮各钱半，俾其药之热力能胜其寒，其饮自化而下行，从水道出矣。又有不但上焦之阳分甚虚，并其气分亦甚虚，致寒饮充塞于胸中作喘者，其脉不但弦细，且甚微弱，宜于前方中加生箭芪五钱，方中干姜改用五钱。壬戌秋，台湾医士严坤荣为其友问二十六七年寒饮结胸，时发大喘，极畏寒凉，曾为开去此方中生箭芪用一两，干姜用八钱，非极虚寒之证不可用此重剂，连服十余剂全愈。方中所以重用黄芪者，以其能补益胸中大气，俾大气壮旺，自能运化寒饮下行也。上所论三则，皆内伤喘证之由于肺者也。

至外感之喘证，大抵皆由于肺，而其治法，实因证而各有所宜。人身之外表，卫气主之。卫气本于胸中大气，又因肺主皮毛，与肺脏亦有密切之关系。有时外表为风寒所束，卫气不能流通周身，以致胸中大气无所输泄，骤生膨胀之力。肺悬胸中，因受其排挤而作喘。又因肺与卫气关系密切，卫气郁而肺气必郁，亦可作喘，此《伤寒论》麻黄汤所主之证多有兼喘者也。然用麻黄汤时，宜加知母数钱，汗后方无不解之虞。至温病亦有初得作喘者，宜治以薄荷叶、牛蒡子各三钱，生石膏细末六钱，甘草二钱，或用麻杏甘石汤方亦可，然石膏万勿煅用，而其分量又宜数倍于麻黄石膏可用至一两，麻黄治此证多用不过二钱。此二证之喘同而用药迥异者，因伤寒之脉浮紧，温病之脉洪滑也。

有外感之风寒内侵，与胸间之水气凝滞，上迫肺气作喘者，此《伤寒论》小青龙汤证也，当必效《金匮》之小青龙加石膏法，且必加生石膏至两许，用之方效。又此方加减定例，喘者去麻黄，加杏仁，而愚用此方治喘时，恒加杏仁，而仍用麻黄一钱；其脉甚虚者，又宜加野台参数钱。三期第五卷载有更定后世所用小青龙汤分量，可参观也。又，第五卷中载有拙拟从龙汤方，治服小青龙汤后喘愈而仍反复者，方系用生龙骨、生牡蛎各一两，杭芍五钱，清半夏、苏子各四钱，牛蒡子三钱，热者酌加生石膏数钱，用之曾屡次奏效。上所论两则，治外感作喘之大略也。

有其人素有劳疾喘嗽，少受外感即发，此乃内伤外感相并作喘之证也。宜治以拙拟加味越婢加半夏汤方载三期五卷，系麻黄二钱，生怀山药、生石膏各五钱，寸冬四钱，清半夏、牛蒡子、玄参各三钱，甘草钱半，大枣三枚，生姜三片。因其内伤外感相并作喘，故所用之药亦内伤外感并用。

特是上所论之喘，其病因虽有内伤、外感，在肝肾、在肺之殊，约皆不能纳气而为吸气难，即《本经》所谓吐吸也。乃有其喘不觉吸气难而转觉呼气难者，其病因由于胸中大气虚而下陷，不能鼓动肺脏以行其呼吸，其人不得不努力呼吸以自救。其呼吸迫促之形状有似乎喘，而实与不纳气之喘有天渊之分。设或辨证不清，见其作喘，复投以降气纳气之药，则凶危立见矣。然欲辨此证不难也。盖不纳气之喘，其剧者必然肩息肩上耸也；大气下陷之喘，纵呼吸有声，必不肩息，而其肩益下垂。即此二证之脉论，亦迥不同。不纳气作喘者，其脉多数，或尺弱寸强；大气下陷之喘，其脉多迟而无力，尺脉或略胜于寸脉。察其状而审其脉，辨之固百不失一也。其治法当用拙拟升陷汤，以升补其胸中大气，其喘自愈。方载第一卷《大气诠》中，并详载其随证宜加之药。

有大气下陷作喘，又兼阴虚不纳气作喘者，其呼吸皆觉困难，益自强为呼吸而呈喘状。其脉象微弱无力，或脉搏略数，或背发紧而身心微有灼热。宜治以生怀山药一两，玄参、甘枸杞各六钱，生箭芪四钱，知母、桂枝尖各二钱，煎汤服。方中不用桔梗、升、柴者，恐与阴虚不纳气有碍也。上二证之喘，同中有异，三期第四卷升陷汤后皆治有验案，可参观也。

又有肝气、胆火挟冲胃之气上冲作喘。其上冲之极，至排挤胸中大气下陷，其喘又顿止，并呼吸全无，须臾忽又作喘，而如斯循环不已者，此乃喘证之至奇者也。曾治一少妇，因夫妻反目得此证，用桂枝尖四钱，恐其性热，佐以带心寸冬三钱，煎汤服下即愈。因读《本经》，桂枝能升大气兼能降逆气，用之果效如影响。夫以桂枝一物之微，而升陷降逆两擅其功，此诚天之生斯使独也。然非开天辟地之圣神发之，其孰能知之？原案载三期第二卷参赭镇气汤下，可参观。

按语： 此条专论喘证，先分内伤、外感。张锡纯认为，内伤喘证有在肝肾、在肺及痰饮所致者。在肝肾，当治以滋阴补肾之品，而佐以生肝血、镇肝气及镇冲、降逆之药；在肺，可用生怀山药、西药百布圣等治疗；痰饮，可随证选用自拟理痰汤（生芡实、清半夏、黑芝麻、柏子仁、生杭芍、茯苓片、陈皮）或苓桂术甘汤加减治疗。外感喘证，可根据证候，选用麻黄汤、麻杏石甘汤、小青龙加石膏汤、加味越婢加半夏汤等方加减治疗。所附医案中，用桂枝、连心麦冬治愈肝气上冲的喘证一案，独具巧思，开人眼界。不过，本条开头有关呼吸生理的说法，有不实不确之处。

论李东垣补中益气汤所治之喘证

愚初读方书时，至东垣补中益气汤，谓可治喘证，心甚疑之。夫喘者，气上逆也。《本经》谓之吐吸，以其吸入之气不能下行，甫吸入而即上逆吐出也。气既苦于上逆，犹可以升麻、柴胡提之乎？乃以此疑义遍质所识宿医，大抵皆言此方可治气分虚者作喘。然气实作喘者苦于气上逆，气虚作喘者亦苦于气上逆，因其气虚，用参、术、芪以补其气则可，何为佐以升柴耶？如此再进一步质问，则无有能答者矣。迨后详读《内经》，且临证既久，知胸中有积贮之气为肺脏阖辟之原动力，即《灵枢·五味篇》所谓"抟而不行，积于胸中"之大气也，亦即《邪客篇》所谓"积于胸中，出于喉咙，以贯心脉"之宗气也。此气一虚，肺脏之阖辟原动力缺乏，即觉呼吸不利。若更虚而下陷，阖辟之原动力将欲停止，其人必努力呼吸以自救。为其呼吸努力，其迫促之形有似乎喘，而实与气逆之喘有天渊之分。若审证不确，而误投以纳气定喘之药，则凶危立见矣。故治此等证者，当升补其胸中大气，至降气、纳气之药，分毫不可误投。若投以补中益气汤，虽不能十分吻合，其喘必然见轻。审是，则补中益气汤所主之喘，确乎为此等喘证无疑也。盖东垣平素注重脾胃，是以但知有中气下陷，而不知有大气下陷，故于大气下陷证，亦以补中益气汤治之。幸方中之药多半可治大气下陷，所以投之亦可奏效。所可异者，东垣纵不知补中益气汤所治之喘为大气下陷，亦必知与气逆作喘者有异，而竟不一为分疏，独不虑贻误后人，遇气逆不降之真喘亦投以补中益气汤乎？愚有鉴于此，所以拙著《衷中参西录》三期第四卷特立大气下陷门，而制有升陷汤一方见第一卷《大气诠》，以升补下陷之大气，使仍还胸中。凡因大气下陷所出种种之险证，经愚治愈者数十则，附载于后。其中因大气下陷而喘者，曾有数案，对与气逆作喘不同之处，极为详细辨明。若将其案细细参阅，临证时自无差误。

按语：此条论喘证有时候是胸中大气下陷、肺叶开合无力所致，与气逆造成的喘证有天壤之别。张锡纯认为，李东垣用补中益气汤治疗这样的喘证，是"虽不中亦不远矣"，没有辨明中气下陷与大气下陷的区别，以致贻误后人，易致误判。

论胃病噎膈即胃癌治法及反胃治法附：变质化瘀丸

噎膈之证，方书有谓贲门枯干者，有谓冲气上冲者，有谓痰瘀者，有谓血瘀者。愚向谓此证系中气衰弱，不能撑悬贲门，以致贲门缩如藕孔贲门与大小肠一气贯通，视其大便如羊矢，其贲门、大小肠皆缩小可知，痰涎遂易于壅滞。因痰涎壅滞，冲气更易于上冲，所以不能受食。向曾拟参赭培气汤一方，仿仲景旋覆代赭石汤之义，重用赭石至八钱，以开胃镇冲，即以下通大便此证大便多艰，而即用人参以驾驭之，俾气化旺而流通，自能撑悬贲门，使之宽展。又佐以半夏、知母、当归、天冬诸药，以降胃、利痰、润燥、生津，用之屡见效验。遂将其方载于《衷中参西录》中，并详载用其方加减治愈之医案数则，以为一己之创获也。迨用其方既久，效者与不效者参半，又有初用其方治愈，及病又反复，再服其方不效者。再三踌躇，不得其解，亦以为千古难治之证，原不能必其全愈也。后治一叟，年近七旬，住院月余，已能饮食，而终觉不脱然。迨其回家年余，仍以旧证病故，濒危时吐出脓血若干，乃恍悟从前之不能脱然者，系贲门有瘀血肿胀也，当时若方中加破血之药，或能全愈。盖愚于瘀血致噎之证，素日未有经验，遂至忽不留心。今既自咎从前之疏忽，遂于此证细加研究，而于瘀血致噎之理，尤精采前哲及时贤之说以发明之，庶再遇此证，务拔除其病根，不使愈后再反复也。

吴鞠通曰：噎食之为病，阴衰于下，阳结于上。有阴衰而累及阳结者，治在阴衰；有阳结而累及阴衰者，治在阳结。其得病之由，多由怒郁日久，致令肝气横逆；或酒客中虚，土衰木旺，木乘脾则下泄或嗳气，下泄久则阴衰，嗳气久则阳结。嗳气不除，久成噎食。木克胃则逆上阻胸，食不得下，以降逆镇肝为要。其夹痰饮而阳结者则善呕反胃，一以通阳结、补胃体为要。亦有肝郁致瘀血，亦有发瘕致瘀血，再有误食铜物而致瘀血者。虽皆以化瘀血为要，然肝郁则以条畅木气、兼之活络，肝逆则降气镇肝，发瘕须用败梳菌，铜物须用荸荠。病在上脘，丝毫食物不下者，非吐不可。亦有食膈，因食时受大惊大怒。在上脘者吐之，在下脘者下之。再如单方中咸韭菜卤之治瘀血；牛乳之治胃燥；五汁饮之降胃逆；牛转草之治胃槁；虎肚丸之治胃弱；狮子油之开锢结；活鸡血之治老僧趺坐，精气不得上朝泥丸宫以成舍利，反化为顽白骨，结于胃脘，盖鸡血纯阴，能化纯阳之顽结也；狗尿粟、狗宝以浊攻浊而又能补土。诸方不胜纪，何今人非用枳实、厚朴以伤残气化，即用六味之呆腻哉[1]？

杨素园曰：噎膈一证，昔人多与反胃混同立说，其实反胃乃纳而复出，与噎膈之毫不能纳者迥异。即噎与膈亦自有辨解，噎则原纳谷而喉中梗塞，膈则全不纳谷也。至其病原，昔人分为忧、气、恚、食、寒，又有饮膈、热膈、虫膈，其说甚纷。叶天士则以阴液下竭，阳气上结，食管窄隘使然，其说原本《内经》，最为有据。徐洄溪以为瘀血、顽痰、逆气阻隔胃气，其已成者无法可治，其义亦精。然以为阴竭而气结，何虚劳证阴亏之极而阳不见其结？以为阴竭而兼忧愁思虑，故阳气结而为瘀，则世间患此者大抵贪饮之流、尚气之辈，乃毫不知忧，而忧愁抑郁之人反不患此，此说之不可通者也。以为瘀血、顽痰、逆气阻伤胃气，似矣，然本草中行瘀、化痰、降气之品，不一而足，何以已成者竟无法可治？此又说之不可通者也。予乡有治此证者，于赤日之中缚病人于柱，以物撬其口，抑其舌，即见喉中有物如赘瘤然，正阻食管，以利刃锄而去之，出血甚多。病者困顿，累日始愈。又有一无赖，垂老患此，其人自恨极，以紫藤鞭柄探入喉以求速死，呕血数升，所患竟愈。此二者虽不足为法，然食管中的系有形之物阻扼其间，而非无故窄隘也，明矣。予意度之，此证当由肝过于升，肺不能降，血之随气而升者，历久遂成有形之瘀。此与失血异证同源。其来也暴，故脱然而为吐血；其来也缓，故留连不出而为噎膈。汤液入胃，已过病所，必不能去有形之物。其专治此证之药，必其性专入咽喉，而力能化瘀解结者也。昔金溪一书贾患此，向予乞方，予茫无以应，思韭菜上露善治噤口痢，或可旁通其意。其人亦知医，闻之甚悦，遂煎千金苇茎汤加入韭

[1] 这段话出自清代医家吴鞠通《医医病书》，文字略有出入。

露一半，时时小吸之，数日竟愈。

上所引二则，吴氏论噎膈之治法，可谓博矣；杨氏发明噎膈之病因，可谓精矣，而又皆注重瘀血之说，似可为从前所治之叟亦有瘀血之确证。而愚于此案，或从前原有瘀血，或以后变为瘀血，心中仍有游移。何者？以其隔年余而后反复也。迨辛酉孟夏，阅天津《卢氏医学报》百零六期，谓胃癌由于胃瘀血，治此证者兼用古下瘀血之剂，屡屡治愈，又无再发之厄，觉胸中疑团顿解。盖此证无论何因，其贲门积有瘀血者十之七八。其瘀之重者，非当时兼用治瘀血之药不能愈；其瘀之轻者，但用开胃降逆之药，瘀血亦可些些消散，故病亦可愈，而究之瘀血之根蒂未净，是以有再发之厄也。明乎此理，知卢君之言可为治噎膈之定论矣。卢君名谦，号抑甫，兼通中西医学，自命为医界革命家，尝谓今业医者当用西法断病，用中药治病，诚为不磨之论。

总核以上三家之论，前二家所论破瘀血之药，似不能胜病。至卢抑甫谓宜兼用古下瘀血之方，若抵当汤、抵当丸、下瘀血汤、大黄䗪虫丸诸方，可谓能胜病矣。而愚意以为欲治此证，必中西之药并用，始觉有把握。盖以上诸方，治瘀血虽有效，以消瘤赘，恐难见效。西医名此证为胃癌，所谓癌者，因其处起凸，若山之有岩也。其中果函有瘀血，原可用消瘀血之药消之；若非函有瘀血，但用消瘀血之药，即不能消除。夫人之肠中可生肠覃，肠覃即瘤赘也。肠中可生瘤赘，即胃中亦可生瘤赘，而消瘤赘之药，惟西药沃剥即沃度加留谟最效，此其在变质药中独占优胜之品也。今愚合中西药品，拟得一方于下，以备试用：

旱三七细末，一两　桃仁炒熟，细末，一两　硼砂细末，六钱　粉甘草细末，四钱　西药沃剥十瓦　百布圣二十瓦

上药六味调和，炼蜜为丸，二钱重，名为变质化瘀丸，服时含化，细细咽津。

今拟定治噎膈之法，无论其病因何如，先服参赭培

气汤两三剂，必然能进饮食。若以后愈服愈见效，七八剂后，可于原方中加桃仁、红花各数钱，以服至全愈为度。若初服见效，继服则不能递次见效者，可于原方中加三棱二钱、䗪虫钱半，再于汤药之外，每日口含化服变质化瘀丸三丸或四丸，久久当有效验。若其瘀血已成溃疡，而脓未尽出者，又宜投以山甲、皂刺、乳香、没药、花粉、连翘诸药，以消散之。

又，此证之脉若见滑象者，但服参赭培气汤必愈，而服过五六剂后，可用药汤送服三七细末一钱，煎渣服时亦如此，迨愈后自无再发之厄矣。

又，王孟英谓以新生小鼠新瓦上焙干，研末，温酒冲服，治噎膈极有效。盖鼠之性能消癥瘕，善通经络，故以治血瘀贲门成噎膈者极效也。

又，有一人患噎膈，偶思饮酒，饮尽一壶而脱然病愈。验其壶中，有蜈蚣一条甚巨，因知其病愈非由于饮酒，实由于饮煮蜈蚣之酒也。闻其事者质疑于愚，此盖因蜈蚣消肿疡，患者必因贲门瘀血成疮致噎，故饮蜈蚣酒而顿愈也。欲用此方者，可用无灰酒数两白酒、黄酒皆可，不宜用烧酒煮全蜈蚣三条饮之。

总论破瘀血之药，当以水蛭为最，然此物忌炙，必须生用之方有效。乃医者畏其猛烈，炙者犹不敢用，则生者无论矣。不知水蛭性原和平，而具有善化瘀血之良能。拙著《药物学讲义》中论之甚详。若服以上诸药而病不愈者，想系瘀血凝结甚固，当于服汤药、丸药之外，每用生水蛭细末五分，水送服，日两次。若不能服药末者，可将汤药中䗪虫减去，加生水蛭二钱。

上所录者，登《上海中医杂志》之文也。至第五期杂志出，载有唐家祥君《读张君论噎膈》一篇，于拙论深相推许，并于反胃之证兼有发明。爰录其原文于下，以备参考。

【附录】唐君登医志原文：读杂志第四期张锡纯君论治噎膈，阐发玄微，于此证治法，别开径面，卓见明言，实深钦佩。及又读侯宗文君西医《反胃论》见第三中学第二期杂志中，谓病原之最重要者，乃幽门之发生胃癌，妨碍食物入肠之道路。初时胃力尚佳，犹能努力排除障碍，以输运食物于肠。久而疲劳，机能愈弱，病势益进，乃成反胃，中医谓火虚。证之生理，食物入胃，健康者由胃液消化而入肠，乃或吸收，或排出。一旦胃液缺乏，则积食不化，是火虚之言亦良确。顾积食亦可下泻，何为必上逆而反胃？所言甚当。其论噎膈，以食道癌为主因，与卢氏胃癌说相符，二证之病原既同，治法亦同矣。然则张君之论，其理可通于反胃也。

上引西医之论反胃，言其原因同于噎膈，可以治噎膈之法治之，固属通论。然即愚生平经验以来，反胃之证原有两种：有因幽门生癌者，有因胃中虚寒兼胃气上逆、冲气上冲者。其幽门生癌者，治法原可通于噎膈；若胃中虚寒兼气机冲逆者，非投以温补胃腑兼降逆镇冲之药不可。且即以胃中生癌论，贲门所生之癌多属瘀血，幽门所生之癌多属瘤赘。瘀血由于血管凝滞，瘤赘由于腺管肥大，治法亦宜各有注重。宜于参赭培气汤中加生鸡内金三钱，三棱二钱；于变质化瘀丸中加生水蛭细末八钱，再将西药沃剥改作十五瓦，蜜为丸，桐子大，每服三钱，日服两次。而后幽门所生之癌，若为瘤赘，可徐消；即为瘀血，亦不难消除。

又治噎膈便方：用昆布二两，洗净盐，小麦二合，用水三大盏，煎至小麦烂熟，去渣，每服不拘时，饮一小盏；仍取昆布不住口含两三片咽津，极效。按此方即用西药沃度加留谟之义也。盖西药之沃度加留谟原由海草烧灰制出，若中药昆布、海藻、海带，皆含有沃度加留谟之原质者也。其与小麦同煮服者，因昆布味咸、性凉，久服之恐与脾胃不宜，故加小麦以调补脾胃也。此方果效，则人之幽门因生瘤赘而反胃者，用之亦当有效也。

按语：本条主要讨论噎膈，兼及反胃，大致均归于胃癌。核心论点是：瘀血是胃癌病机中的关键，治疗胃癌以破瘀血为要。张锡纯中西药合用，自拟变质化瘀丸，且于破血药中特别推崇水蛭的功效，并强调水蛭要生用才好。

论胃气不降治法

阳明胃气以息息下行为顺。为其息息下行也，即时时借其下行之力，传送所化饮食达于小肠，以化乳糜，更传送所余渣滓，达于大肠，出为大便。此乃人身气化之自然，自飞门以至魄门，一气运行而无所窒碍者也。乃有时胃气不下行而转上逆，推其致病之由，或因性急多怒，肝胆气逆上干；或因肾虚不摄，冲中气逆上冲，而胃受肝胆冲气之排挤，其势不能下行，转随其排挤之力而上逆。迨至上逆习为故常，其下行之能力尽失，即无他气排挤之时，亦恒因蓄极而自上逆。于斯饮食入胃不能传送下行，上则为胀满，下则为便结，此必然之势也。而治之者不知其病因在胃府之气上逆不下降，乃投以消胀之药，药力歇而胀满依然；治以通便之剂，今日通而明日如故。久之兼证歧出，或为呕哕，或为呃为逆，或为吐衄，或胸膈烦热，或头目眩晕，或痰涎壅滞，或喘促咳嗽，或惊悸不寐，种种现证头绪纷繁，则治之愈难。即间有知其致病之由在胃气逆而不降者，而所用降胃之药若半夏、苏子、蒌仁、竹茹、厚朴、枳实诸品，亦用之等于不用也。而愚数十年经验以来，治此证者不知凡几，知欲治此证非重用赭石不能奏效也。盖赭石对于此证，其特长有六：其重坠之力能引胃气下行，一也；既能引胃气下行，更能引胃气直达肠中以通大便，二也；因其饶有重坠之力，兼能镇安冲气使不上冲，三也；其原质系铁氧化合，含有金气，能制肝木之横恣，使其气不上干，四也；为其原质系铁氧化合，更能引浮越之相火下行相火具有电气，此即铁能吸电之理，而胸膈烦热、头目眩晕自除，五也；其力能降胃通便，引火下行，而性非寒凉开破，分毫不伤气分，因其为铁氧化合，转能有益于血分铁氧化合同于铁锈，故能补血中铁锈，六也。是以愚治胃气逆而不降之证，恒但重用赭石，即能随手奏效也。

丙寅季春，愚自沧州移居天津，有南门外郭智庵者，年近三旬，造寓求诊。自言心中常常满闷，饮食停滞胃中不下，间有呕吐之时，大便非服通利之品不行，如此者年余，屡次服药无效，至今病未增剧，因饮食减少则身体较前赢弱矣。诊其脉，至数如常，而六部皆有郁象。因晓之曰："此胃气不降之证也，易治耳，但重用赭石，数剂即可见效也。"为疏方，用生赭石细末一两，生怀山药、炒怀山药各七钱，全当归三钱，生鸡内金二钱，厚朴、柴胡各一钱。嘱之曰："此药煎汤，日服一剂，服至大便日行一次，再来换方。"时有同县医友曰纶李君在座，亦为诊其脉，疑而问曰："凡胃气不降之病，其脉之现象恒弦长有力。今此证既系胃气不降，何其六脉皆有郁象，而重按转若无力乎？"答曰："善哉问也！此中颇有可研究之价值。盖凡胃气不降之脉，其初得之时，大抵皆弦长有力，以其病因多系冲气上冲，或更兼肝气上干。冲气上冲，脉则长而有力；肝气上干，脉则弦而有力；肝冲并见，脉则弦长有力也。然其初为肝气、冲气之所迫，其胃府之气不得不变其下行之常而上逆，迨其上逆既久，因习惯而成自然，即无他气冲之、干之，亦恒上逆而不能下行。夫胃居中焦，实为后天气化之中枢，故胃久失其职，则人身之气化必郁；亦为胃久失其职，则人身之气化又必虚，是以其脉之现象亦郁而且虚也。为其郁也，是以重用赭石以引胃气下行，而佐以厚朴以通阳叶天士谓厚朴多用破气，少用则通阳，鸡内金以化积，则郁者可开矣；为其虚也，是以重用山药，生熟各半，取其能健脾兼能滋胃脾湿胜不能健运，宜用炒山药以健之；胃液少不能化食，宜用生山药以滋之，然后能受开郁之药，而无所伤损。用当归者，取其能生血兼能润便补虚，即以开郁也。用柴胡者，因人身之气化左宜升，右宜降，但重用镇降之药，恐有妨于气化之自然，故少加柴胡以宣通之，所以还其气化之常也。"曰纶闻之，深韪（wěi，是，对）愚言。后其人连服此药八剂，大便日行一次，满闷大减，饮食加多。遂将赭石改用六钱，柴胡改用五分，又加白术钱半，连服十剂全愈。阅旬日，曰纶遇有此证，脉亦相同，亦重用赭石治愈，觌（dí，相见，见面）面时向愚述之，且深赞愚审证之确，制方之精，并自喜其医学有进步也。

按语：本条论胃气不降治法，要点在于重用代赭石。张锡纯善用代赭石，详列了代赭石的六大优点，其经验值得认真揣摩。

答刘希文问肝与脾之关系及肝病善作疼之理

肝脾者，相助为理（指帮助料理事物）之脏也。人多谓肝木过盛可以克伤脾土，即不能消食，不知肝木过弱不能疏通脾土，亦不能消食。盖肝之系下连气海，兼有相火寄生其中。为其连气海也，可代元气布化，脾胃之健运，实资其辅助；为其寄生相火也，可借火以生土，脾胃之饮食，更赖之熟腐。故曰肝与脾，相助为理之脏也。特是肝为厥阴，中见少阳，其性刚果，其气条达，故《内经·灵兰秘典》名为将军之官。有时调摄失宜，拂其条达之性，恒至激发其刚果之性，而近于横恣，于斯脾胃先当其冲，向之得其助者，至斯反受其损，而其横恣所及，能排挤诸脏腑之气，致失其和，故善作疼也。

于斯，欲制肝气之横恣，而平肝之议出焉；至平之犹不足制其横恣，而伐肝之议又出焉。所用之药，若三棱、莪术、青皮、延胡、鳖甲诸品，放胆杂投，毫无顾忌，独不思肝木于时应春，为气化发生之始，若植物之有萌芽，而竟若斯平之伐之，其萌芽有不挫折毁伤者乎？岂除此平肝伐肝之外，别无术以医肝乎？何以本属可治之证，而竟以用药失宜者归于不治乎？愚因目击心伤，曾作《论肝病治法》在后，登于各处医学志报。近又拟得肝脾双理丸，凡肝脾不和，饮食不消，满闷胀疼，或呃逆、嗳气、呕吐，或泄泻，或痢疾，或女子月事不调，行经腹疼，关于肝脾种种诸证，服之莫不奏效。爰录其方于下，以公诸医界，庶平肝伐肝之盲论自此可蠲除也。

【肝脾双理丸】 甘草细末，十两　生杭芍细末，二两　广条桂去粗皮，细末，两半　川紫朴细末，两半　薄荷冰细末，三钱　冰片细末，二钱　朱砂细末，三两

上药七味，将朱砂一两与前六味和匀，水泛为丸，桐子大，晾干忌晒，用所余二两朱砂为衣，勿令余剩。上衣时以糯米浓汁代水，且令坚实光滑，方不走气。其用量：常时调养，每服二十粒至三十粒；急用除病时，可至百粒，或一百二十粒。

按语：本条论肝脾关系，认为肝脾是"相助为理"之脏，生理上相互支持，病理上相互影响，因此，肝气横逆时脾胃首当其冲，容易出现疼痛的症状。张锡纯明确反对用平肝、伐肝之法治疗肝气横逆之证，自拟肝脾双理丸，可资借鉴。

论肝病治法

肝为厥阴，中见少阳，且有相火寄其中，故《内经》名为将军之官，其性至刚也。其性为刚，当有病时恒侮其所胜，以致脾胃受病，至有胀满、疼痛、泄泻种种诸证。因此，方书有平肝之说，谓平肝即所以扶脾。若遇肝气横恣者，或可暂用而不可长用。因肝应春令，为气化生发之始，过平则人身之气化必有所损也。有谓肝于五行属木，木性原善条达，所以治肝之法当以散为补方书谓肝以敛为泻，以散为补。散者即生发条达之也。然升散常用，实能伤气耗血，且又暗伤肾水以损肝木之根也。有谓肝恶燥喜润，燥则肝体板硬，而肝火肝气即妄动；润则肝体柔和，而肝火肝气长宁静。是以方书有以药柔肝之法，然润药屡用，实与脾胃有碍，其法亦可暂用而不可长用。然治肝之法将恶乎宜哉？

《内经》谓："厥阴不治，求之阳明。"《金匮》

谓："见肝之病，当先实脾。"先圣后圣，其揆如一，此诚为治肝之不二法门也。惜自汉唐以还，未有发明其理者，独黄坤载深明其理，谓"肝气宜升，胆火宜降。然非脾气之上行，则肝气不升；非胃气之下行，则胆火不降"。旨哉此言，诚窥《内经》《金匮》之精奥矣。由此观之，欲治肝者，原当升脾降胃，培养中宫，俾中宫气化敦厚，以听肝木之自理。即有时少用理肝之药，亦不过为调理脾胃剂中辅佐之品。所以然者，五行之土原能包括金、木、水、火四行。人之脾胃属土，其气化之敷布，亦能包括金、木、水、火诸脏腑，所以脾气上行则肝气自随之上升，胃气下行则胆火自随之下降也。又，《内经》论厥阴之治法，有"调其中气，使之和平"之语。所谓调其中气者，即升脾降胃之谓也；所谓使之和平者，即升脾胃而肝气自和平也。至仲景著《伤寒论》，深悟《内经》之旨，其厥阴治法有吴茱萸汤；厥阴与少阳脏腑相依，乃由厥阴推之少阳之治法，有小柴胡汤。二方中之人参、半夏、大枣、生姜、甘草，皆调和脾胃之要药也。且小柴胡汤以柴胡为主药，而《本经》谓其主肠胃中结气，饮食积聚，寒热邪气，推陈致新。三复《本经》之文，则柴胡实亦为阳明胃府之药，而兼治少阳耳。欲治肝胆之病，曷弗祖《内经》而师仲景也？

　　独是肝之为病不但不利于脾，举凡惊痫、癫狂、眩晕、脑充血诸证，西人所谓脑气筋病者，皆与肝经有涉。盖人之脑气筋发源于肾，而分派于督脉，系淡灰色之细筋。肝原主筋，肝又为肾行气，故脑气筋病实与肝脏有密切之关系也。治此等诸证，当取五行金能制木之理，而多用五金之品以镇之，如铁锈、铅灰、金银箔、赭石赭石铁氧化合，亦含有金属之类，而佐以清肝、润肝之品，若羚羊角、青黛、芍药、龙胆草、牛膝牛膝味酸入肝，善引血火下行，为治脑充血之要药，然须重用方见奇效诸药，俾肝经风定火熄，而脑气筋亦自循其常度，不至有种种诸病也。若目前不能速愈者，亦宜调补脾胃之药佐之，而后金属及寒凉之品可久服无弊。且诸证多系挟有痰涎，脾胃之升降自若，而痰涎自消也。

又有至要之证，因其病因不尽在肝，而急则治标、宜先注意于肝者，元气之虚而欲上脱者是也。其症状多大汗不止，或少止复汗，而有寒热往来之象；或危极至戴眼，不露黑睛；或无汗而心中摇摇，需人按住；或兼喘促。此时宜重用敛肝之品，使肝不疏泄，则能杜塞元气将脱之路。迨至汗止，怔忡、喘促诸疾暂愈，而后徐图他法。宜重用山茱萸净肉至二两《本经》山萸肉主治寒热，即指此证。敛肝即以补肝，而以人参、赭石、龙骨、牡蛎诸药辅之。拙著三期第一卷来复汤后载有本此法挽回垂绝之证数则，可参阅也。

究之，肝胆之为用，实能与脾胃相助为理。因五行之理，木能侮土，木亦能疏土也。曾治有饮食不消化，服健脾暖胃之药百剂不效。诊其左关太弱，知系肝阳不振，投以黄芪其性温升，肝木之性亦温升，有同气相求之义，故为补肝之主药一两，桂枝尖三钱，数剂而愈。又治黄疸，诊其左关特弱，重用黄芪煎汤，送服《金匮》黄疸门硝石矾石散而愈。若是者，皆其明征也。且胆汁入于小肠，能助小肠消化食物，此亦木能疏土之理。盖小肠虽属火，而实与胃腑一体相连，故亦可作土论。胆汁者，原由肝中回血管之血化出，而注之于胆，实得甲乙木气之全，是以在小肠中能化胃中不能化之食，其疏土之效愈捷也。又，西人谓肝中为回血管会合之处，或肝体发大，或肝内有热，各管即多凝滞壅胀。由斯知疏达肝郁之药，若柴胡、川芎、香附、生麦芽、乳香、没药皆可选用，又宜佐以活血之品，若桃仁、红花、樗鸡[1]、䗪虫之类，且又宜佐以泻热之品。然不可骤用大凉之药，恐其所瘀之血得凉而凝，转不易消散。宜用连翘、茵陈、川楝子、栀子栀子为末，烧酒调敷，善治跌打处青红肿痛，能消瘀血可知诸药，凉而能散，方为对证。

又，近闻孙总理在京都协和医院养病，西人谓系肝痈，须得用手术割洗敷药，及开而视之，乃知肝体木

[1] 樗，音 chū。
樗鸡：别名红娘子、灰花蛾，虫名，居樗树上，翅有彩纹。《神农本草经》载其"主心腹邪气，阴痿，益精强智，生子，好色、补中、轻身"。

《医学衷中参西录》临证助读系列

医论分册

156

硬，非肝痈也。由斯知中医所用柔肝之法，当为对证治疗。至柔肝之药，若当归、芍药、柏子仁、玄参、枸杞、阿胶、鳖甲皆可选用，亦宜用活血之品佐之，而活血药中尤以三七之化瘀生新者为最要紧之品，宜煎服汤药之外，另服此药细末，日三次，每次钱半或至二钱，则肝体之木硬者，指日可柔也。

又，《内经》谓："肝苦急，急食甘以缓之。"所谓苦急者，乃气血忽然相并于肝中，致肝脏有急迫难缓之势，因之失其常司。当其急迫之时，肝体或亦木硬，而过其时又能复常，故其治法，宜重用甘缓之药以缓其急，其病自愈，与治肝体长此木硬者有异。曾阅《山西医志》廿四期，有人过服燥热峻烈之药，骤发痉厥，角弓反张，口吐血沫。时贤乔尚谦遵《内经》之旨，但重用甘草一味，连煎服，数日全愈，可谓善读《内经》者矣。然此证若如此治法仍不愈者，或加以凉润之品，若羚羊角、白芍，或再加镇重之品，若朱砂研细送服、铁锈，皆可也。

【新拟和肝丸】 治肝体木硬，肝郁气结，肝中血管闭塞，及肝木横恣侮克脾土，其现病或胁下胀疼，或肢体串疼，或饮食减少、呕哕、吞酸，或噫气不除，或呃逆连连，或头疼、目胀、眩晕、痉痫，种种诸证。

粉甘草细末，五两　生杭芍细末，三两　青连翘细末，三两　广肉桂去粗皮，细末，两半　冰片细末，三钱　薄荷冰细末，四钱　片朱砂细末，三两

上药七味，将前六味和匀，水泛为丸，梧桐子大，晾干不宜晒；用朱砂为衣，勿剩余；务令坚实光滑，始不走味。每于饭后一点钟服二十粒至三十粒，日再服。病急剧者，宜空心服；或于服两次之后，临睡时又服一次更佳。若无病者，但以为健胃消食药，则每饭后一点钟服十粒即可。

数年来肝之为病颇多，而在女子为尤甚。医者习用香附、青皮、枳壳、延胡开气之品，及柴胡、川芎升气之品，连连服之，恒有肝病未除，元气已弱，不能支

持，后遇良医，亦殊难为之挽救，若斯者，良可慨也。此方用甘草之甘以缓肝，芍药之润以柔肝，连翘以散其气分之结尝单用以治肝气郁结，有殊效，冰片、薄荷冰以通其血管之闭香能通窍，辛能开瘀，故善通血管，肉桂以抑肝木之横恣木得桂而枯，故善平肝，朱砂以制肝中之相火妄行朱砂内含真汞，故能镇肝中所寄之相火，且合之为丸，其味辛香甘美，能醒脾健胃，使饮食增加。又其药性平和，在上能清，在下能温补此药初服下觉凉，及行至下焦又变为温性，故凡一切肝之为病，服他药不愈者，徐服此药，自能奏效。

按语：本条论肝病，涉及几个问题：①肝病治则：张锡纯从经典论述出发，推崇清代黄元御的诠释，认为调肝的要领在于调脾胃，令脾升胃降如常，则肝气自然和平。"脾气上行则肝气自随之上升，胃气下行则胆火自随之下降也。"②神经疾病从肝论治：张锡纯把惊痫、癫狂、眩晕、脑充血之类脑神经（当时又称为脑气筋）疾病归结为肝病，理由是神经是"筋"，而肝主筋。治疗这类疾病，当依照金克木的原理，用五金之品（如铁锈、铅灰、金银箔、赭石之类）为主，佐以清肝、润肝之品。③元气将脱的危重证候，可用敛肝之法，急则治标。而敛肝之药，张锡纯首推山萸肉。④木能疏土，故养肝（可用黄芪）、疏肝（用柴胡、川芎、香附、生麦芽等）可以治疗消化不良、黄疸、肝脏肿大等症。⑤柔肝、缓肝之法：张锡纯借孙中山的病例论柔肝之法（用当归、芍药、柏子仁、玄参、枸杞、阿胶、鳖甲等，佐以活血药如三七），又比较详细地讨论了甘味药（如甘草）缓肝的功效。基于以上看法，张锡纯自拟和肝丸一方，治疗多种肝系病证，疗效颇佳。

论肾弱不能作强治法

《内经》谓："肾者，作强之官，伎巧出焉。"盖肾之为用，在男子为作强，在女子为伎巧，然必男子有作强之能，而后女子有伎巧之用也。是以欲求嗣续者，固当调养女子之经血，尤宜补益男子之精髓，以为作强之根基。彼方书所载助肾之药，若海马、獭肾、蛤蚧之类，虽能助男子一时之作强，实皆为伤肾之品，原不可以轻试也。惟鹿茸，方书皆以为补肾之要品，然只能补肾中之阳，久服之亦能生弊，惟用鹿角所熬之胶，《本经》谓之白胶，其性阴阳俱补，大有益于肾脏，是以白胶在《本经》列为上品，而鹿茸只列于中品也。曾治一人，年近五旬，左腿因受寒作疼，教以日用鹿角胶三钱含化服之鹿角胶治左腿疼，理详三期第四卷活络效灵丹下。阅两月，复觏面，其人言服鹿角胶半月，腿已不疼，然自服此药后，添有兴阳之病，因此辍服。愚曰："此非病也，乃肾脏因服此而壮实也。"观此，则鹿角胶之为用可知矣。若其人相火衰甚，下焦常觉凉者，可与生硫黄并服三期第八卷载有服生硫黄法，可参观，鹿角胶仍含化服之。又每将饭之先，服生硫黄末三分，品验渐渐加多，以服后移时微觉温暖为度。

又肾之为体，非但左右两枚也。肾于卦为坎，坎上下皆阴，即肾左右之两枚也；其中画为阳，即两肾中间之命门也。《难经》谓命门之处，男以藏精，女以系胞。胞即胞室，与肾系同连于命门。西人之生理新发明家谓其处为副肾髓质，又谓其处为射精之机关，是中西之说同也。又谓副肾髓质之分泌素名副肾碱，而鸡子黄中实含有此物，可用以补副肾碱之缺乏。此说愚曾实验之，确乎可信。方用生鸡子黄两三枚，调开水服之，勿令熟。熟则勿效。

又，愚曾拟一强肾之方，用建莲子去心为末，焙熟，再用猪、羊脊髓和，为丸桐子大，每服二钱，日两次，常服大有强肾之效，因名其方为强肾瑞莲丸。盖凡物之有脊者，其脊中必有一袋，即督脉也。其中所藏之液，即脊髓，亦即西人所谓副肾碱，所以能助肾脏作强。且督脉之袋上通于脑，凡物之角与脑相连，鹿角最大，其督脉之强可知，是用鹿角胶以补肾，与用猪羊脊髓以补肾，其理同也。

又，肾主骨。人之骨称骸骨，谓犹果之有核也。果核之大者，莫过于胡桃，是以胡桃仁最能补肾。人之食酸齼齿者，食胡桃仁即愈，因齿牙为骨之余，原肾主之，故有斯效，此其能补肾之明征也。古方以治肾经虚寒，与补骨脂并用，谓有木火相生之妙胡桃属木，补骨脂属火。若肾经虚寒，泄泻、骨痿、腿疼，用之皆效。真佳方也。

又，枸杞亦为强肾之要药，故俗谚有"隔家千里，勿食枸杞"之语。然素有梦遗之病者不宜单服久服，以其善兴阳也，惟与山萸肉同服，则无斯弊。

又，紫梢花之性，人皆以为房术之药，而不知其大有温补下焦之功。凡下焦虚寒泄泻，服他药不愈者，恒服紫梢花即能愈，其能大补肾中元气可知。久久服之，可使全体强壮。至服之上焦觉热者，宜少佐以生地黄，然宜作丸散，不宜入汤剂煎服。曾治一人，年过四旬，身形羸弱，脉象细微，时患泄泻，房事不能作强。俾用紫梢花为末，每服二钱半，日两次，再随便嚼服枸杞子五六钱。两月之后，其身形遽然强壮，泄泻痿废皆愈。再诊其脉，亦大有起色，且从前觉精神脑力日浸衰减，自服此药后，则又觉日浸增加矣。

按语： 本条介绍了几种性质较平和、可以长期使用的补肾壮阳药，如鹿角胶、生硫黄、鸡子黄、胡桃仁、枸杞子、紫梢花等，同时指出人们习用的某些补肾药其实是有弊端的，可供参考。

论治梦遗法

梦遗之病，最能使人之肾经虚弱。此病若不革除，虽日服补肾药无益也。至若龙骨、牡蛎、萸肉、金樱诸固涩之品，虽服之亦恒有效，而究无确实把握。此乃脑筋轻动妄行之病，惟西药若臭剥、抱水诸品，虽为麻醉脑筋之药，而少用之实可以安靖脑筋。若再与龙骨、牡蛎诸药同用，则奏效不难矣。愚素有常用之方，爰录于下，以公诸医界：

煅龙骨一两　煅牡蛎一两　净萸肉二两

共为细末，再加西药臭剥十四瓦，炼蜜为百丸，每临睡时服七丸。服至两月，病可永愈。

按语：本条介绍了治疗梦遗有效的方剂：煅龙骨、煅牡蛎、山萸肉3味，与臭剥（溴化钾）等西药配合，炼蜜为丸。

医学衷中参西录第五期第四卷

此卷论人官骸、咽喉、肢体及腹内之病。原皆系登医学志报之文，与已梓行之《衷中参西录》互相发明。至论中所论之病有不周备之处，宜与前四期《衷中参西录》参看。

论目疾由于脑充血者治法

愚识瞽者数人，问其瞽目之由，皆言病目时兼头疼不已，医者不能治愈头疼，所以目终不愈，以至于瞽。因悟目系连脑，其头疼不已者，脑有充血之病也。古方书无治脑充血之方，是以医者遇脑充血头疼，皆不能治。因头疼而病及于目，是病本在脑，病标在目。病本未清，无论有何等治目妙药，亦等于扬汤止沸耳。

愚在奉时，有高等检察厅书记官徐华亭，年逾四旬，其左目红胀肿疼，入西人所设施医院中治数日，疼胀益甚，其疼连脑，彻夜不眠。翌晨视之，目上已生肉螺，严遮目睛。其脉沉部有力，而浮部似欠舒畅，自言胸中满闷且甚热。投以调胃承气汤加生石膏两半，柴胡二钱，下燥粪若干，闷热顿除，而目之胀疼如故。再诊其脉，变为洪长，仍然有力，恍悟其目之胀疼连其脑中亦觉胀疼者，必系脑部充血，因脑而病及于目也。急投以拙拟建瓴汤方载第三卷《论脑充血证可预防》篇中。服一剂，目脑之疼胀顿愈强半。又服二剂，全愈。至其目中所生肉螺，非但服药所能愈，点以拙拟磨翳药水方载三期第八卷，月余，其肉螺消，无芥蒂。

【附录】磨翳药水：生炉甘石一两，轧细过罗 硼砂八钱 胆矾二钱 薄荷叶三钱 蝉蜕带全足，去翅土，三钱。

先将薄荷叶、蝉蜕煎水一茶盅，和甘石、硼砂、胆矾同入药钵，研至数万遍，所研之药皆可随水飞出，连水贮瓶中。用时连水带药点眼上，日六七次。

按语：本条借鉴西医关于脑充血的看法，恰当地指出脑充血可以造成严重的目疾，病标在目而病本在脑，深有见地。所介绍的用建瓴汤配合其他药物治愈眼病的病例以及治疗目翳的外用药方，均值得借鉴。

论目疾由于伏气化热者治法

目疾有实热之证，其热屡服凉药不解，凡目疾亦因之久不愈者，大抵皆因伏气化热之后，而移热于目也。丙寅季春，愚自沧来津，馆于珍簠胡道尹[1]家。有门役之弟李汝峰，为纺纱厂学徒，病目久不愈，眼睑红肿，胬肉遮睛，觉目睛胀疼甚剧，又兼耳聋鼻塞，见闻俱废，跬步须人扶持。其脉洪长甚实，左右皆然，其心中甚觉发热，舌有白苔，中心已黄，其从前大便原燥，因屡服西药，大便日行一次。知系冬有伏寒，感春阳而化热，其热上攻，目与耳鼻皆当其冲也。拟用大剂白虎汤以清阳明之热，更加白芍、龙胆草兼清少阳之热。病人谓厂中原有西医，不令服外人药，今因屡服其药不愈，偷来求治于先生，或服丸散犹可，断乎不能在厂中煎服汤药。愚曰："此易耳。我有自制治眼妙药，送汝一包，服之，眼可立愈。"遂将预轧生石膏细末两半与之，嘱其分作六次服，日服三次，开水送下，服后又宜多喝开水，令微见汗方好。持药去后，隔三日复来，眼疾已愈十之八九，耳聋鼻塞皆愈，心中已不觉热，脉已和平。复与以生石膏细末一两，俾仍作六次服，将药服尽全愈。至与以生石膏细末而不明言者，恐其知之即不敢服也。后屡遇因伏气化热病目者，治以此方皆效。

按语：眼疾有伏气化热所致者，单用生石膏一味治愈，可圈可点。

答郭炳恒问小儿耳聋口哑治法

小儿之耳聋口哑，乃连带相关之证也。盖小儿必习闻大人之言，而后能言，故小儿当未能言时或甫能言

[1]簠，音 fǔ，古代祭祀和宴飨时盛放黍、稷、粱、稻等饭食的器具。胡珍簠，人名，官位道尹。

时，骤然耳聋不闻，必至哑不能言，是以治此证者，当专治其耳聋。然耳聋之证有可治者，有不可治者。其不可治者，耳膜破也；其可治者，耳中核络有窒塞也。用灵磁石一块口中含之，将细铁条插耳内，磁铁之气相感，如此十二日，耳之窒塞当通。若仍不通，宜口含铁块，耳际塞磁石，如此十二日，耳中之窒塞当通矣。

按语： 本条讲治哑先治聋，聋证有的可治、有的不可治，均为不刊之论。至于口含磁石、铁条插耳或口含铁块、耳塞磁石的治法，是否可靠，或可商榷。

论鼻渊治法

《内经》谓："胆移热于脑则辛頞（è，鼻梁）鼻渊。"頞者，鼻通脑之径路也。辛頞，则頞中觉刺戟（即刺激）也。鼻渊者，鼻流浊涕如渊之不竭也。盖病名鼻渊，而其病灶实在于頞，因頞中黏膜生炎，有似腐烂，而病及于脑也。其病标在上，其病本则在于下，故《内经》谓系胆之移热[1]。而愚临证品验以来，知其热不但来自胆经，恒有来自他经者。而其热之甚者，又恒来自阳明胃腑。胆经之热，大抵由内伤积热而成。胃腑之热，大抵由伏气化热而成。临证者若见其脉象弦而有力，宜用药清其肝胆之热，若胆草、白芍诸药，而少加连翘、薄荷、菊花诸药辅之，以宣散其热，且以防其有外感拘束也。若见其脉象洪而有力，宜用药清其胃腑之热，若生石膏、知母诸药，亦宜少加连翘、薄荷、菊花诸药辅之。且浊涕常流，则含有毒性，若金银花、甘草、花粉诸药皆可酌加也。若病久阴虚，脉有数象者，一切滋阴退热之药皆可酌用也。后世方书治此证者，恒用苍耳、辛夷辛温之品，此显与经旨相背也。夫经既明言为胆之移热，则不宜治以温药可知。且明言辛頞鼻渊，不宜更用辛温之药助其益辛，更可知矣。即使证之初得者，或因外感拘束，宜先投以表散之药，然止宜辛

[1] "胆移热于脑则辛頞鼻渊"的说法出自《素问·气厥论》，而《素问·至真要大论》还提到"少阴之复，燠热内作……甚则入肺，咳而鼻渊"，故《黄帝内经》关于鼻渊的病机其实有胆热、肺热两种说法。

凉而不可用辛温也。是以愚遇此证之脉象稍浮者，恒先用西药阿斯必林瓦许汗之，取其既能解表又能退热也。拙著四期《衷中参西录·石膏解》中，载有重用生石膏治愈此证之案数则，可以参观。又，此证便方，用丝瓜蔓煎汤饮之，亦有小效。若用其汤当水煎治鼻渊诸药，其奏效当尤捷也。

　　按语：关于鼻渊的记载最早见于《素问》。宋元以前，医家多遵从"胆热"之说。明清时期，一些医家提出肺热、湿热、外感风寒风热均可导致本病，并指出鼻渊日久，未必都是热证，而多为肾虚。现代中医著作多将本病与鼻窦炎联系起来，将其病因病机归结为外感风寒或感寒化热、邪热内蕴等等。

　　张锡纯对于鼻渊病机的看法，遵循《黄帝内经》本旨，认为"胆热"是鼻渊的基本病机，与明清以后的医家比较，显得更加"复古"一些。提出"胃腑之热"，则是对《素问》理论的补充和发展。但他用"黏膜生炎"之类西医学理论来解释鼻渊的病理变化，又很"现代"，显示出中西汇通的时代特征。在治法上，张锡纯的思路大致有3条：①胆热者，用龙胆草、白芍之类；②胃热者，用生石膏、知母之类；③久病阴虚者，用滋阴退热药。值得注意的是，他特别提示在清胆或清胃为主的方剂中，可酌加连翘、薄荷、菊花之类以宣散外邪，加金银花、甘草、天花粉之类以解毒，经验老道，值得借鉴。至于张锡纯明确反对使用的苍耳子、辛夷等辛温类药，恰恰是当今临床治疗鼻渊的处方乃至成药中极其常用的药物。孰是孰非，还需检验。

自述治愈牙疼之经过

　　愚素无牙疼病，丙寅腊底，自津回籍，早六点钟之车站候乘，至晚五点始得登车，因此感冒风寒，觉外表略有拘束，抵家后又眠于热炕上，遂陡觉心中发热，继而左边牙疼。因思解其外表，内热当消，牙疼或可自愈，服西药阿斯必林一瓦半此药原以一瓦为常量，得微汗，心中热稍退，牙疼亦觉轻。迟两日，心中热又增，牙疼因又剧。方书谓上牙龈属足阳明，下牙龈属手阳明，愚素为人治牙疼有内热者，恒重用生石膏，少佐以宣散之药，清其阳明，其牙疼即愈，于斯用生石膏细末四两，薄荷叶钱半，煮汤分两次饮下，日服一剂。两剂后，内热已清，疼遂轻减。翌日，因有重证应诊远出，时遍地雪深三尺，严寒异常，因重受外感，外表之拘束甚于初次，牙疼因又增剧，而心中却不觉热。遂单用麻黄六钱愚身体素强壮，是以屡次用药皆倍常量，非可概以之治他人也，于临睡时煎汤服之，未得汗。继又煎渣再服，仍未得汗。睡至夜半始得汗，微觉肌肤松畅，而牙疼如故，剧时觉有气循左侧上潮，疼彻辅颊，且觉发热。有时其气旁行，更疼如锥刺。恍悟此证确系气血挟热上冲，滞于左腮。若再上升至脑部，即为脑充血矣。遂用怀牛膝、生赭石细末各一两煎汤服之，其疼顿愈，分毫不复觉疼。且从前头面畏风，从此亦不复畏风矣。盖愚向拟建瓴汤方见第三卷《论脑充血可预防》篇中，用治脑充血证甚效，方中原重用牛膝、赭石。今单用此二药以治牙疼，更捷如影响，此诚能为治牙疼者别开一门径矣，是以详志之。

按语：本条讲张锡纯自治牙疼，从阿司匹林到生石膏加薄荷，从单用麻黄到重用牛膝、代赭石，一波三折，耐人寻味。

论喉证治法

愚弱冠时已为人疏方治病，然因年少，人多不相信。值里中有病喉者，延医治疗，烦愚作陪。病者喉肿甚，呼吸颇难，医者犹重用发表之剂，而所用发表之药又非辛凉解肌，愚甚不以为然，出言驳之。医者谓系缠喉风证，非发透其汗不能消肿。病家信其说，误服其药，竟至不救。后至津门应试，值《白喉忌表抉微》书新出，阅之见其立论以润燥滋阴清热为主，惟少加薄荷、连翘以散郁热，正与从前医者所用之药相反，因喜而试用其方，屡奏功效。后值邑中患喉证者颇多，用《白喉忌表抉微》治法，有效有不效。观喉中，不必发白，恒红肿异常。有言此系烂喉痧者，又或言系截喉痈者，大抵系一时之病气流行而互相传染也。其病初得，脉多浮而微数，或浮而有力，久则兼有洪象，此喉证兼瘟病也。此时愚年近三旬，临证恒自有见解，遇脉之初得浮数有力者，重用玄参、花粉以清其热，牛蒡、连翘以利其喉，再加薄荷叶二钱以透其表，类能奏效。其为日既深，脉象洪而有力者，又恒用白虎汤加银花、连翘、乳香、没药治愈。为其有截喉痈之名，间有加炙山甲以消其痈肿者。其肿处甚剧，呼吸有窒碍者，恒先用铍针[1]刺出恶血。俾肿消，然后服药。针药并施，其奏功亦愈速。然彼时虽治愈多人，而烂喉痧、截喉痈之名究未见诸书也。后读《内经》至《灵枢·痈疽篇》，谓"痈发嗌（yì，咽喉）中，名曰猛疽。猛疽不治，化为脓。脓不泻，塞咽，半日死"。经既明言痈发嗌中，此后世截喉痈之名所由来也。至谓不泻其脓则危在目前，是针刺泻脓原为正治之法。即不待其化脓，针刺以出其恶血亦可为正治之法矣。又阅《金匮》："阳毒之为病，面赤斑斑如锦纹，咽喉痛，唾脓血，五日可治，七日不可治。"王孟英解曰："阳毒即后世之烂喉痧耳。"截喉痈即烂喉痧之重者也。盖白喉与烂喉痧证均有外感，特白喉证内伤重而外感甚轻，其外来之邪惟袭人三焦，三焦色白，是以喉现白色，故方中宣散之品但少用薄荷、连翘已能逐邪外出。至烂喉痧，原即《金匮》之阳毒，其中挟有瘟毒之气。初得之时，原宜重用宣散之品，然宜散以辛凉，而断不可散以温热，且又宜重用凉药以佐之。此为喉证之大略也。而愚临证数十年，知喉证中原有诸多变证。今详录二则以备参观。

愚在籍时，有姻家刘姓童子，年逾十龄，咽喉肿

[1] 铍音 pí。铍针，古代一种医疗器械，下端剑形，两面有刃，多用以刺破痈疽，排除脓血。

疼，心中满闷堵塞，剧时呼吸顿停，两目上翻，身躯后挺。然其所以呼吸顿停者，非咽喉堵塞，实觉胸膈堵塞也。诊其脉，微细而迟。其胸膈常觉发凉，有时其凉上冲，即不能息，而现目翻身挺之象。即脉审证，知系寒痰结胸无疑。其咽喉肿疼者，寒痰充溢于上焦，迫其心肺之阳上浮也。为拟方：生赭石细末一两，干姜、乌附子各三钱，厚朴、陈皮各钱半，煎服一剂，胸次顿觉开通，咽喉肿疼亦愈强半。又服两剂全愈。

又，在奉天时，治高等师范学生孙抟九，年二十，贵州人，得喉证，屡经医治，不外《白喉忌表抉微》诸方加减，病日增重，医者诿谓不治。后愚为诊视，其脉细弱而数，黏涎甚多，须臾满口，即得吐出。知系脾肾两虚，肾虚则气化不摄，阴火上逆，痰水上泛，而脾土虚损又不能制之若脾土不虚，不但能制痰水上泛，并能制阴火上逆，故其咽喉肿疼，黏涎若斯之多也。投以六味地黄汤加於术，又少加苏子，连服十剂全愈。

按语：本条论喉证治法，认为常规应以滋阴润燥清热为主（用玄参、天花粉、牛蒡子、连翘、金银花等），少佐凉散之品（如薄荷），不可温散，不可发表过度。遇白喉、烂喉痧、截喉痈（张锡纯认为烂喉痧之重症即为截喉痈）等重症，还须随证加减。不过，张锡纯同时指出，喉证多有变证，不可一概而论，所举寒痰结胸致咽喉肿痛（用生赭石、干姜、乌附子、厚朴、陈皮组方治愈）、脾肾两虚致咽喉肿痛（用六味地黄丸加味治愈）两个病例，即为明证。

详论咽喉证治法

咽喉之证，有内伤、外感，或凉或热，或虚或实，或有传染或无传染之殊。今试逐条详论之于下。

伤寒病恒兼有咽喉之证，阳明第二十节云："阳明病，但头眩，不恶寒，故能食而咳。其人必咽痛。若不咳者，咽亦不痛。"按此节但言咽痛，未言治法。乃细审其文义，是由太阳初传阳明，胃腑之热犹未实是以能食。其热兼弥漫于胸中胸中属太阳，当为阳明病连太阳，上熏肺脏，所以作咳。更因咳而其热上窜，所以咽痛。拟治以白虎汤，去甘草，加连翘、川贝母。

《伤寒》少阴篇第三节："病人脉阴阳俱紧，反汗出者，亡阳也。此属少阴，法当咽痛。"此节亦未列治法。按少阴脉微细，此则阴阳俱紧，原为少阴之变脉。紧脉原不能出汗。因其不当出汗者而反自汗，所以知其亡阳。其咽痛者，无根之阳上窜也。拟用大剂八味地黄汤，以芍药易丹皮，再加苏子、牛膝，收敛元阳，归根以止汗，而咽痛自愈也。

【加减八味地黄汤】 大怀熟地一两　净萸肉一两生怀山药八钱　生杭芍三钱　大云苓片二钱　泽泻钱半　乌附子二钱　肉桂去粗皮，后入，二钱　怀牛膝三钱　苏子炒，研，二钱

煎汤盅半，分两次温服。

少阴篇第三十节云："少阴病，下利，咽痛，胸满，心烦者，猪肤汤主之。"按此证乃少阴之热弥漫于三焦也。是以在上与中，则为咽痛烦满，因肾中真阴不能上升与阳分相济，所以多生燥热也；在下则为下利，因脏病移热于腑，其膀胱瘀滞，致水归大肠而下利也。至治以猪肤汤者，以猪为水畜，其肤可熬胶，汁液尤胜，原能助肾阴上升与心阳调剂，以化燥热。而又伍以白蜜之凉润，小粉之冲和，熬之如粥，服后能留恋于肠胃，不致随下利泻出，自能徐徐敷布其气化，以清三焦弥漫之热也。

少阴篇第三十一节云："少阴病二三日，咽痛者，可与甘草汤。不差者，与桔梗汤。"此亦少阴病之热者也。用甘草汤，取其能润肺利咽，而其甘缓之性又能缓心火之上炎，则上焦之燥热可消也。用桔梗汤者，取其能升提肾中之真阴，俾阴阳之气互相接续，则上焦之阳自不浮越以铄肺熏咽，且其上达之力又善散咽喉之郁热

也。按后世治咽喉证者皆忌用桔梗，然果审其脉为少阴病之微细脉，用之固不妨也。况古所用之桔梗皆是苦桔梗，其性能升而兼能降，实具有开通之力也。

少阴篇第三十二节云："少阴病，咽中伤生疮，不能言语，声不出者，苦酒汤主之。"按少阴之脉，原络肺上循喉咙，是以少阴篇多兼有咽喉之病。至治以苦酒汤，唐氏谓苦酒与半夏同用，可使咽中之疮速破。苦酒即今之醋。醋调生半夏末外敷原可消疮，不必皆攻之使破也。至张氏注谓"鸡卵壳坚白似金，故能入肺"，亦颇近理。惟陈古愚谓："所用生半夏破如枣核大十四枚，则鸡子壳中不能容。"尝阅古本，谓将半夏一枚破为十四枚则又未免太少，且如枣核大四字亦无交代。以愚意测之，枣核当为枣仁之误，若谓如枣仁大十四枚，则鸡卵壳中容之有余矣。又，古人用半夏，汤洗七次即用，故半夏下注有"洗"字。若今之制半夏用于此方，必然无效。如畏其有毒不敢用，可将生半夏破作数瓣，以水煮之，或换水煮两三次，尝之不甚辛辣，然后入药亦可。

厥阴篇第九节云："伤寒先厥后发热，下利必自止，而反汗出，咽中痛，其喉为痹。"按此节之咽痛，以多汗亡阴也，与少阴篇之汗出亡阳者原互相对照。盖其人之肝脏蕴有实热，因汗出过多，耗其阴液，其热遂上窜，郁于咽中而作痛，故曰其咽为痹。痹者，热与气血凝滞不散也。仲师当日未言治法，而愚思此证当用酸敛之药以止其汗，凉润之药以复其液，宣通之药以利其咽，汇集为方，庶可奏功。爰将所拟之方详录于下：

【敛阴泻肝汤】 生杭芍两半　天花粉一两　射干四钱　浙贝母四钱，捣碎　酸石榴一个，连皮捣烂

同煎汤一盅半，分两次温服下。

上所录伤寒兼咽喉病者六节，伤寒中之咽喉证大略已备。而愚临证多年，知伤寒兼病咽喉又有出于六节之外者。试举治验之案一则明之。

愚在奉时，治一农业学校朱姓学生，患伤寒三四

日，蜷卧昏昏似睡，间作谵语，呼之眼微开，舌上似无苔，而舌皮甚干，且有黑斑，咽喉疼痛，小便赤而热，大便数日未行，脉微细兼沉，心中时觉发热，而肌肤之热度如常。此乃少阴伤寒之热证。因先有伏气化热，乘肾脏虚损而窜入少阴，遏抑肾气不能上达，是以上焦燥热而舌斑咽痛也。其舌上有黑斑者，亦为肾虚之现象。至其病既属热而脉微细者，诚以脉发于心，肾气因病不能上达与心相济，其心之跳动即无力。此所以少阴伤寒无论或凉或热，其脉皆微细也。遂为疏方：生石膏细末二两，生怀山药一两，大潞参六钱，知母六钱，甘草二钱，先用鲜茅根二两煮水，以之煎药，取清汤三盅，每温服一盅，调入生鸡子黄一枚。服药一次后，六脉即起。服至二次，脉转洪大。服至三次，脉象又渐和平，精神亦复，舌干咽痛亦见愈。翌日，即原方略为加减，再服一剂，诸病全愈。按上所用之方，即本期六卷鼠疫门中坎离互根汤。方之细解详于本方后，兹不赘。

至于温病，或温而兼疹，其兼咽喉证者尤多，方书名其证为烂喉痧。其证多系有传染之毒菌。治之者，宜注意清其温热，解其疹毒，其咽喉之证亦易愈。试举治验之案以明之。

戊辰在津，有第一中学教员宋志良君，素喜阅拙著。孟夏时，其长子慕濂患温疹兼喉证，医者皆忌重用凉药，服其药数剂，病转增剧。继延愚为诊视。其脉洪长有力，纯乎阳明胃腑蕴有实热。其疹似靥未靥，视其咽喉两旁红，微有烂处，心中自觉热甚，小便短赤，大便三日未行。为开大剂白虎汤，加连翘四钱、薄荷叶钱半以托疹外出。方中石膏重用生者四两，恐药房中以煅者充之，嘱取药者视其将大块生石膏捣细，且带一小块来，视其果系生石膏否。迨药取至，其小块果为生石膏，而细面灰白，乃系煅者。究问其故，是预制为末，非当面捣细者。愚因谓志良曰："石膏煅用，性同鸩毒，若用至一两，即足误人性命。可向杂货铺中买生者，自制细用之。"于是依愚言办理。将药煎汤三盅，分三次温饮下，病大见愈。而脉仍有力，咽喉食物犹疼。继又用原方，先取鲜白茅根二两煮水以煎药，仍分三次服下，尽剂而愈，大便亦通下。后其次子亦患温疹喉证，较其兄尤剧，仍治以前方，初次即用茅根汤煎药，药方中生石膏初用三两，渐加至五两始愈。继其幼女年七岁，亦患温疹喉证，较其两兄尤重，其疹周身成一个，肉皮皆红俗谓此等疹皆不能治愈，亦治以前方。为其年幼，方中生石膏初用二两，后加至六两，其热稍退而喉痛不减，其大便六日未行。遂单用净芒硝，俾淬水服下，大便即通，其热大减，喉痛亦愈强半。再诊其脉，虽仍有力，实有浮而还表之象。遂用西药阿斯必林一瓦，因病机之外越而助其出汗，果服后周身得汗，霍然全愈。志良因告愚曰："余从前有子女四人，皆因此证而殇。今此子女三人，服先生药完全得愈，始知医术之精，洵有夺命之权也。"

按温疹之证，西人名为猩红热，有毒菌传染，原不易治，而兼咽喉证者，治之尤难。仲景所谓"阳毒之为病，面赤斑斑如锦纹，咽喉痛，唾脓血"者，当即此证。近世方书中名为烂喉痧，谓可治以《伤寒论》麻杏甘石汤。然麻杏甘石汤中石膏之分量，原为麻黄之二倍，若借用其方则石膏之分量当十倍于麻黄石膏一两、麻黄一钱，其热甚者，石膏之分量又当二十倍于麻黄石膏二两、麻黄一钱，然后用之无弊。本期第五卷中曾详论之。

近闻友人杨达夫言，有名医精于伤寒，偶患喉证，自治以麻杏甘石汤，竟至不起，想其所用之分量皆按原方而未尝为之通变也。使其早见拙论，又何至有此失乎？

又治沧州友人董寿山，年过三旬，初则感冒发颐，继则渐肿而下延至胸膺，服药无效。时当中秋节后，淋雨不止，因病势危急，冒雨驱车迎愚。既至，见其额下连项，壅肿异常，抚之硬而且热，色甚红，纯是一团火毒之气，下肿已至心口。其牙关不开，咽喉肿疼，自牙缝进水半口，必以手掩口，十分用力始能下咽。且痰涎填满胸中，上至咽喉，并无容水之处。进水少许，必换出痰涎一口。且觉有气自下上冲，常作呃逆。其脉洪滑而长，重按有力，一分钟约近九十至，大便数日未行。愚曰："此俗所称虾蟆瘟也。其毒热炽盛，盘踞阳明之腑，若火之燎原，必重用生石膏清之，乃可缓其毒热之势。"从前医者在座，谓曾用生石膏一两，毫无功效。愚曰："石膏乃微寒之药，《本经》原有明文，仅用两许，何能清此炽盛之热毒？"遂为疏方，用生石膏四两，清半夏四钱，金线重楼三钱，连翘二钱，射干二钱。煎服后，觉药停胸间不下，其热与肿似有益增之势。知其证兼结胸，火热无下行之路，故益上冲也。幸药房即在本村，复急取生石膏四两，赭石三两，又煎汤服下，仍觉停于胸间。又急取赭石三两，蒌仁二两，芒硝八钱，又煎汤饮下，胸中仍不开通。此时咽喉益肿，再饮水亦不能下咽，病家惶恐无措。愚晓之曰："余所以连次亟亟用药者，正为此病肿势浸长，恐稍缓则药不能进。今其胸中既贮如许多药，断无不下行之理。药下行则结开便通，毒火随之下降，而上焦之肿热必消矣。"时当晚十点钟。至夜半，觉药力下行。黎明，下燥粪若干，上焦肿热觉轻，水浆可进，晨饭时牙关亦微开，服茶汤一碗。午后肿热又渐增。抚其胸，热又烙手，脉仍洪实。意其燥粪必未尽下，遂投以大黄四钱，芒硝五钱，又下燥粪，兼有溏粪，病遂大愈。而肿处之硬者仍不甚消，胸间抚之犹热，脉象亦仍有余热。又用生石膏四两，金银花、连翘各五钱，煎汤一大碗，分数次温饮下，日服一剂，三日全愈。寿山从此愤志学医，今已成名医矣。按：此病实温疫疫有寒温两种，而寒者甚少，确有传染至猛至烈之毒菌，是以难治。又按：此证当二次用药时，若加硝、黄于药中，早通其大便，或不至以后如此危险，而当时阅历未深，犹不能息息与病机相赴也。

又有白喉证，其发白或至腐烂，西人名为实夫的历，实为传染病之一端。其证大抵先有蕴热，则易受传染。为其证内伤为重，宜用凉润滋阴清火之品，而忌用表散之剂。然用辛凉之药以散其火郁，若薄荷、连翘诸药，固所不忌也。《白喉忌表抉微》中之养阴清肺汤、神仙活命汤二方，原为治白喉良方，而神仙活命汤中宜加连翘三钱，热甚者可将方中生石膏加倍，或加两倍；若大便不通者，大黄、芒硝皆可酌加。

白喉之病，又恒有与烂喉痧相并者。辛未仲春，天津法租界瑞云里沈姓学生，年十六岁，得温疹兼喉痧证。其得病之由，因其身体甚胖，在体育场中游戏努力过度，周身出汗，为风所袭。初微觉恶寒头疼，翌日表里俱壮热，咽喉闷疼。延医服药，病未见轻，喉中疼闷似加剧，周身又复出疹，遂延愚为诊治。其肌肉甚热，出疹甚密，连无疹之处其肌肉亦发红色，诚西人所谓猩红热也。其心中亦自觉热甚，其喉中扁桃处皆有红肿，其左边有如榆荚一块发白。自谓不惟饮食疼难下咽，即呼吸亦甚觉有碍。其脉左右皆洪滑有力，一分钟九十八至。愚为刺其少商出血，复为针其合谷。又为拟一清咽、表疹、泻火之方俾服之：生石膏捣细二两，玄参六钱，天花粉六钱，射干三钱，牛蒡子三钱捣碎，浙贝母三钱捣碎，青连翘三钱，鲜茅根三钱无鲜茅根可代以鲜芦根，甘草钱半，粳米三钱，共煎汤两大盅，分两次温服下。翌日，复为诊视，其表里之热皆稍退，脉象之洪滑亦稍减，疹出又稍加多，前三日未大便，至此则通下一次。再视其喉，其红肿似加增，其白处则大如钱矣。病人自谓："此时饮水必须努力始能下咽，呼吸之滞碍似又加剧。"愚曰："此为极危险之候，非刺患处出血不可。"遂用圭式小刀尖于喉左右红肿之处各刺一长口，放出紫血若干，呼吸骤觉顺利。继再投以清热、消肿、托表疹毒之剂，病遂全愈。

又，《灵枢·痈疽篇》谓："痈发嗌中，名曰猛疽，猛疽不治，化为脓，脓不泻，塞咽，半日死。"按此证即后世所谓截喉痈。初起时，咽喉之间红肿甚剧，宜用消疮之药散之，兼用扁针刺之使多出血。若待其脓成而后泻之，恐不容待其成脓即有危险也。

【消肿利咽汤】 天花粉一两　连翘四钱　金银花四钱　丹参三钱　射干三钱　玄参三钱　乳香二钱　没药二钱　炙山甲钱半　薄荷叶钱半

脉象洪实者加生石膏一两，小便不利者加滑石六钱，大便不通者加大黄三钱。

咽喉之证，热者居多，然亦间有寒者。愚在籍时，有姻家刘姓童子，年逾十龄，咽喉肿疼，胸中满闷堵塞，剧时呼吸停顿，两目上翻，身躯后挺。然细审其所以呼吸停顿者，非因咽喉堵塞，实因胸膈堵塞也。诊其脉，微细而迟。其心中常觉发凉，有时其凉上冲，而不能息，而现目翻身挺之象。即脉审证，知系寒痰结胸无疑。其咽喉肿疼者，寒痰充溢于上焦，迫其心肺之阳上浮也。为拟方：生赭石细末一两，干姜、乌附子各三钱，厚朴、陈皮各钱半。煎服一剂，胸次顿觉开通，咽喉肿疼亦愈强半，又服两剂全愈。

又，咽喉两旁微高处，西人谓之扁桃腺。若红肿，西人谓之扁桃腺炎。若其处屡次红肿，渐起疙瘩，服清火药则微消，或略有感冒，或稍有内热复起者，此是扁桃腺炎已有根蒂，非但服药所能愈，必用手术割去之，再投以清火消肿之药，始能除根。若不割去，在幼童可累其身体之发达。

又，《金匮》谓妇人咽中如有炙脔吐之不出，吞之不下，俗谓之梅核气病，此亦咽喉证之一也。按：此证注疏家谓系痰气阻塞咽喉之中，然此证实兼有冲气之冲也。原方半夏厚朴汤主之，是以半夏降冲，厚朴开气，茯苓利痰，生姜、苏叶以宣通其气化。愚用此方时，恒加赭石数钱，兼针其合谷，奏效更速此证不但妇人，男子亦间有之。

【附录】 前哲治喉奇案一则：忆愚少时，出诊邻县庆云，见案头多书籍，中有记事闲书，载有名医某书与医皆忘其名外出，偶歇巨第门旁，其门中人出入甚忙迫，询之，言其家只有少年公子一人，患喉证奄奄一息，危在目前，急为备其身后事，故忙迫也。医者谓：此证我善治，虽至危亦能挽救，可为传达。其人闻言而入。须臾，宅主出，肃客入。视病人，见其脖项肿甚剧，闭目昏昏似睡，呼之不应，牙关紧闭，水浆亦不入。询其家人，知不食将周旬矣。医者遂俾其家人急煮稠粥一盆，晾半温，待其病人愈后服之。又令备细木棍数条及斧锯之嘱。其家人皆窃笑，以为斯人其疯癫乎？医者略不瞻顾，惟用锯与斧将木棍截短，一端削作鸭嘴形，且催将所煮之粥盛来视凉热可食否。遂自尝之曰："犹热，可少待。"乃徐用所制鸭嘴之最细薄者撬病人齿。齿少启，将鸭嘴填入。须臾，又填以略粗略厚之鸭嘴，即将初次所填者抽出。如此填抽至五次，其口可进食矣，而骤以制鸭嘴所锯之木屑投病人喉中。其家人见之大惊，欲加恶声，病人遂大咳连连，须臾吐脓血碗余，遂能言，呼饥，进以所备粥，凉热适口，连进数碗。举家欢喜感谢。因问："病至如此，先生何以知犹可救？"答曰："病者六脉有根而洪紧，洪者为热，紧者为毒。且其脖项肿热，因喉生痈毒，为日已多，又确知其痈已溃脓，然咽喉肿满，药不能入，以针透脓，不知自吐，亦所出有限，不能救眼前之急，故深思而得此法。尝见咳之剧者，能将肺咳破吐血，况喉中已熟之疮疡乎？此所谓医者意也，惟仁人君子始可以学医，为其能费尽苦心以救人也。"病家乃大叹服。按：此案用法甚奇，又若甚险，若预先言明，病家未必敢用，然诊断确实，用之自险而能稳也。

按语：此条详论喉证，先分伤寒、温病。伤寒喉证，大体上是依照伤寒六经的法度来处理，如阳明病用白虎汤加减，少阴病用八味地黄丸加减或猪肤汤、甘草汤、桔梗汤、苦酒汤之类随证治疗，厥阴病用自拟敛阴泻肝汤。至于温病咽喉证，张锡纯认为多系毒菌传染，或兼有出疹，治疗宜注意清其温热，解其疹毒，并特别指出扁桃体炎必要时应手术摘除，体现了其充分吸取西医成果的精神。

阅刘华封氏《烂喉痧证治辨异》书后

丙寅中秋后，接到华封刘君自济南寄赠所著《烂喉痧证治辨异》一书。细阅一过，其辨证之精，用药之妙，立论之通，于喉证一门实能令人起观止之叹。咽喉为人身紧要之处，而论喉证之书向无善本。自耐修子托之鸾语，著《白喉忌表抉微》，盛行于一时。初则用其方，效者甚多，继而用其方者有效有不效，更有用之不惟不效而病转增剧者，于斯议论纷起，有谓"白喉不忌表散，但宜表以辛凉，而不可表以温热"者，又有谓"白喉原宜表散，虽麻黄亦可用，但不可与升提之药并用"者。按：其人或有严寒外束不得汗，咽喉疼而不肿者，原可用麻黄汤解其表，然麻黄可用，桂枝不可用。若用麻黄汤时，宜去桂枝，加知母、连翘。至升提之药，惟忌用升麻。若桔梗亦升提之药，而《伤寒论》有桔梗汤治少阴病咽痛，因其能开提肺气，散其咽喉郁热也，若与凉药并用，又能引凉药之力至咽喉散热，惟咽喉痛而且肿者，似不宜用。又有于《白喉忌表抉微》一书痛加诉毁，谓其毫无足取者。而刘君则谓白喉证原分两种，耐修子所谓白喉忌表者，内伤之白喉也，其病因确系煤毒洋烟及过服煎炒辛热之物，或贪色过度，以致阴液亏损、虚火上炎所致，用药养阴清肺原为正治。其由外感传染者，为烂喉痧，喉中亦有白腐，乃系天行时气入于阳明，上蒸于肺，致咽喉溃烂，或兼有疹子，正是温热欲出不得所致，正宜疏通发表使毒热外出。二证之辨，白喉则咽中干，喉痧则咽中多痰涎；白喉止五心烦热，喉痧则浑身大热云云，诚能将此二证，一内因、一外因，辨别极精。及至后所载治喉痧诸方，详分病之轻重浅深，而措施咸宜，洵为喉科之金科玉律也。惟其言"今日之好人参难得，若用白虎加人参汤及小柴胡汤，方中人参可以沙参代之"，似非确论。盖小柴胡汤中之人参或可代以沙参，若当下后小柴胡汤证仍在者，用小柴胡汤时亦不可以沙参代人参。至白虎加人参汤，若其热实脉虚者，以沙参代人参，其热必不退。此愚由经验而知，非想当然尔之谈也。且古方中人参即系今之党参，原非难得之物。若恐人工种植者不堪用，凡党参之通体横纹者若胡莱菔之纹皆野生之参也。至其后论喉证原有因下焦虚寒迫其真阳上浮致成喉证者，宜治以引火归原之法，洵为见道之言。

按语： 此条介绍了刘华封《烂喉痧证治辨异》在喉证方面的贡献，对其中鉴别白喉与喉痧的成就大为赞赏，同时，就其关于白虎加人参汤中的人参可以用沙参代替的说法，提出了不同意见，认为古方中的人参就是后世的党参，而野生党参（通体有横纹者）的药效还是好的。

论结胸治法

结胸之证，有内伤外感之殊。内伤结胸，大抵系寒饮凝于贲门之间，遏抑胃气不能上达，阻隔饮食不能下降。当用干姜八钱，赭石两半，川朴、甘草各三钱开之。其在幼童，脾胃阳虚，寒饮填胸，呕吐饮食成慢惊，此亦皆寒饮结胸证，可治以庄在田《福幼编》逐寒荡惊汤。若用其方，寒痰仍不开，呕吐仍不能止者，可将方中胡椒倍用二钱。若非寒饮结胸，或为顽痰结胸，或为热痰结胸者，阻塞胸中之气化不能升降，甚或有碍呼吸，危在目前。欲救其急，可用硼砂四钱开水融化服之，将其痰吐出。其为顽痰者，可再用瓜蒌仁二两，苦葶苈三钱袋装，煎汤饮之，以涤荡其痰。其为热痰者，可于方中加芒硝四钱。有胸中大气下陷，兼寒饮结胸者，其证尤为难治。曾治一赵姓媪，年近五旬，忽然昏倒不语，呼吸之气大有滞碍，几不能息，其脉微弱而迟。询其生平，身体羸弱，甚畏寒凉，恒觉胸中满闷，且时常短气，即其素日资禀及现时病状以互勘病情，其为大气下陷兼寒饮结胸无疑。然此时形势，将成痰厥。住在乡村，取药无及，遂急用胡椒二钱，捣碎，煎两三沸，澄取清汤灌下。须臾，胸中作响，呼吸顿形顺利。继用干姜八钱，煎汤一盅。此时已自能饮下。须臾，气息益顺，精神亦略清爽，而仍不能言，且时作呵欠，十余呼吸之顷必发太息，知其寒饮虽开，大气之陷者犹未复也。遂投以拙拟回阳升陷汤方在三期第四卷，系生箭芪八钱，干姜六钱，当归四钱，桂枝尖三钱，甘草一钱，服数剂，呵欠与太息皆愈，渐能言语。按：此证初次单用干姜开其寒饮，而不敢佐以赭、朴诸药以降下之者，以其寒饮结胸又兼大气下陷也。设若辨证不清而误用之，必至凶危立见，此审证之当细心也。

至于外感结胸，伤寒与温病皆有。伤寒降早可成结胸，温病即非降早亦可成结胸，皆外感之邪内陷与胸中痰饮互相胶漆也。无论伤寒温病，其治法皆可从同。若《伤寒论》大陷胸汤及大陷胸丸，俱为治外感结胸良方，宜斟酌病之轻重浅深，分别用之。至拙拟之荡胸汤载三期六卷，系瓜蒌仁新炒者捣细二两，生赭石细末二两，苏子六钱，病剧者加芒硝五钱，煎盅半，徐徐饮下，亦可斟酌加减，以代诸陷胸汤丸。

又有内伤结胸与外感结胸相并，而成一至险之结胸证者。在奉天时曾治警务处科长郝景山，年四十余，心下痞闷堵塞，饮食不能下行，延医治不效。继入东人医院，治一星期，仍然无效，浸至不能起床，吐痰腥臭，精神昏愦。再延医诊视，以为肺病已成，又兼胃病，不能治疗，其家人惶恐无措。适其友人斐云峰视之，因从前曾患肠结证，亦饮食不能下行，经愚治愈，遂代为介绍，迎愚诊治。其脉左右皆弦，右部则弦而有力，其舌苔白厚微黄，抚其肌肤发热，问其心中亦觉热，思食凉物，大便不行者已四五日。自言心中满闷异常，食物已数日不进，吐痰不惟腥臭，且又觉凉。愚筹思再四，知系温病结胸。然其脉不为洪而有力，而为弦而有力，且所吐之痰臭而且凉者何也？盖因其人素有寒饮，其平素之脉必弦，其平素吐痰亦必凉平素忽不自觉，今因病温，咽喉发热，觉痰凉耳。因有温病之热与之混合，所以脉虽弦而仍然有力，其痰虽凉而为温病之热熏蒸，遂至腥臭也。为疏方，用蒌仁、生赭石细末各一两，玄参、知母各八钱，苏子、半夏、党参、干姜各四钱，煎汤冲服西药硫苦四钱，一剂胸次豁然，可进饮食，右脉较前柔和，舌苔变白，心中犹觉发热，吐痰不臭，仍然觉凉。遂将原方前四味皆减半，加当归三钱。服后大便通下，心中益觉通豁，惟有时觉有凉痰自下发动，逆行上冲，周身即出汗。遂改用赭石、党参、干姜各四钱，半夏、白芍各三钱，川朴、五味、甘草各二钱，细辛一钱，连服数剂，寒痰亦消矣。按：此证原寒饮结胸与温病结胸相并而成，而初次方中但注重温病结胸，惟生姜一味为治寒饮结胸之药，因此二病之因一凉一热，原难并治，若将方中之生姜改为干姜，则温病之热必不退。至若生姜之性虽热，而与凉药并用，实又能散热。迨至温病热退，然后重用干姜以开其寒饮，此权其病势之缓急先后分治，而仍用意周匝，不至顾此失彼，是以能循序奏效也。

按语：本条论结胸，分内伤外感。内伤结胸多寒饮，可用干姜、赭石、川朴、甘草之类治疗；若为顽痰、热痰结胸，呼吸困难之急症，可用硼砂救急，顽痰可再加用瓜蒌仁、苦葶苈，热痰可加芒硝。外感结胸，伤寒温病均可见，可用《伤寒论》大陷胸丸、大陷胸汤或张锡纯自拟的荡胸汤加减治疗。

论肠结治法

肠结最为紧要之证，恒于人性命有关。或因常常呕吐，或因多食生冷及硬物，或因怒后饱食，皆可致肠结。其结多在十二指肠及小肠间，有结于幽门者。其证有腹疼者、有呕吐者尤为难治，因投以开结之药，不待药力施展而即吐出也。亦有病本不吐，因所服之药行至结处不能通过，转而上逆吐出者。是以治此证者，当使服药不使吐出为第一要着。愚于此证吐之剧者，八九日间杓饮不存，曾用赭石细末五两，从中又罗出极细者一两，将所余四两煎汤，送服极细者，其吐止而结亦遂开。若结证在极危急之时，此方宜放胆用之。虽在孕妇恶阻呕吐者，亦可用之三期第二卷参赭镇气汤后载有数案，可参观。有谓"孕妇恶阻，无论如何呕吐，与性命无关"者，乃阅历未到之言也。

有患此证急欲通下者，愚曾用赭石细末三两，芒硝五钱，煎汤送服甘遂细末钱半。服后两点半钟，其结即通下矣。后有医者得此方，以治月余之肠结证，亦一剂而愈。后闻此医自患肠结，亦用此方煎汤先服一半，甘遂亦送下一半，药力下行，结不能开，仍复吐出。继服其余一半，须臾，仍然吐出，竟至不起。由此知用药一道，过于放胆，固多失事；若过于小心，亦多误事也。况甘遂之性，无论服多服少，初次服之尚可不吐，若连次服之，虽佐以赭石，亦必作吐。是以拙著《衷中参西录》有荡胸加甘遂汤方在三期三卷《癫狂门》，原用大剂大承气汤加赭石二两煎汤，送服甘遂细末二钱。方下注云：若服一剂不愈者，须隔三日方可再服。此固欲缓服以休养其正气，实亦防其连服致吐也。

至于赭石可如此多用者，以其原质为铁氧化合，性甚和平，且善补血，不伤气分，虽多用，于人无损也。特是药房中赭石，必火煅、醋激，然后轧细。如此制法，则氧气不全，不如径用生者之为愈也。况其虽为石类，与铁锈相近铁锈亦铁氧化合，即生赭石细末，亦于人肠胃毫无伤损。若嫌上方中甘遂之性过猛烈者，本书第三卷载有硝菔通结汤方，药性甚稳善，惟制此药时，略费手续。方用净芒硝六两，鲜莱菔八斤，用水将芒硝入锅中熔化，再将莱菔切片，分数次入锅中煮之，至烂熟，将莱菔捞出，再换以生莱菔片，屡换屡煮。所备莱菔片不必尽煮，但所煮之水余一大碗许，尝之不至甚咸者，其汤即成。若尝之仍甚咸者，可少掺以凉水，再加生莱菔片煮一次。分作两次服下。服一次后，迟三点钟，若不见行动，再将二次温服下。此方愚在籍时曾用之治愈肠结之险证数次，本方后载有治验之案二则。后至奉天遇肠结证数次，皆以此方治愈。曾治警务处科员孙俊如，年四十余，其人原管考取医生，精通医学。得肠结后，自用诸药以开其结，无论服何等猛烈之药，下行至结处皆转而上逆吐出，势至危急，求为诊治。为制此汤，服未尽剂而愈。愈后喜甚，称为神方。又治清丈局科员刘敷陈，年近五旬，患肠结旬余不愈，腹疼痛甚剧，饮水移时亦吐出。亦为制此汤，服一半其结即通下。适其女公子得痢证，俾饮其所余之一半，痢亦顿愈。敷陈喜曰："先生救余之命，而更惠及小女，且方本治肠结，而尤善治痢，何制方若是之妙也！"盖此汤纯系莱菔浓汁而微咸，气味甚佳，且可调以食料，令其适口，是以服他药恒吐者，服此汤可不作吐。且芒硝软坚破瘀之力虽峻，而有莱菔浓汁以调和之，故服后并不觉有开破之力，而其结自开也。又，丁卯孟夏，愚因有事自天津偶至小站，其处有医士祝君，字运隆，一方之良医也。初见如旧相识，言数年来最喜阅《衷中参西录》，其中诸方，用之辄随手奏效。有其处商务会长许翁，年过六旬，得结证，百药不效，病势极危，已备身后诸事。运隆视其脉象有根，谓若服此汤，仍可治愈。病家疑药剂太重，运隆谓病危至此，不可再为迟延，若嫌药剂过重，可分三次服下，病愈不必尽剂，此以小心行其放胆也。遂自监视，为制此汤。服至两次后，结开通下，精神顿复其旧，有若未病者然。

按语：本条所说的肠结症，大约属于消化道梗阻之类的急症。张锡纯主张用代赭石、芒硝等药煎汤送服甘遂末，以峻下开结，特别提醒药量要用足，否则会误事。鉴于有些人担心甘遂过于峻猛，张锡纯独创硝菔通结汤，用芒硝水煎莱菔（即萝卜）作汤服用，疗效颇佳，可谓别出心裁。

论肢体痿废之原因及治法附： 起痿汤、养脑利肢汤

《内经》谓："五脏有病，皆能使人痿。"至后世方书，有谓系中风者，言风中于左则左偏枯而痿废，风中于右则右偏枯而痿废。有谓系气虚者，左手足偏枯痿废，其左边之气必虚；右手足偏枯痿废，其右边之气必虚。有谓系痰瘀者，有谓系血瘀者，有谓系风寒湿相并而为痹，痹之甚者即令人全体痿废，因痰瘀、血瘀及风寒湿痹皆能阻塞经络也。乃自脑髓神经司知觉运动之说倡自西人，遂谓人之肢体痿废皆系脑髓神经有所伤损。而以愚生平所经验者言之，则中西之说皆不可废。今试历举素所经验者于下，以征明之。

忆在籍时，曾见一猪，其两前腿忽不能动，须就其卧处饲之，半月后始渐愈。又旬余，解此猪，见其肺上新愈之疮痕宛然可辨，且有将愈未尽愈者。即物测人，原可比例，此即《内经》所谓"因肺热叶焦发为痿躄（bì，跛脚）"者也，由斯知"五脏有病皆使人痿"者，诚不误也。

又在奉天曾治一妇人，年近三旬，因夏令夜寝当窗，为风所袭，遂觉半身麻木，其麻木之边，肌肤消瘦，浸至其一边手足不遂，将成偏枯。其脉左部如常，右部则微弱无力，而麻木之边适在右。此因风袭经络，致其经络闭塞、不相贯通也。不早祛其风，久将至于痿废。为疏方，用生箭芪二两用黄芪者，为其能去大风，《本经》有明文也，当归八钱用当归，取其血活风自去也，羌活、知母、乳香、没药各四钱，全蝎二钱，全蜈蚣三条，煎服一剂即见轻，又服数剂全愈。此中风能成痿废之明征也。

又在本邑治一媪，年过六旬，其素日气虚，呼吸常觉短气，偶因劳力过度，忽然四肢痿废，卧不能起，呼吸益形短气。其脉两寸甚微弱，两尺重按仍有根柢，知其胸中大气下陷，不能斡旋全身也。为疏方，用生箭芪

一两，当归、知母各六钱，升麻、柴胡、桔梗各钱半，乳香、没药各三钱，煎服一剂，呼吸即不短气，手足略能屈伸。又即原方略为加减，连服数剂全愈。此气虚成痿废之明征也。

又在本邑治一媪，年五旬，于仲冬之时忽然昏倒不知人，其胸中似有痰涎，大碍呼吸。诊其脉，微细欲无，且甚迟缓。其家人谓其平素常觉心中发凉，咳吐黏涎。知其胸中素有寒饮，又感冬日严寒之气，其寒饮愈凝结堵塞也。急用胡椒三钱捣碎，煎两三沸，取浓汁多半杯灌下，呼吸顿形顺利。继用干姜六钱，桂枝尖、当归各三钱，连服三剂，可作呻吟，肢体渐能运动，而左手足仍不能动。继治以助气消痰活络之剂，左手足亦渐复旧。此痰瘀能成痿废之明征也。

又在本邑治一室女，素本虚弱，医者用补敛之药太过，月事闭塞，两腿痿废，浸至抑搔不知疼痒。其六脉皆有涩象，知其经络皆为瘀血闭塞也。为疏方，用拙拟活络效灵丹方载三期四卷，系当归、丹参、乳香、没药各五钱，加怀牛膝五钱，红花钱半，䗪虫五个。煎服数剂，月事通下，两腿已渐能屈伸，有知觉。又为加生黄芪、知母各三钱。服数剂后，腿能任地。然此等证非仓猝所能全愈，俾将汤剂作为丸剂，久久服之，自能脱然。此血瘀能成痿废之明征也。

又治族兄世珍，冬令两腿作疼，其腿上若胡桃大疙瘩若干。自言其少时恃身体强壮，恒于冬令半冰半水之中捕鱼。一日，正在捕鱼之际，朔风骤至，其寒彻骨，遂急还家歇息。片时，两腿疼痛不能任地，因卧热炕上，复以厚被。数日后，觉其疼在骨，皮肤转麻木不仁，浸至两腿不能屈伸。后经医调治，兼外用热烧酒糟熨之，其疼与木渐愈，亦能屈伸，惟两腿皆不能伸直。有人教坐椅上，脚踏圆木棍，来往令木棍旋转，久之腿可伸直。如法试演，迨至春气融和，两腿始恢复原状。然至今已三十年，每届严寒之时，腿仍觉疼，必服热药数剂始愈。至腿上之疙瘩，乃当时因冻凝结，至今未消者也。愚曰："此病犹可除根，然其寒在骨，非草木之品所能奏效，必须服矿质之药，因人之骨中多函矿质也。"俾先用生硫黄细末五分，于食前服之。日两次，品验渐渐加多，以服后觉心中微温为度，果用此方将腿疼之病除根。此风寒湿痹能成痿废之明征也。

至西人谓此证关乎脑髓神经者，愚亦确有经验。原其神经之所以受伤，大抵因脑部充血所致。盖脑部充血之极，可至脑中血管破裂。至破裂之甚者，管中之血溢出不止，其人即昏厥不复苏醒。若其血管不至破裂，因被充血排激，隔管壁将血渗出，或其血管破裂少许，出血不多而自止，其所出之血若黏滞于左边司运动之神经，其右边手足即痿废；若黏滞其右边司运动之神经，其左边之手足即痿废，因人之神经原左右互相管摄也。此证皆脏腑气血挟热上冲，即《内经》所谓"血之与气，并走于上"之大厥也。其人必有剧烈之头疼，其心中必觉发热，其脉象必然洪大或弦长有力。《内经》又谓此证"气反则生，不反则死"。盖气反则气下行，血亦下行，血管之未破裂者，不再虞其破裂；其偶些些（一点点）破裂者，亦可因气血之下行而自愈。若其气不反，血必随之上升不已，将血管之未破裂者可至破裂，其已破裂者更血流如注矣。愚因细参《内经》之旨，而悟得医治此证之方，当重用怀牛膝两许，以引脑中之血下行，而佐以清火降胃镇肝之品，俾气与火不复相并上冲。数剂之后，其剧烈之头疼必愈，脉象亦必和平。再治以化瘀之品以化其脑中瘀血，而以宣通气血、畅达经络之药佐之，肢体之痿废者自能徐徐愈也。特是因脑充血而痿废者，本属危险之证，所虑者辨证不清。当其初得之时，若误认为气虚而重用补气之品，若王勋臣之补阳还五汤；或误认为中风，而重用发表之品，若《千金》之续命汤，皆益助其气血上行，而危不旋踵矣。至用药将其脑充血治愈，而其肢体之痿废或仍不愈，亦可少用参、芪以助其气分，然必须用镇肝、降胃、清热、通络之药辅之，方能有效。因敬拟两方于下，以备医界采用。

【起痿汤】 治因脑部充血以致肢体痿废，迨脑充血治愈，脉象和平，而肢体仍痿废者，徐服此药，久自能愈。

生箭芪四钱　生赭石轧细，六钱　怀牛膝六钱　天花粉六钱　玄参五钱　柏子仁四钱　生杭芍四钱　生明没药三钱　生明乳香三钱　䗪虫四枚，大的　制马钱子末二分

共药十一味。将前十味煎汤，送服马钱子末。至煎渣再服时，亦送服马钱子末二分。

【养脑利肢汤】 治同前证，或服前方若干剂后，肢体已能运动，而仍觉无力者。

野台参四钱　生赭石轧细，六钱　怀牛膝六钱　天花粉六钱　玄参五钱　柏子仁四钱　生杭芍四钱　生滴乳香三钱　生明没药三钱　威灵仙一钱　䗪虫四枚，大的　制马钱子末二分

共药十一味，将前十味煎汤，送服马钱子末。至煎渣再服时，亦送服马钱子末二分。

上所录二方，为愚新拟之方，而用之颇有效验，恒能随手建功。试举一案以明之。

天津南马路南东兴大街永和牲（shēn，众多）木厂经理贺化南，得脑充血证，左手足骤然痿废，其脉左右皆弦硬而长，其脑中疼而且热，心中异常烦躁。投以建瓴汤见前，为其脑中疼而且热，更兼烦躁异常，加天花粉八钱。连服三剂后，觉左半身筋骨作疼，盖其左半身从前麻木无知觉，至此时始有知觉也，其脉之弦硬亦稍愈。遂即原方略为加减，又服数剂，脉象已近和平，手足稍能运动，从前起卧转身皆需人，此时则无需人矣。于斯改用起痿汤，服数剂，手足之运动渐有力，而脉象之弦硬又似稍增，且脑中之疼与热，从前服药已愈，至此似又微觉疼热，是不受黄芪之升补也。因即原方将黄芪减去，又服数剂，其左手能持物，左足能任地矣，头中亦分毫不觉疼热。再诊其脉，已和平如常。遂又加黄芪，将方中花粉改用八钱，又加天冬八钱。连服

六剂，可扶杖徐步，仍觉乏力。继又为拟养脑利肢汤。服数剂后，心中又似微热，因将花粉改用八钱，又加带心寸麦冬七钱，连服十剂全愈。按：此证之原因，不但脑部充血，实又因脑部充血之极而至于溢血。迨至充血溢血治愈，而痿废仍不愈者，因从前溢出之血留滞脑中未化，而周身经络兼有闭塞处也，是以方中多用通气化血之品。又恐久服此等药或至气血有损，故又少加参、芪助之，且更用玄参、花粉诸药以解参、芪之热，赭石、牛膝诸药以防参、芪之升，可谓熟筹完全矣。然服后犹有觉热之时，其脉象仍有稍变弦硬之时，于斯或减参、芪，或多加凉药，精心酌斟，息息与病机相赴，是以终能治愈也。至于二方中药品，平均之，实偏于凉，而服之犹觉热者，诚以参、芪之性可因补而生热，兼以此证之由来又原因脏腑之热挟气血上冲也。

按语：本条综述中西医学有关肢体痿废的种种意见，结合临床病案，认为中西之说皆有可取之处，不可偏废，并针对脑充血引起肢体痿废的急重证候，拟定了起痿汤、养脑利肢汤二方，屡试屡效。

论四肢疼痛其病因凉热各异之治法

从来人之腿疼者未必臂疼，臂疼者未必腿疼，至于腿臂一时并疼，其致疼之因，腿与臂大抵相同矣。而愚临证四十余年，治愈腿臂一时并疼者不胜记，独在奉曾治一媪，其腿臂一时并疼，而致腿疼、臂疼之病因则各异。今详录其病案于下，以广医界之见闻。

奉天西塔邮务局局长佟世恒之令堂，年五十七岁，于仲冬渐觉四肢作疼，延医服药三十余剂，浸至卧床不能转侧，昼夜疼痛不休。至正月初旬，求为诊视。其脉左右皆浮而有力，舌上微有白苔，知其兼有外感之热也。西药阿斯必林善发外感之汗，又善治肢体疼痛，俾用一瓦半，白糖水送下，以发其汗。翌日视之，自言汗后疼稍愈，能自转侧，而其脉仍然有力，遂投以连翘、花粉、当归、丹参、白芍、乳香、没药诸药，两臂疼愈强半，而腿疼则加剧。自言两腿得热则疼减，若服热药其疼当愈，于斯又改用当归、牛膝、续断、狗脊、骨碎补、没药、五加皮诸药。服两剂后腿疼见愈，而臂疼又加剧。是一人之身，腿畏凉、臂畏热也。夫腿既畏凉，其疼也必应有凝结之凉；臂既畏热，其疼也必应有凝结之热。筹思再三，实难疏方。细诊其脉，从前之热象已无，其左关不任重按，恍悟其上热下凉者，因肝木稍虚，或肝气兼有郁滞，其肝中所寄之相火不能下达，所以两腿畏凉；其火郁于上焦，因肝虚不能敷布，所以两臂畏热。向曾治友人刘仲友左臂常常发热，其肝脉虚而且郁，投以补肝兼舒肝之剂而愈详案在三期第四卷曲直汤下，以彼例此，知旋转上热下凉之机关，在调补其肝木而已。遂又为疏方，用净萸肉一两，当归、白芍各五钱，乳香、没药、续断各四钱，连翘、甘草各三钱，每日煎服一剂，又俾于每日用阿斯必林一瓦，分三次服下，数日全愈。方中重用萸肉者，因萸肉得木气最全，酸敛之中大具条畅之性，是以善补肝又善舒肝。《本经》谓其逐寒湿痹，四肢之作疼，亦必有痹而不通之处也。况又有当归、白芍、乳香、没药以为之佐使，故能奏效甚捷也。

按语：本条介绍一个特殊的肢体疼痛病例。患者两腿怕冷、两臂怕热，屡治不效，最终用调肝法（重用山萸肉，认为此药"得木气最全，酸敛之中大具条畅之性，是以善补肝又善舒肝"）配合阿司匹林治愈。其辨证及用药思路，值得研究。

答余姚周树堂为母问疼风证治法

详观六十二号《绍兴医报》所登病案，曾患两膝肿疼，愈而复发，膝踝趾骨皆焮（xìn，烧、灸）热肿痛，连臀部亦肿，又兼目痛。此诚因心肝皆有郁热，而关节经络之间又有风湿热相并，阻塞血脉之流通，故作肿疼也。后见有胡君天中、张君汝伟皆有答复，所论病因及治法又皆尽善尽美，似无庸再为拟议。然愚从前治此等证，亦纯用中药，后阅东人医报见治急性偻麻质斯即热性历节风喜用西药阿斯必林，载有历治诸案可考验，后乃屡试其药，更以中药驾驭之，尤效验异常。在奉曾治一幼童得此证，已危至极点，奄奄一息，数日未断，舁至院中，亦治愈详案在三期四卷热性关节疼痛用阿斯必林治法中，由斯知西药之性近和平，试之果有效验。且洞悉其原质者，固不妨与中药并用也。爰拟方于下，以备采择。

阿斯必林一瓦半　生怀山药一两　鲜茅根去净皮，切碎，二两

将山药、茅根煎汤三茶杯，一日之间分三次温服，每次送服阿斯必林半瓦。若服一次周身得汗后，二次阿斯必林可少用，至翌日三次皆宜少用，以一日间三次所服之阿斯必林有一次微似有汗即可，不可每次皆有汗也。如此服之，大约两旬即可愈矣。按：阿斯必林之原质存于杨柳皮中，西人又制以硫酸，其性凉而能散，最善治人之肢体关节因风热肿疼。又加生山药以滋阴，防其多汗伤液；加鲜茅根以退热，即以引湿热自小便出也。

按语： 此条针对一个咨询病例介绍了治疗关节肿痛的经验，即用生怀山药、鲜茅根煎汤送服阿司匹林，对风热造成的关节肿痛有效。

论肢体受寒疼痛可熨以坎离砂及坎离砂制法

药房中所鬻坎离砂，沃之以醋，自能发热，以熨受寒腿疼及臂疼，颇有效验，而医者犹多不知其所以然之故。究其实际，不外物质化合之理也。按：此砂纯系用铁屑制成，其制法将铁屑煅红，即以醋喷灭之，晾干收贮。用时复以醋拌湿，即能生热。盖火非氧气不着，当铁屑煅红之时，铁屑中原具有氧气，经醋喷灭，其氧气

即永留铁中。况氧气为酸素，醋味至酸，其含氧气颇多，以之喷灭煅红之铁，醋中之氧气亦尽归铁中。用时再沃之以醋，其从前所蕴之氧气，遂感通发动而生热。以熨因寒痹疼之处，不惟可以驱逐凝寒，更可流通血脉，以人之血脉得氧气则赤，而血脉之瘀者可化也。

按语：本条介绍坎离砂的功用和制作方法。虽然张锡纯对其理化原理的解释不够准确，但药品本身确有实用价值。

答宗弟相臣问右臂疼治法

据来案云云，臂疼当系因热，而愚再三思之，其原因断乎非热，或经络间因瘀生热，故午服辛凉之品似觉轻也。盖此证纯为经络之病，治之者宜以经络为重，而兼顾其脏腑，盖欲药力由脏腑而达经络也。西人治急性关节疼痛，恒用阿斯必林，《衷中参西录》第四卷末附有数案可参观，然用其药宜用中药健运脾胃、通行经络之品辅之。又细阅素服之方皆佳，所以不见效者，大抵因少开痹通窍之药耳。今拟一方于下：

於白术此药药房中多用麸炒，殊非所宜，当购生者自炒熟，其大小片分两次炒之，轧细，取净末，一两　乳香　没药二药需购生者，轧成粗渣，隔纸在锅内烘融化，取出晾干，轧细，各取净末，四钱　朱血竭此药未研时外皮作黑色，若研之色若朱砂者方真，研细，三钱　当归身纸裹置炉旁，候干，轧细，净末，七钱　细辛　香白芷各钱半　冰片用樟脑升成者，不必用梅片　薄荷冰细末，各三分　诸药和匀，贮瓶密封。每服一钱半，络石藤俗名爬山虎，能蔓延砖壁之上，其须自粘于壁上不落者方真煎汤送服，日两次。

方中之义，以白术健脾开痹为主《本经》谓白术逐风寒湿痹，佐以白芷祛风，细辛祛寒，当归、乳香、没药、血竭以通气活血，冰片、薄荷冰以透窍即以通络。且脾主四肢，因其气化先行于右右关候脾脉是明征，故右臂尤为脾之所主。丁氏化学本草[1]谓没药善养脾胃，

[1] 应指民国时期丁福保编辑的《化学实验新本草》。

其温通之性不但能治气血痹疼，更可佐白术以健补脾胃，故于此证尤宜也。至阿斯必林，初次宜服半瓦，以得微汗为度。以后每日服两次，撙节（撙，zǔn，裁减、勒住。撙节，即调节）服之，不必令其出汗，宜与自制末药相间服之，或先或后皆可后接来函，按法治愈。

    按语：本条论右臂痛治法，主张用阿司匹林为主，用健运脾胃、通行经络的中药辅助，确能取效。

论治偏枯者不可轻用王勋臣补阳还五汤

    今之治偏枯者多主气虚之说，而习用《医林改错》补阳还五汤。然此方用之有效有不效，更间有服之即偾事者，其故何也？盖人之肢体运动原脑髓神经为之中枢，而脑髓神经所以能司运动者，实赖脑中血管为之濡润，胸中大气为之斡旋。乃有时脑中血管充血过度，甚或至于破裂，即可累及脑髓神经，而脑髓神经遂失其司运动之常职；又或有胸中大气虚损过甚，更或至于下陷，不能斡旋脑髓神经，而脑髓神经亦恒失其司运动之常职。此二者，一虚一实，同为偏枯之证，而其病因实判若天渊。设或药有误投，必至凶危立见。是以临此证者，原当细审其脉，且细询其未病之先状况何如。若其脉细弱无力，或时觉呼吸短气，病发之后并无心热头疼诸证，投以补阳还五汤恒见效，即不效，亦必不至有何弊病。若其脉洪大有力，或弦硬有力，更预有头疼眩晕之病，至病发之时，更觉头疼眩晕益甚，或兼觉心中发热者，此必上升之血过多，致脑中血管充血过甚，隔管壁泌出血液，或管壁少有罅漏，流出若干血液。若其所出之血液，黏滞左边司运动之神经，其右半身即偏枯；若黏滞右边司运动之神经，其左半身即偏枯。此时若投以拙拟建瓴汤方载第二卷[1]脑充血证可预防篇，一二剂后，头疼眩晕即愈。继续服之，更加以化瘀活络之品，肢体亦可渐愈。若不知如此治法，惟确信王勋臣补阳还五之说，于方中重用黄芪，其上升之血益多，脑中血管必将

[1]第二卷：实际当为第三卷。

至破裂不止也，可不慎哉？如以愚言为不然，而前车之鉴固有医案可征也。

邑中孝廉某君，年过六旬，患偏枯，原不甚剧，欲延城中某医治之，不遇。适有在津门行道之老医初归，造门自荐。服其药后，即昏不知人，迟延半日而卒。后其家人持方质愚，系仿补阳还五汤，重用黄芪八钱，知其必系脑部充血过度以致偏枯也，不然服此等药何以偾事哉？

又尝治直隶商品陈列所长王仰泉，其口眼略有歪斜，左半身微有不利，时作头疼，间或眩晕。其脉象洪实，右部尤甚，知其系脑部充血。问其心中，时觉发热。治以建瓴汤，连服二十余剂全愈。王君愈后甚喜，而转念忽有所悲，因告愚曰："五舍弟从前亦患此证，医者投以参、芪之剂，竟至不起。向以为病本不治，非用药有所错误。今观先生所用之方，乃知前方固大谬也。"统观两案及王君之言，则治偏枯者不可轻用补阳还五汤，不愈昭然哉？而当时之遇此证者，又或以为中风而以羌活、防风诸药发之，亦能助其血益上行，其弊与误用参、芪者同也。盖此证虽有因兼受外感而得者，然必其外感之热传入阳明，而后激动病根而猝发，是以虽挟有外感，亦不可投以发表之药也。

按语：本条论偏瘫治疗，强调偏瘫病因有虚实之别，气虚者可用王清任补阳还五汤，而血气上冲、脑部充血过度甚至血管破裂者，补阳还五汤万不可用，须用建瓴汤之类，方为对证。

答徐韵英问腹疼治法

少年素有痃癖[1]，忽然少腹胀疼。屡次服药，多系开气行气之品，或不效，或效而复发，脉象无力。以愚意见度之，不宜再用开气行气之药。近在奉天立达医院有治腹疼二案，详录于下，以备参考。

一为门生张德元，少腹素有寒积，因饮食失慎，肠

[1] 痃癖，音xuánpǐ，病名，指脐腹偏侧或胁肋部时有筋脉攻撑急痛的病症。

结，大便不下，少腹胀疼，两日饮食不进。用蓖麻油下之，便行三次，而疼胀如故。又投以温暖下焦之剂，服后亦不觉热，而疼胀如故。细诊其脉，沉而无力。询之，微觉短气，疑系胸中大气下陷，先用柴胡二钱煎汤试服，疼胀少瘥。遂用生箭芪一两，当归、党参各三钱，升麻、柴胡、桔梗各钱半，煎服一剂，疼胀全消，气息亦顺，惟觉口中发干。又即原方去升麻、党参，加知母三钱，连服数剂全愈。

一为奉天女师范史姓学生，少腹疼痛颇剧，脉左右皆沉而无力，疑为气血凝滞，治以当归、丹参、乳香、没药各三钱，莱菔子二钱，煎服后疼益甚，且觉短气。再诊其脉，愈形沉弱，遂改用升陷汤方见第一卷《大气诠》篇，一剂而愈。此亦大气下陷，迫挤少腹作疼，是以破其气则疼益甚，升举其气则疼自愈也。

若疑因有痃癖作疼，愚曾经验一善化痃癖之法。忆在籍时，有人问下焦虚寒治法，俾日服鹿角胶三钱，取其温而且补也。后月余晤面，言服药甚效，而兼获意外之效，少腹素有积聚甚硬，前竟忘言，因连服鹿角胶，已尽消。盖鹿角胶具温补之性，而又善通血脉，林屋山人阳和汤用之以消硬疽，是以有效也。又尝阅喻氏《寓意草》，载有袁聚东痞块危证治验，亦宜参观。

按语：本条论腹痛治法，指出腹痛可以由大气下陷造成，遇到这种证候不可用破气之药，而应该用升陷汤之类益气升提的方药治疗。下焦虚寒腹痛者，可用鹿角胶，不但温补，而且善通血脉。

论腰疼治法

方书谓："腰者，肾之府，腰疼则肾将惫矣。"夫谓腰疼则肾将惫，诚为确论。至谓腰为肾之府，则尚欠研究。何者？凡人之腰疼，皆脊梁处作疼，此实督脉主之。督脉者，即脊梁中之脊髓袋，下连命门穴处，为人之副肾脏是以可名为肾之府。肾虚者，其督脉必虚，是以腰疼。治斯证者，当用补肾之剂，而引以入督之品。曾拟益督丸一方，徐徐服之，果系肾虚腰疼，服至月余自愈。

【附录】 益督丸：杜仲四两，酒浸炮黄　菟丝子三两，酒浸蒸熟　续断二两，酒浸蒸熟　鹿角胶二两

将前三味为细末，水化鹿角胶为丸，黄豆粒大。每服三钱，日两次。服药后，嚼服熟胡桃肉一枚。

诸家本草皆谓杜仲宜炒断丝用，究之，将杜仲炒成炭而丝仍不断，如此制法殊非所宜，是以此方中惟用生杜仲炮黄为度。胡桃仁原补肾良药，因其含油质过多，不宜为丸，故于服药之后单服之。若证兼气虚者，可用黄芪、人参煎汤送服此丸。若证兼血虚者，可用熟地、当归煎汤送服此丸。有因瘀血腰疼者，其人或过于任重，或自高坠下，或失足闪跌，其脊梁之中存有瘀血作痛，宜治以活络效灵丹方载三期第四卷，系当归、丹参、乳香、没药各五钱，加䗪虫三钱，煎汤服，或用葱白作引更佳。

天津保安队长李雨霖，依兰镇守使李君之弟，腰疼数年不愈。适镇守使署中书记贾蔚青来津求为治病，因介绍为之诊治。其疼剧时心中恒觉满闷，轻时则似疼非疼，绵绵不已，亦恒数日不疼，其脉左部沉弦，右部沉牢。自言得此病已三年，服药数百剂，其疼卒未轻减。观从前所服诸方，虽不一致，大抵不外补肝肾、强筋骨诸药，间有杂以祛风药者。因思《内经》谓"通则不痛"，而此则痛则不通也。且即其脉象之沉弦、沉牢，心中恒觉满闷，其关节经络必有瘀而不通之处可知也。爰为拟利关节通络之剂，而兼用补正之品以辅助之：生怀山药一两，大甘枸杞八钱，当归四钱，丹参四钱，生明没药四钱，生五灵脂四钱，穿山甲炒捣二钱，桃仁二钱，红花钱半，䗪虫五枚，广三七捣细两钱。药共十一味，先将前十味煎汤一大盅，送服三七细末一半。至煎渣再服时，仍送服其余一半。此药服至三剂，腰已不疼，心中亦不发闷，脉较前缓和，不专在沉分。遂即原

方去山甲，加胡桃肉四钱。连服十剂，自觉身体轻爽。再诊其脉，六部调匀，腰疼遂从此除根矣。就此证观之，凡其人身形不赢弱而腰疼者，大抵系关节经络不通；其人显然赢弱而腰疼者，或肝肾有所亏损而然也。

在妇女又恒有行经时腰疼者。曾治一人，年过三旬，居恒呼吸恒觉短气，饮食似畏寒凉，当行经时觉腰际下坠作疼。其脉象无力，至数稍迟。知其胸中大气虚而欲陷，是以呼吸气短。至行经时因气血下注，大气亦随之下陷，是以腰际觉下坠作疼也。为疏方，用生箭芪一两，桂枝尖、当归、生明没药各三钱。连服七八剂，其病遂愈。又治一妇人，行经腰疼且兼腹疼，其脉有涩象，知其血分瘀也。治以当归、生鸡内金各三钱，生明没药、生五灵脂、生箭芪、天花粉各四钱，连服数剂痊愈。

按语：本条论腰痛的治疗，认为腰痛与肾脏和督脉有关，"当用补肾之剂，而引以入督之品"，据此拟益督丸方（方用杜仲、菟丝子、续断、鹿角胶、胡桃肉），并强调杜仲不宜炒断丝，胡桃肉宜单独服用。至于妇女经期腰痛，有大气下陷、瘀血内阻等情况，当随证治之。

论足趾出血治法

族婶母，年过三旬，右足大趾甲角近隐白穴处，忽流出紫黑之血，强缠以带，血止不流即胀疼不堪。求治于外科，言此名血箭，最为难治。服其药数剂，分毫无效。时愚甫弱冠，诊其脉洪滑有力，知血分蕴有实热。询之，果觉灼热。用生地一两，天花粉、生杭芍各六钱，黄芩、龙胆草、甘草各二钱。连服数剂全愈。

论骨雷治法

骨雷之证，他书未见，独明季钱塘钱君颖国宾著《经历奇证》载：镇江钱青藜，中年无病，一日足跟后作响，数日渐响至头，竟如雷声，医者不识何病。适余南归，阻泊京口，会青藜于凉亭，偶言此证。余以骨雷告之。候其脉，独肾脉荒大，举之始见，按之似无，此肾败也。自下响而上者，足少阴肾经之脉起于足小趾，下斜走足心，出然谷之下，循内踝上行，且肾主骨，虚则髓空，髓空则鸣，所以骨响自脚跟上达至头，此雷从地起响应天上也。以六味丸和紫河车膏、虎骨膏、猪髓、枸杞、杜仲方示之。次年冬，复之京口，问之，已全愈矣。

按语：以上两条论及血箭、骨雷，均较罕见，可供参考。

答黄雨岩问接骨方并论及结筋方

接骨之方甚多，然求其效而且速者，独有一方可以公诸医界。方用甜瓜子、生菜子各一两，小榆树的鲜嫩白皮一两，再加真芝麻油一两，同捣如泥，敷患处，以布缠之。不过半点钟，觉骨接上即去药，不然恐骨之接处起节。自得此方后，门人李子博曾用以治马甚效，想用以治人亦无不效也。且试验可在数刻之间。设有不效，再用他方亦未晚也。

人之筋骨相着，然骨以刚而易折，筋以韧而难断，是以方书中治接骨之方甚伙，而接筋之方甚鲜也。诸家本草多言旋覆花能续断筋。《群芳谱》谓蔓（音 fú）根能续断筋。蔓根愚未试过。至旋覆花，邑中有以之治牛马断筋者，甚效，其方初则秘而不传。当耕地之时，牛马多有因惊骇奔逸被犁头铲断腿上筋者，敷以所制之药，过两旬必愈。后愚为其家治病，始详言其方。且言此方受之异人，本以治人，而以治物类亦无不效。因将其方详录于下。

方用旋覆花细末五六钱，加白蔗糖两许，和水半茶杯，同熬成膏。候冷加麝香少许无麝香亦可，摊布上，缠伤处。至旬日，将药揭下，筋之两端皆长一小疙瘩。

再换药一贴，其两小疙瘩即连为一，而断者续矣。若其筋断在关节之处，又必须设法闭住，勿令其关节屈伸，筋方能续。

按：《外台》有急续断筋方，取旋覆花根洗净捣敷创上，日一二易，瘥止，是取其鲜根捣烂用之也。因药房无旋覆花根，是以后世用者权用其花，想性亦相近，故能奏效。然旋覆花各处皆有，多生泽边，科高二尺许，叶如棉柳编筐之柳，多斜纹，六月开黄花，作圆形，瓣细如丝，大如小铜钱，故亦名金钱菊。

按语：本条介绍了两首接骨验方，一方用甜瓜子、生菜子各一两，小榆树的鲜嫩白皮一两，再加真芝麻油一两，同捣如泥，敷患处，以布缠之；一方用旋覆花细末五六钱，加白蔗糖两许，和水半茶杯，同熬成膏，可加麝香（不加也可），摊布上，缠伤处。

医学衷中参西录第五期第五卷

此卷论伤寒、温病、温疹及伤暑、疟疾。伤寒治法以《伤寒论》为主，而于论中紧要之方多所发明。温病则于叶、吴诸家之外另有见解，实由熟读《伤寒论》悟出。暑、疟二证各录一则，亦皆得诸实验。

论伤寒脉紧及用麻黄汤之变通法

《伤寒论》之开卷，谓伤风脉浮，伤寒脉紧。夫脉浮易辨矣，惟脉紧则殊难形容。论者多谓形如转索，而转索之形指下又如何摸寻也？盖此脉但凭空形容，学者卒无由会解，惟讲明其所以紧之理，自能由理想而得紧脉之实际矣。

凡脉之紧者必有力。夫脉之跳动，心脏主之，而其跳动之有力，不但心主之也，诸脏腑有热皆可助脉之跳动有力，营卫中有热亦可助脉之跳动有力。特是脉之有力者，恒若水之有浪，大有起伏之势，而紧脉虽有力，转若无所起伏，诚以严寒束其外表，其收缩之力能逼营卫之热内陷与脉相并，以助其有力，而其收缩之力又能遏抑脉之跳动，使无起伏，是紧脉之真相，原于平行中见其有力也。至于紧脉或左右弹者，亦蓄极而旁溢之象也。仲师治以麻黄汤，所以解外表所束之寒也。

特是用麻黄汤以解其外寒，服后遍体汗出，恶寒既愈，有其病从此遂愈者，间有从此仍不愈，后浸发热而转为阳明证者，其故何也？愚初为人诊病时，亦未解其故，后乃知服麻黄汤汗出后，其营卫内陷之热，若还表随汗消散，则其病即愈；若其热不复还表而内陷益深，其热必将日增，此即太阳转阳明之病也。悟得此理后，再用麻黄汤时，必加知母数钱以解其内陷之热，服后未有不愈者矣。三期五卷伤寒门中载有麻黄加知母汤，方后另有发明，可参观也。

上所论者，麻黄汤原宜加知母矣，而间有不宜加者，此又不得不斟酌也。己巳腊底，曾治天津鼓楼东万德永面庄理事张金铎，年近四旬，先得伤寒证，延医治愈。继出门作事，又冒寒，其表里俱觉寒凉，头疼，气息微喘，身体微形寒战。诊其脉，六部皆无，不禁愕然。问其心中，犹平稳，知犹可治。盖此证属重感，气体虚弱，寒邪侵入甚深，阻其经络之流通，故六脉皆闭也。投以麻黄汤加生黄芪一两，服后周身得汗，其脉即出，病亦遂愈。

又，曾治一人，年过三旬，身形素羸弱，又喜吸鸦片，于冬令得伤寒证。因粗通医学，自服麻黄汤，分毫无汗，求为诊视。脉甚微细，无紧象，遂即所用原方，为加生黄芪五钱，服后得汗而愈。此二证皆用麻黄汤，是不宜加知母，宜加黄芪者也。

又，尝治一少年，于季冬得伤寒证，其人阴分素亏，脉近六至，且甚弦细，身冷恶寒，舌苔淡白。延医诊视，医者谓脉数而弱，伤寒虽在初得，恐不可用麻黄强发其汗。此时愚应其近邻之聘，因邀愚至其家，与所延之医相商。愚曰："麻黄发汗之力虽猛，然少用则无妨，再辅之补正之品，自能稳妥奏功矣。"遂为疏方：麻黄钱半，桂枝尖一钱，杏仁、甘草各钱半，又为加生怀山药、北沙参各六钱。嘱其煎汤服后，若至两点钟不出汗，宜服西药阿斯必林二分许，以助其出汗。后果如法服之，周身得汗而愈矣。

又，曾治邻村李姓少年，得伤寒证已过旬日，表证未罢，时或恶寒，头犹微疼，舌苔犹白，心中微觉发热，小便色黄，脉象浮弦，重按似有力。此热入太阳之腑膀胱也。投以麻黄汤，为加知母八钱，滑石六钱，服后一汗而愈。

按：此证虽在太阳之表与腑，实已连阳明矣，故方中重用知母以清阳明之热，而仍用麻黄解其表，俾其余热之未尽清者，仍可由汗而消散，此所以一汗而愈也。至于《伤寒论》中载有其病重还太阳者，仍宜以麻黄汤治之，而愚遇此证，若用麻黄汤时亦必重加知母也。

至于麻黄当用之分量，又宜随地点而为之轻重。愚在籍时，用麻黄发表至多不过四钱。后南游至汉皋，用麻黄不过二钱。迨戊午北至奉天，用麻黄发表恒有用至六钱始能出汗者。此宜分其地点之寒热，视其身体之强弱，尤宜论其人或在风尘劳苦，或在屋内营生，随地随人斟酌定其所用之多寡，临证自无差谬也。

按语： 此条先论紧脉，认为紧脉的特征是有力而无起伏。又论麻黄汤证，认为用麻黄汤可加知母以防热邪内陷，而麻黄用量须考虑地域和体质因素，酌情增减。

论大青龙汤中之麻黄当以薄荷代之

古时药品少，后世药品多，如薄荷之辛凉解肌，原为治外感有热者之要药，而《神农本经》未载，《名医别录》亦未载，是以《伤寒论》诸方原有当用薄荷而仲师不用者，因当时名薄荷为苛，间有取其苛辣之味，少用之以调和食品，犹未尝用之入药也。曾治邻村武生夏彭龄，年过三旬，冬令感冒风寒，周身恶寒无汗，胸中则甚觉烦躁，原是大青龙汤证，医者误投以麻黄汤，服后汗无分毫而烦躁益甚，几至疯狂，其脉洪滑而浮。投以大青龙汤，以薄荷叶代麻黄，且因曾误服麻黄汤，方中原有桂枝，并桂枝亦权为减去。煎服后，覆杯之顷，汗出如洗，病若失。按：此证当系先有蕴热，因为外寒所束，则蕴热益深，是以烦躁。方中重用石膏以化其蕴热，其热化而欲散，自有外越之机；再用辛凉解肌之薄荷以利导之，是以汗出至易也。若从前未误服麻黄汤者，用此方时不去桂枝亦可，盖大青龙之原方所用桂枝原无多也。

按语： 此条论用大青龙汤应以薄荷代替麻黄，理由是大青龙汤证内有蕴热，用薄荷辛凉解肌比麻黄更合适，而仲景原方之所以不用薄荷，是因为当时薄荷尚未入药。可资参考。

用小青龙汤治外感痰喘之经过及变通之法

伤寒、温病心下蓄有水饮作喘者，后世名之为外感

痰喘，此外感中极危险之证也。医者若诊治此等证，自
逞其私智，无论如何利痰、如何定喘，遇此证之轻者或
可幸愈，至遇此证之剧者皆分毫无效，惟投以《伤寒
论》小青龙汤则必效。特是小青龙汤两见于《伤寒论》
太阳篇，其所主之证为表不解，心下有水气，干呕，发
热而咳。其兼证有六，亦皆小青龙汤加减主之，而喘证
附于其末，因此阅者多忽不加察。又，医者治外感之
喘，多以麻黄为要药，五味子为忌药。小青龙汤中麻
黄、五味并用，喘者转去麻黄、加杏仁，而不忌五味之
敛住外邪，此尤其心疑之点而不敢轻用。即愚初为人诊
病时，亦不知用也。犹忆岁在乙酉，邻村武生李杏春，
年三十余，得外感痰喘证，求为诊治。其人体丰，素有
痰饮，偶因感冒风寒，遂致喘促不休，表里俱无大热，
而精神不振，略一合目即昏昏如睡，胸膈又似满闷，不
能饮食，舌苔白腻，其脉滑而濡，至数如常。投以散风
清火利痰之剂，数次无效。继延他医数人诊治，皆无
效，迁延日久，势渐危险，复商治于愚。愚谂（shěn，
思念、想起）一老医皮隆伯先生，年近八旬，隐居渤
海之滨，为之介绍延至。诊视毕，曰："此易治，小青
龙汤证也。"遂开小青龙汤原方，加杏仁三钱，仍用麻
黄一钱，一剂喘定。继用苓桂术甘汤加天冬、厚朴，服
两剂全愈。愚从此知小青龙汤之神妙，自咎看书未到，
遂广阅《伤寒论》诸家注疏，至喻嘉言《尚论篇》论
小青龙汤处，不觉狂喜起舞，因叹曰："使愚早见此名
论，何至不知用小青龙汤也？"从此以后，凡遇外感喘
证可治以小青龙汤者，莫不投以小青龙汤，而临证细心
品验，知外感痰喘之挟热者，其肺必胀，当仿《金匮》
用小青龙汤之加石膏，且必重加生石膏方效。迨至癸
巳，李杏春又患外感痰喘，复求愚为诊治，其证脉大略
如前，而较前热盛。投以小青龙汤去麻黄，加杏仁三
钱。为其有热，又加生石膏一两。服后其喘立止。药力
歇后而喘仍如故，连服两剂皆然。此时皮姓老医已没，
无人可以质正，愚方竭力筹思，将为变通其方，其岳家

沧州为送医至，愚即告退。后经医数人，皆延自远方，服药月余，竟至不起。

愚因反复研究，此证非不可治，特用药未能吻合，是以服药终不见效。徐灵胎谓："龙骨之性，敛正气而不敛邪气。"故《伤寒论》方中，仲景于邪气未尽者亦用之。外感喘证服小青龙汤愈而仍反复者，正气之不敛也。遂预拟一方，用龙骨、牡蛎皆不煅各一两以敛正气，苏子、清半夏各五钱以降气利痰，名之曰从龙汤，谓可用于小青龙汤之后。甫拟成，适有愚外祖家近族舅母刘媪得外感痰喘证，迎为诊治，投以小青龙汤去麻黄、加杏仁，为脉象有热又加生石膏一两，其喘立愈。翌日喘又反复，而较前稍轻。又投以原方，其喘止后，迟四五点钟，遂将从龙汤煎服一剂，其喘即不反复，而脱然全愈矣，因将其方向医界同人述之。有毛仙阁者，邑中宿医，与愚最相契，闻愚言医学，莫不确信。闻此方后，旋为邑中卢姓延去。其处为疫气传染，患痰喘者四人已死其三。卢叟年过六旬，得病两日，其喘甚剧。仙阁投以小青龙汤去麻黄，加杏仁、生石膏，服后喘定。迨药力歇后，似又欲作喘，急将从龙汤煎服，其病遂愈。由斯用二方治外感痰喘，诚觉确有把握。而临证品验既久，益知从龙汤方若遇脉虚弱者，宜加净萸肉、生山药，或更加人参、赭石；其脉有热者，宜加生石膏、知母；若热而且虚者，更宜将人参、生石膏并加于方中。或于服小青龙汤之先，即将诸药备用，以防服小青龙汤喘止后转现虚脱之象，或汗出不止，或息微欲无，或脉形散乱如水上浮麻、莫辨至数若此者皆愚临证经验所遇，不早备药，恐取药无及。至于小青龙汤除遵例加杏仁、石膏之外，若人参、萸肉诸补药之加于从龙汤者，犹不敢加于其中，诚以其时外感未净，里饮未清，不敢参以补药以留邪也。孰意愚不敢用者，而阅历未深者转敢用之，为治斯证者别开捷径，亦云奇哉！爰详录之于下：

门人高如璧曾治一外感痰喘，其喘剧脉虚，医皆诿为不治。如璧投以小青龙汤，去麻黄，加杏仁，又加生石膏一两，野台参五钱，一剂而喘定。恐其反复，又继投以从龙汤，亦加人参与生石膏，其病霍然顿愈。

又，长男荫潮治邻庄张马村曲姓叟，年六十余，外感痰喘，十余日不能卧。医者投以小青龙汤两剂，病益加剧脉有热而不敢多加生石膏者，其病必加剧。荫潮视之，其脉搏一息六至，上焦烦躁，舌上白苔满布，每日大便两三次，然非滑泻。审证论脉，似难挽回，而荫潮仍投以小青龙汤，去麻黄，加杏仁，又加野台参三钱，生龙骨、生牡蛎各五钱，生石膏一两半。一剂病愈强半，又服一剂全愈。按：前案但加补气之药于小青龙汤中，后案并加敛气之药于小青龙汤中，似近于少年卤莽，而皆能挽回至险之证，亦可为用小青龙汤者多一变通之法矣。特是古今之分量不同，欲将古之分量变为今之分量，诸家之说各异。今将古小青龙汤之分量列于前，今人常用小青龙汤之分量列于后，以便人之采取。

【小青龙汤原方】 麻黄三两，去节　芍药三两　五味子半升　干姜三两　甘草二两，炙　细辛三两　桂枝三两，去皮　半夏半升，汤洗

上八味，以水一斗，先煮麻黄，减二升，去上沫，纳诸药，煮取三升，去滓，温服一升。若微利者，去麻黄，加莞花如鸡子大，熬令赤色熬即炒也。今无此药，可代以滑石。若渴者，去半夏，加瓜蒌根三两。若噎者，去麻黄，加附子一枚炮。若小便不利，少腹满，去麻黄，加茯苓四两。喘者，去麻黄，加杏仁半升去皮。

【小青龙汤后世所用分量】 麻黄二钱　桂枝尖二钱　清半夏二钱　生杭芍三钱　甘草钱半　五味子钱半　干姜一钱　细辛一钱

此后世方书所载小青龙汤分量，而愚略为加减也。喘者原去麻黄，加杏仁。愚于喘证之证脉俱实者，又恒加杏仁三钱，而仍用麻黄一钱，则其效更捷。若证虽实而脉象虚弱者，麻黄即不宜用，或只用五分，再加生山药三钱以佐之亦可。惟方中若加生石膏者，仍可用麻黄一钱，为石膏能监制麻黄也。

《伤寒论》用小青龙汤无加石膏之例，而《金匮》有小青龙加石膏汤，治肺胀，咳而上气，烦躁而喘，脉浮者，心下有水，是以愚治外感痰喘之挟热者，必遵《金匮》之例，酌加生石膏数钱，其热甚者又常用至两余。《伤寒论》小青龙汤治喘，去麻黄加杏仁者，因喘者多兼元气不能收摄，故不取麻黄之温散，而代以杏仁之苦降。至《金匮》小青龙加石膏汤，有石膏之寒凉镇重，自能监制麻黄，不使过于温散，故虽治喘而肺胀兼烦躁者，不妨仍用麻黄。为不去麻黄，所以不必加杏仁也。惟此汤与越婢加半夏汤，皆主肺胀作喘，而此汤所主之证又兼烦躁，似更热于越婢加半夏汤所主之证，乃越婢加半夏汤中石膏半斤，小青龙汤所加之石膏只二两，且又有桂枝、姜、辛诸药为越婢加半夏汤中所无，平均其药性，虽加石膏二两，仍当以热论，又何以治肺胀烦躁作喘乎？由斯知其石膏之分量必有差误。是以愚用此方时，必使石膏之分量远过于诸药之分量，而后能胜热定喘。有用此汤者，尚其深思愚言哉。

　　外感之证多忌五味，而兼痰饮喘嗽者尤忌之，以其酸敛之力，能将外感之邪锢闭肺中，而终身成劳嗽也，惟与干姜并用，济之以至辛之味，则分毫无碍。按五行之理，辛能胜酸，《内经》原有明文。若不宜用干姜之热者，亦可代以生姜，《金匮》射干麻黄汤生姜与五味并用可知也。若恐五味酸敛过甚，可连核捣烂，取核味之辛以济皮味之酸，更稳妥。

　　喻嘉言曰："桂枝、麻黄汤无大小，而青龙汤有大小者，以桂枝、麻黄汤之变法多，大青龙汤之变法不过于麻桂二方内施其化裁，或增或去，或饶或减，其中神化莫可端倪。又立小青龙一法，散邪之功兼乎涤饮，取义山泽小龙养成头角，乘雷雨而翻江搅海、直奔龙门之意，用以代大青龙而擅江河行水之力，立法诚大备也。因经叔和之编次，漫无统纪，昌于分篇之际，特以大青龙为纲，于中麻、桂诸法悉统于青龙项下，拟为龙背、龙腰、龙腹，然后以小青龙尾之，或飞、或潜，可弥、可伏，用大、用小，曲畅无遗，居然仲景通天手眼驭龙心法矣。昔有善画龙者，举笔凝思，而青天忽生风雨，吾不知仲景制方之时，其为龙乎，其为仲景乎？必有倏（shū，疾速，忽然）焉雷雨满盈大青龙汤，倏焉密云不雨桂枝二越婢一汤，倏焉波浪奔腾小青龙汤，倏焉天日开朗真武汤，以应其生心之化裁者。神哉青龙等方，即拟为九天龙经可也。"

又曰："娄东胡卤臣先生，昌所谓贤士大夫也。夙昔痰饮为恙，夏日地气上升，痰即内动。设有外感，膈间痰即不行，两三日瘥后，当胸尚结小痤。无医不询，无方不考，乃至梦寐恳求大士[1]治疗，因而闻疾思苦，深入三摩地位[2]，荐分治病手眼，今且仁智兼成矣。昌昔谓膀胱之气流行，地气不升，则天气常朗。其偶受外感，则仲景之小青龙汤一方，与大士水月光中大圆镜智无以异也。盖无形之感，挟有形之痰，互为胶漆，其当胸窟宅适在太阳经位，惟于麻、桂方中倍加五味、半夏以涤饮而收阴，加干姜、细辛以散结而分邪，合而用之，令药力适在痰饮绾结之处，攻击片时，则无形之感从肌肤出，有形之痰从水道出，顷刻分解无余，而膺胸空旷，不复丛生小痤矣。若泥（拘泥）麻、桂甘温，减去不用，则不成为龙矣，将恃何物为翻波鼓浪之具乎？"观喻氏二节之论，实能将小青龙汤之妙用尽行传出。其言词之妙，直胜于生公说法[3]矣。

小青龙汤为治外感痰喘之神方。其人或素有他证，于小青龙汤不宜，而至于必须用小青龙汤时，宜将其方善为变通，与素有之证无妨，始能稳妥奏功。徐灵胎曰："松江王孝贤夫人，素有血证，时发时止，发则微嗽。又因感冒，变成痰喘，不能着枕，日夜俯几而坐，竟不能支持矣。斯时有常州名医法丹书调治不效，延余至。余曰：'此小青龙汤证也。'法曰：'我固知之，但体弱而素有血证，麻、桂诸药可用乎？'余曰：'急则治标，若更喘数日，殆矣。且治其新病，愈后再治其本病可也。'法曰：'诚然，病家焉能知之？如用麻、桂

[1] 大士即菩萨。
[2] 三摩地，又称三昧，佛家对某种深邃的修行境界的称谓。喻嘉言曾出家为僧，著书喜用佛语。

[3] 生公，即晋末高僧竺道生，世称生公。据说竺道生解说佛法，能使顽石点头。后用"生公说法"比喻由精通者亲自来讲解，必能透彻说理而使人信。

而本病复发，则不咎病本无治，而恨用麻、桂误之矣。我乃行道人，不能任其咎。君不以医名，我不与闻，君独任之可也。'余曰：'然。服之有害，我自当之，但求先生不阻之耳。'遂与服。饮毕而气平，终夕安然。后以消痰润肺养阴开胃之方调之，体乃复旧。"

按：血证虽并忌麻、桂，然所甚忌者桂枝，而不甚忌麻黄，且有风热者误用桂枝则吐衄，徐氏曾于批叶天士医案中谆谆言之。其对于素有血证者投以小青龙汤，必然有所加减。特其《洄溪医案》凡于用药之处皆浑括言之，略举大意，用古方纵有加减，而亦略而不言也。至愚若遇此证用小青龙汤时，则必去桂枝，留麻黄，加龙骨、牡蛎皆生用各数钱，其有热者加知母，热甚者加生石膏，则证之陈新皆顾，投之必效，而非孤注之一掷矣。

小青龙汤虽善治外感作喘，而愚治外感作喘亦非概用小青龙汤也。今即愚所经验者，缕析条分，胪列于下，以备治外感作喘者之采用。

（一）气逆迫促，喘且呻，或兼肩息者，宜小青龙汤减麻黄之半，加杏仁。热者加生石膏。

（二）喘状如前，而脉象无力者，宜小青龙汤去麻黄，加杏仁，再加人参、生石膏。若其脉虚而兼数者，宜再加知母。

（三）喘不至呻，亦不肩息，惟吸难呼易，苦上气，其脉虚而无力或兼数者，宜拙拟滋阴清燥汤方载三期第五卷。

（四）喘不甚剧，呼吸无声，其脉实而至数不数者，宜小青龙汤原方加生石膏。若脉数者，宜减麻黄之半，加生石膏、知母。

（五）喘不甚剧，脉洪滑而浮，舌苔白厚，胸中烦热者，宜拙拟寒解汤方载第三期第五卷。服后自然汗出，其喘即愈。

（六）喘不甚剧，脉象滑实，舌苔白厚，或微兼黄者，宜白虎汤少加薄荷叶。

（七）喘而发热，脉象洪滑而实，舌苔白或兼黄者，宜白虎汤加瓜蒌仁。

（八）喘而发热，其脉象确有实热，至数兼数，重按无力者，宜白虎加人参，再加川贝、苏子。若虚甚者，宜以生山药代粳米。

（九）喘而结胸者，宜酌其轻重，用《伤寒论》中诸陷胸汤丸，或拙拟荡胸汤方载三期第六卷以开其结，其喘自愈。

（十）喘而烦躁，胸中满闷，不至结胸者，宜越婢加半夏汤，再加瓜蒌仁。若在暑热之时，宜以薄荷叶代方中麻黄。

至于麻黄汤证恒兼有微喘者，服麻黄汤原方即愈，业医者大抵皆知，似无庸愚之赘言。然服药后喘虽能愈，不能必其不传阳明。惟于方中加知母数钱，则喘愈而病亦必愈。

平均小青龙汤之药性，当以热论，而外感痰喘之证又有热者十之八九，是以愚用小青龙汤三十余年，未尝一次不加生石膏。即所遇之证分毫不觉热，亦必加生石膏五六钱，使药性之凉热归于平均。若遇证之觉热，或脉象有热者，则必加生石膏两许或一两强。若因其脉虚用人参于汤中者，即其脉分毫无热，亦必加生石膏两许以辅之，始能受人参温补之力。至其证之或兼烦躁，或表里壮热者，又宜加生石膏至两半或至二两，方能有效。曾有问治外感痰喘于愚者，语以当用小青龙汤及如何加减之法，切嘱其必多加生石膏然后有效。后其人因外感病发，自治不愈，势极危殆，仓惶迎愚。既至，知其自服小青龙汤两剂，每剂加生石膏三钱，服后其喘不止，转加烦躁，惴惴惟恐不愈。乃仍为开小青龙汤，去麻黄，加杏仁，又加生石膏一两。一剂喘止，烦躁亦愈十之八九。又用生龙骨、生牡蛎各一两，苏子、半夏、牛蒡子各三钱，生杭芍五钱此方系后定之从龙汤，为其仍有烦躁之意又加生石膏一两，服后霍然全愈。此证因不敢重用生石膏，几至病危不起。彼但知用小青龙汤以治外感痰喘，而不重用生石膏以清热者，尚其以兹为鉴哉。

  按语：本条详细讨论了小青龙汤的功效和用法。张锡纯称小青龙汤为外感痰喘之神方，推崇备至，尤其赞赏清代医家喻嘉言、徐灵胎对该方的阐释，对其组方原理、主治证候鉴别要点、古今剂量的变化及对证加减的方法等一一详细阐述，并附典型病例以说明之，堪为小青龙汤一方的应用指南。同时，张锡纯指出，小青龙汤并非外感痰喘唯一对证之方，列出 10 种宜用其他方法治疗的情况，并且借鉴小青龙汤的立意，创从龙汤一方（用生龙骨、生牡蛎各一两以敛正气，苏子、清半夏各五钱以降气利痰），可谓独出心裁。

论白虎汤及白虎加人参汤之用法

  白虎汤方三见于《伤寒论》：一在太阳篇，治脉浮滑；一在阳明篇，治三阳合病自汗出者；一在厥阴篇，治脉滑而厥。注家于阳明条下谓苟非自汗，恐表邪抑塞，亦不敢卤莽而轻用白虎汤。自此说出，医者遇白虎汤证，恒因其不自汗出即不敢用，此误人不浅也。盖寒温之证，邪愈深入则愈险。当其由表入里，阳明之府渐实，急投以大剂白虎汤，皆可保完全无虞。设当用而不用，由胃实以至肠实而必须降下者，已不敢保其完全无虞也。况自汗出之文惟阳明篇有之，而太阳篇但言脉浮滑，厥阴篇但言脉滑而厥，皆未言自汗出也，由是知其脉但见滑象，无论其滑而兼浮、滑而兼厥，皆可投以白虎汤。经义昭然，何医者不知尊经，而拘于注家之谬说也？

  特是白虎汤证，太阳、厥阴篇皆言其脉，而阳明篇未尝言其脉象何如。然以太阳篇之浮滑、厥阴篇之滑而厥，比例以定其脉，当为洪滑无疑。夫白虎汤证之脉象既不同，至用白虎汤时即不妨因脉象之各异而稍为变通。是以其脉果为洪滑也，知系阳明府实，投以大剂白虎汤原方，其病必立愈。其脉为浮滑也，知其病犹连表，于方中加薄荷叶一钱，或加连翘、蝉蜕各一钱，服后须臾即可由汗解而愈此理参看三期第五卷寒解汤下诠解自明。其脉为滑而厥也，可用白茅根煮汤以之煎药，服后须臾厥回，其病亦遂愈。此愚生平经验有得，故敢确实言之也。

至白虎加人参汤两见于《伤寒论》：一在太阳上篇，当发汗之后；一在太阳下篇，当吐下之后。其证皆有白虎汤证之实热，而又兼渴，此因汗吐下后伤其阴分也。为其阴分有伤，是以太阳上篇论其脉处，但言洪大，而未言滑。洪大而不滑，其伤阴分可知也。至太阳下篇，未尝言脉，其脉与上篇同，又可知也。于斯加人参于大队寒润之中，能济肾中真阴上升，协同白虎以化燥热，即以生津止渴，渴解热消，其病自愈矣。

独是白虎加人参汤宜用于汗、吐、下后证兼渴者，亦有非当汗、吐、下后，其证亦非兼渴，而用白虎汤时亦有宜加人参者。其人或年过五旬，或气血素亏，或劳心劳力过度，或阳明府热虽实而脉象无力，或脉搏过数，或脉虽有力而不数，仍无滑象，又其脉或结代者，用白虎汤时皆宜加人参。至于妇人产后患寒温者，果系阳明胃腑热实，亦可治以白虎汤。无论其脉象何如，用时皆宜加人参。而愚又恒以玄参代知母，生山药代粳米，用之尤为稳妥。诚以产后肾虚，生山药之和胃不让粳米，而汁浆稠黏，兼能补肾；玄参之清热不让知母，而滋阴生水，亦善补肾也。况石膏、玄参，《本经》原谓其可用于产乳之后，至知母则未尝明言，愚是以谨遵《本经》而为之变通。盖胆大心小，医者之责。凡遇险证之犹可挽救者，固宜毅然任之不疑，而又必熟筹完全，不敢轻视人命、为孤注之一掷也。至方中所用之人参，当以山西之野党参为正。药房名为狮头党参，亦名野党参，生苗处状若狮头，皮上皆横纹。吉林亦有此参，形状相似，亦可用。至若高丽参、石柱参亦名别直参，性皆燥热，不可用于此汤之中。

按：白虎汤、白虎加人参汤皆治阳明胃实之药，大、小承气汤皆治阳明肠实之药。而愚治寒温之证，于阳明肠实、大便燥结者，恒投以大剂白虎汤，或白虎加人参汤，往往大便得通而愈，且无下后不解之虞。间有服药之后大便未即通下者，而少投以降下之品，或用玄明粉二三钱和蜜冲服，或用西药旃（音zhān）那叶钱半，开水浸服，其大便即可通下。盖因服白虎汤及服白虎加人参汤后，壮热已消，燥结已润，自易通下也。

按语：此条论白虎汤及白虎加人参汤的用法，指出很多医生受后世注家误导，并未正确理解经方本意，以致过于拘泥"自汗出"之类的适应证要求，限制了白虎汤、白虎加人参汤的使用范围。张锡纯认为，只要是阳明实热，脉见滑象者，无论有无自汗出、是否汗吐下之后、是否兼见口渴等，均是白虎汤或白虎加人参汤的适应证，而且用此二方，纵然有大便燥结，只要少加通下之品，也可令大便通下，不一定要用大、小承气汤。综观全书，张锡纯堪称善用白虎汤、白虎加人参汤的高手，其经验值得认真揣摩借鉴。

论大承气汤厚朴分量似差及变通法

伤寒之证，初得易治，以其在表也。迨由表而里，其传递渐深，即病候浸险。为其险也，所用之方必与病候息息吻合，始能化险为夷，以挽回生命。有如大承气汤一方，《伤寒论》中紧要之方也。阳明热实，大便燥结，及阳明热实汗多者用之；少阴热实，下利清水，色纯青，心下痛者用之。其方大黄四两，厚朴半斤，枳实五枚，芒硝三合。上四味，以水一斗，先煮厚朴、枳实，取五升，去滓；纳大黄，煮二升；纳芒硝，更上微火煮一两沸，分温再服。

按：此方分两次服，则大黄二两当为今之六钱古一两为今之三钱，厚朴四两为当今之一两二钱。夫阳明病用此方者，乃急下之以清阳明之燥热也；少阴病用此方者，急下之以存少阴之真阴也。清热存阴，不宜再用燥热之药明矣。厚朴虽温而非热，因其有燥性，温燥相合即能化热，方中竟重用之，使倍于大黄，混同煎汤，硝、黄亦不觉其凉矣。况厚朴味辛，又具有透表之力，与阳明病汗多者不宜，诚恐汗多耗津，将燥热益甚也。以愚意揣之，厚朴之分量其为传写之误无疑也。且小承气汤，厚朴仅为大黄之半；调胃承气汤，更减去厚朴不用。是知承气之注重药在大黄，不在厚朴。比例以观，益知厚朴之分量有差误也。

　　再者，大承气汤方载于阳明篇第三十节后。此节之文原以"阳明病脉迟"五字开端，所谓脉迟者，言其脉象虽热而至数不加数也非谓其迟于平脉。此乃病者身体素壮、阴分尤充足之脉。病候至用大承气汤时，果能有如此脉象，投以大承气汤原方，亦可随手奏效。而今之大承气汤证如此脉象者，实不多见也。此乃半关天时、半关人事，实为古今不同之点。即厚朴之分量原本如是，医者亦当随时制宜为之通变化裁，方可为善师仲景之人。非然者，其脉或不迟而数，但用硝、黄降之犹恐降后不解，因阴虚不能胜其燥热也，况更重用厚朴以益其燥热乎？又或其脉纵不数，而热实脉虚，但用硝、黄降之犹恐降后下脱，因其气分原亏，不堪硝、黄之推荡也，况敢重用厚朴同枳实以破其气乎？昔叶香岩用药催生，曾加梧桐叶一片作引。有效之者，转为香岩所笑。或问其故。香岩谓："余用梧桐叶一片时，其日为立秋，取梧桐一叶落也。非其时，将用梧桐叶何为？"由斯知名医之治病，莫不因时制宜，原非胶柱鼓瑟也。是以愚用承气汤时，大黄、芒硝恒皆用至七八钱，厚朴、枳实不过用二钱，或仿调胃承气汤之义，皆减去不用，外加生赭石细末五六钱，其攻下之力不减大承气原方，而较诸原方用之实为稳妥也。至其脉象数者，及脉象虽热而重按无力者，又恒先投以大剂白虎加人参汤，煎汤一大碗，分数次温饮下，以化胃中燥热，而由胃及肠，即可润其燥结，往往有服未终剂、大便即通下者，且下后又无虞其不解，更无虑其下脱也。其间有大便未即通下者，可用玄明粉三钱，或西药硫苦四钱，调以蜂蜜，开水冲服；或外治用猪胆汁导法，或用食盐若用熬火硝所出之盐更佳融水灌肠，皆可通下。至通下之后，亦无不愈者。《衷中参西录》第六卷所载治愈寒温诸案可考也。

按语：此条论大承气汤中的厚朴剂量问题。张锡纯认为，现行《伤寒论》版本中所载的厚朴剂量，很可能是传写讹误，且从医理上看，无论是从急下存阴（厚朴性燥）的角度还是从热实脉虚（厚朴破气）的角度看，大承气汤中的厚朴都不应该用到如此大的剂量。即使传写无误，原文的确如此，也应该予以变通处理。

《伤寒论》 大承气汤病脉迟之研究及脉不迟转数者之变通下法

尝读《伤寒论》大承气汤证，其首句为"阳明病脉迟"，此见阳明病脉迟为当下之第一明征也。而愚初度此句之义，以为凡伤寒阳明之当下者，若其脉数，下后恒至不解；此言脉迟，未必迟于常脉，特表明其脉不数，无虑其下后不解耳。迨至阅历既久，乃知阳明病当下之脉原有迟者。然其脉非为迟缓之象，竟若蓄极而通，有迟而突出之象。盖其脉之迟，因肠中有阻塞也；其迟而转能突出者，因阳明火盛，脉原有力，有阻其脉之力而使之迟者，正所以激其脉之力而使有跳跃之势也。如此以解脉迟，则脉迟之当下之理自明也。

然愚临证实验以来，知阳明病既当下，其脉迟者固可下，即其脉不迟而亦不数者亦可下，惟脉数及六至则不可下，即强下之病必不解，或病更加剧。而愚对于此等证，原有变通之下法，即白虎加人参汤，将石膏不煎入汤中，而以所煎之汤将石膏送服者是也。愚因屡次用此方奏效，遂名之为白虎承气汤，爰详录之于下，以备医界采用。

生石膏八钱，捣细　大潞党参三钱　知母八钱　甘草二钱　粳米二钱

药共五味，将后四味煎汤一盅半，分两次将生石膏细末用温药汤送下。服初次药后，迟两点钟，若腹中不见行动，再服第二次；若腹中已见行动，再迟点半钟大便已下者，停后服；若仍未下者，再将第二次药服下。至若其脉虽数而洪滑有力者，用此方时亦可不加党参。

愚从前遇寒温证之当下而脉象数者，恒投以大剂白虎汤，或白虎加人参汤，其大便亦可通下。然生石膏必须用至四五两，煎一大碗，分数次温服，大便始可通下。间有服数剂后大便仍不通下者，其人亦恒脉净身凉，少用玄明粉二三钱和蜜冲服，大便即可通下，然终不若白虎承气汤用之较便也。

按：生石膏若服其研细之末，其退热之力一钱可抵煎汤者半两。若以之通其大便，一钱可抵煎汤者一两，是以方中只用生石膏八钱，而又慎重用之，必分两次服下也。

寒温阳明病，其热甚盛者，投以大剂白虎汤，其热稍退，翌日恒病仍如故。如此反复数次，病家遂疑药不对证，而转延他医，因致病不起者多矣。愚后拟得此方，凡遇投以白虎汤见效旋又反复者，再为治时即用石膏为末送服。其汤剂中用五六两者，送服其末不过一两，至多至两半，其热即可全消矣。

*按语：*此条指出，《伤寒论》大承气汤证的"脉迟"不是虚脉意义上的迟缓，而是"迟而突出"，是受到阻遏的有力之脉，提示"肠中有阻塞"。如果此证脉不迟，反而转为数脉，可用白虎加人参汤变通下法（张锡纯名之曰"白虎承气汤"），即石膏不入煎剂，而是用其他药物煎汤送服生石膏细末，也可

达到通腑的效果。

论 《伤寒论》 大柴胡汤原当有大黄无枳实

《伤寒论》大柴胡汤，少阳兼阳明之方也。阳明胃府有热，少阳之邪又复挟之上升，是以呕不止，心下急，郁郁微烦。欲用小柴胡汤提出少阳之邪，使之透膈上出，恐其补胃助热而减去人参，更加大黄以降其热，步伍分明，出奇致胜，此所以为百战百胜之师也。乃后世畏大黄之猛，遂易以枳实。迨用其方不效，不得不仍加大黄，而竟忘去枳实，此大柴胡一方，或有大黄或无大黄之所由来也。此何以知之？因此方所主之病宜用大黄、不宜用枳实而知之。盖方中以柴胡为主药，原欲升提少阳之邪透膈上出，又恐力弱不能直达，故小柴胡汤中以人参助之。今因证兼阳明，故不敢复用人参以助热，而更加大黄以引阳明之热下行，此阳明与少阳并治也。然方名大柴胡，原以治少阳为主，而方中既无人参之助，若复大黄、枳实并用，以大施其开破之力，柴胡犹能引邪透膈乎？此大柴胡汤中断无大黄、枳实并用之理也。至此方若不用枳实而大黄犹可用者，因其入血分、不入气分，能降火，不至伤气，故犹不妨柴胡之上升也。

按语： 此条认为，大柴胡汤的组成中，应该有大黄、无枳实，因为从医理上看，此方用柴胡透邪，用大黄降热，相辅相成。因为后世怕大黄之峻猛，换成枳实，结果效果不好，不得不仍加大黄，而忘了把枳实去掉，所以方书中才出现大柴胡汤或有大黄、或无大黄的现象。自成一家之言。

答徐韵英阳旦汤之商榷

阳旦汤即桂枝加桂汤再加附子。诚如君所言者，盖此系他医所治之案，其失处在证原有热，因脚挛，误认为寒，竟于桂枝中增桂加附，以致汗出亡阳，遂至厥逆。仲景因门人之问，重申之而明其所以厥逆之故，实因汗出亡阳。若欲挽回此证，使至夜半可愈，宜先急用甘草干姜汤以回其阳，虽因汗多损液以致咽干，且液伤而大便燥结成阳明之谵语，亦不暇顾。迨夜半阳回脚伸，惟胫上微拘急，此非阳之未回，实因液伤不能濡筋也，故继服芍药甘草汤以复其津液，则胫上拘急与咽喉作干皆愈。更用承气汤以通其大便，则谵语亦遂愈也。所用之药息息与病机相赴，故病虽危险，可挽回也。

按语：此条对《伤寒论》阳旦汤一条作出了自己的阐释。

论少阴伤寒病有寒有热之原因及无论凉热脉皆微细之原因

《伤寒》以六经分篇，惟少阴之病最难洞悉，因其寒热错杂，注疏家又皆有讲解而莫衷一是。有谓伤寒直中真阴则为寒证，若自三阳经传来则为热证者，而何以少阴病初得即有宜用黄连阿胶汤及宜用大承气汤者？有谓从足少阴水化则为寒，从手少阴火化则为热者，然少阴之病，病在肾，而非病在心也，且少阴病既分寒热，其脉象当迥有判别，何以无论寒热其脉皆微细也？盖寒气侵人之重者，可直达少阴，而为直中真阴之伤寒；寒气侵人之轻者，不能直达少阴，伏于包肾脂膜之中，暗阻气化之升降。其处气化因阻塞而生热，致所伏之气亦随之化热而窜入少阴，此少阴伤寒初得即发热者也。为其窜入少阴，能遏抑肾气不能上升与心气相济，是以其证虽热，而其脉亦微细无力也。愚曾拟有坎离互根汤在后鼠疫门，可用之以代黄连阿胶汤。初服一剂，其脉之微细者即可变为洪实；再服一剂，其脉之洪实者又复归于和平，其病亦遂愈矣。参看鼠疫中用此方之发明，应无不明彻之理矣。

或问：《内经》谓"冬伤于寒，春必温病"，此言伏气可随春阳化热为温病也。然其伏气化热之后，恒窜入少阳、阳明诸经，何冬令伏气之化热者独入少阴以成少阴之伤寒乎？答曰：善哉问也！此中理之精微，正可为研究医学之资借也。盖春主升发，冬主闭藏，伏气在春令而化热，可随春气之升发而上升；若在冬令化热，即随冬气之闭藏而下降，为其下降故陷入少阴，而为少阴伤寒也。此时令之证，原恒随时令之气化为转移也。

按语：本条回答了两个问题：①为什么少阴证有寒有热？张锡纯的解释是，寒邪伤人，有轻有重。重者，直入少阴；轻者，伏于脂膜中，郁而化热。所以，少阴证有寒有热。②为什么少阴证无论寒热都呈现微细脉？张锡纯的解释是，寒证脉微细，顺理成章；至于热证，因为肾气受到遏制，不能上达与心火相济，所以也呈现微细脉。

《伤寒论》 少阴篇桃花汤是治少阴寒痢非治少阴热痢解

少阴之病，寒者居多，故少阴篇之方亦多用热药。其中桃花汤治少阴病下痢脓血，又治少阴病三四日至四五日，腹痛，小便不利，下脓血者。按此二节之文，未尝言寒，亦未尝言热，然桃花汤之药，则纯系热药无疑也。乃释此二节者，疑下利脓血与小便不利必皆属热，遂强解桃花汤中药性，谓石脂性凉，而重用一斤，干姜虽热而只用一两，合用之仍当以凉论者。然试取石脂一两六钱、干姜一钱煎服，或凉或热必能自觉，药性岂可重误乎？有谓此证乃大肠因热腐烂，致成溃疡，故下脓血，《本经》谓石脂能消肿去瘀，故重用一斤以治溃疡，复少用干姜之辛烈，以消溃疡中之毒菌。然愚闻之，毒菌生于热者，惟凉药可以消之，黄连、苦参之类是也；生于凉者，惟热药可以消之，干姜、川椒之类是也。桃花汤所主之下脓血果系热毒，何以不用黄连、苦参佐石脂，而以干姜佐石脂乎？虽干姜只用一两，亦可折为今之三钱；虽分三次服下，而病未愈者约必当日服尽。夫一日之间服干姜三钱，其热力不为小矣，而以施之热痢下脓血者，有不加剧者乎？盖下利脓血原有寒证，即小便不利亦有寒者，注疏诸家疑便脓血及小便不利皆为热证之发现，遂不得不于方中药品强为之解。斯非其智有不逮，实因临证未多耳。今特录向所治之验案二则以征之。

奉天陆军连长何阁臣，年三十许，因初夏在郑州驻防，多受潮湿，患痢数月不愈。至季秋还奉，病益加剧，多下紫血，杂以脂膜，腹疼下坠。或授以龙眼肉包鸦胆子吞服方，服后下痢与腹疼益剧，来院求为诊治。其脉微弱而沉，左脉几不见。俾用生硫黄细末搀熟面少许为小丸，又重用生山药、熟地黄、龙眼肉煎浓汤送服。连服十余剂，共服生硫黄二两半，其痢始愈。按：此证脉微弱而沉，少阴之脉也。下紫血脂膜初下脓血，久则变为紫血脂膜，较下脓血为尤甚矣。因其为日甚久，左脉欲无，寒而且弱，病势极危，非径用桃花汤所能胜任，故师其义而变通之，用生山药、熟地黄、龙眼肉以代石脂、粳米，用生硫黄以代干姜，数月沉病，竟能随手奏效。设此证初起时投以桃花汤，亦必能奏效也。

奉天省公署护兵石玉和，忽然小便不通，入西医院治疗。西医治以引溺管，小便通出。有顷，小便复存蓄若干。西医又纳以橡皮管，使久在其中，有溺即通出。乃初虽稍利，继则小便仍不能出，遂来院求为诊治。其脉弦迟细弱，自言下焦疼甚且凉甚，知其小便因凉而凝滞也。为拟方，用人参、椒目、怀牛膝各五钱，附子、肉桂、当归各三钱，干姜、小茴香、威灵仙、甘草、没药各二钱。连服三剂，腹疼及便闭皆愈。遂停汤药，俾日用生硫黄细末钱许，分两次服下，以善其后。方中之义：人参、灵仙并用，可治气虚小便不利；椒目、桂、附、干姜并用，可治因寒小便不利；又佐以当归、牛膝、茴香、没药、甘草诸药，或润而滑之，或引而下之，或馨香以通窍，或温通以开瘀，或和中以止疼，众药相济为功，所以奏效甚速也。观此二案，知桃花汤所主之下利脓血、小便不利皆为寒证、非热证也明矣。

按语：此条讨论《伤寒论》少阴篇中的桃花汤

证究竟是寒痢还是热痢。张锡纯反驳了认为桃花汤治热痢的各种观点，并举医案为证，坚持认为桃花汤总体上是热药，所治病症是寒痢而非热痢。

答人问《伤寒论》以六经分篇未言手经足经及后世论温病者言入手经不入足经且谓温病不宜发汗之义

《内经》之论手足各经也，凡言手经必名之为手某经；至言足经，恒但名为某经，而不明指为足某经。故凡《内经》浑曰某经而未明言其为手经、足经者，皆足经也。仲师《伤寒论》以六经分篇，其为足经、手经亦皆未明言，而以《内经》之例推之，其确为足经，无庸再议。诚以人之足经长、手经短，足经原可以统贯全身，但言足经，手经亦即寓其中矣。至其既以足六经分篇而不明言足六经者，在仲师虽循《内经》定例，而实又别具深心也。夫伤寒之证固属于足经者多，而由足经以及手经者亦时有之。诚以人之手足十二经，原无处不相贯通，是以六经分篇之中，每篇所列之证皆有连及手经之病。若于分篇之际显以足某经名之，将有时兼有手经之病人亦误认为足经矣。惟浑之曰某经，是原以足经为主，实即容纳手经于足经之中，此著书者提纲挈领之法，不欲头绪纷繁、令人难于领略也。后世未窥仲师之深意，竟有谓伤寒入足经不入手经者，而麻黄汤中麻黄与杏仁同用，非因其所治之证于手太阴有涉乎？承气汤中大黄与朴硝同用，非因其所治之证于手阳明有涉乎？知此二方，余可类推也。

至谓温病入手经不入足经者，其说尤为不经。何以言之？《伤寒论》第六节曰："太阳病，发热而渴，不恶寒者，为温病。"此太阳为手太阳乎？抑为足太阳乎？此固无容置辩者也。盖温病以风温为正，亦以风温为多，故本节继曰"若发汗已，身灼热者，名曰风温"云云。夫温以风成，必足太阳先受之，此一定之理也。惟患风温之人多系脏腑间先有蕴热，因其冬日薄受外感，未能遽发，所感之邪伏于三焦脂膜之中，随春阳而化热，继又薄受外感，所化之热邪受激动而骤发，初则外表略有拘束，历数小时即表里俱壮热。此近代论温病者多忌用药汗解，而惟投以清解之剂，若银翘散、桑菊饮诸方是也。然此等方在大江以南用之，原多效验，因其地暖气和，人之肌肤松浅，温邪易解散也。而北人之用其方者，恒于温病初得不能解散，致温病传经深入，浸成危险之证。愚目睹心伤，因自拟治温病初得三方：一为清解汤方系薄荷叶三钱，蝉蜕三钱，生石膏六钱，甘草钱半，一为凉解汤方系薄荷叶三钱，蝉蜕二钱，生石膏一两，甘草钱半，一为寒解汤方系生石膏一两，知母三钱，连翘钱半，蝉蜕钱半。三方皆以汗解为目的，视表邪内热之轻重为分途施治。其表邪重、内热轻者，用第一方；表邪内热平均者，用第二方；表邪轻、内热重者，用第三方。方证吻合，服之皆一汗而愈。后南游至汉皋，用此三方以治温病之初得者，亦莫不随手奏效，由斯知南方于温病之初得，亦非不可发汗，特视所用发汗之药何如耳。且其方不独治春温有效也。拙著《衷中参西录》初出版于奉天。戊午仲秋，奉天温病盛行，统户口全数计之，病者约有三分之一，其病状又皆相似，是温而兼疫矣。有天地新学社友人刘子修者，在奉北开原行医，彼见《衷中参西录》载此三方，遂斟酌用之，救愈之人不胜计，一方惊为神医，为之建立医院于开原车站。由斯知春温、秋温及温而兼疫者，其初得之时皆可汗解也。

至于伏气成温，毫无新受之外感者，似不可发汗矣。然伏气之伏藏皆在三焦脂膜之中，其化热后乘时萌动，若有向外之机，正可因其势而利导之，俾所用之药与内蕴之热化合而为汗凉润与燥热化合即可作汗，拙拟之三方仍可随证施用也。若其伏气内传阳明之府而变为大渴大热之证，此宜投以白虎汤或白虎加人参汤，为伤寒、温病之所同，固不独温病至此不宜发汗也。且既为医者，亦皆知此证不可发汗也，然服药后而能自汗者固屡见耳。至其人因冬不藏精而病温，伏气之邪或乘肾虚下陷而成少阴之证者，其蕴热至深，脉象沉细，当其初得，固不可发汗，亦非银翘、桑菊等方清解所能愈也。愚师仲师之意，恒将《伤寒论》中白虎加人参汤与黄连阿胶汤并为一方，为有石膏，可省去芩、连、芍药，而用鲜白茅根汤煎，恒随手奏效。盖此证因下陷之热邪伤其肾阴，致肾气不能上潮于心，其阴阳之气不相接续，是以脉之跳动无力。用阿胶、鸡子黄以滋补肾阴，白虎汤以清肃内热，即用人参以助肾气上升，茅根以透内邪外出，服后则脉之沉细者自变为缓和，复其常度。脉能复常，病已消归无有矣。夫伤寒、温病，西人之所短，实即吾人之所长也。惟即所长者而益加精研，庶于医学沦胥（lúnxū，沦陷、沦丧）之秋而有立定脚跟之一日，此愚所以不避好辩之名，虽与前哲意见有所龃龉而亦不暇顾也。

按语：本条针对伤寒温病手经足经问题，提出了3个观点：①《伤寒论》所说的六经主要是足经，但涵盖了手经。②温病不仅入手经，而且入足经。那种认为温病入手经不入足经的说法是荒诞不经的。③反驳温病不可发汗的说法，并且自拟了3首治温病初起的方剂：表邪重、内热轻者用清解汤（薄荷叶、蝉蜕、生石膏、甘草），表邪内热平均者用凉解汤（薄荷叶、蝉蜕、生石膏、甘草），表邪轻、内热重者用寒解汤（生石膏、知母、连翘、蝉蜕）。三方都是以汗解为目的，方证吻合，服之皆一汗而愈。

温病之治法详于《伤寒论》解

伤寒、温病之治法，始异而终同，至其病之所受，则皆在于足经而兼及于手经。乃今之论寒温者，恒谓伤寒入足经不入手经，温病入手经不入足经。夫人之手足十二经原相贯通，谓伤寒入足经不入手经者，固为差谬，至谓温病入手经不入足经者，尤属荒唐。何以言之？《伤寒论》之开始也，其第一节浑言"太阳之为病"，此太阳实总括中风、伤寒、温病在内，故其下将太阳病平分为三项：其第二节论太阳中风，第三节论太阳伤寒四节、五节亦论伤寒，当归纳于第三节中，第六节论太阳温病，故每节之首皆冠以太阳病三字。此太阳为手太阳乎？抑为足太阳乎？此固无容置辩者也。由斯知中风、伤寒、温病皆可以伤寒统之《难经》谓伤寒有五，中风、温病皆在其中，而其病之初得皆在足太阳经，又可浑以太阳病统之也。盖所谓太阳之为病者，若在中风、伤寒，其头痛、项强、恶寒三证可以并见；若在温病，但微恶寒即可为太阳病此所谓证不必具，但见一证，即可定为某经病也，然恶寒须臾即变为热耳。曾治一人，于季春夜眠之时，因衾薄冻醒，遂觉周身恶寒，至前午十句钟，表里皆觉大热，脉象浮洪，投以拙拟凉解汤，一汗而愈。又尝治一人，于初夏晨出被雨，遂觉头疼，周身恶寒，至下午一句钟即变为大热，渴嗜饮水，脉象洪滑，投以拙拟寒汤，亦一汗而愈。至如此凉药而所以能发汗者，为其内蕴之燥热与凉润之药化合，自然能发汗，又少用达表之品以为之引导，故其得汗甚速，汗后热亦尽消也。此二则皆温病也，以其初得犹须臾恶寒，故仍可以太阳病统之。即其化热之后病兼阳明，然亦必先入足阳明，迨至由胃及肠，大便燥结，而后传入手阳明，安得谓温病入手经不入足经乎？

由斯知《伤寒论》一书，原以中风、伤寒、温病平分三项，特于太阳首篇详悉言之，以示人以入手之正路。至后论治法之处，则三项中一切诸证皆可浑统于六经，但言某经所现之某种病宜治以某方，不复别其为中风、伤寒、温病，此乃纳繁于简之法，亦即提纲挈领之法也。所尤当知者，诸节中偶明言中风者，是确指中风而言；若明言为伤寒者，又恒统中风、温病而言。以伤寒二字为三项之总称，其或为中风，或为伤寒，或为温病，恒于论脉之处有所区别也。至于六经分编之中，其方之宜于温病者不胜举，今将其显然可见者约略陈之于下。

一为麻杏甘石汤。其方原治汗出而喘、无大热者。以治温病，不必有汗与喘之兼证也，但其外表未解、内有蕴热者即可用。然用时须斟酌其热之轻重。热之轻者，麻黄宜用钱半，石膏宜用六钱石膏必须生用，若煅之，闭人血脉，断不可用；若热之重者，麻黄宜用一钱，石膏宜用一两。至愚用此方时，又恒以薄荷叶代麻黄薄荷叶代麻黄时，其分量宜加倍，服后得微汗，其病即愈。盖薄荷叶原为温病解表最良之药，而当仲师时犹未列于药品，故当日不用也。

一为大青龙汤。《伤寒论》中用大青龙汤者有二节：一为第三十七节，其节明言太阳中风脉浮紧。夫伤寒论首节论太阳之脉曰浮，原统中风、伤寒而言；至第二节则言脉缓者为中风，是其脉为浮中之缓也；第三节则言脉阴阳俱紧者为伤寒，是其脉为浮中之紧也。今既明言中风，其脉不为浮缓而为浮紧，是中风病中现有伤寒之脉，其所中者当为栗烈（凛冽之义）之寒风，而于温病无涉也。一为第三十八节。细审本节之文，知其确系温病。何以言之？以脉浮缓，身不疼但重，无少阴证也。盖此节开端虽明言伤寒，仍是以伤寒二字为中风、伤寒、温病之总称。是以伤寒初得脉浮紧，温病初得脉浮缓；伤寒初得身多疼，温病初得身恒不疼而但重《伤寒论》第六节温病提纲中原明言身重；伤寒初得恒有少阴证，温病则始终无少阴证少阴证有寒有热，此指少阴之寒证言。为无少阴寒证，所以敢用大青龙汤。若少阴热证，温病中恒有之，正不妨用大青龙汤矣。此数者，皆为温病之明征也。况其病乍有轻时，若在伤寒必不复重用石膏，惟系温病则仍可重用石膏如鸡子大，约有今之四两，因温病当以清燥热、救真阴为急务也。至愚用此方时，又恒以连翘代桂枝。虽桂枝、连翘均能逐肌肉之外感，而一则性热，一则性凉。温病宜凉不宜热，故用桂枝不如用连翘。而当日仲师不用者，亦因其未列入药品也《伤寒论》方中所用之连轺（音 yáo）是连翘根，能利水不能发汗。况大青龙汤中桂枝之分量，仅为麻黄三分之一，仲师原因其性热不欲多用也。

一为小青龙汤。其方外能解表，内能涤饮，以治外感痰喘诚有奇效，中风、伤寒、温病皆可用，然宜酌加生石膏，以调麻、桂、姜、辛之热方效。是以《伤寒论》小青龙汤无加石膏之例，而《金匮》有小青龙加石膏汤，所以补《伤寒论》之未备也。至愚用此汤时，遇挟有实热者，又恒加生石膏至一两强也。

一为小柴胡汤。其方中风、伤寒病皆可用，而温病中小柴胡汤证多兼呕吐黏涎，此少阳之火与太阴之湿化合而成也少阳传经之去路为太阴，宜于方中酌加生石膏数钱或两许，以清少阳之火，其黏涎自能化水从小便中出。夫柴胡既能引邪上出，石膏更能逐热下降，如此上下分消，故服药后无事汗解，即霍然全愈也。

以上所述诸方，大抵宜于温病初得者也。至温病传经已深，若清燥热之白虎汤、白虎加人参汤，通肠结之大、小承气汤，开胸结之大、小陷胸汤，治下利之白头翁汤、黄芩汤，治发黄之茵陈、栀子柏皮等汤，及一切凉润清火育阴安神之剂，皆可用于温病者，又无庸愚之赘语也。

至于伏气之成温者，若《内经》所谓"冬伤于寒，春必病温""冬不藏精，春必病温"之类，《伤寒论》中非无其证，特其证现于某经，即与某经之本病无所区别。仲师未尝显为指示，在后世原难明辨。且其治法与各经之本病无异，亦无需乎明辨也。惟其病在少阴则辨之甚易，何者？因少阴之病，寒热迥分两途，其寒者为少阴伤寒之本病，其热者大抵为伏气化热之温病也。若谓系伤寒入少阴，久而化热，何以少阴病两三日，即有宜用黄连阿胶汤、大承气汤者？盖伏气皆伏于三焦脂膜之中，与手、足诸经皆有贯通之路，其当春阳化热而萌动，恒视脏腑虚弱之处以为趋向，所谓"邪之所凑，其处必虚"也。其人或因冬不藏精，少阴之脏必虚，而伏气之化热者即乘虚而入，遏抑其肾气不能上升与心气相接续，致心脏跳动无力，遂现少阴微细之脉，故其脉愈微细，而所蕴之燥热愈甚。用黄连以清少阴之热，阿胶、鸡子黄以增少阴之液，即以助少阴肾气之上达，俾其阴阳之气相接续，脉象必骤有起色，而内陷之邪热亦随之外透矣。至愚遇此等证时，又恒师仲师之意而为之变通，单用鲜白茅根四两，剉碎，慢火煎两三沸，视茅根皆沉水底，其汤即成，去渣取清汤一大碗，顿服下，其脉之微细者必遽然变为洪大有力之象。再用大剂白虎加人参汤，煎汤三茶杯，分三次温饮下，每服一次调入生鸡子黄一枚，其病必脱然全愈。用古不必泥古，仲师有知，亦当不吾嗔[1]也。

[1] 嗔，音 chēn，生气。不吾嗔，宾语前置，即不嗔吾，不埋怨我。

按：西人新生理学家谓副肾髓质之分泌素减少，则脉之跳动必无力。所谓副肾髓质者，指两肾之间命门而言也。盖命门为督脉入脊之门，因督脉含有脊髓，故曰副肾髓质。其处为肾系之根蒂，脂膜相连，共为坎卦，原与两肾同为少阴之脏。其中分泌素减少，脉即跳动无力，此即少阴病脉微细之理。西人又谓鸡子黄中含有副肾碱，副肾碱者，即所谓副肾髓质之分泌素也，此即黄连阿胶汤中用鸡子黄以滋肾之理。且鸡子黄既含有副肾髓质之分泌素，是其性能直接补肾，此又黄连阿胶汤中鸡子黄生用之理。以西人费尽研究工夫所得至精至奥之新生理，竟不能出《伤寒论》之范围，谁谓吾中华医学陈腐哉?!

按语：本条指出，《伤寒论》所讲的伤寒，实际上已经把温病包括其中，某些伤寒方本来就是适用于温病的方子（如麻杏甘石汤、大小青龙汤、小柴胡汤等）。至于篇末讲到西医生理学有关"副肾髓质分泌"功能的研究早就包含在《伤寒论》范围之中，恐怕言之过当了。

《伤寒论》中有治温病初得方用时宜稍变通说应汉皋冉雪峰君征稿

伤寒与温病始异而终同，故论者谓《伤寒论》病入阳明以后诸方，皆可用之于温病，而未传阳明以前诸方，实与温病不宜。斯说也，善则善矣，然细阅《伤寒论》诸方，愚又别有会心也。《伤寒论》谓："太阳病，发热而渴，不恶寒者，为温病。若发汗已，身灼热者，名风温。风温之为病，脉阴阳俱浮，自汗出，身重多眠睡，息必鼾，言语难出。"此仲景论温病之提纲也。乃提纲详矣，而其后未明言治温病之方，后世以为憾事。及反复详细观之，乃知《伤寒论》中原有治温病之方，汇通参观，经义自明。其第六十一节云："发汗后，不可更行桂枝汤。汗出而喘，无大热者，可与麻杏甘石汤。"夫此节之所谓发汗后，即提纲之所谓若发汗也。此节之所谓喘，即提纲之所谓息必鼾也，由口息而喘者，由鼻息即鼾矣。此节之所谓无大热，即提纲之所谓身灼热也，为其但身灼热，是其热犹在表，心中仍无大热。两两比较，此节原与提纲之文大略相同，而皆为温病无疑也。其所以汗后不解而有种种诸病者，必其用温热之药强发其汗，以致汗出之后病转加剧。仲景恐人见其有汗，误认为桂枝汤证而再投以桂枝汤，故特戒之曰不可更行桂枝汤，宜治以麻杏甘石汤，则麻杏甘石汤实为温病表证之的方，虽经误治之后，其表证尤在者，仍可用之以解表也。盖古人立言简贵，多有互文以见义者，为此节所言之病状即温病提纲所言之病状，故此节不再申明其为温病；为提纲未言治法，而此节特言明治法，以补提纲所未备。此将二节相并读之，无待诠解自明也。然此所论者，风温初得之治法提纲明言风温之为病。若至冬伤于寒及冬不藏精至春乃发之温病，或至夏秋乃发之温病，恒有初发之时即于表证无涉者，又不必定用麻杏甘石汤也。

或问：此节经文，注疏家有疑其有差误者，以为既言汗出，何以复用麻黄？既无大热，何以重用石膏？此诚可疑之点，敢以相质。答曰：此方之用麻黄者，原借以治喘，兼以助石膏之力使达于表也。用石膏者，虽借以清热，亦以调麻黄之性使不过发也。盖此证之热在胃者少，在胸者多，胸居上焦，仍为太阳部位，即此证仍属表证。方中麻黄、石膏并用，石膏得麻黄则凉不留中，麻黄得石膏则发有监制。服后药力息息上达，旋转于膺胸之间，将外感邪热徐徐由皮毛透出，而喘与汗遂因之自愈。仲景制方之妙，实具有化机，而又何疑乎？且石膏性微寒，原非大寒，《本经》载有明文，是以白虎汤用之以清阳明之大热，必佐以知母而后能建奇功。为此证无大热，所以不用知母也。况此节之文两见于《伤寒论》，所微异者，一在发汗后，一在下后也。岂一节之文差，而两节之文皆差乎？特是此节经文虽无差误，而愚用麻杏甘石汤时，于麻黄、石膏之分量恒有变通。原方分量，石膏为麻黄之两倍，而愚遇此证热之剧者，必将麻黄减轻，石膏加重，石膏恒为麻黄之十倍；即其热非剧，石膏之分量亦必五倍于麻黄也。

或问：麻杏甘石汤既可为温病表证之的方，何以《衷中参西录》治温病初得诸方，薄荷、连翘、蝉蜕诸药与石膏并用，而不以麻黄与石膏并用乎？答曰：此当论世知人[1]，而后可与论古人之方。仲景用药多遵《本经》。薄荷古原名苛，《本经》不载，《别录》亦不载，当仲景时犹未列于药品可知。蚱蝉虽载于《本经》，然古人只知用蝉，不知用蜕，较之蝉蜕皮以达皮者，实远不如，故仲景亦不用。至连翘，古惟用根，即麻黄连轺赤小豆汤之连轺也，其发表之力，亦不如连翘也。故身发黄病者，仲景用之以宣通内热，利水去湿，非用以发表也。为此三种药当仲景时皆未尝发明，故于温病之初候原宜辛凉解肌者，亦以麻黄发之，且防麻黄之热，而以石膏佐之也。若仲景生当今日，则必不用麻黄而用薄荷、连翘、蝉蜕诸药矣。即初起之证兼喘者，似必赖麻黄之泻肺定喘，而代以薄荷亦可奏效观小青龙汤证兼喘者去麻黄加杏仁，是治外感之喘不必定用麻黄。盖此节所言之病状，若在伤寒，原宜麻黄与石膏并用；而在温病，即宜薄荷与石膏并用；若其喘甚轻者，在温病中更宜以牛蒡代杏仁也。按：麻杏甘石汤，柯韵伯亦谓系治温病之

[1] 论世知人，又称知人论世，意思是了解一个人，应该与他所处的时代结合起来。

方，而愚作此说时犹未见柯氏之说也。为拙说复于柯氏说外另有发明，故仍录之。

按语：本条指出，《伤寒论》中是有治疗温病初起的方子的，如麻杏甘石汤，其中之所以有汗还用麻黄、"无大热"还用石膏，是取麻黄、石膏配伍可达到发散不太过、清热不留中的效果。至于临床应用中，可对此方做适当变通，用薄荷、连翘、蝉蜕等药代替麻黄，与石膏同用。而原方之所以不用薄荷、蝉蜕，可能是因为当时这些品种尚未列入药用。张锡纯之说，有临床经验支撑，有参考价值。

论伤寒温病神昏谵语之原因及治法

伤寒、温病皆有谵语神昏之证，论者责之阳明胃实，然又当详辨其脉象之虚实，热度之高下，时日之浅深，非可概以阳明胃实论也。其脉象果洪而有力，按之甚实者，可按阳明胃实治之。盖胃腑之热上蒸，则脑中之元神，心中之识神皆受其累，是以神昏谵语，不省人事。或更大便燥结，不但胃实，且又肠实，阻塞肾气不能上交于心，则亢阳无制，心神恍惚，亦多谵妄，或精神不支，昏愦似睡。若斯者，可投以大剂白虎汤，遵《伤寒论》一煎三服之法，煎汤三盅，分三次温饮下。其大便燥结之甚者，可酌用大、小承气汤若大便燥结不甚者，但投以大剂白虎汤，大便即可通下，其神昏谵语自愈也。

有脉象确有实热，其人神昏谵语，似可用白虎汤矣，而其脉或兼弦兼数，或重按仍不甚实者，宜治以白虎加人参汤。曾治一农家童子，劳力过度，因得温病，脉象弦而有力，数近六至，谵语不休，所言皆劳力之事。本拟治以白虎加人参汤，因时当仲夏，且又童年少阳之体，遂先与以白虎汤。服后脉搏力减，而谵语益甚，幸其大便犹未通下，急改用白虎加人参汤，将方中人参加倍，煎汤三茶杯，分三次温饮下，尽剂而愈。盖脉象弦数，真阴必然亏损。白虎加人参汤能于邪热炽盛之中滋其真阴，即以退其邪热。盖当邪热正炽时，但用玄参、沙参、生地诸药不能滋阴，因其不能胜邪热，阴分即无由滋长也。惟治以白虎加人参汤，则滋阴退热一举两得，且能起下焦真阴与上焦亢甚之阳相济，是以投之有捷效也。

其证若在汗、吐、下后，脉虽洪实，用白虎汤时亦宜加人参。曾治一县署科长，温病之热传入阳明，脉象洪实有力，谵语昏瞀。投以大剂白虎汤，热退强半，脉力亦减，而其至数转数，一息六至，谵语更甚。细询其病之经过，言数日前，因有梅毒，服降药两次，遂急改用白虎加人参汤，亦倍用人参此两案中用白虎加人参汤，皆将人参倍加者，因从前误用白虎汤也。若开首即用白虎加人参汤，则人参无事加倍矣，煎汤三杯，分三次温饮下，亦尽剂而愈。

有伏气为病，因肾虚窜入少阴，遏抑肾气不能上升与心相济，致心脉跳动无力，燥热郁中不能外透，闭目昏昏似睡，间作谵语。此在冬为少阴伤寒之热证，在春为少阴温病，宜治以大剂白虎加人参汤，用鲜白茅根煮水以之煎药，取汤三盅，分数次饮下自愈。

有患寒温者，周身壮热，脉象洪实，神昏不语。迫用凉药清之，热退脉近和平，而仍然神昏或谵语者，必兼有脑髓神经病，当继用治脑髓神经之药。曾治一学校学生，温病热入阳明，脉象甚实，神昏不语，卧床并不知转侧。用白虎汤清之，服两剂后热退十之七八，脉象之洪实亦减去强半，自知转侧，而精神仍不明了，当系温病之热上蒸，致其脑膜生炎而累及神经也。遂改用小剂白虎加人参汤，又加羚羊角二钱另煎兑服，一剂而愈。又治一幼童，得温病三日，热不甚剧，脉似有力，亦非洪实，而精神竟昏昏似睡，不能言语，此亦温病兼脑膜炎也。因其温病甚轻，俾但用羚羊角钱半煎汤服之，其病霍然顿愈。盖羚羊角中天生木胎，性善解热而兼有条达上升之性，况其角生于头，原与脑部相连，故善入人之脑中以清热也。

有寒温之病，传经已遍，将欲作汗，其下焦阴分虚损，不能与上焦之阳分相济以化汗，而神昏谵语者。曾治一壮年，仲夏长途劳役，因受温病。已过旬日，精神昏愦，谵语不省人事，且两手乱动不休，其脉弦而浮，一息近六至，不任循按，两尺尤甚。投以大滋真阴之品，若玄参、生地黄、生山药、甘枸杞、天门冬之类，共为一大剂煎服，一日连进二剂，当日得汗而愈。

有寒温之病服开破降下之药太过，伤其胸中大气，迨其大热已退，而仍然神昏或谵语者。曾治一壮年得温病，延医服药二十余日，外感之热尽退，精神转益昏沉。及愚视之，周身皆凉，奄奄一息，呼之不应，舌干如磋，毫无舌苔，其脉象微弱而迟，不足四至，五六呼吸之顷必长出气一次。此必因服开降之药太过，伤其胸中大气也。盖胸中大气因受伤下陷，不能达于脑中则神昏，不能上潮于舌本则舌干；其周身皆凉者，大气因受伤不能宣布于营卫也；其五六呼吸之顷必长出气一次者，因大气伤后不能畅舒，故太息以舒其气也。遂用野台参一两，柴胡一钱，煎汤灌之，连服两剂全愈。又治一少年，于初春得伤寒，先经他医治愈，后因饮食过度，病又反复，投以白虎汤治愈。隔三日，陡然反复甚剧，精神恍惚，肢体颤动，口中喃喃皆不成语。诊其脉，右部寸关皆无力而关脉尤不任循按。愚曰："此非病又反复，必因前次之过食病复，而此次又戒饮食过度也。饱食即可愈矣。"其家人果谓有鉴前失，数日所与饮食甚少，然其精神昏愦若斯，恐其不能饮食。愚曰："果系因饿而成之病，与之食必然能食，然仍须撙节与之，多食几次可也。"其家人果依愚言，十小时中连与饮食三次，病若失。盖人胸中大气原藉水谷之气以为培养，病后气虚，又乏水谷之气以培养之，是以胸中大气虚损而现种种病状也。然前案因服开降之药伤其大气，故以补气兼升气之药治之；后案因水谷之气缺乏，虚其大气，故以饮食治之。斯在临证者精心体验，息息与病机相符耳。

　　有温而兼疹，其毒热内攻，瞀乱其神明者。曾治一少年，温病热入阳明，连次用凉药清之，大热已退强半，而心神骚扰不安，合目恒作谵语。其脉有余热，似兼紧象。因其脉象热而兼紧，疑其伏有疹毒未出，遂投以小剂白虎汤，送服羚羊角细末一钱，西药阿斯必林二分，表出疹粒满身而愈。又治一幼女患温疹，其疹出次日即靥，精神昏昏似睡，时有惊悸，脉象数而有力。投以白虎汤加羚羊角钱半另煎兑服，用鲜芦根三两煮水以之煎药，取汤两茶盅，分三次温饮下，其疹得出，病亦遂愈。

　　有其人素多痰饮，其寒温之热炽盛，与痰饮互相胶漆以乱其神明者，药物学《瓜蒌解》下附有治验之案可参观。曾治一童子，得温病三四日，忽觉痰涎结胸，其剧时痰涎上壅，即昏不知人，脉象滑而有力。遂单用新炒瓜蒌仁四两，捣碎，煎汤一大茶盅，服之顿愈。又治一童子，证脉皆如前。用蒌仁三两，苏子五钱，煎汤，亦服之顿愈。

　　有温疫传染之邪由口鼻传入，自肺传心，其人恒无故自笑，精神恍惚，言语错乱，妄言妄见者。曾治一媪患此证，脉象有力，关前摇摇而动。投以拙拟护心至宝丹方载三期一卷，系生石膏一两，潞党参、犀角、羚羊角各二钱，朱砂三分，东牛黄一分，一剂而愈。

　　以上所谓寒温诸证，其精神昏愦谵语之原因及治法大略已备。至于变通化裁，相机制宜，又在临证者之精心研究也。

　　按语：本条首先讨论了伤寒温病出现神昏谵语的机制，认为是胃腑之热上蒸，影响心、脑之神明所致。治疗方面，很多情况下可用白虎汤、白虎加人参汤加减治疗，而有下焦阴分虚损、神昏谵语者，应用大滋真阴之品（玄参、生地黄、生山药、甘枸杞、天门冬之类）；有胸中大气受损，热退而仍然神昏谵语者，应用益气升提之品（如人参、柴胡等）；有素多痰饮者，须用化痰药（如单用瓜蒌仁治童子神昏案）等。

伤寒风温始终皆宜汗解说

伤寒初得宜用热药发其汗，麻黄、桂枝诸汤是也；风温初得宜用凉药发其汗，薄荷、连翘、蝉蜕诸药是也；至传经已深，阳明热实，无论伤寒、风温，皆宜治以白虎汤。而愚用白虎汤时，恒加薄荷少许或连翘、蝉蜕少许，往往服后即可得汗。即但用白虎汤，亦恒有服后即汗者。因方中石膏原有解肌发表之力因含有硫氧氢原质，故其方不但治阳明府病，兼能治阳明经病，况又少加辛凉之品引之，以由经达表，其得汗自易易也。

曾治邻村夏姓，年三十余，于冬令感冒风寒，周身恶寒无汗，胸间烦躁，原是大青龙汤证。医者投以麻黄汤，服后分毫无汗，而烦躁益甚，几至疯狂。其脉洪滑异常，两寸皆浮，而右寸尤甚。投以拙拟寒解汤方载三期五卷，覆杯之顷，汗出如洗而愈。又治邑北境常庄于姓，年四旬，为风寒所束不得汗，胸间烦热，又兼喘促。医者治以苏子降气汤兼散风清火之品，数剂病益进。诊其脉，洪滑而浮。投以寒解汤，须臾上半身即汗，又须臾觉药力下行，其下焦及腿亦皆出汗，病若失。又治邑中故县李姓少年，得温病，延医治不效，迁延旬余。诊其脉，洪而实，仍兼浮象。问其头疼乎？曰：然。渴欲饮凉水乎？曰：有时亦饮凉水，然不至燥渴耳。知其为日虽多，阳明之热犹未甚实，表证尤未尽罢也，投以寒解汤。病人畏服药，先饮一半，即汗出而愈，仍俾服余一半以清未净之热。然其大热已消，再服时亦不出汗矣。又治一妊妇，伤寒三日，脉洪滑异常，右脉关前兼浮，舌苔白厚，精神昏愦，间作谵语，为开寒解汤方。有一医者在座，问方中之意何居？答曰："欲汗解耳。"问：此方能得汗乎？曰："此方用于此等证脉，必能得汗。若泛作汗解之药服之，不能汗也。"饮下须臾，汗出而愈，医者讶为奇异。愚因晓之曰："此方在拙著《衷中参西录》中，原治寒温证周身壮热，心中热而且渴，舌苔白而欲黄，其脉洪滑或兼浮，或头犹觉疼，或周身犹有拘束之意者。果如方下所注证脉，服之覆杯可汗，勿庸虑其不效也。盖脉象洪滑，阳明府热已实，原是白虎汤证。至洪滑兼浮，舌苔犹白，是仍有些些表证未罢。故方中重用石膏、知母以清胃腑之热，复少用连翘、蝉蜕之善达表者，引胃中化而欲散之热仍还于表，作汗而解。斯乃调剂阴阳，听其自汗，非强发其汗也。"医者闻之甚悦服。

至其人气体弱者，可用补气之药助之出汗。曾治本村刘叟，年七旬，素有劳疾，薄受外感即发喘逆，投以小青龙汤去麻黄加杏仁、生石膏辄愈。上元节后，因外感甚重，旧病复发，五六日间，热入阳明之府，脉象弦长浮数，按之有力，却无洪滑之象此外感兼内伤之脉。投以寒解汤加潞参三钱，一剂汗出而喘愈。再诊其脉，余热犹炽，继投以白虎加人参汤，以生山药代粳米，煎一大剂，分三次温饮下，尽剂而愈。

若阴分虚损者，可用滋阴之药助之出汗。曾治邻村高姓少年，因孟夏长途劳役得温病，医治半月无效。其两目清白，竟无所见，两手循衣摸床，乱动不休、谵语不省人事，其大便从前滑泻，此时虽不滑泻，每日仍溏便一两次，脉象浮数，右寸之浮尤甚，两尺按之即无。因思此证目清白无见者，肾阴将竭也；手循衣摸床者，肝风已动也，病势已危至极点。幸喜脉浮，为病有还表之机；右寸浮尤甚，为将汗之势。其所以将汗而不汗者，人身之有汗如天地之有雨，天地阴阳和而后雨，人身亦阴阳和而后汗。此证尺脉甚弱，阳升而阴不应，汗何由作？当用大润之剂峻补真阴，济阴以应其阳，必能自汗。遂用熟地、玄参、生山药、枸杞之类约六七两，煎汤一大碗，徐徐温饮下，一日连进二剂，即日大汗而愈。

至其人阳分、阴分俱虚，又宜并补其阴阳以助之出汗。张景岳曾治一叟，得伤寒证，战而不汗。于其翌日发战之时，投以大剂八味地黄汤，须臾战而得汗。继因汗多亡阳，身冷汗犹不止，仍投以原汤，汗止，病亦遂愈。用其药发汗，即用其药止汗，是能运用古方入于化境者也。

至少阳证为寒热往来，其证介于表里之间，宜和解不宜发汗矣。然愚对于此证，其热盛于寒者，多因证兼阳明，恒于小柴胡汤中加玄参八钱，以润阳明之燥热。其阳明之燥热化而欲散，自能还于太阳而作汗，少阳之邪亦可随汗而解。其寒盛于热者，或因误服降下药，虚其气分；或因其气分本素虚，虽服小柴胡汤，不能提其邪透膈上出，又恒于小柴胡汤中加薄荷叶二钱，由足少阳引入手少阳，借径于游部手足少阳合为游部作汗而解。此即《伤寒论》所谓"柴胡证具，而以他药下之，柴胡证仍在者，复与小柴胡汤，必蒸蒸而振，却发热汗出而解也"。然助以薄荷则出汗较易，即由汗解，不必蒸蒸而振、致有战汗之状也。

至于当用承气之证，却非可发汗之证矣。然愚临证经验以来，恒有投以三承气汤，大便犹未降下而即得汗者。盖因胃腑之实热既为承气冲开，其病机自外越也。若降之前未尝得汗，既降之后亦必于饮食之时屡次些些得汗，始能脉净身凉。若降后分毫无汗，其热必不能尽消，又宜投以竹叶石膏汤，或白虎加人参汤，将其余热消解将尽，其人亦必些些汗出也。此所谓伤寒、风温始终皆宜汗解也。

按语： 本条论汗法，认为伤寒、风温的各个阶段都可以用汗法治疗。伤寒初起用热药发汗，风温初起用凉药发汗，阳明实热之白虎汤证可以加薄荷或连翘、蝉蜕少许以助宣散，气虚者可补气发汗，阴虚者可滋阴发汗，阴阳两虚者可滋补阴阳发汗，等等。即使是承气汤证，虽然不是可以发汗的证候，但临床上也可见到实热通下后汗出热解者。所以，张锡纯总结说"伤寒、风温始终皆宜汗解也"。

答徐韵英读《伤寒论》质疑四则

古人之书不可不信，又不可尽信。孟子曰："吾于武成，取二三册而已矣。"夫孟子为周人，武成为其当代之书，而犹云然，况其为上下数千年，中间更历十余代，又几经变乱之余，且成于后世之编辑，如仲景之《伤寒论》者乎？愚不揣固陋，敢将徐君所疑《伤寒论》四则，反复陈之。

第一疑：在太阳下篇第二十节。其节为病在太阳之表，而不知汗解，反用凉水噀（xùn，含在口中而喷出）之、灌之，其外感之寒已变热者，经内外之凉水排挤，不能出入，郁于肉中而烦热起粟，然其热在肌肉，不在胃腑，故意欲饮水而不渴，治宜文蛤散。夫文蛤散乃蛤粉之未经煅炼者也，服之，其质不化，药力难出。且虽为蛤壳，而实则介虫之甲，其性沉降，达表之力原甚微，借以消肉上之起粟，似难奏功。故继曰："若不瘥者，与五苓散。"其方取其能利湿兼能透表，又能健运脾胃以助利湿透表之原动力，其病当瘥矣。然又可虑者，所灌之凉水过多，与上焦外感之邪互相胶漆而成寒实结胸，则非前二方所能治疗矣，故宜用三物小陷胸汤或白散。夫白散之辛温开通，用于此证，当矣。至于三物小陷胸汤，若即系小陷胸汤，用于此证，以寒治寒，亦当乎？注家谓此系反治之法。夫反治者，以热治寒，恐其扞格，而少用凉药为引，以为热药之反佐，非纯以凉药治寒也。盖注者震摄于古人之隆（盛大，厚）名，即遇古书有舛错（chuǎncuò，差错，错乱）遗失之处，亦必曲（婉转）为原护，不知此正所以误古人而更贻误后人也。是以拙著《衷中参西录》，于古方之可确信者，恒为之极力表彰，或更通变化裁，推行尽致，以穷其妙用；于其难确信者，则恒姑为悬疑，以待识者之论断，盖欲为医学力求进化，不得不如斯也。

按：此节中三物小陷胸汤，唐容川疑其另为一方，非即小陷胸汤。然伤寒太阳病实鲜有用水噀、水灌之事，愚疑此节非仲景原文也。

第二疑：在太阳下篇三十二节。其节为："太阳病，医发汗，遂发热恶寒，因复下之，心下痞，表里俱虚，阴阳并竭，无阳则阴独，复加烧针，因胸烦，面色青黄、肤瞤者难治，今色微黄、手足温者，易治。"按此节文义，必有讹遗之字。阴阳气并竭句，陈氏释为阴阳气不交，甚当。至无阳则阴独句，鄙意以为独下当有结字。盖言误汗误下，上焦阳气衰微，不能宣通，故阴气独结于心下而为痞也。夫郭公夏五[1]、三豕渡河[2]之类，古经迭见，若必句句按文解释，不亦难乎？

第三疑：在太阳下篇五十四节。其节为"伤寒脉浮滑"[3]。夫滑则热入里矣，乃滑而兼浮，是其热未尽入里，半在阳明之府、半在阳明之经也。在经为表，在府为里，故曰"表有热、里有寒"。《内经》谓："热病者，皆伤寒之类也。"又谓："人之伤于寒也，则为病热。"此所谓里有寒者，盖谓伤寒之热邪已入里也。陈氏之解原如斯，愚则亦以为然。至他注疏家，有谓此寒热二字宜上下互易，当作外有寒、里有热者。然其脉象既现浮滑，其外表断不至恶寒也。有谓此寒字当系痰之误，因痰、寒二音相近，且脉滑亦为有痰之证也。然在寒温，其脉有滑象原主阳明之热已实，且足征病者气血素充，治亦易愈。若因其脉滑而以为有痰，则白虎汤岂为治痰之剂乎？

第四疑：在阳明篇第七十六节。其节为"病人无表里证"，盖言无头痛项强恶寒之表证，又无腹满便硬之里证也。继谓"发热七八日，虽脉浮数者，可下之"，此数语殊令人诧异。夫脉浮宜汗，脉数忌下，人人皆知，况其脉浮数并见而竟下之，其病不愈而脉更加数也必矣，故继言"假令已下，脉数不解"云云，后则因消谷善饥、久不大便而复以抵当汤下之。夫寒温之证脉数者，必不思饮食，未见有消谷善饥者，且即消谷善饥，不大便，何以见其必有瘀血，而轻投以抵当汤乎？继则又言若脉数仍不解而下不止云云，是因一下再下而其人已下脱也。夫用药以解其脉数，其脉数未解，而转致其下脱，此其用药诚为节节失宜，而犹可信为仲

[1] 郭公夏五，指在《春秋》一书中，有一段在"郭公"两字下面没有记事，另一段在"夏五"二字后漏掉了一个"月"字。后世借这个典故形容文字脱漏。

[2] 三豕渡河的典故出自《吕氏春秋》，说的是曾有史书把"己亥渡河"写作"三豕渡河"，因为"己"和"三"、"亥"和"豕"字形相似，后世用来比喻传写或刊印讹误。

[3] 引文出自《伤寒论》第176条："伤寒脉浮滑，此以表有热、里有寒，白虎汤主之。"对于这一条文，特别是其中的"表有热、里有寒"一句，历代注家争论颇多。

景之原文乎？试观阳明篇第三十一节，仲景对于下证如何郑重。将两节文对观，则此节为伪作，昭然矣。夫古经之中，犹不免伪作如《尚书》之今文，至方术之书，其有伪作也原无足深讶，所望注疏家审为辨别而批判之，不至贻误于医界，则幸甚矣。

按语： 本篇讨论了《伤寒论》中有争议的4条条文，分析原文，评述注家意见，提出自己的看法。其基本精神，归结为一点，即对于古书不可盲目相信，要独立思考加以辨析。

答王景文问《神州医药学报》何以用真武汤治其热日夜无休止立效

《伤寒论》真武汤乃仲景救误治之方。其人本少阴烦躁，医者误认为太阳烦躁而投以大青龙汤，清之、散之太过，遂至其人真阳欲脱，而急用真武汤以收回其欲脱之元阳，此真武汤之正用也。观《神州医药学报》所述之案，原系外感在半表半里，中无大热，故寒热往来，脉象濡缓，而投以湿温之剂，若清之、散之太过，证可变为里寒外热即真寒假热，其元阳不固较少阴之烦躁益甚，是以其热虽日夜无休止，口唇焦而舌苔黄腻，其脉反细数微浮而濡也。若疑脉数为有热，而数脉与细浮濡三脉并见，实为元阳摇摇欲脱之候，犹火之垂垂欲灭也。急用真武汤以迎回元阳，俾复本位，则内不凉而外不热矣，是投以真武汤原是正治之法，故能立建奇功，此中原无疑义也。特其语气激昂，务令笔锋摇曳生姿，于病情之变更，用药之精义皆未发明，是以阅者未能了然也。

按语： 本条回答读者疑问，指出报道的病例属少阴病烦躁，持续发热，病机是真阳欲绝，用真武汤治疗是很正常的，并无神奇特异之处。

论吴又可达原饮不可以治温病

北方医者治温病，恒用吴又可达原饮，此大谬也。

吴氏谓崇祯辛巳，疫气流行，山东、浙江南北两道，感者尤多，遂著《温疫论》一书，首载达原饮，为治瘟疫初得之方，原非治温病之方也。疫者，天地戾气，其中含有毒菌，遍境传染若役使然，故名为疫。因疫多病热，故名为瘟疫病寒者名为寒疫，瘟即温也，是以方中以逐不正之气为主。至于温病，乃感时序之温气，或素感外寒伏于膜原，久而化热，乘时发动，其中原无毒菌，不相传染，治之者惟务清解其热，病即可愈。若于此鉴别未精，本系温病而误投以达原饮，其方中槟榔开破之力既能引温气内陷，而厚朴、草果之辛温开散大能耗阴助热，尤非病温者所宜病温者多阴虚，尤忌耗阴之药，虽有知母、芍药、黄芩各一钱，其凉力甚轻，是以用此方治温病者，未有见其能愈者也。且不惟不能愈，更有于初病时服之即陡然变成危险之证者，此非愚之凭空拟议，诚有所见而云然也。

愚初习医时，曾见一媪，年过六旬，因伤心过度，积有劳疾，于仲春得温病。医者投以达原饮，将方中草果改用一钱，谓得汗则愈。乃服后汗未出而病似加重，医者遂将草果加倍，谓服后必然得汗。果服后头面汗出如洗，喘息大作，须臾即脱。或疑此证之偾事，当在服达原饮将草果加重，若按其原方分量，草果只用五分，即连服数剂亦应不至汗脱也。答曰：草果性甚猛烈，即五分亦不为少。愚尝治脾虚泄泻服药不效，因思四神丸治五更泻甚效，中有肉果，本草谓其能健脾涩肠，遂用健补脾胃之药煎汤送服肉果末五分，须臾觉心中不稳，六脉皆无，迟半点钟其脉始见，恍悟病人身体虚弱，不胜肉果辛散之力也。草果与肉果性原相近，而其辛散之力更烈于肉果，虽方中止用五分，而与槟榔、厚朴并用，其猛烈之力固非小矣。由斯观之，达原饮可轻用哉？

按语： 本条认为，吴有性所创的达原饮一方不可用来治温病，理由是：槟榔破气可使温邪内陷，厚朴、草果温燥伤阴，而少量的知母、芍药、黄芩等凉药力量明显不足，故用此方治温病，非但不能治愈，反而会加重病情。此乃张锡纯一家之言，可供参考。

论吴氏 《温病条辨》 二甲复脉三甲复脉二汤

《金匮》疟病门有鳖甲煎丸，治疟病以月一日发，当十五日愈，设不愈，当月尽解，如其不瘥，结为癥瘕，名曰疟母，此丸主之。夫鳖甲煎丸既以鳖甲为主药，是其破癥瘕之力多赖鳖甲，则鳖甲具有开破猛烈之性明矣。愚曾治久疟不愈，单用鳖甲细末四钱，水送服。服后片时，觉心中怔忡殊甚，移时始愈。夫疟当未发之先，其人原似无病，而犹不受鳖甲之开破，况当病剧之候，邪实正虚，几不能支，而犹可漫投以鳖甲，且重用鳖甲乎？审斯则可进而与论吴氏《温病条辨》中二甲复脉及三甲复脉二汤矣。

吴氏二甲复脉汤所主之证，为热邪深入下焦，脉沉数，舌干齿黑，手指但觉蠕动，急防痉厥，二甲复脉汤主之，其方中重用鳖甲八钱。夫温病之邪下陷，大抵皆体弱之人。为其体弱又经外感之邪热多日铄耗，则损之又损，以致气血两亏，肝风欲动。其治法当用白虎加人参汤，再加生龙骨、生牡蛎各八钱。方中之义以人参补其虚，白虎汤解其热，龙骨、牡蛎以镇肝熄风。此用白虎加人参汤兼取柴胡加龙骨牡蛎汤之义，以熟筹完全，自能随手奏效也。

其三甲复脉汤，于二甲复脉汤中再加龟板一两，所主之证亦热邪深入下焦，热深厥甚，脉细促，心中憺憺[1]大动，甚则心中痛者，三甲复脉汤主之。按此证邪益盛，正益虚，肝风已动，乃肝经虚极将脱之候。鳖甲色青入肝，其开破之力注重于肝，尤所当忌，宜治以前方，以生山药八钱代方中粳米生山药能代粳米和胃，兼能滋真阴、固气化，再用所煎药汤送服朱砂细末五分，亦可奏效。或问：吴氏为近代名医，何以治此二证不能拟方尽善？答曰：吴氏诚为近代名医，此非虚誉，然十全

[1] 憺，音 dàn。憺憺，畏惧、不安的样子。

之医，世所罕觏（gòu，遇见）。吴氏所短者，不善用白虎汤，而多所禁忌。是以书中谓脉浮而弦细者，不可用白虎汤；脉沉者，不可用白虎汤；汗不出者，不可用白虎汤；不渴者，不可用白虎汤。今观其二甲、三甲所主之证，一则脉沉数，一则脉细促，而皆不见有汗，皆未言渴，是皆在其禁用白虎例中，是以对于此二证不用白虎汤加减，而用复脉汤加减也。独不思龟板在《本经》亦主癥瘕，药房又皆用醋炙，其开破之力亦非轻也。

特是吴氏禁用白虎诸条，有可信者，有显与经旨背者，此尤不可不知。吴氏谓脉浮弦而细者禁用白虎，此诚不可用矣。至其谓脉沉者、汗不出者、不渴者皆禁用白虎，则非是。即愚素所经验者言之，其脉沉而有力钦，当系热邪深陷，其气分素有伤损，不能托邪外出。治以白虎加人参汤，补气即以清热，服后其脉之沉者即起，而有力者亦化为和平矣。其脉或沉而微细软，若确审其蕴有实热，此少阴肾虚，伏气化热乘之，致肾气不能上潮以济心脉之跳动，是以其脉若与证相反，亦可治以白虎加人参汤，用鲜茅根二三两煮水以煎药若无鲜茅根，干茅根亦可，其性能发伏热外出，更能引药力自下上达，服后则脉之沉者即起，而微细者亦自复其常度矣。其汗不出者，若内蕴有实热，正可助以白虎汤以宣布其热外达，是以恒有病热无汗，服后即汗出而愈者。其有不能服即得汗，而其外达之力，亦能引内蕴之热息息自皮肤透出，使内热暗消于无形。且吴氏原谓白虎汤为达热出表之剂，何以又谓无汗者禁用白虎乎？再者，白虎汤所主之证，两见于《伤寒论》，一在太阳篇，一在阳明篇。太阳篇提纲中，未言出汗，至阳明篇提纲中始有自汗出之文，由斯知外感之热，深入已实，无论有汗无汗，皆可投之，此为用白虎汤之定法，岂吴氏但记阳明篇用白虎汤之法，而忘太阳篇用白虎汤之法乎？又，《伤寒论》用白虎汤之例，渴者加人参，其不渴而有实热者，单用白虎汤可知矣。吴氏则谓不渴者不用白虎汤，是渴者可但用白虎汤尤须加人参也。由斯而论，吴氏不知白虎汤用法，并（同时，也）不知白虎加人参汤用法矣。夫白虎汤与白虎加人参汤，原为治温病最紧要之方，吴氏欲辨明温病治法，而对于此二方竟混淆其用法如此。使欲用二方者至，望其所设禁忌而却步，何以挽回温病中危险之证乎？愚素于吴氏所著医案原多推许，恒于医界力为提倡，以广其传，而兹则直揭其短者，为救人计，不敢为前贤讳过也。

尝考吴氏医案作于《温病条辨》之后。其作《温病条辨》时，似犹未深知石膏之性，故于白虎汤多所禁忌而不敢轻用，其方中生石膏分量只一两，又必煎汤三杯，分三次饮下。至其医案中所载之案，若中风、痿痹、痰饮、手足拘挛诸证，凡其脉洪实者，莫不重用生石膏，或数两，或至半斤，且恒连服，若此有胆有识，诚能深知石膏之性也。善哉，吴氏之医学可谓与年俱进矣！

按语：此条论吴鞠通二甲、三甲复脉汤，认为方证不符，而问题的关键可能在于鳖甲这个药，张锡纯认为其开破之力甚强，吴鞠通用之失当；吴鞠通用二甲、三甲复脉汤所治之证，多应采用白虎汤加减治疗。因为吴鞠通对白虎汤在认识上有偏差，所以会出现这样的问题。

论冬伤于寒春必温病及冬不藏精春必温病治法

尝读《内经》有"冬伤于寒，春必温病"之语，此中原有深义，非浅学者所易窥测也。乃笃信西说者，据病菌潜伏各有定期之说，谓病菌传于人身，未有至一月而始发动者，况数月乎？因此一倡百和，遂谓《内经》皆荒渺之谈，分毫不足凭信，不知毒气之传染有菌，而冬令严寒之气，为寒水司天之正气，特其气严寒过甚，或人之居处衣服欠暖，或冒霜雪而出外营生，即不能御此气耳。是以寒气之中人也，其重者即时成病，即冬令之伤寒也；其轻者微受寒侵，不能即病，由皮肤内侵，潜伏于三焦脂膜之中，阻塞气化之升降流通，即能暗生内热。迨至内热积而益深，又兼春回阳生触发其热，或更薄受外感以激发其热，是以其热自内暴发而成温病，即后世方书所谓伏气成温也。

至于治之之法，有清一代名医多有谓此证不宜发汗者，然仍宜即脉证之现象而详为区别。若其脉象虽有实热，而仍在浮分，且头疼、舌苔犹白者，仍当投以汗解之剂。然宜以辛凉发汗，若薄荷叶、连翘、蝉蜕诸药，且更以清热之药佐之。若拙拟之清解汤、凉解汤、寒解汤三方，斟酌病之轻重，皆可选用也。此乃先有伏气又薄受外感之温病也。

若其病初得即表里壮热，脉象洪实，其舌苔或白而欲黄者，宜投以白虎汤，再加宣散之品若连翘、茅根诸药。如此治法，非取汗解，然恒服药后竟自汗而解；即或服药后不见汗，其病亦解。因大队寒凉之品与清轻宣散之品相并，自能排逐内蕴之热，息息自腠理达于皮毛以透出也此乃伏气暴发、自内达外之温病，春夏之交多有之。盖此等证皆以先有伏气，至春深萌动欲发，而又或因暴怒，或因劳心劳力过度，或因作苦于烈日之中，或因酣眠于暖室内，是以一发表里即壮热。治之者，只可宣散清解，而不宜发汗也。此"冬伤于寒，春必温病"之大略治法也。

《内经》又谓："冬不藏精，春必病温。"此二语不但为西医所指摘，即中医对此节经文亦恒有疑意，谓冬不藏精之人，若因肾虚而寒入肾中，当即成少阴伤寒，为直中真阴之剧证，何能迟至春令而始成温病？不知此二句经文原有两解，其所成之温病亦有两种，至其治法又皆与寻常治法不同。今试析言之，并详其治法。

冬不藏精之人，其所患之温病，有因猝然感冒而成者。大凡病温之人，多系内有蕴热，至春阳萌动之时，又薄受外感拘束，其热即陡发而成温。冬不藏精之人，必有阴虚，所生之热积于脏腑，而其为外感所拘束而发动，与内蕴实热者同也。其发动之后，脉象多数，息多微喘，舌上微有白苔，津液短少，后或干黄，或舌苔渐黑，状如斑点为舌苔甚薄，若有若无，故见舌皮变黑，或频饮水不能解渴，或时入阴分益加潮热。此证初得其舌苔白时，亦可汗解，然须以大滋真阴之药辅之。愚治此证，恒用连翘、薄荷叶各三钱，玄参、生地黄各一两，煎汤服之，得汗即愈。若服药后汗欲出仍不能出，可用白糖水送服西药阿斯必林二分许，其汗即出。或单将玄参、生地黄煎汤，送服阿斯必林一瓦，亦能得汗。若至热已传里，舌苔欲黄，或至黄而兼黑，脉象数而有力，然按之弦硬，非若阳明有实热者之洪滑，此阴虚热实之象，宜治以白虎加人参汤，更以生地黄代知母，生山药代粳米，煎一大剂，取汤一大碗，分多次温饮下。拙著《衷中参西录》三期六卷载有此方，附载治愈之案若干，可参观也。

又有因伏气所化之热先伏藏于三焦脂膜之中，迨至感春阳萌动而触发，其发动之后，恒因冬不藏精者其肾脏虚损，伏气乘虚而窜入少阴。其为病状，精神短少，喜偃卧，昏昏似睡，舌皮干，毫无苔，小便短赤，其热郁于中而肌肤却无甚热。其在冬令，为少阴伤寒，即少阴证，初得宜治以黄连阿胶汤者也。在春令，即为少阴温病。而愚治此证，恒用白虎加人参汤，以生地黄代知母，生怀山药代粳米，更先用鲜白茅根三两煎汤以之代水煎药，将药煎一大剂，取汤一大碗，分三次温饮下，每饮一次调入生鸡子黄一枚。初饮一次后，其脉当见大，或变为洪大；饮至三次后，其脉又复和平，而病则愈矣。此即"冬不藏精，春必温病"者之大略治法也。

上所论各种温病治法，原非凭空拟议也，实临证屡用有效，而后敢公诸医界同人也。

有温病初得即表里大热，宜治以白虎汤或白虎加人参汤者。其证发现恒在长夏，或在秋夏之交，而愚生平所遇此等证，大抵在烈日之中，或田间作苦，或长途劳役，此《伤寒论》所谓暍（yē，中暑，暑热，热）病也，亦可谓之暑温也。其脉洪滑有力者，宜用白虎汤；若脉虽洪大而按之不实者，宜用白虎加人参汤；又皆宜煎一大剂，分数次温饮下，皆可随手奏效。

按语：本条讨论伏气温病，在形成机制问题上反驳了出自西医角度的批评意见，认为经典中有关伏气温病的理论是完全可以成立的。在治疗方面，张锡纯认为，初起时不可拘泥于前人"不可发汗"的禁忌，只要邪在浅表，就可以用辛凉发表之法治疗（如薄荷叶、连翘、蝉蜕等）；表里实热者，可用白虎汤加宣散之品等等。种种治法，均有临床验证支持，值得借鉴。

论伏气化热未显然成温病者之治法

《内经》谓："冬伤于寒，春必温病。"此言伏气化热成温病也。究之，伏气化热成温病者，大抵因复略有感冒，而后其所化之热可陡然成温，表里俱觉壮热。不然者，虽伏气所化之热深入阳明之府，而无外感束其表，究不能激发其肌肉之热。是以治之者恒不知其为伏气化热，放胆投以治温病之重剂，是以其热遂永留胃腑致生他病。今试举一案以明之。

天津建设厅科长刘敷陈君，愚在奉时之旧友也。于壬申正月上旬，觉心中时时发热，而周身又甚畏冷。时愚回籍，因延他医诊治，服药二十余剂，病转增剧，二便皆闭。再服他药，亦皆吐出，少进饮食，亦恒吐出。此际愚适来津，诊其脉，弦长有余，然在沉分。知其有伏气化热，其热不能外达于表，是以心中热而外畏冷，此亦热深厥深之象也。俾先用鲜茅根半斤切碎，水煮三四沸，视茅根皆沉水底，其汤即成。取清汤三杯，分三次服；每服一次，将土狗（蝼蛄的别名）三个捣为末，生赭石三钱亦为细末，以茅根汤送下。若服过两次未吐，至二次赭石可以不用。乃将药服后，呕吐即止，小便继亦通下。再诊其脉，变为洪长有力，其心中仍觉发热，外表则不畏冷矣。其大便到此已半月未通下，遂俾用大潞参五钱煎汤，送服生石膏细末一两。翌晨，大便下燥粪数枚，黑而且硬。再诊其脉，力稍缓，知心中犹觉发热，又俾用潞党参四钱煎汤，送服生石膏细末八钱。翌晨又下燥粪二十余枚，仍未见溏粪，其心中不甚觉热，脉象仍似有力。又俾用潞党参三钱煎汤，送服生石膏细末六钱，又下燥粪十余枚，后则继为溏粪，病亦从此全愈矣。盖凡伏气化热窜入胃腑，非重用石膏不解，《伤寒论》白虎汤原为治此证之的方也。然用白虎汤之例，汗、吐、下后皆加人参，以其虚也。而此证病已数旬，且频呕吐，其元气之虚可知，故以人参煎汤送石膏，此亦仿白虎加人参汤之义也。至石膏必为末送服者，以其凉而重坠之性善通大便，且较水煮但饮其清汤者，其退热之力又增数倍也。是以凡伏气化热，其积久所生之病，有成肺病者，有成喉病者，有生眼疾者，有患齿疼者，有病下痢者，有病腹疼者即盲肠炎，其种种病因若皆由于伏气化热，恒有用一切凉药其病皆不能愈，而投以白虎汤或投以白虎加人参汤，再因证加减，辅以各病当用之药，未有不随手奏效者，此治伏气化热之大略也。至于拙著全书中，所载伏气化热之病甚多，其治法亦各稍有不同，皆可参观。

按语：此条进一步讨论伏气化热的问题，认为即使没有明显温热病的表现，只要能确认其为伏气化热，也应该放胆用凉药。伏气化热临床表现多样，肺病、喉病、眼疾、齿疼、下痢、腹疼等均有，张锡纯主张用白虎汤或白虎加人参汤加减，可获得良好效果。

详论猩红热治法

自入夏以来，各处发生猩红热，互相传染，天气炎热而病益加多加剧，治不如法，恒至不救。夫猩红热非他，即痧疹而兼温病也。尝实验痧疹之证，如不兼温病，其将出未出之先，不过微有寒热，或头微疼，或眼胞微肿，或肢体微酸懒，或食欲不振。其疹既出之后，其表里虽俱觉发热，而实无炽盛之剧热。治之者始终投以清表痧疹始终宜用表药，然宜表以辛凉、不宜表以温热解毒之剂，无不愈者。即或始终不服药，听其自出自靥，在一星期间亦可自愈。此以其但有疹毒之热，而无温病之热相助为虐，故其病易愈耳。

至于疹而兼温者，则与斯迥异。其初病之时，疹犹未出，即表里壮热，因疹毒之热尚未萌芽，而温病之热已炽盛也。治之者宜将薄荷、连翘、蝉蜕诸托表之药，与玄参、沙参、天花粉诸清里之药并用。其连翘可用三钱，薄荷叶、蝉蜕可各用钱半，玄参、沙参、花粉可各用五钱，再少加金银花、甘草解毒。若虑其痧疹不能透达，可用鲜茅根二两如无，可代以鲜芦根水煮数沸，取清汤数盅，以之代水煎药，煎汤一大盅，温服，其疹必完全透出矣。或以外更用鲜茅根数两煎四五沸以其汤代茶，更佳。

若其痧疹虽皆透发于外，而火犹炽盛，且深入阳明之府，其舌从前白者至此则渐黄，心中烦热异常，或气粗微喘，鼻翅扇动，或神昏谵语，脑膜生炎，其大便干燥，小便赤涩，此乃阳明胃腑大实之候。而欲治阳明胃腑之实热，《伤寒论》白虎汤原为千古不祧[1]之良方。为其兼有疹毒，可于方中加连翘二钱，羚羊角一钱另煎兑服，或锉细末送服，无力之家可以金银花二钱代之，再用鲜茅根或鲜芦根煮汤，以之代水煎药。方中若用生石膏二两，可煎汤两盅，分两次温服；若用生石膏三两，可煎汤三盅，分三次温服。一剂热未清者，可服至数剂，以服后热退，大便仍不滑泻为度。

若其胃腑虽有大热，因小便不利而大便滑泻者，白虎汤又不可骤服，宜先用滑石、生怀山药各一两，生杭芍八钱，连翘、蝉蜕各钱半，甘草三钱此方即拙拟滋阴宣解汤，煎汤一大盅服之，其滑泻当即止。泻止之后，热犹不退者，宜于初次方中加滑石六钱，服之以退其热，仍宜煎汤数盅，徐徐温服。至于大热已退，疹已见靥，而其余热犹盛者，宜再治以滋阴清热解毒之剂，而仍少加托表之药佐之。方用玄参八钱，沙参、花粉各五钱，

[1] 祧，音 tiāo，迁庙，引申为更换。不祧，即不迁移、不改变。

连翘、金银花、鲜芦根各三钱，甘草二钱，可连服数剂，其热递减，药剂亦宜随之递减，迨服至其热全消停服。以上诸方，若遇证兼喉痧者，宜于方中加射干、生蒲黄各三钱，惟治大便滑泻方中不宜加，可外用硼砂、生寒水石各二钱，梅片、薄荷冰各一分，共研细吹喉中。

按：猩红热本非危险之证，而所以多危险者，以其证现白虎汤证时，医者不敢放胆用白虎汤治之也。至愚治此证时，不但胃腑大实之候可放胆投以大剂白虎汤，即当其疹初见点，其人表里壮热，脉象浮洪，但问其大便实者，恒用生石膏一两或两半煎汤，送服西药阿斯必林二分，周身得微汗，其疹全发出而热亦退矣。曾治一六七岁幼女，病温半月不愈。其脉象数而有力，肌肤热而干涩，其心甚烦躁，辗转床上不能安卧。疑其病久阴亏，不堪外感之灼热，或其痧疹之毒伏藏未能透出，是以其病之现状若斯。问其大便，三日未行。投以大剂白虎加人参汤，以生山药代粳米，又为加连翘二钱，蝉蜕一钱，煎汤两盅，分数次温饮下。连服二剂，大便通下，大热已退，心中仍骚扰不安。再诊其脉，已还浮分。疑其余热可作汗解，遂用阿斯必林一瓦和白糖冲水服之，周身得微汗，透出白疹若干，病遂愈。由斯知阿斯必林原可为诱发痧疹之无上妙药，而石膏质重气轻，原亦具透表之性，又伍以最善发表之阿斯必林，其凉散之力尽透于外，化作汗液而不复留中石膏煮水毫无汁浆，是以不复留中，是以胃腑之热未实而亦可用也。愚临证五十年，治此证者不知凡几，其始终皆经愚一人治者，约皆能为之治愈也。

愚初来津时，原在陆军为医正，未尝挂牌行医。时有中学教员宋志良君，其两儿一女皆患猩红热，延医治疗无效。因其素阅拙著《衷中参西录》，遂造寓恳求为之诊治，即按以上诸法为之次第治愈。其女年方九岁，受病极重，周身肌肤皆红。细审之，为所出之疹密布不分个数，医者见之，谓凡出疹若斯者，皆在不治之例，志良亦深恐其不治。愚曰："此勿忧，放胆听吾用药，必能挽救，不过所用之白虎汤中分量加重耳。"方中所用之生石膏自三两渐加至六两皆一剂分作数次服，始完全将病治愈凡如此连次重用生石膏者，皆其大便甚实也。若大便不实者，不能如此重用。志良喜甚，遂多刷广告数千张言明其事，以遍布于津沽，且从此授课之余勤苦习医，今已医术精通，救人伙矣。

按： 白虎汤方原以石膏为主药，其原质系硫氧氢钙化合而成，宜生用，最忌煅用。生用之则其硫氧氢之性凉而能散，以治外感有实热者，直胜金丹。若煅之则其所含之硫氧氢皆飞去，所余之钙经煅即成洋灰洋灰原料，石膏居多，能在水中结合，点豆腐者用之以代卤水。若误服之，能将人之血脉凝结，痰水锢闭。故煅石膏用至七八钱，即足误人性命。迨至偾事之后，犹不知其误在煅，不在石膏，转以为石膏煅用之其猛烈犹足伤人，而不煅者更可知矣。于斯一倡百和，皆视用石膏为畏途，是以《伤寒论》白虎汤原可为治猩红热有一无二之良方，而医者遇当用之时，竟不敢放胆一用；即或有用者，纵不至误用煅石膏，而终以生石膏之性为大寒，重用不过三四钱，不知石膏性本微寒，明载于《神农本经》，且质又甚重，三四钱不过一小撮耳。以微寒之药，欲止用一小撮，以救炽盛之毒热，杯水车薪，用之果何益乎？是以愚十余年来，对于各省医学志报莫不提倡重用生石膏，深戒误用煅石膏，而河北全省虽设有医会，实无志报宣传，纵欲革此积弊，恒苦无所凭藉，殊难徒口为之呼吁。今因论猩红热治法论及石膏，实不觉心长词费也。

或问：诸家本草皆谓石膏煅用之则不寒胃，今谓若用煅石膏至七八钱即足误人性命，是诸家本草之说皆不可信欤？答曰：本草当以《本经》为主，其石膏条下未言煅用。至《名医别录》原附《本经》而行者，于石膏亦未言煅用。至到宋时雷氏本草炮制书出，对于各药之制法论之最详，于石膏亦未言煅用。迨有明李氏

《纲目》出始载："近人因其性寒，火煅过用之，不伤脾胃。"夫曰近人，不过流俗之传说耳。从此以后之撰本草者，载其语而并将"近人"二字节去，似谓石膏之制法亘古如斯，不复研究其可否，此诚所谓人云亦云、以讹传讹者也。且即用古人成方，原宜恪遵古人规矩，《伤寒论》白虎汤石膏下止注打碎绵裹，未尝言煅，其径用生者可知。且煅者煮汤可代卤水点豆腐，是其性与卤水同也。友人桑素村唐山人曾言其姊曾饮卤水一两殉夫尽节，是卤水不可服明矣，岂性同卤水之煅石膏独可服乎？

或问：硫氧之性原热，石膏中既含有硫氧，何以其性转凉乎？答曰：硫氧之性虽热，而参之以氢与氧化合，即为水素，水之性原凉也。且硫氧相合即为西药硫酸，原与盐酸、硝酸同列于解热药中，既能解热，其性不当以凉论乎？不但此也，又如西药阿斯必林，最能解热者也，其原料为杨柳皮液加硫酸制成也；西药规尼涅亦解热药也，其原料为鸡纳霜加硫酸制成名硫酸规尼涅，或加盐酸制成名盐酸规尼涅也。又如犀角性凉，为中西所共认，而化学家实验此物之原质，为石灰质，少含硫质，既含有硫质又何以凉乎？而强为之解者，有谓硫氧之性少用则凉、多用则热者，有谓众原质相合可以化热为凉者，究之天之生物，凡具有特异之性者，其功效恒出于原质之外也。此乃物性之良能，关于气化之精微，而不可徒即形迹之粗以推测也。

【附案】 天津许姓学生，年八岁，于庚申仲春出疹，初见点两日即靥，家人初未介意。迟数日，忽又发热。其父原知医，意其疹毒未透，自用药表之，不效，延他医治疗亦无效，偶于其友处见拙著《衷中参西录》，遂延为诊视。其脉象细数有力，肌肤甚热，问其心中亦甚热，气息微喘，干咳无痰，其咽喉觉疼，其外咽喉两旁各起疙瘩，大如桃核之巨者，抚之则疼，此亦疹毒未透之所致也。且视其舌苔已黄，大便数日未行，知其阳明府热已实，必须清热与表散之药并用方能有效。遂为疏方：鲜茅根半斤切碎，生石膏二两捣细，西药阿斯必林一瓦半。先将茅根、石膏水煮四五沸，视茅根皆沉水底，其汤即成。取清汤一大碗，分三次温饮下，每饮一次，送服阿斯必林半瓦。初次饮后，迟两点钟再饮第二次。若初服后即出汗，后二次阿斯必林宜少用。如法将药服完，翌日视之，上半身微见红点，热退强半，脉亦较前平和，喉疼亦稍轻，其大便仍未通下。遂将原方茅根改用五两，石膏改用两半，阿斯必林改用一瓦，仍将前二味煎汤分三次送服阿斯必林。服后疹出见多，大便通下，表里之热已退十之八九，咽喉之疼又轻，惟外边疙瘩则仍旧。愚恐其所出之疹仍如从前之靥急，俾每日用鲜茅根四两以之煮汤当茶外，又用金银花六钱，甘草三钱，煎汤一大杯，分三次温服，每次送梅花点舌丹一丸若在大人，可作两次服，每次送服二丸。如此四日，疙瘩亦消，无芥蒂矣。　．

　　按：此证脉仅细数有力，原非洪大有力，似石膏可以少用，而方中犹用生石膏二两及两半者，因与若干之茅根同煮，而茅根之渣可以减去石膏之力也。

　　又按：此证若于方中多用羚羊角数钱，另煎汤，兑药中服之，亦可再将疹表出。而其价此时太昂，无力之家实办不到，是以愚拟得茅根、石膏、阿斯必林并用以代之。凡证之宜用羚羊角者，可将此三味为方治之也。且此三味并用，又有胜于但用羚羊角之时也。第二卷《羚羊角辨》后，附有治愈之案，可参观。

　　按语：本条论猩红热，认为猩红热不过痧疹兼温病，若治疗得当并非危险病症，甚至不去治疗也可能疹出自愈。治疗方面，张锡纯主张：①清表解毒是应该始终坚持的基本原则，但解表不可用温热药，而要用辛凉解表；②如果疹毒尚未发出，内热已经炽盛，表里壮热，宜将薄荷、连翘、蝉蜕等托表之药与玄参、沙参、天花粉等清里之药并用，还可少加金银花、甘草解毒，或加鲜茅根；③若痧疹已经透发出来，而内热深入，出现阳明胃腑大实之候，则必用白虎汤，可加连翘、羚羊角或金银花、鲜茅根、鲜芦根；④若胃腑虽有大热，但小便不利、大便滑泻者，不可用白虎汤，而应用滋阴宣解汤（滑石、生怀山药、生杭芍、连翘、蝉蜕、甘草）加减。此外，张锡纯再次强调了生石膏的用法及其与阿司匹林合用的特殊效果。

论天水散即六一散治中暑宜于南方，北方用之宜稍变通

河间天水散，为清暑之妙药，究之，南方用之最为适宜，若北方用之，原宜稍为变通。盖南方之暑多挟湿，故宜重用滑石，利湿即以泻热。若在北方，病暑者多不挟湿，或更挟有燥气，若亦重用滑石以利其湿，将湿去而燥愈甚，暑热转不易消也。愚因是拟得一方，用滑石四两，生石膏四两，粉甘草二两，朱砂一两，薄荷冰一钱，共为细末，每服二钱，名之曰加味天水散。以治北方之暑病固效，以治南方之暑病，亦无不效也。方中之义：用滑石、生石膏以解暑病之热；而石膏解热兼能透表，有薄荷冰以助之，热可自肌肤散出；滑石解热兼能利水，有甘草以和之生甘草为末服之，最善利水，且水利而不伤阴，热可自小便泻出；又恐暑气内侵，心经为热所伤，故仿益元散之义加朱砂天水散加朱砂名益元散以凉心血，即以镇安神明，使不至怔忡瞀乱也。

又，人受暑热，未必即病，亦恒如冬令伏气伏于膜原，至秋深感凉气激薄而陡然暴发，腹疼作泻。其泻也，暴注下迫，恒一点钟泻十余次，亦有吐泻交作者。其甚者，或两腿转筋，然身不凉，脉不闭，心中惟觉热甚，急欲饮凉食冰者，此仍系暑热为病，实与霍乱不同。丁卯季夏，暑热异常，中秋节后发现此等证甚多。重用生石膏煎汤送服益元散，其病即愈。腹中疼甚者，可用白芍、甘草益元散中甘草甚少，故加之与石膏同煎汤，送服益元散。若泻甚者，可用生山药、甘草与石膏同煎汤，送服益元散，或用拙拟滋阴润燥汤方在三期五卷，系

滑石、生山药各一两，生杭芍六钱，甘草三钱，加生石膏两余或二两，同煎服，病亦可愈。其欲食冰者，可即与之以冰；欲饮井泉凉水者，可即与之以井泉水，听其尽量食之饮之，无碍也。且凡吐不止者，若欲食冰，听其尽量食之，其吐即可止，腹疼下泻亦可并愈。其间有不并愈者，而其吐既止，亦易用药为之调治也。

按语： 本条论天水散的适用地区，认为适合南方而不太适合北方。为治北方暑热，张锡纯自拟加味天水散（滑石、生石膏、粉甘草、朱砂、薄荷冰），自述治疗暑热，南北皆宜。此外，还谈到秋季腹泻（不同于霍乱）可用益元散（即天水散加朱砂）加减治疗，效果不错。

论伏暑成疟治法

方书谓冬冷多温病，夏热多疟病。此言冬日过冷，人身有伏寒，至春随春阳化热，即多成温病；夏日过热，人身有伏暑，至秋为薄寒所激发，即多生疟疾也。丁卯季夏，暑热异常，京津一带因热而死者甚多，至秋果多疟疾，服西药金鸡纳霜亦可愈，而愈后恒屡次反复。姻家王姓少年，寄居津门，服金鸡纳霜愈疟三次后，又反复，连服前药数次，竟毫无效验。诊其脉，左右皆弦长有力。夫弦为疟脉，其长而有力者，显系有伏暑之热也。为开白虎汤方，重用生石膏二两，又加柴胡、何首乌各二钱，一剂而疟愈。恐未除根，即原方又服一剂，从此而病不反复矣。此方用白虎汤以解伏暑，而又加柴胡、何首乌者，凡外感之证其脉有弦象者，必兼有少阳之病，宜用柴胡清之；而外邪久在少阳，其经必虚，又宜用何首乌补之，二药并用，一扶正，一逐邪也。少阳与阳明并治，是以伏暑愈而疟亦随愈也。后旬日，病者至寓致谢，言从前服西药愈后，仍觉头昏、神瞀、心中烦躁，自服大剂石膏后，顿觉精神清爽，俯仰之间似别有天地，石膏之功用何其弘哉！愚曰："石膏为药品中第一良药，真有起死回生之功，然止宜生用，而不可煅用，余屡次登各处医学志报论之详矣。彼西人谓其不堪列于药品者，原其初次未定之论近今西人，已知石膏有大用，详于二卷石膏煅用即同卤水说篇，而崇西法者，至今犹盛传其说，何其大梦犹醒也？"[1]

按语： 此条论秋季发作的疟疾，认为病机为夏季暑热藏伏体内所致，用西药（如金鸡纳霜之类）治疗容易反复，难以除根，可重用生石膏加柴胡、何首乌治疗。

[1] "何其大梦犹醒也"一句，疑有脱误，或当作"何其大梦犹未醒也"。

医学衷中参西录第五期第六卷

此卷论黄疸、痢疾、霍乱、鼠疫四证。黄疸原分内伤、外感两种。痢疾似属内伤，然多感初秋之气而成，是亦兼外感也。霍乱、鼠疫虽为外感传染之证，而病霍乱者多先脾胃伤损，病鼠疫者多先肾脏虚弱，是亦恒兼内伤也。因将四证汇为一编，细细论之。

论黄疸有内伤外感及内伤外感之兼证并详治法

　　黄疸之证，中说谓脾受湿热，西说谓胆汁滥行。究之，二说原可沟通也。黄疸之载于书者，原有内伤、外感两种，试先以内伤者言之。内伤黄疸，身无热而发黄，其来以渐，先小便黄，继则眼黄，继则周身皆黄，饮食减少，大便色白，恒多闭塞，乃脾土伤湿不必有热而累及胆与小肠也。盖人身之气化由中焦而升降。脾土受湿，升降不能自如以敷布其气化，而肝胆之气化遂因之湮瘀黄坤载谓肝胆之升降由于脾胃，确有至理，胆囊所藏之汁亦因之湮瘀而蓄极妄行，不注于小肠以化食，转溢于血中而周身发黄。是以仲景治内伤黄疸之方，均是胆脾兼顾。试观《金匮》黄疸门，其小柴胡汤显为治少阳胆经之方无论矣，他如治谷疸之茵陈蒿汤，治酒疸之栀子大黄汤，一主以茵陈，一主以栀子，非注重清肝胆之热，俾肝胆消其炎肿而胆汁得由正路以入于小肠乎。至于治女劳疸之硝石矾石散，浮视之似与胆无涉，深核之实亦注重治胆之药。何以言之？硝石为焰硝，亦名火硝，性凉而味辛，得金之味；矾石为皂矾，又名青矾、绿矾矾石是皂矾，不是白矾，解在三期第三卷审定《金匮》硝石矾石散下，系硫酸与铁化合，得金之质。肝胆木盛，胆汁妄行，故可借含有金味金质之药以制之皂矾色青味酸，尤为肝胆专药。彼昔中医不知黄疸之原因在于胆汁妄行者，其生平未见仲景之书，即见之而亦未能深思也。特是《金匮》治内伤黄疸，虽各有主方，而愚临证经验以来，知治女劳疸之硝石矾石散不但治女劳疸甚效，即用以治各种内伤黄疸，亦皆可随手奏效，惟用其方时，宜随证制宜而善为变通耳。

按：硝石矾石散原方，用硝石、矾石等分为散，每服方寸匕约重一钱，大麦粥送下。其用大麦粥者，所以调和二石之性，使之与胃相宜也大麦初夏即熟，得春令发生之气最多，不但调胃，又善调和肝胆。至愚用此方时，为散药难服，恒用炒熟大麦面，或小麦面亦可，与二石之末等分，和水为丸，如五味子大，每服二钱，随证择药之相宜者数味煎汤送下因药中已有麦面为丸，不必再送以大麦粥。其有实热者，可用茵陈、栀子煎汤送服；有食积者，可用生鸡内金、山楂煎汤送服；大便结者，可用大黄、麻仁煎汤送服；小便闭者，可用滑石、生杭芍煎汤送服；恶心呕吐者，可用赭石、青黛煎汤送服；左脉沉而无力者，可用生黄芪、生姜煎汤送服；右脉沉而无力者，可用白术、陈皮煎汤送服；其左右之脉沉迟而弦，且心中觉凉、色黄黯者，附子、干姜皆可加入汤药之中；脉浮有外感者，可先用甘草煎汤，送服西药阿斯必林一瓦，出汗后再用甘草汤送服丸药。又凡服此丸药而嫌其味劣者，皆可于所服汤药中加甘草数钱以调之。

至内伤黄疸证皆宜用此丸者，其原因有数端。脾脏为湿所伤者，其膨胀之形有似水母。尝见渔人得水母，敷以矾末，所含之水即全然流出。因此散中有矾石，其控治脾中之水，亦犹水母之敷以矾末也。又，黄疸之证，西人谓恒有胆石阻塞胆囊之口，若尿道之有淋石也。硝石、矾石并用，则胆石可消。又，西人谓小肠中有钩虫亦可令人成黄疸。硝石、矾石并用，则钩虫可除。此所以用此统治内伤黄疸，但变通其送服之汤药，皆可随手奏效也。

至外感黄疸，约皆身有大热，乃寒温之热，传入阳明之腑，其热旁铄，累及胆脾；或脾中素有积湿，热入于脾，与湿合，其湿热蕴而生黄，外透肌肤而成疸；或胆中所寄之相火素炽，热入于胆，与火并，其胆管因热肿闭，胆汁旁溢，混于血中，亦外现成疸。是以仲景治外感黄疸有三方，皆载于《伤寒论》阳明篇：一为茵陈蒿汤，二为栀子柏皮汤，三为麻黄连翘赤小豆汤，皆胆脾并治也。且统观仲景治内伤、外感黄疸之方，皆以茵陈蒿为首方。诚以茵陈蒿为青蒿之嫩者，其得初春生发之气最早，且性凉色青，能入肝胆，既善泻肝胆之热，又善达肝胆之郁，为理肝胆最要之品，即为治黄疸最要之品。然非仲景之创见也，《本经》茵陈蒿列为上品，其主治之下早明言之矣。以西人剖验后知之病因，早寓于中华五千年前开始医学之中也。

至愚生平治外感黄疸，亦即遵用《伤寒论》三方，而于其热甚者，恒于方中加龙胆草数钱。又，用麻黄连翘赤小豆汤时，恒加滑石数钱，诚以《伤寒论》古本连翘作连轺，系连翘之根，其利小便之力原胜于连翘，今代以连翘，恐其利水之力不足，故加滑石以助之。至赤小豆，宜用作饭之赤小豆，断不可误用相思子。至于奉天药房，皆用相思子亦名红豆者为赤小豆，误甚。若其证为白虎汤或白虎加人参汤证及三承气汤证，而身黄者，又恒于白虎承气中加茵陈蒿数钱。其间有但用外感诸方不效者，亦可用外感诸方煎汤，送服硝石矾石散。

黄疸之证又有先受外感未即病，迨酿成内伤而后发现者。岁在乙丑，客居沧州，自仲秋至孟冬，一方多有黄疸证。其人身无大热，心中满闷，时或觉热，见饮食则恶心，强食之恒作呕吐，或食后不能下行，剧者至成结证，又间有腹中觉凉，食后饮食不能消化者。愚共治六十余人，皆随手奏效。其脉左似有热，右多郁象，盖其肝胆热而脾胃凉也。原因为本年季夏阴雨连旬，空气之中所含水分过度。人处其中，脏腑为湿所伤。肝胆属木，禀少阳之性，湿郁久则生热；脾胃属土，禀太阴之性，湿郁久则生寒，此自然之理也。为木因湿郁而生热，则胆囊之口肿胀，不能输其汁于小肠以化食，转溢于血分，色透肌表而发黄；为土因湿郁而生寒，故脾胃火衰，不能熟腐水谷、运转下行，是以恒作胀满，或成结证。为疏方：用茵陈、栀子、连翘各三钱，泻肝胆之

《医学衷中参西录》临证助读系列 医论分册

热，即以消胆囊之肿胀；厚朴、陈皮、生麦芽麦芽生用，不但能开胃，且善舒肝胆之郁各二钱，生姜五钱，开脾胃之郁，即以祛脾胃之寒；茯苓片、生薏米、赤小豆、甘草各三钱，泻脏腑之湿，更能培土以胜湿。且重用甘草即以矫茵陈蒿之劣味也此证闻茵陈之味多恶心呕吐，故用甘草调之。服一剂后，心中不觉热者，去栀子，加生杭芍三钱，再服一剂；若仍不能食者，用干姜二钱以代生姜；若心中不觉热、转觉凉者，初服即不用栀子，以干姜代生姜；凉甚者，干姜可用至五六钱；呕吐者，加赭石六钱或至一两；服后吐仍不止者，可先用开水送服赭石细末四五钱，再服汤药；胃脘、肠中结而不通者，用汤药送服牵牛炒熟头末三钱，通利后即减去。如此服至能进饮食，即可停药。黄色未退，自能徐消。此等黄疸，乃先有外感内伏，酿成内伤，当于《伤寒》《金匮》所载之黄疸以外，另为一种矣。

或问：医学具有科学性质，原贵征实，即议论之间，亦贵确有实据。仲景治黄疸虽云胆脾并治，不过即其所用之药揣摩而得。然尝考之《伤寒论》谓"伤寒脉浮而缓，手足自温，是为系在太阴。太阴者，身当发黄"，是但言发黄证由于脾也。又尝考之《金匮》谓"寸口脉浮而缓。浮则为风，缓则为痹。痹非中风，四肢苦烦。脾色必黄，瘀热以行"，是《金匮》论黄疸亦责重脾也。夫古人立言，原多浑括，后世注疏，宜为详解。当西医未来之先，吾中华方书之祖述仲景者，亦有显然谓黄疸病由于胆汁溢于血中者乎？

答曰：有之。明季喻嘉言著《寓意草》，其论钱小鲁嗜酒成病，谓胆之热汁满而溢于外，以渐渗于经络，则身目俱黄，为酒疸之病云云，岂非显然与西说相同乎？夫西人对于此证必剖验而后知，喻氏则未经剖验而已知，非喻氏之智远出西人之上，诚以喻氏最深于《金匮》《伤寒》，因熟读仲景之书，观其方中所用之药而有所会心也。由斯观之，愚谓仲景治黄疸原胆脾并治者，固非无稽之谈也。

按语：本条论黄疸，认为西医对黄疸的认识（胆道炎症、寄生虫、结石等原因造成胆道阻塞，胆汁外溢）早已包含于中医经典及历代医家的论述中；仲景《金匮要略》治黄疸的基本思想，是胆脾兼顾。在治疗方面，内伤黄疸，张锡纯尤其重视推崇硝石矾石散，变通制成丸剂；外感黄疸，张锡纯推重《伤寒论》阳明篇的黄疸三方——茵陈蒿汤、栀子柏皮汤和麻黄连翘赤小豆汤。其中，茵陈蒿是首选药，热甚者加龙胆草，用麻黄连翘赤小豆汤时加滑石数钱。需要注意的是，以今天的眼光看，张锡纯在论证西医认识早就涵盖于中医论述中的时候，也还是有一些牵强附会之处。

徐伯英论审定硝石矾石散

《金匮》硝石矾石散方，原治内伤黄疸，张寿甫氏之发明功效，卓然大著。至矾石即皂矾，张石顽亦曾于《本经达源》论及，而先生则引《本经》兼名涅石，《尔雅》又名羽涅，即一涅字，知其当为皂矾；又即其服药后大便正黑色，愈知其当为皂矾，可谓具有特识。又于临证之时，见其左脉细弱者，知系肝阳不能条畅，则用黄芪、当归、桂枝尖诸药煎汤送服；若见其右脉濡弱者，知系脾胃不能健运，则用白术、陈皮、薏米诸药煎汤送服，不拘送以大麦粥。此诚善用古方，更能通变化裁者也。友人史九州，治一妇人病黄病五六年，肌肤面目俱黄，癸亥秋感受客邪，寒热往来，周身浮肿。九州与柴胡桂枝汤和解之，二剂肿消，寒热不作。遂配硝石矾石散一剂，俾用大麦粥和服。数日后复来，云：此药入腹似难容受，得无有他虑否？九州令放胆服之，倘有差错，吾愿领咎。又服两剂，其黄尽失。九州欣然述之于予。予曰："仲圣之方固属神矣，苟非张先生之审定而阐发之，则亦沉潜汩没、黯淡无光耳。"噫！古人创方固难，而今人用方亦岂易易哉？

按语：本条是徐伯英对张锡纯考订硝石矾石散的

评价，赞赏有加。

论痢证治法附：开胃资生丹

　　唐容川曰："《内经》云：'诸呕吐酸，暴注下迫，皆属于热。'下迫与吐酸同言，则知其属于肝热也。仲景于下利后重、便脓血者，亦详于厥阴篇中，皆以痢属肝经也。盖痢多发于秋，乃肺金不清，肝木遏郁。肝主疏泄，其疏泄之力太过，则暴注里急，有不能待之势。然或大肠开通，则直泻下矣，乃大肠为肺金之腑，金性收涩，秋日当令，而不使泻出，则滞塞不得快利，遂为后重。是以治痢者，开其肺气、清其肝火，则下痢自愈。"

　　按：此论甚超妙，其推详痢之原因及治痢之法皆确当。愚今特引申其说，复为详悉言之。盖木虽旺于春，而其发荣滋长实在于夏，故季夏六月为未月，未者，木重叶也，言木至此，旺之极也。而肝脏属木，故于六月亦极旺。肝木过旺而侮克脾土，是以季夏多暴注下泻之证，而痢证甚少，因肺金犹未当令，其收涩之力甚微也。即其时偶有患痢者，亦多系湿热酿成。但利湿清热，病即可愈，是以六一散为治暑痢之定方，而非所论于秋日之痢也。迫至已交秋令，金气渐伸，木气渐敛，人之脏腑原可安于时序之常，不必发生痢证也。惟其人先有蕴热，则肝木乘热恣肆，当敛而不敛，又于饮食起居间感受之寒凉，肺金乘寒凉之气，愈施其肃降收涩之权，则金木相犯，交迫于肠中，而痢作矣。是知痢之成也，固由于金木相犯；而金木之相犯，实又因寒火交争之力以激动之也。若唐氏所谓开肺清肝，原为正治之法，然只可施于病之初起，非所论于痢病之已深也。且统观古今治痢之方，大抵皆用之于初期则效，用之于末期则不效。今特将痢证分为数期，详陈其病之情状及治法于下。

　　痢之初得也，时时下利脓血，后重，腹疼，而所下脓则甚稠，血则甚鲜，腹疼亦不甚剧。脉之滑实者，可用小承气汤加生杭芍四钱、甘草二钱下之。盖方中朴、实原可开肺，大黄、芍药又善清肝，且厚朴温而黄、芍凉，更可交平其寒热，以成涤肠荡滞之功。加甘草者，取其能调胃兼能缓肝，即以缓承气下降之力也。其脉按之不实者，可治以拙拟化滞汤方载三期痢疾门，系生杭芍一两，当归、山楂各六钱，莱菔子五钱，甘草、生姜各二钱。方中之意：用芍药以泄肝之热，甘草以缓肝之急，莱菔子以开气分之滞，当归、山楂以化血分之滞，生姜与芍药并用又善调寒热之互相凝滞，且当归之汁液最滑，痢患滞下而以当归滑之，其滞下愈而痢自愈也。

若当此期不治，或治以前方而仍不愈，或迁延数旬，或至累月，其腹疼浸剧，所下者虽未甚改色，而间杂以脂膜，其脉或略数或微虚，宜治以拙拟燮理汤方载三期痢疾门，系生怀山药八钱，生杭芍六钱，金银花五钱，牛蒡子、甘草各两钱，黄连、肉桂各钱半。方中之意：黄连、肉桂煎时后入等分并用，能交阴阳于顷刻，以化其互争，实为燮理阴阳之主药，即为解寒火凝滞之要品。况肉桂原善平肝，黄连原善厚肠，二药相助为理，则平肝不失于热，厚肠不失于凉；又佐以芍药、甘草，善愈腹疼，亦即善解寒火凝滞也；用山药者，下痢久则阴分必亏，山药之多液，可滋脏腑之真阴，且下痢久则气化不固，山药之益气，更能固下焦之气化也；用金银花、牛蒡子者，因所下者杂以脂膜，肠中似将腐烂，二药善解疮疡热毒，即可预防肠中腐烂也。其脉象若有实热，或更兼懒进饮食者，宜用此药汤送服去皮鸦胆子三十粒。

痢证虽因先有积热后为凉迫而得，迨其日久，又恒有热无凉，犹伤于寒者之转病热也。所以此方虽黄连、肉桂等分并用，而肉桂之热究不敌黄连之凉，况重用白芍以为黄连之佐使，见其脉象有热者，又以之送服鸦胆子仁，是此汤为燮理阴阳之剂，而实则清火之剂也。愚生平用此方治愈之人甚多，无论新痢、久痢皆可用。铁岭医士田聘卿，用此方治愈痢证多人，曾登《绍兴医报》声明。乙丑春在沧州，遇沧州城南宜卿白君，非业医而好阅医书，言其族弟年三十余，患痢近一年，百药不效，浸至卧床不起，为开此方授之，服三剂痊愈。

　　用上方，虽新痢、久痢皆可奏效，而其肠中大抵未至腐烂也。乃有腹中时时切疼后重，所下者多如烂炙（zhì，烤肉），杂以脂膜，是其肠中已腐烂矣，当治以拙拟通变白头翁汤方载三期痢疾门，系生山药一两，白头翁、生杭芍各四钱，秦皮、生地榆、三七各三钱，鸦胆子去皮六十粒，甘草二钱，先用白糖水送服三七、鸦胆子一半，再将余药煎服，至将药煎渣时，仍先用白糖水送服三七、鸦胆子余一半。方中之意：用白头翁、秦皮、芍药、生地榆以清热，三七、鸦胆子以化瘀生新，治肠中腐烂；而又重用生山药以滋其久耗之津液，固其已虚之气化，所以奏效甚捷也。愚在奉时，有陆军团长王剑秋君下痢甚剧，住东人南满医院中两旬无效，曾以此方治愈，其详案载此方之后，可考也。至素有鸦片嗜好者，无论其痢之初得及日久，皆宜治以此方，用之屡建奇功。至地榆，方书多炒炭用之，而此方生用者，因生用性凉，善保人之肌肤，使不因热溃烂。是以被汤火伤肌肤者，用生地榆为末、香油调敷，立愈。痢之热毒侵入肠中肌肤，久至腐烂，亦犹汤火伤人肌肤至溃烂也，此地榆之所以生用也。至白头翁汤原方，原白头翁、秦皮与黄连、黄柏并用，方中药品若此纯用苦寒者，诚以其方本治厥阴热痢，原挟有伤寒实热。今用以治痢久肠中腐烂，故不得不为变通也。

　　上之痢证，又可治以拙拟生化丹方载三期痢疾门，系金银花一两，生杭芍六钱，粉甘草三钱，三七细末三钱，鸦胆子去皮六十粒。为其虚甚，加生怀山药一两。先用白糖水送服三七、鸦胆子各一半，再将余四味煎汤服。至煎渣服时，仍先用白糖水送服所余之三七、鸦胆子，再煎服汤药。盖痢证至此，西人谓之肠溃疡，不可但以痢治，宜半从疮治，是以用金银花、粉甘草以解疮家之热毒，三七、鸦胆子以化瘀生新，而鸦胆子味至苦，且有消除之力捣膏能点疣，又可除痢证传染之毒菌；用芍药泄肝火，以治痢之本病；又恐其痢久伤阴，及下焦气化不固，是以又重用生山药以滋阴液、固气化，此所以投之必效也第三期本方后载有医案可参观。当愚初拟此方时，犹未见西人肠溃疡之说，及后见西书，其所载治法，但注重肠溃疡，而不知兼用药清痢之本源，是以不如此方之效也。

又有下痢日久，虚热上蒸，饮食减少，所下者形如烂炙，杂以脂膜，又兼腐败之色，腥臭异常，腹中时时切疼益甚者，此腹中生机将断，其为病尤重矣。宜治以前方，再加潞党参、天门冬各三钱。此用参以助其生机，即用天冬以调济参之热也。

又有因素伤烟色，肾经虚惫，复下痢日久，肠中欲腐烂，其下焦之气化愈虚脱而不能固摄者，宜治以拙拟三宝粥方载三期痢疾门，系生怀山药细末一两，煮作粥，送服去皮鸦胆子五十粒、三七细末二钱。方中之意：用三七、鸦胆子以治肠中之腐烂，用山药粥以补下焦之虚脱也。戊午中秋，愚初至奉天，有铁岭少年李济臣者，素有嗜好，又多内宠，患痢四十余日，屡次延医服药而病势浸增，亦以为无药可医矣。后愚诊治，其脉细弱而数，两尺重按即无，所下者脓血相杂，或似烂炙，亦间有见好粪之时。治以三宝粥方。服后两点钟腹疼一阵，下脓血若干。其家人疑药不对证。愚曰："非也，肠中瘀滞下尽则愈矣。"俾再用白糖水送服鸦胆子仁五十粒。时已届晚九点钟，一夜安睡，至明晨，大便不见脓血矣。后俾用山药粥送服鸦胆子仁二十粒，连服数次，将鸦胆子仁递减至六七粒，不惟病愈，身体亦渐强壮矣。闻济臣愈后，其举家欣喜之余，又忽痛哭，因济臣之尊翁本溪湖煤矿总办于前一岁因痢病故，今因济臣得救而愈，转悲从前之未遇良医而枉死也。由斯知药果对证，诚有夺命之权也。

又有下痢或赤、或白、或赤白参半，后重腹疼，表里俱觉发热，服凉药而热不退，痢亦不愈，其脉确有实热者。此等痢证原兼有外感之热，其热又实在阳明之府，非少阴篇之桃花汤所能愈，亦非厥阴篇之白头翁汤所能愈也，惟治以拙拟通变白虎加人参汤则随手奏效方载三期痢疾门，系生石膏二两，生杭芍八钱，生怀山药六钱，野台参五钱，甘草二钱，煎汤两盅，分三次温饮下。痢证身热不休，服清火药而热亦不休者，方书多诿为不治。然治果对证，其热焉有不休之理？此诚因外感之热邪随痢深陷，永无出路，以致痢为热邪所助，日甚一日，而永无愈期。治以此汤，以人参助石膏，能使深陷之热邪徐徐上升外散，消散无余；加以芍药、甘草以理后重腹疼，生山药以滋阴固下，连服数剂，热退而痢亦遂愈。方中之药原以芍药代知母，生山药代粳米，与白虎加人参汤之原方犹相仿佛，故曰通变白虎加人参汤也。愚生平用此方治愈此等痢证甚多，第三期本方后载有数案，可参观也。

按：此外感之热与痢相并，最为险证。尝见东人志贺洁著有《赤痢新论》，大为丁仲祜君所推许。然其中载有未治愈之案二则：一体温至三十八度七分，脉搏至百一十至，神识蒙昏，言语不清，舌肿大干燥，舌苔剥离，显然夹杂外感之实热可知，乃东人不知以清其外感实热为要务，而惟日注射以治痢之血清，竟至不救。其二，发剧热，夜发躁狂之举动，后则时发谵语，体温达四十度二分。此又显然有外感之大热也，案中未载治法，想其治法，亦与前同，是以亦至不救。设此二证若治以拙拟之通变白虎加人参汤，若虑病重药轻，可将两剂并作一剂，煎汤四五茶杯，分多次徐徐温饮下，病愈不必尽剂，其热焉有不退之理？大热既退，痢自随愈。而东人见不及此者，因东人尽弃旧日之中学，而专尚西学也。盖中西医学原可相助为理，而不宜偏废。吾国果欲医学之振兴，固非沟通中西不可也。

上所论之痢证，乃外感之热已入阳明之府者也。然痢证初得，恒有因外感束缚而激动其内伤者，临证者宜细心体察。果其有外感束缚也，宜先用药解其外感，而后治痢，或加解表之药于治痢药中，或用治痢药煎汤送服西药阿斯必林瓦许，亦可解表。设若忽不加察，则外感之邪随痢内陷，即成通变白虎加人参汤所主之险证，何如早治为愈也？

痢证虽为寒热凝滞而成，而论者多谓白痢偏寒，赤痢偏热，然此为痢证之常，而又不可概论也。今试举治愈之两案以明之。同庄张申甫表兄之夫人，年近六旬，素多疾病，于季夏晨起，偶下白痢，至暮十余次。秉烛后，忽周身大热，昏不知人，循衣摸床，呼之不应。其脉洪而无力，肌肤之热烙手，知其痢因伤暑而成，且多病之身不禁暑热之熏蒸，所以若是昏沉也。急用生石膏三两，野台参四钱，煎汤一大碗，俾徐徐温饮下。至夜半，尽剂而醒。诘朝（jiézhāo，次日早晨）煎渣再服，热退痢亦遂愈。此纯系白痢，而竟若是之热也。

又，奉天陆军连长何阁臣，年三十许，因初夏在郑州驻防多受潮湿，患痢数月不愈。至季秋还奉，病益加剧，下多紫血，杂以脂膜，间似烂炙，腹中时时切疼。或授以龙眼肉包鸦胆子仁方，服之益增重，来院求为诊治。其脉微弱而沉，左脉几不见。俾用生硫黄细末搀熟麦面少许作丸，又重用生山药、熟地黄、龙眼肉煎汤送服，日两次，每次服硫黄约有七八分，服至旬余始愈。此纯系赤痢而竟若是之寒也。

又有前后连两次病痢，其前后寒热不同者。为细诊其脉，前后迥异，始能用药各得其宜，无所差误。今复举两案于下以征明之。

岁己巳，在德州，有卢雅雨公曾孙女，适桑园镇吴姓，年五十六岁，于季夏下痢赤白，延至仲冬不愈。延医十余人，服药百剂，皆无效验。其弟卢月潭，素通医学，偶与愚觌面谈及，问还有治否。答曰："此病既可久延岁月，并非难治之证，但视用药何如耳。"月潭因求往视。其脉象微弱，至数略数，饮食减少，头目时或眩晕，心中微觉烦热，便时下坠作疼，惟不甚剧，所下者赤白参半，间有脂膜相杂。询其生平，下焦畏凉。是以从前服药，略加温补，上即烦热；略为清解，下即泄泻也。乃为初次拟得三宝粥方治之。药虽偏于凉，而有山药粥以补其下焦，服后必不至泄泻。上午服一剂，病觉轻。至晚间又服一剂，其病遂愈。后旬日，因登楼受凉，其痢陡然反复，日下十余次，腹疼剧于从前。其脉象微弱如前，而至数不数。俾仍用山药粥送服生硫黄细末三分，亦一日服二次。病大见愈，脉象亦较前有力。翌晨又服一次，心微觉热，又改用三宝粥方，一剂而愈。

又，愚在奉天时，有二十七师炮兵第一营营长刘铁山，于初秋得痢证甚剧，其痢脓血稠黏，脉象弦细，重诊仍然有力。治以通变白头翁汤，两剂痊愈。隔旬余，痢又反复，自用原方治之，病转增剧，复来院求诊。其脉弦细兼迟，不任循按，知其已成寒痢，所以不受原方也。俾用生怀山药细末煮粥，送服小茴香细末一钱、生硫黄细末四分，数次痊愈。

上所治二案，皆前病痢则热，后病痢则寒者也，而治之者随病机之转移，而互治以凉热之药，自能随手奏效。至于第一案，初次用凉药治愈，后用热药治之将愈，而又以凉药收功。此又在临证时细心研究，息息与病机相符也。

又有痢证，上热下凉，所用之药宜上下分途，以凉治上，以热治下者。曾治天津张姓媪，年近五旬，于孟秋患痢，两旬不愈，所下者赤痢杂以血水，后重腹疼，继则痢少泻多、亦兼泻血水，上焦烦热，噤口不食，闻食味即恶心欲呕，头目眩晕，不能起床。其脉关前浮弦，重诊不实，两尺则微弱无根，一息五至。病人自觉心中怔忡，精神恍惚，似难支持。此乃虚极将脱之兆也。遂急用净萸肉、生怀山药各一两，大熟地、龙眼肉、白龙骨各五钱，生杭芍、云苓片、炙甘草各二钱，俾煎汤两盅，分两次温服下。初服一次，心神即觉安稳。尽剂后，少进饮食，泻痢亦少止。又即原方加生地黄四钱，炙甘草改用三钱，煎汤两盅，分两次温服下。每服一次送服生硫黄细末二分半，日服一剂，数日痊愈。

至于暑天热痢，宜治以六一散，前已言之。然南方之暑热兼湿，用六一散诚为至当；北方之暑热恒不兼湿，且有兼燥之时，若用六一散时，原当有所变通。愚尝拟得一方，用之甚效。方用滑石、生石膏各五钱，朱砂、粉甘草细末各二钱，薄荷冰一分，共和匀。每服二钱，开水送下。热甚痢剧者，一日可服五六次。名之曰加味益元散，盖以六一散加朱砂为益元散，兹则又加石膏、薄荷冰也。

按：暑热之痢恒有噤口不食者，而治以加味益元散，即可振兴其食欲。若非暑热之痢而亦不思饮食者，宜用朱砂、粉甘草细末等分，少加薄荷冰，每服一钱，竹茹煎汤送下，即可思食。盖此等证多因肝胆之火挟胃气上逆，其人闻食味即恶心欲呕，所以不能进食。用朱砂以降胃镇肝，甘草以和胃缓肝，竹茹以平其逆气，薄荷冰以散其郁热，所以服之即效也。因此方屡次奏功，遂名之曰开胃资生丹。

又有当暑热之时，其肝胆肠胃先有蕴热，又更奔走作劳于烈日之中，陡然下痢，多带鲜血，其脉洪大者，宜治以大剂白虎汤，煎数盅，分数次温饮下，每次送服鸦胆子仁三十粒。若其脉虽洪大而按之虚者，宜治以大剂白虎加人参汤，送服鸦胆子仁。

又有痢久清阳下陷者，即胸中大气因痢下陷也。其病情常觉下坠腹疼此气分下陷迫其下焦腹疼，或痢或泻，多带虚气，呼吸短气，或兼有寒热往来。其脉象迟弱者，宜治以拙拟升陷汤方载三期第四卷，系生箭芪六钱，知母三钱，柴胡、桔梗各钱半，升麻一钱，去知母，加生怀山药六钱、白头翁三钱。盖原方之意，原用生箭芪以升补胸中大气，而以柴胡、桔梗、升麻之善升清阳者以辅之，更加知母以调剂黄芪之热也。兹因下焦泻痢频频，气化不固，故以白头翁易知母，而更以山药辅之。因知母之性寒而滑，白头翁之性凉而涩，其凉也能解黄芪之热，其涩也能固气化之脱，且为治痢要药，伍以山药，又为止泻之要药也。

又，方书中论痢证，有所谓奇恒痢者，言其迥异乎恒常之痢也。愚于此证未见过，特录前哲之说以补之。

张隐庵曰："奇恒痢证，三阳并至，三阴莫当，九窍皆塞，阳气旁溢，咽干，喉塞痛。并于阴则上下无常，薄为肠澼[1]。其脉缓小迟涩。血温身热者死，热见七日者死。盖因阳气偏剧，阴气受伤，是以脉小沉涩。此证急宜用大承气汤泻阳养阴，缓则不救。若不知奇恒之因，见脉气平缓而用平易之剂，必至误事。"

陈修园曰："嘉庆戊午，夏泉王孝廉患痢七日，忽于寅卯之交声微哑，谵语，半刻即止，酉刻死。七月，榕城叶广文观凤之弟患同前证来延，言伊弟患痢不甚重，饮食如常，惟早晨咽微疼，如见鬼状，午刻即止。时届酉刻，告以不必往诊，令其速回看视，果于酉戌之交死。此皆奇恒痢也。若早投以大承气汤，犹可挽回。"

细审隐庵、修园所言奇恒痢之病状病情，知当系少阴热痢。盖冬伤于寒未即发，或他时所受之寒未即发，伏于三焦脂膜之中，久而化热，下陷于少阴。若在冬令，则为少阴伤寒此少阴伤寒之热证，初得之即宜治以凉药者也；若在他时，则为少阴温病即温病中其热甚实而脉反细者。若再有肝火乘之，可纯下青色之水，宜急用大承气汤下之，《伤寒论》有明文也。盖乙癸同源，肾热而肝亦恒热。当此少阴病热之时，肝肾之火相并，可迫胆汁妄行而下青水，即可累肠中生炎，下利脓血。下青水者宜治以大承气汤，下脓血者亦宜治以大承气汤，固可比例而知也。况修园所遇之两证，皆年在戊午，天干为火运，地支又为少阴司天，肾中之火必旺司天者可主一岁之令，不但主上半年，况其病发于秋，而其病根多伏于夏。至七月，则阳明燥金在泉，热而且燥，其热愈甚。前证未详病发何月，而后证之发则在于七月也。至二证之危皆在酉时者，燥金正旺之时也。隐庵谓此病之危在于七日。修园所录二案亦一死于七日，因火之数生于二而成于七也。

[1] 澼，音 pì。肠澼，病名，指痢疾、便血之类。

特是隐庵之论奇恒痢虽甚确，然仍系浑同言之，须代为剖析，其理始明。盖浑曰三阳并至，其脉象当浮大，何以反沉而小乎？浑曰三阴莫当，凡阳盛阴虚者，脉搏必数，何以其脉之沉小者又复兼涩？涩非近于迟乎？惟确知其系少阴热痢少阴有寒痢，桃花汤所主之证是也，其可疑之处自涣然冰释。盖少阴之热证，因伏气之热下陷，耗其真阴，致肾中阴气不能上潮与心中阳气相济，则心脉之跳动必无力，是以少阴之病无论或凉或热，其脉皆微细。此证之脉小沉涩，与少阴病之脉微细者同也。少阴之病因阴气不上潮，其上焦多生燥热，致咽痛，咽中伤生疮。此证之咽干、微痛、微哑，与少阴病之咽痛、咽中伤生疮者同也。至其所谓偶发谵语语、如见鬼状者，诚以少阴病因阴阳之气不相接续，所以多兼烦躁。其烦躁之极，言语状态或至狂妄，而仍与阳明大热、谵语不省人事者不同，是以旋发而旋止也。夫少阴病原多险证，以其阴阳之气果分毫不相接续，其危险即可生于顷刻之间。而奇恒痢证又加以肝胆之火，与伏气下陷之热相助为虐，是以较他少阴证尤险。隐庵谓治以大承气汤，乃急下之以存真阴也。若下后而真阴不能自复，其脉仍不起、热仍不退者，拟以大剂白虎加人参汤，去粳米，代以生怀山药一两，煎汤数盅，分数次徐徐温饮下，自当脉起热退，而痢亦遂愈也。方中之义：用白虎汤以清肝肾之热；用山药以滋肾中真阴，兼可代粳米调胃，协同甘草以缓白虎之下趋，其滋肾之力又能协同人参以助阴气之上潮。其阴阳之气互相接续，脉之跳动自然舒畅，脏腑之郁热亦即随脉外透矣。

又，东人志贺洁《赤痢新论》谓热带之地有阿米巴赤痢。阿米巴之现状，为球形或为椭圆之结核，与寻常赤痢菌之为杆状者不同，其外有包，为玻璃透明形，其内结之核为血球，间有脓球。取新便下之混血黏液一滴置玻璃片上，加以生理的食盐水，更以小玻璃片轻复其上，以显微镜视之，若有假足之伸缩助其活动，即为阿米巴赤痢之原虫。其剧者，痢中混有坏疽溃疡片，而带有腐肉样之臭气，或为污泥色。至其证状之经过，与慢性赤痢大略相似。其身体大率无过热之温度，或迟至累年累月而犹可支持者。此证治法，宜日服甘汞十分瓦之三当分三次服，连服七八日，但须注意于中毒状，稍发现中毒形状宜速停。又可服硫黄半瓦，一日三次。又宜用金鸡纳霜为注肠剂，惟不可即用浓厚之液。最初当用五千倍之溶液，继乃可用至千倍水者，数日后则用至五百倍水者。

观东人此段议论，可谓于痢证研究甚细。愚未至热带，所以未治过阿米巴痢，然彼又云间有传至温带者，而愚生平所治之痢，若彼所述阿米巴之状况者亦恒有之，而但用自所制诸方亦皆治愈。其中有阿米巴痢与否，原难决定，以后再遇此等证当亦用其法验之。至彼谓阿米巴痢当治以硫黄，而愚生平治痢原恒有用硫黄之时，非因见其书而始知用硫黄也。

诸痢之外，又有所谓休息痢者。其痢大抵皆不甚重而不易除根，治愈恒屡次反复，虽迁延日久而犹可支持，有若阿米巴痢之轻者，至累年累月不愈而犹可支持也。或此等痢即阿米巴痢欤？须待后实验。然其所以屡次反复者，实因有原虫伏于大小肠曲折之处，是以愈而复发。惟用药除净其原虫，则不反复矣。至除之之法，证之近于热者，可用鸦胆子仁，以治痢之药佐之；近于凉者，可用硫黄末，而以治痢之药佐之。再者，无论或热或凉，所用药中皆宜加木贼一钱，为其性善平肝，又善去肠风止血，故后世本草谓其善治休息痢也。其脾胃不健壮者，又宜兼用健补脾胃之药以清痢之上源，自能拔除病根也。

又有非因痢之毒菌未净，实因外感之热潜伏未净，而成休息痢者。邑中诸生王荷轩，年六十七岁，于中秋得痢证，医治二十余日不效。后愚诊视，其痢赤白胶滞，下行时觉肠中热而且干，小便亦觉发热，腹疼下坠，并迫其脊骨尽处亦下坠作疼，且时作眩晕，其脉洪长有力，舌有白苔甚厚。愚曰："此外感之热挟痢毒之热下迫，故现种种病状，非治痢兼治外感不可。"投以通变白虎加人参汤，两剂诸病皆愈。诊其脉，犹有余热，拟再用石膏清之。病家疑年高之人，石膏不可屡服，愚亦应聘他往。后二十余日，痢复作，延他医治疗，于治痢药中杂以甘寒濡润之品，致外感之余热永留不去，其痢虽愈而屡次反复。延至明年仲夏，反复甚剧，复延愚诊治。其脉象病证皆若从前。因谓之曰："去岁若肯多服生石膏数两，何至有以后屡次之反复？今不可再留邪矣。"仍投以通变白虎加人参汤，连服三剂全愈，而脉亦和平，自此永不反复。

痢证又有日下痢频频，其肠中仍有燥结，必去其燥结而痢始愈者。此固属罕见之证，而治痢者实不可不知也。表弟刘昌绪，年二十四岁，于中秋下痢，脓血稠黏，一日十五六次，腹疼后重甚剧。治以化滞汤，连服两剂，下痢次数似少减，而后重腹疼如旧。细诊其脉，尺部重按甚实，疑其肠有结粪，投以小承气汤加生杭芍数钱，下燥粪长约四寸，后重腹疼顿愈十之八九。再与以化滞汤一剂，病若失。

治痢最要药品，其痢之偏热者，当以鸦胆子为最要之药；其痢之偏寒者，当以硫黄为最要之药，以此二药皆有消除痢中原虫之力也。此二种药，上所录方案中已屡言之，今再详细论之。

鸦胆子，一名鸦蛋子，为其形椭圆若鸭卵也，大如梧桐子，外有黑硬皮，其味极苦，实为苦参所结之子，药行中亦有名为苦参子者。服时须去其硬皮。若去皮时其中仁破者，即不宜服，因破者服后易消，其苦味速出，恒令人呕吐，是以治痢成方，有用龙眼肉包鸦胆子仁囫囵吞服者。药房中秘方，有将鸦胆子仁用益元散为衣，名之为菩提丹者，是皆防其入胃即化出其苦味也。若以西药房中胶囊盛之吞服，虽破者亦可用。其性善凉血止血，兼能化瘀生新。凡痢之偏于热者，用之皆有捷效，而以治下鲜血之痢、泻血水之痢则尤效。岁在壬寅，有沧州友人滕玉可，设教于邻村，其年过五旬，当中秋时，下赤痢甚剧，且多鲜血，服药二十余日无效。适愚他出新归，过访之，求为诊治。其脉象洪滑，知其纯系热痢。彼时愚虽深知鸦胆子之功效，而犹以为苦参子系通行共知之名，因谓之曰："此易治。买苦参子百余粒，去皮，拣其仁之成实者，每服六十粒，白糖水送下，两次即愈矣。"翌日，愚复他出，二十余日始归，又访之，言："遍询药房，皆无苦参子。后病益剧，遣人至敝州购来，果如法服之，两次全愈。真仙方也。"愚曰："前因粗心，言之未详。苦参子即鸦胆子，药房中又名为鸦蛋子，各药房中皆有。特其见闻甚陋，不知其为苦参子耳。"后玉可旋里，其族人有自奉天病重归来者，大便下血年余，一身悉肿，百药不效。玉可授以此方，如法服之，三次全愈。

鸦胆子又善清胃腑之热，凡胃脘有实热充塞、噤口不食者，服之即可进食。邻村武生李佐廷，年五旬，素有嗜好，身形羸弱。当霍乱盛行之时，忽然腹中觉疼，恶心呕吐，下利脓血，惧甚，以为必是霍乱证。诊其脉，毫无闭塞之象，惟弦数无力，左关稍实，遂晓之曰："此非霍乱，乃下焦寒火交迫，致腹中作疼下脓血，上焦虚热壅滞，故恶心呕吐，实系痢证之剧者。"遂投以生杭芍六钱，竹茹、清半夏各三钱，甘草、生姜各二钱。一剂呕吐即愈，腹疼亦轻，而痢犹不愈，不思饮食。俾但用鸦胆子仁二十五粒，一日服两次，白糖水送下，病若失。审斯知鸦胆子不但善理下焦，即上焦郁热用之亦妙，此所以治噤口痢而有捷效也。

硫黄原禀火之精气，其挟有杂质者有时有毒，若其色纯黄，即纯系硫质，分毫无毒，为补相火、暖下焦之主药。痢证下焦凉者，其上焦恒有虚热。硫黄质重，生热力直达下焦而不至助上焦之虚热。且痢之寒者虽宜治以热药，而仍忌温补收涩之品。至硫黄，诸家本草谓其能使大便润、小便长，西人谓系轻泻之品，是其性热而能通，故以治寒痢最宜也。愚屡次品验此药，人之因寒作泻者，服之大抵止泻之时多。更有五更泻证，服他药不效，而放胆服硫黄即愈者。又间有本系因寒作泻，服硫黄而泻转剧者，惟与干姜、白术、五味等药同用，则确能治因寒作泻而无更泻之弊。古方书用硫黄皆系制用，然制之则热力减，必须多服，有时转因多服而生燥，实不如少服生者之为愈也。且择其纯系硫质者用之，原分毫无毒，亦无须多方制之也。至其用量，若以治寒痢，一次可服二三分，极量至五六分。而以治他证，则不在此例。曾治邻村泊北庄张氏妇，年二十余，胃寒作吐，所吐之食分毫不能消化凡食后半日吐不消化者皆系胃寒，医治半年无效，虽投以极热之药亦分毫不觉热。脉甚细弱，且又沉迟，知其胃寒过甚，但用草木之品恐难疗治，俾用生硫黄细末一两，分作十二包，先服一包，过两句钟不觉热，再服一包。又为开汤剂干姜、炙甘草各一两，乌附子、广油桂、补骨脂、於术各五钱，厚朴二钱，日煎服一剂。其硫黄当日服至八包，犹不觉热，然自此即不吐食矣。后数日，似又反复，遂于汤剂中加代赭石细末五钱，硫黄仍每日服八包，其吐又止。连服数日，觉微热，俾将硫黄减半，汤剂亦减半，惟赭石改用三钱。又服二十余日，其吐永不反复。愚生平用硫黄治病，以此证所用之量为最大。至于西药中硫黄三种：其初次制者名升华硫黄，只外用于疮疡，不可内服；用升华硫黄再制之为精制硫黄，用精制硫黄再制之为沉降硫黄，此二种硫黄可以内服。然欲其热力充足，服之可以补助元阳、温暖下焦，究不若择纯质生硫黄服之为愈也。三期第八卷载有服生硫黄法，附有医案若干，可参观。

　　至西法治痢之方，谓初期宜用下剂，若甘汞、蓖麻子油、大黄、硫苦等是也，而最佳者惟甘汞及蓖麻子油。方用甘汞半瓦，一次服下；再用蓖麻子油十五瓦，一次服下，当觉轻快。或先服蓖麻子油一次，后每间三时服甘汞半瓦。服至三次后，再服蓖麻子油一次，为赤痢初期疗法中之最佳者。若于服下剂之后，而仍未全愈者，宜用次硝酸苍铅二瓦、重曹一瓦半、安知必林一瓦半、白糖一瓦半，和匀，为一日之量，均分三次服下。此方若仍未全愈者，宜再用次硝酸苍铅三瓦、单那尔并二瓦、重曹一瓦半，和匀，为一日之量，均分三次服下；或用次硝酸苍铅三瓦，瓦鲁貌拉儿并两瓦，和匀，为一日之量，均分三次服下。

按：次硝酸苍铅对于肠壁肌肤最有被覆保护之功用，又能减少肠之运动，又有防腐之力，故为止泻要药。重曹外用为含漱品，于呼吸器之加答儿[1]为吸入药，内用于种种之消化不良，为制酸药，其他用于尿酸、疼风、偻麻质斯、膀胱加答儿等。安知必林为确实普通之解热药，凡肺劳之发热、肠窒扶斯热、间歇热、再归热及一切热病皆用之；又为急性关节偻麻质斯特效药，又为镇痛药，凡偻麻质斯性骨节痛、头痛、偏头痛、神经痛、痛风、月经痛等均用之；又有镇痉之作用，故能治喘息病，与盐酸歇鲁因并用，尤为特效；外用为防腐药及止血药。单那尔并不甚溶解于胃中，下至肠中始分解为蛋白与单宁酸，呈单宁酸之收敛作用，故不害胃之消化机能，为肠之收敛药。本品为无味之药物，最适于小儿之治疗，专用于大小肠加答儿肠滤囊之溃疡机转、肺劳患者之下利、慢性赤痢、肠窒扶斯、夏期小儿之下痢等。瓦鲁貌拉儿并系臭化没食子酸与蛋白质之新化生物，为黑褐色粉末，有芳香之气，入人肠内之后，始现其收敛作用。其收敛之性，略似单宁酸，而为次硝酸苍铅之伍药。

观上所录三方中之药性，知其第一方为解热化滞防腐收敛之剂，其第二方、第三方则但为防腐收敛之剂。其制方之妙，当以第一方为最善。盖痢证多热，安知必林善解肠中炎热，且有防腐之效；痢证因气化凝滞，恒后重腹痛，重曹力善化滞性与碱同，可除后重腹痛；至次硝酸苍铅，虽有收敛之性，似与痢证之滞下者不相宜，而为痢证防腐之主药，故亦为治痢要药。至于第二、三方，虽亦能防腐，而其收敛之力较重，似有留邪之弊，纵能将痢治愈，必多需时日。是以西医治痢证，

[1] 加答儿，英文 catarrh 之音译，意思是渗出物较多的卡他性炎症，或黏膜炎。

即寻常痢证亦必历旬日或至两旬始能收功。西学医书所载治痢之案可考也。近今用西药治痢者，于服通下药后，恒遽服乙必格散即阿片吐根散止之，尤无足取。夫痢证原名滞下，其下本患滞，而更投以收敛过剧之品，滞者不愈滞乎？惟治痢至将愈时，因下焦气化不固，而兼泄泻者，始不妨用止泻之药。然所谓止泻之药，亦非必收敛之品也，或壮健其脾胃，或补益其气血，或调节其饮食，其泄泻愈而痢亦随愈矣。至西医治痢用防腐除菌药以洗肠，用痢门血清药以注射，则皆佳方也。

按语： 本条详论痢证。

关于病机，张锡纯借鉴并发展了唐容川的观点，认为痢证的原因，一方面是由于肝肺之气累及肠胃，另一方面是由于寒热交争所致。此外，张锡纯也讨论了奇恒痢、休息痢、阿米巴痢等，从理论上做了融会古今、沟通中西的尝试。

治疗方面，张锡纯主张分期分型论治：①痢证初起，出现下利脓血、后重腹疼等症状，可用小承气汤加生杭芍四钱、甘草二钱下之，或用张锡纯自拟的化滞汤（用生杭芍一两，当归、山楂各六钱，莱菔子五钱，甘草、生姜各二钱）加减治疗。②此期没有治愈，迁延日久，腹痛加剧，大便中杂以脂膜，宜用张锡纯自拟燮理汤（生怀山药八钱，生杭芍六钱，金银花五钱，牛蒡子、甘草各两钱，黄连、肉桂各钱半）加减治疗。③若用前方仍未治愈，出现"肠中腐烂"现象，当用张锡纯自拟通变白头翁汤（生山药、白头翁、生杭芍、秦皮、生地榆、三七、鸦胆子、甘草）。张锡纯用这些方法随证变通，收效颇佳。

在药物方面，热痢首推鸦胆子，寒痢首推硫黄，反复阐明，后学应予重视。此外，张锡纯对有关西药也做了比较详细的介绍，分析其长短利弊，总结其应用要领，足见其知识之广博，在当时条件下尤其显得难能可贵。

论霍乱治法

霍乱为最险要紧急之证，且其证分阴阳。阴证宜治以温药，阳证宜治以凉药。设或辨证不清，而凉热误投，必凶危立见。即辨证清矣，而用药凉热不爽，亦未必能救其强半也。己未孟秋，奉天霍乱盛行，吐泻转筋，甚者脉闭，身冷如冰，而心中发热，嗜饮凉水。愚断为阳证，而拟得急救回生丹一方，药性虽凉，然善发汗，且善解毒，能使内伏之毒热透表外出，而身之凉者可温，脉之闭者可现。时奉天警务处长王莲波君，兼为临时防疫总办，询方于愚，因开此方与之。后凡服此方者，大抵皆愈。继又拟得卫生防疫宝丹方，于前方之中加辛香温通之药两味，俾其药性凉热适均，日服数十粒，可暗消病根于无形；若含数粒，可省视病人不受传染。时有刘耀华者，沧州城里人，充奉天财政厅司书，见丐者病卧街头，吐泻转筋，病势垂危，而耀华适带有卫生防疫宝丹，与以数十粒，复至茶馆寻开水半盏，俾送下，须臾，吐泻转筋皆愈，而可起坐矣。继有福顺县飘尔屯煤矿经理尚习珍，来院购防疫之药，即将卫生防疫宝丹二百包与之。其煤矿工人患霍乱者，或服八十粒，或服一百二十粒，皆完全救愈。一方竟托尚君来购此药，呼为神丹。由斯知卫生防疫宝丹之于霍乱，既可防之于未然，又可制之于既发，其功效亦不减急救回生丹也，且此二方不独用于奉天一方有效也。斯岁，直隶、山东亦多此证。直隶故城县尹袁霖普君寄函，问治此证之方，因开急救回生丹方与之。袁君按方施药二百六十剂，即救愈二百六十人，又将其方遍传直隶、山东各县，且又呈明省长，登之北洋公报。袁君可谓好行其德者矣。次年，直南数十县又有此证，袁君复来问方。审其所述病之情状，似阳中伏阴，又为寄去卫生防疫宝丹方。袁君按方自制药六大剂，救愈千人，仍复传遍各县，呈明省长，登之北洋公报。且此两次，本籍盐山亦有此证，愚曾寄方于长子荫潮，亦按方施治，皆奏效。

按：以上诸征验，则急救回生丹与卫生防疫宝丹可为治阳霍乱之定方矣，而实未尝以之治阴霍乱也。即有时霍乱或阳中伏阴，或阴阳交争，亦只治以卫生防疫宝丹，而未尝治以急救回生丹也。近时杭州裘吉生君所梓《三三医书》，其初集第八种为《时行伏阴刍言》，著此书者为田云槎（音chá），未详何时何地人。评此书者为当阳李贡三名振声。其所谓时行伏阴者，吐泻转筋、肌消目陷、脉沉迟、四肢拘紧、腹疼心不觉热，此与阴证霍乱几无以异。而李君谓卫生防疫宝丹善治此证，若兼有外感者，急救回生丹亦可用。此诚愚制方时所念不及此者也。今录其原文于下，以备参观。

【时行伏阴刍言李君贡三评语原文】 辛酉六月三十日，余方就诊戚家，不意长儿大新现年十二大泻不止。及余回家，而吐亦作矣。其脉尤紧而迟，四末微麻，头疼，身热，无汗，口渴。此伏阴而兼外感也。投以急救回生丹。此方系张寿甫先生所创，载在《医学衷中参西录》。本年暑假内余按法制有数剂，用之无不获效。小儿此证虽属伏阴，因有兼证须兼解表，且先生谓此丹服之可温覆得汗，故与之。从此可知无论伏阴霍乱，其病初起时，可先与此丹，令其得汗，以减其势，而后再分途治之可也若但系伏阴证，先与以先生所制卫生防疫宝丹更妙。乃服药后，须臾汗出，吐泻之势亦稍缓。继与以漂苍术三钱，枳壳二钱，厚朴钱半，西砂仁、广陈皮、炙甘草、苏叶各一钱，薄荷八分，加生姜、大枣，煎汤服之，未尽剂而愈。

按：其哲嗣兼外感，所以身热口渴。若但为伏阴，初则吐泻，继则身冷、转筋、目眶塌陷，无一不与霍乱相同，惟心中不觉发热，且四肢有拘急之象耳。斯实仿佛阴证霍乱，与《伤寒论》所载之霍乱相似，故其书所载复阳消阴法即系附子理中汤。今李君于其初得，谓可治以急救回生丹，且谓若治以卫生防疫宝丹更妙。盖卫生防疫宝丹，初服下觉凉，继则终归于热，因冰片、薄荷冰皆性热用凉也，况细辛、白芷原属温热之品。是以此丹之妙用，在上能清，在下能温耳。至急救回生丹，无辛、芷之热，朱砂又加重，药性似偏于凉矣。然朱砂原汞硫化合，凉中含有热性，况冰片、薄荷冰亦加多，发汗甚捷，服后无论新受之外感、久伏之邪气，皆可由汗透出。由斯观之，若果系阳证霍乱，即放胆投以急救回生丹，必能回生。若不能断其为阴为阳，即投以卫生防疫宝丹，亦无不效也。夫方自愚制，经李君发明之，而其用愈广，亦愈妙。李君真愚之益友矣！爰将二方之制法、服法详列于下。

【急救回生丹】 顶好朱砂一钱半　粉甘草细末，一钱　冰片三分　薄荷冰二分

共为细末，分三次服。多半点钟服一次，开水送下，温覆得汗即愈。若初服即得汗者，后二次可徐徐服之。吐剧者，宜于甫吐后服之。

【卫生防疫宝丹】 粉甘草细末，十两　细辛细末，两半　香白芷细末，一两　薄荷冰细末，四钱　冰片细末，三钱　顶好朱砂细末，三两

将前五味水泛为丸，绿豆大，阴干不宜晒，朱砂为衣，勿令余剩，务令外皮坚实、光滑，可不走味。霍乱轻者，服一百二十粒，重者服一百六十粒或二百粒。开水送下。服一次未全愈者，可继续服至数次。

二方皆宜服之全愈，然后停服。

按： 卫生防疫宝丹，多服亦可发汗，无论霍乱因凉因热，用之皆效，并治一切暴病痧证，头疼、心烦、四肢作疼，泄泻，痢疾，呃逆治此证尤效。若无病者，每饭后服二十粒，能使饮食速消，饭量骤加，实为健胃良药。且每日服之，尤能预防一切杂证，不受传染。

霍乱之证，有但用上二方不效者，其吐泻已极、奄奄一息将脱者是也。方书有谓霍乱为脱疫者，实指此候。此时无论病因为凉为热，皆当急用人参八钱以复其阳，生山药一两、生杭芍六钱以滋其阴，山萸肉八钱以敛肝气之脱此证吐泻之始，肝木助邪侮土；吐泻之极，而肝气转先脱。将肝气敛住而元气可固，炙甘草三钱以和中气之漓，赭石细末四钱引人参之力下行即以防其呕吐，朱

砂、童便先用温热童便送服朱砂细末五分，再煎服前药以交其心肾。此方载三期第四卷，名急救回阳汤，实阴阳俱补也。心中觉热者，加天冬六七钱；身凉、脉不见、心中分毫不觉热者，去芍药，加乌附子一钱；若心中犹觉热，虽身凉脉闭，不可投以热药；汗多者，萸肉可用至两余。方中人参若用野台参，即按方中分量；若用东省野山参，分量宜减半，另炖兑服。按：此方当用于吐泻既止之后，若其势虽垂危，而吐泻犹未止，仍当审其凉热，用前二方以消内毒，然后以此方继之。其服药距离时间，约在多半点钟。曾治奉天小南关寇姓媪，霍乱吐泻一日夜，及愚诊视时，吐泻已止，周身皆凉，六脉闭塞，精神昏愦，闭目无声，而呼之仍有知觉，且恒蹙其额，知霍乱之毒犹扰乱于其心中也。问其吐泻时情状，常觉心中发热，频频嗜饮凉水，知其确系阳证。先与以急救回生丹三分之一，和温开水灌下。迟半点钟，视其形状较安，仍身凉无脉。俾煎急救回阳汤一剂，徐徐灌下，且嘱其服药以后，且不时少与以温开水。至翌晨，复为诊视，身热脉出，已能言语，仍自言心中热甚。遂用玄参二两，潞参一两，煎汤一大碗，俾徐徐温饮下，尽剂而愈。详观此案，当知用急救回阳汤之方针矣。

　　上所拟治霍乱三方，急救回生丹宜于霍乱之偏热者，卫生防疫宝丹宜于霍乱之偏凉者，急救回阳汤以救霍乱之将脱者。治霍乱之方，似已略备，然霍乱中间有大凉大热之证，似宜另商治法。今更进而申论之。

　　《伤寒论》之论霍乱也，主于寒，且主于大寒。若理中加附子、通脉四逆加人参诸方，皆治大寒之药也，然其各节中多言恶寒，四肢拘急，厥冷，或吐利汗出，或寒多不用水，必其病象中现如此形状，且脉象沉细欲无者，方可酌用《伤寒论》中诸方以急回其阳。阳回之后，间有觉烦热者，又宜急服凉润滋阴之药，以善其后。盖阳回其心脏跳动有力，则脉可复，身可热，吐泻亦可止。因其从前吐泻过剧，伤其阴分，是以阳回之后恒有觉烦热者，故又宜服凉润滋阴之药以善其后也。然此等证极少，愚经历霍乱多次，所治若此等证者不过四五焉。

至霍乱之大热者，则恒有之。忆昔壬寅孟秋，邑中霍乱盛行，按凉治者多偾事，按热治者亦愈否参半，惟放胆恣饮新汲井泉水者皆愈。愚则重用羚羊角治愈此证若干。因岁逢少阳相火司天司天者虽管上半年，实能主一岁，况其病根原伏于夏，岁干又是木运，因其肝胆木气过旺伤土，故重用羚羊角平之有效也。后愚问恣饮井泉水愈者数人，皆言彼时虽吐泻交作，脉微身凉，而心中则热而且渴，须臾难忍，惟恣饮凉水可稍解。饮后须臾复吐出，又须再饮。过半日，凉水饮近一大水桶，热渴渐愈而吐泻亦止矣。按：此原当饮以冰水，或食冰块，而乡村无冰，故以井泉水代之。

又丁卯季夏，天气炎热非常，愚临睡时偶食西瓜数块，睡至黎明，觉心中搅乱恶心，连吐三次，继又作泻。急服急救回生丹钱许，心中稍安。须臾，病又如旧，且觉心中发热，火气上腾，右腿转筋，而身不凉，脉不闭，自知纯系热证。《千金方》治霍乱用治中汤即理中汤，转筋者加石膏，是霍乱之兼热者原可重用石膏也。遂煎白虎加人参汤一大剂，服后病又稍愈，须臾仍然反复，心中热渴，思食冰。遂买冰若干，分作小块吞之。阅点半钟，约食冰二斤，热渴吐泻俱止，而病若失矣。此虽因食凉物激动伏暑之热，然吐泻转筋，非霍乱而何也？

上二案皆证之大热者也，若无井泉水与无冰之处，可用鲜梨片或西瓜蘸生石膏细末食之，此愚治寒温之病阳明大热且呕不受药者之方也。究之，其病发动之时，其大凉者仍宜先服卫生防疫宝丹，其大热者仍宜先服急救回生丹，因此二药皆能除毒菌、助心脏，使心脏不至受毒麻痹，病自无危险也。

时贤申济人顺义县人曰："霍乱有阴阳之辨。若于六七月间，或栖当楼窗，或夜卧露地，忽患上吐下泻、两腿筋抽，眼窝青，唇黑，身凉，有汗，脉沉伏者，此阴证也。急以针刺尺泽、少泽、委中此穴宜深寸许、十宣；若吐泻不止，刺中脘、水分，其病立愈。若身热无汗，脉沉紧，腹疼甚，呕而不得上出，胀而不得下泻，此阳证也。急用针刺少商、委中、尺泽；腹疼不止，刺气海、章门、足三里。依法灸刺，无不愈者。"按：此论辨阴阳之证颇精确。其谓阴证腿筋抽者，非转筋也，即《伤寒论》所谓四肢拘急也。若转筋，则阴阳之证皆有矣。其谓眼窝青、唇黑者，斯实阴证之明征。其谓身凉、脉沉伏者，阳证亦间有之，然阴证至此时恒恶寒，身欲厚覆，阳证则始终不恶寒，即覆以单被亦不欲。至其谓阴证有汗，阳证无汗，此论最确。又其论阴证，未言腹疼，论阳证则言腹疼甚，盖阳证邪正相争，仍有抗拒之力，其吐不得吐、泻不得泻者必然腹疼，即吐泻频频者亦恒腹疼；至阴证则邪太盛、正太衰，毫无抗拒之力，初得或犹有腹疼者，至吐泻数次后即不腹疼矣。至其以腹疼，吐不能吐，泻不能泻，名为干霍乱者，专属于阳证，尤具有特识。所论针刺十余穴皆为治此证要着，即不谙针灸者，亦宜单习此十余穴，以备不时之需。且临时果能针药并用，证愈必速。总之，证无论凉热，凡验其病原虫若蝌蚪形而曲其尾者，皆霍乱也。

又，天津医友鲍云卿曰："余遇纯阴霍乱，分毫不觉热者，恒用大块生姜切成方片，密排脐上两层，抟艾绒如枣大灸之，其吐泻转筋可立止。"

从前壬寅岁，少阳相火司天，厥阴风木在泉，风火相煽，岁气主热。其岁孟秋，发生霍乱，传染甚广，其病皆肝胆之火炽盛，前已言之。今岁壬申，其天干与壬寅年皆为木运丁壬化木，地支寅与申，其司天在泉皆同，是以发生之霍乱亦多肝火盛，因之呕吐恒甚剧。曾治一妇人得斯病，即饮水一口，下咽亦即吐出，医者皆穷于用药。后愚视之，其六脉若有若无，自言心中热不能支。问想食冰否？答言想甚。遂俾买冰若干，嘱其尽量吞服小冰块，约食冰斤半，其呕吐止矣。与以急救回生丹一剂，俾分三次服下，病遂愈。按：《内经》司天在泉之说，当时医者多不信，然临证之际固不必拘拘本此，而病证与气运之会合，恒有显然可征者。千古诒留之圣训，岂可尽视为荒渺哉？

今岁霍乱过后，有河南公安局刘镇南君来函，言当霍乱盛行之时，偶披阅《衷中参西录》，得卫生防疫宝丹，自出资配药一料，服者皆愈。同仁见药甚效，又共集资配药若干，广为施舍，并登本市民报，且将方送全省服务会，以分送各县分会，广为施舍，而同时灾黎（黎，黎民。灾黎，即灾民）之赖以全活者不胜计矣。

又，山东烟台同善社高砚樵来函，言其处当霍乱猖獗之时，绅商富户共计配卫生防疫宝丹一百六十余料，约计治愈一万多人。且遇吐泻已极将脱者，兼治以急救回阳汤，其阳回后，间有发生火热，急投以白虎加人参汤治愈者。其详函在后第八卷中，可参观。

按语：本条详论霍乱治法，有理论分析，有临床验案，而张锡纯治疗霍乱的基本经验，主要集中在他所创立的霍乱三方中：①急救回生丹：顶好朱砂一钱半，粉甘草细末一钱，冰片三分，薄荷冰二分，共为细末。适用于霍乱之偏热者。②卫生防疫宝丹：粉甘草细末十两，细辛细末两半，香白芷细末一两，薄荷冰细末四钱，冰片细末三钱，顶好朱砂细末三两。前五味水泛为丸，朱砂为衣。适用于霍乱之偏凉者。③急救回阳汤：人参八钱，生山药一两，生杭芍六钱，山萸肉八钱，炙甘草三钱，赭石细末四钱，朱砂、童便。适用于霍乱之将脱者。霍乱的治疗，由此成为体系。至于特殊病例（如大寒大热，不在以上各方适用范围内者），则随证变通。

论鼠疫之原因及治法

自鼠疫之证流毒甚烈，医者对于此证未之前闻，即治疗此证未有专方，致国家一遇此证发生，即设局防疫，委以西医，而西医又毫无确实疗法，惟置之隔离所中听其自死，致患此证者百中难愈二三，良可慨也。不知此证发生之初，原是少阴伤寒中之热证类，至极点始酝酿成毒，互相传染。今欲知此证之原因及治法，须先明少阴伤寒之热证。

尝读《伤寒论》少阴篇，所载之证有寒有热，论者多谓寒水之气直中于少阴，则为寒证；自三阳传来，则为热证。执斯说也，何以阴病两三日即有用黄连阿胶汤及大承气汤者？盖寒气侵人之重者，若当时窜入阴为少阴伤寒之寒证；其寒气侵人之轻者，伏于三焦脂膜之中，不能使人即病，而阻塞气化之流通，暗生内热。后因肾脏虚损，则伏气所化之热即可乘虚而入肾；或肾中因虚生热，与伏气所化之热相招引，伏气为同气之求，亦易入肾。于斯虚热实热，相助为虐，互伤肾阴，致肾气不能上潮于心，多生烦躁此少阴病有心中烦躁之理。再者，心主脉，而属火，必得肾水之上济，然后阴阳互根，跳动常旺。今既肾水不上潮，则阴阳之气不相接续，失其互根之妙用，其脉之跳动多无力此少阴病无论寒热其脉皆微细之理。人身之精神与人身之气化原相凭依，今因阴阳之气不相接续，则精神失其凭依，遂不能振作而昏昏欲睡此少阴病但欲寐之理。且肾阴之气既不能上潮以濡润上焦，则上焦必干而发热，口舌无津，肺脏因干热而咳嗽，咽喉因干热而作痛，此皆少阴之兼证，均见于少阴篇者也。《内经》谓："冬伤于寒，春必病温。"此言伏气化热为病也。然其病未必入少阴也。《内经》又谓："冬不藏精，春必病温。"此则多系伏气化热乘虚入少阴之病，因此病较伏气入他脏而为病者难于辨认，且不易治疗，故于"冬伤于寒，春必温病"之外，特为明辨而重申之也。盖同是伏气发动，窜入少阴为病，而有未届春令先发于冬令者，则为少阴伤寒，即系少阴伤寒之热证，初得之即宜用凉药者也；其感春阳之萌动而后发，及发于夏、发于秋者，皆可为少阴温病，即温病之中有郁热，其脉象转微细无力者也。其病虽异，而治法则同也。既明乎此，试再进而论鼠疫。

鼠疫之证初起，其心莫不烦躁也；其脉不但微细，恒至数兼迟间有初得脉洪数者，乃鼠疫之最轻者；其精神颓败异常，闭目昏昏，不但欲睡，且甚厌人呼唤；其口舌不但发干，视其舌上，毫无舌苔，而舌皮干亮如镜；其人不但咳嗽咽痛，其肺燥之极，可至腐烂，呕吐血水奉天人言辛亥年此证垂危时多呕吐血水。由斯而论，鼠疫固少阴热证之至重者也。虽其成鼠疫之后，酿为毒菌，互相传染，变证歧出，有为结核性者，有为败血性者，而当其起点之初，大抵不外上之所述也。然此非愚之凭空拟议也，试举一案以征之。

民国十年，黑龙江哈尔滨一带鼠疫盛行，奉天防范甚严，未能传染入境，惟中国银行与江苏省银行互相交通，鼠疫之毒菌因之有所传染。有银行施兰孙者，浙江人，年三十余，发生肺炎性鼠疫，神识时明时愦，恒作谵语，四肢逆冷，心中发热，思食凉物，小便短赤，大便数日未行，其脉沉细而迟，心虽发热，而周身肌肤之热度无异常人，且闭目昏昏似睡，呼之眼微开，此诚《伤寒论》少阴篇所谓但欲寐之景象也。其舌上无苔，干亮如镜，喉中亦干甚，且微觉疼，时作干咳，此乃因燥生热，肾气不能上达，阴阳不相接续，故证象、脉象如此，其为鼠疫无疑也。此证若燥热至于极点，肺叶腐烂，咳吐血水，则不能治矣。犹幸未至其候，急用药调治，尚可挽回。其治之之法，当以润燥清热为主，又必须助其肾气，使之上达，与上焦之阳分相接续而成坎离相济之实用，则脉变洪大，始为吉兆。爰为疏方于下：

生石膏三两，捣细　知母八钱　玄参八钱　生怀山药六钱　野台参五钱　甘草三钱

共煎汤三茶盅，分三次温饮下。

按：此方即拙著《衷中参西录》三期六卷中白虎加人参汤以山药代粳米而又加玄参也。方中之意：用石膏以清外感之实热；用山药、知母、玄参以下滋肾阴、上润肺燥；用人参者，诚以热邪下陷于少阴，遏抑肾气不能上达，而人参补而兼升之力既能助肾气上达，更能

助石膏以逐除下陷之热邪，使之上升外散也。且凡阴虚兼有实热者，恒但用白虎汤不能退热，而治以白虎加人参汤始能退热，是人参与石膏并用，原能立复真阴于邪热炽盛之时也。

将药三次服完，身热，脉起，舌上微润，精神亦明了，惟大便犹未通下，内蕴之热犹未尽清。俾即原方再服一剂，其大便遂通下，余热亦遂尽消矣。为此证无结核败血之现象，而有肺燥、舌干、喉疼之征，故可名之为肺炎性鼠疫也。

后又治一人，其病之状况大致皆与前证同，惟其脉之沉细及咽喉之干疼则较前尤甚，仍投以前方，俾用鲜白茅根煎汤，以之代水煎药，及将药煎成，又调入生鸡子黄同服。服后效验异常，因名其方为坎离互根汤。爰将其方详细录出，以备医界之采用。

【坎离互根汤】 生石膏三两，捣细　知母八钱　玄参八钱　野台参五钱　生怀山药五钱　甘草二钱　鸡子黄三枚　鲜茅根四两，切碎

先将茅根煎数沸，视茅根皆沉水底，取其汤以之代水，煎方中前六味，取汤三盅，分三次温服下。每服一次，调入生鸡子黄一枚。

此方比前方多鸡子黄，而又以茅根汤煎药者，因鸡子黄生用善滋肾润肺，而茅根禀少阳最初之气，其性凉而上升，能发起脉象之沉细也。上方乃取《伤寒论》少阴篇黄连阿胶汤与太阳篇白虎加人参汤之义，而合为一方也。黄连阿胶汤原黄连、黄芩、芍药、阿胶、鸡子黄并用，为此时无真阿胶，故以玄参代之；为方中有石膏、知母，可以省去黄连、黄芩诸药。西人谓鸡子黄中含有副肾髓质之分泌素，故能大滋肾中真阴，实为黄连阿胶汤中之主药，而不以名汤者，以其宜生调入而不可煎汤也，是以单用此一味，而黄连阿胶汤之功用仍在。至于白虎加人参汤中去粳米，而以生山药代之，以山药之性既能和胃原方用粳米亦取其和胃，又能助玄参、鸡子黄滋肾也。用白虎汤以解伏气之热，而更加人参者，取

人参与石膏并用，最善生津止渴，以解寒温之燥热，而其补益之力，又能入于下焦，以助肾气之上达，俾其阴阳之气相接续，其脉之微细者可变为洪大，而邪可外透矣。继又服之，脉之洪大者渐臻于和平，而病即全愈矣。

咳嗽者，加川贝母三钱；咽喉疼者，加射干三钱；呕吐血水者，加三七细末二钱，犀角、羚羊角细末各一钱，三味和匀，分三次送服，或但用三七亦可；其大便不实者，宜斟酌缓服；若大便滑泻者，非下焦有寒，实因小便不利，宜服拙拟滋阴清燥汤方载三期五卷，系生怀山药、滑石各一两，生杭芍五钱，甘草三钱，滑泻止后，再服前方，又宜将方中石膏减作二两，生山药倍作一两，缓缓与服。其脉象间有不微细迟缓，而近于洪数者，此乃鼠疫之最轻者，治以此方，一服当即速愈。总之，此证燥热愈甚，则脉愈迟弱，身转不热。若服药后脉起身热，则病机已向愈矣。愚初治此证时，曾但用白虎加人参汤，以生山药代粳米。治愈后，拟得此方，奏效尤捷。

或疑寒温之证皆不传染，鼠疫既为少阴寒温证之剧者所成，何以独易传染？不知其传染之毒菌，皆生于病终不愈，甚至脏腑溃败，或因阴阳之气久不接续，血脉之流通可至闭塞，因闭塞而成腐败，此皆足以酿毒以相传染也。少阴寒温之未变鼠疫者，其剧不至此，所以不传染也。至此证之因传染而成者，其毒愈酝酿而愈甚，即病不甚剧而亦可传他人，所以此病偶有见端，即宜严为防范也。

按：此证之传变，又分数种，后观哈尔滨斯年报告之病状，实甚复杂，今录其原文于下，以备参考。

【民国十年春，哈尔滨防疫医官赵含章君报告文】
斯年鼠疫之病状：染后三日至七日，为潜伏期。先有头痛、眩晕、食欲不振、倦怠、呕吐等前驱证，或有不发前驱证者。继则恶寒、战栗，忽发大热，达三十九至四十度以上，或稽留，或渐次降下，淋巴管发生肿胀。在发热前或发热之一二日内，概发肿块一个，有时一侧同发两个，如左股腺与左腋窝腺而并发是也。该肿块或化脓，或消散，殊不一定。大部沉嗜眠睡此即少阴证之但欲寐之理，夜间每发谵语。初期多泄泻二三次，尿含蛋白此伤肾之征。病后一二日，肝脾常见肥大。轻证三四日体温下降可愈，重证二日至七日多心脏麻痹其脉象细微同于少阴病脉可知。此证可分腺肿性、败血性、肺炎性百斯笃即鼠疫[1]三种。腺肿百斯笃最占多数，一处或各处之淋巴管并其周遭组织俱发炎证，其鼠蹊腺及大腿上三角部之淋巴腺尤易罹之，腋窝腺及头部腺次之。又间侵后头腺、肘前后腺、耳前后腺、膝腘腺等。其败血性百斯笃，发大如小豆之斑，疼痛颇甚，且即变为脓疱，或更进而变坏疽性溃疡，又有诱起淋巴腺炎者。肺炎性百斯笃之证，剧烈殊甚，一如加答儿性肺炎或格鲁布肺炎[2]，咯出之痰中含有百斯笃菌，乃最猛恶者也。

按：上段述鼠疫之情状，可为详悉尽致，而竟未言及治法，想西医对于此证并无确实之治法也。且其谓轻证三四日体温下降可愈，至其重证，体温不下降，岂不可用药使之下降？至言重证垂危，恒至心脏麻痹，推其麻痹之由，即愚所谓肾气不上达于心，其阴阳之气不相接续，心脏遂跳动无力，致脉象沉迟细弱也。此证若当其大热之初，急投以坎离互根汤，既能退热，又能升达肾气，其心脏得肾气之助，不至麻痹，即不难转危为安也。又其谓大部沉嗜眠睡，与愚所经历者之状似昏睡，皆有少阴病但欲寐之现象，亦足征愚谓此证系伏气化热入肾变成者，原非无稽之谈也。特是愚前用之方，因在奉天未见传染之毒，所以治法不备。后阅《山西医志》，载有厦门回春院院长吴君锡璜[3]《鼠疫消弭及疗法》一篇，其用药注重解毒，实能匡愚所不逮，爰详录之于下，以备治斯证者之采取。

【吴锡璜君登志原文】 疫菌既染，危险万状，大略分为腺鼠疫、肺鼠疫二种。其为证也，先犯心脏，使心力衰弱。凡脉搏如丝，即为疫毒侵犯心脏惟一之确

[1] 鼠疫，英文为pestis，"百斯笃"应为音译。

[2] 格鲁布，英文croupous 之音译。格鲁布肺炎即大叶性肺炎。

[3] 吴锡璜（1872—1950），字瑞甫，福建同安县人，清末民国时期名医。

据。其次体温速升，头痛眩晕，或作呕吐，渐渐意识朦胧，陷于昏睡谵语，状态痴呆，行步蹒跚，眼结膜强度充血，舌带白色，如石灰撒上，或污紫如熟李，颈腺、腋窝、大腿上近阴处起肿胀疼痛，剧烈者三日即死。其神气清者，可多迁延数日。寻常用方，有效有不效。兹将历试有效者，详细录出，以公诸医界。

初起用王孟英治结核方合神犀丹[1]，多服累效。方用金银花二两，蒲公英二两，皂刺钱半，粉甘草一钱。呕者，去甘草，加鲜竹茹一两，若无鲜竹茹，可以净青黛三钱代之。大便秘、热重者，加大黄三钱。水煎，合神犀丹服。如仍不止，用藏红花二钱煎汤，送服真熊胆二分，即止。此方用蒲公英、金银花、皂刺合神犀丹，不但解毒，兼能解血热、散血滞，实为治鼠疫结核之圣药。若白泡疗，本方去皂刺，加白菊花一两。兼黑痘，用神犀丹、紫金锭间服。

达樵[2]云："病者发头疼，四肢倦怠，骨节禁锢，或长红点，或发丹疹，或呕或泻，舌干喉痛，间有猝然神昏、痰涌、窍闭者，此系秽毒内闭，毒气攻心，宜用芳香辟秽、解毒护心之品。辟秽驱毒饮主之。

西牛黄八分，研冲　人中黄三钱　九节菖蒲五分　靛叶钱半　忍冬蕊五钱，鲜者，蒸露亦可　野郁金一钱

水煎服。如见结核，或发斑，或生疗，加藏红花八分、桃仁三钱、熊胆四分送服。大渴引饮，汗多，加犀角、金汁。神昏谵语，宜用至宝丹或安宫牛黄丸，开水和服，先开内窍。此证初起，不可即下，审其口燥、神昏、热炽，有下证者，先辟秽解毒，然后议下，每获效。下法用大黄煮汤，泡紫雪丹五分，良。忌早用大苦大寒，以致冰闭。

若脉道阻滞，形容惨淡，神气模糊，恶核痛甚者，宜用解毒活血汤。

连翘三钱　柴胡二钱　葛根二钱　生地五钱　赤芍三钱　红花五钱　桃仁八钱　川朴一钱，后下　当归钱半　甘草二钱　苏木二两

[1] 神犀丹出自清代王孟英《温热经纬》，方用乌犀角尖（磨汁）、石菖蒲、黄芩各六两，真怀生地（冷水洗净浸透，捣绞汁）、银花各一斤（如有鲜者，捣汁用尤良），粪清、连翘各十两，板蓝根九两（无则以飞净青黛代之），香豉八两，元参七两，花粉、紫草各四两。各生晒研细（忌用火炒），以犀角、地黄汁、粪清和捣为丸（切勿加蜜，如难丸可将香豉煮烂），每重三钱，凉开水化服，日二次，小儿减半。如无粪清，可加人中黄四两，研入。

[2] 达樵，即梁达樵，清末广州名绅兼名医，著《辨证求真》。

轻证初起，每三点钟服一次。危证初起，两点钟服一次，或合数剂熬膏，连连服之。或热，或渴，或出汗，或吐血，加生石膏一两、芦根汁一杯，和药膏服，并多服羚羊角及犀角所磨之汁。孕妇加桑寄生一两、黄芩一两，略减桃仁、红花。

　　热甚口燥无津，脉象洪数，唇焦大渴者，用清瘟败毒饮。项肿者，俗名虾蟆瘟，用普济消毒饮二方俱见《温热经纬》，多服必效。吐红涎者，鲜芦根取汁和服。便秘者，加大黄三钱。"

　　按：上所论者，开端虽分肺鼠疫、腺鼠疫，至后则浑论鼠疫，实未言明何者为肺鼠疫、何者为腺鼠疫。至西人则谓肺百斯笃，由鼻腔、肺、胃、肠中而吸收其毒于血中，其症状因种类而殊，多有陡然恶寒，继则发热，一二日间或头痛，或有剧烈之脑证，发狂而死者；有状似昏睡，而起呕吐，腹痛雷鸣，或大便泄泻，或便秘，或便血者。腺百斯笃，首侵股腺，鼠蹊发肿痛，或先犯腋下腺而后及其他，该肿腺邻近之皮肤潮红灼热，终则成败血证状而死。无论何地，苟发生此种病，当尽力防其传染。观此论，言肺鼠疫毒侵脏腑，由口鼻传入，而腺鼠疫止言其毒侵入之腺，而未言其侵入之路，以愚断之，亦由口鼻随呼吸之气传入。盖人身之腺，为卫气通行之道路，卫气固与肺气相贯通者也。其人若先有伏气之邪在内，则同气相招，疫毒即深入脏腑。其人若无伏气之邪，疫毒由口鼻传入，即随卫气流转，侵入腺中，发生毒核。其果发生毒核也，固宜用吴君所言消核逐秽解毒诸方，而非结核而毒气内陷者，欲清热兼托毒外出，仍宜用拙拟之坎离互根汤。盖如西人之所谓状似昏睡、赵君之所谓心脏麻痹、吴君之所谓热甚口渴无津者，皆与愚所论少阴证变鼠疫之状况相似也。为其心肾不相济，上焦燥热，肺先受伤，而治斯病者遂名之为肺鼠疫也。若其人肺鼠疫与腺鼠疫并见者，则愚与吴君之方又当并用，或相其所缓急而或先或后接续用之亦可。

由少阴寒温以变鼠疫，是实愚之创论。而近阅中古方书，似早寓有此说。《千金方》曰："恶核病者，肉中忽有核，累大如李核，小如豆粒，皮肉疹（shèn，剧痛）痛，壮热瘰疬（瘰，即森字。瘰疬，恶寒的样子），恶寒是也，与诸疮根瘰疬结筋相似。其疮根瘰疬因疮而生，似缓无毒；恶核病猝然而起，有毒，若不治，入腹，烦闷杀人，皆由冬受温风，至春夏有暴寒相搏，气结成此毒也。"观此论所谓恶核，似即系鼠疫之恶核。观其所谓冬受温风、至春夏又感寒而发，又似愚所谓伏气化热下陷少阴，由寒温而变鼠疫也。盖伏气化热之后，恒有因薄受外感而后发者。由斯知鼠疫之证，自唐时已有，特无鼠疫之名耳。

又，鼠疫之名，非起自西人也。德州李保初[1]《药言随笔》曰："滇黔两粤，向有时疫痒子证。患者十中难愈二三，甚至举家传染，俗名耗子为鼠能耗物是以俗呼为耗子病。以其鼠先感受，如见有毙鼠，人触其臭气则病。室中或不见鼠时，证必流行。所感病象，无论男女壮弱，一经发热，即生痒子，或在腋下，或现两胯、两腮，或痛而不见其形，迟则三五日，速则一昼夜即毙。辛丑夏，邑适有患此证者。诊之，其脉轻则细数，重则伏涩，遂悟时证之由。其所以鼠先感受者，非有奇异之毒，实感天地之气偏耳。以鼠穴居之性，昼伏夜动，藉地气以生存。如地气不达，阴气失职，鼠失其养，即不能居，是以他徙，不徙则毙。人居天地气交之中，必二气均调，脏腑始顺适无病。设或二气有偏，其偏之极，更至于孤独，人处其间即大为所累。是以天地之气，通则为泰，塞则为否；泰则万物生，否则万物枯，此自然之理也。今即物性以证人病，则知二气何者偏胜、何者偏虚，补偏救弊，必能奏效。"

观《药言随笔》之所云云，知滇黔两粤早有鼠疫之病，亦早知其病起点于鼠，故名为耗子病。其所谓生痒子者，或在腋下，或现两胯、两腮，即结核也。且其谓地气不达，阴气失职，则鼠病；又谓二气偏之极，则

[1] 李保初：当作"李葆初"，即李日谦，字葆初，清代山东德县人。出身官宦，曾出任柳州知州，精于医术，著有《药言随笔》。

人即不堪；又谓天地之气，通则为泰，而万物生，塞则为否，而万物枯。诸多名论，皆可与愚所谓少阴寒温病，因阴阳之气不相接续，致变鼠疫之理相发明也。盖彼所论者，天地之气化；愚所论者，人身之气化。究之，人身之气化实随天地之气化为转移，当此地气不达、阴气失职之时，人身下焦之气化亦必不能上达。此时有病少阴寒温者，其为鼠疫之起点固易易也。至《药言》谓鼠因穴居，故先受病，是又谓由鼠起点也。总之，自鼠起点，或自人起点，原无二理。其起点之后，愈传愈广，亦愈传愈毒，则一也。《药言随笔》一书，诚于医学多所发明，惟其流传不广，医界多未见耳。

又尝考鼠疫之毒菌，为杆形，两端实而中空。凡铁杆之含有电气者，必一端为阳电，一端为阴电。今观鼠疫毒菌之状，其两端实者，一端为阳，一端为阴可知；其中空者，阴阳之气不相接续可知。病因如此，毒菌之现状亦如此，是气化之实际，亦可以迹象求也。由斯知阴阳之气相合，即为生旺之气；阴阳之气离，即为腐败之气。为其身有腐败之气，故内则气化否塞，致心脏麻痹，肺脏溃烂；外则血脉凝滞，而或为结核，或为败血性也。是以治此证者，仍当以燮和阴阳为保身立命之基，使身中气化生旺，自能逐毒气外出，而又佐以清火、消毒、逐秽之品。鼠疫虽至险，亦可随手奏效也。

愚初作鼠疫论时，犹未见此《药言随笔》也，故论成之后，犹游移未遽以示人。后见此书，又继见汉皋友人冉雪峰《鼠疫问题解决》，谓水不济火则为阳燥，火不蒸水则又为阴燥。火衰不交于水固为阴燥，水凝自不与火交亦为阴燥。鼠疫之病，阴凝成燥，燥甚化毒之为病也。又谓他证以脉洪数为热进，微弱为热退，此证则以微弱为热进，洪数为热退，皆与愚所论少阴证可变鼠疫，其病情脉状莫不吻合。因知拙论原不背谬，乃敢登于志报，以公诸医界。至冉君所著之书，详悉精微，无理不彻，无法不备，洵可为治鼠疫者之金科玉律。而拙论中未采用其方者，正以全书之方皆宜遵用，非仅可采用其一二也。欲研究鼠疫之治法者，取冉君之书与拙论参观可也。

又，香山友人刘蔚楚，治鼠疫结核之剧者，曾重用麝香六分，作十余次，用解毒、活血、清火之药煮汤，连连送下而愈。冉君治鼠疫方中，亦有用所煮汤药送服麝香，以通络透毒者，又可补吴君方中所未备也。

又，栾州友人朱钵文告愚曰："余有善消鼠疫结核之方，用川大黄五钱，甘草五钱，生牡蛎六钱捣碎，瓜蒌仁四十粒捣碎，连翘三钱，煎汤服之，其核必消。"按：此方大黄五钱似近猛烈，而与甘草等分并用，其猛烈之性已化为缓和矣，所以能稳善建功也。

绍兴名医何廉臣先生，愚之同庚友也。所编《全国名医验案》，最推重广东罗氏芝园[1]，谓其经验弘富，细心揣摹，剖察病情如老吏断狱，罗列治法如名将谈兵，以活血去瘀之方，划清鼠疫主治界限，允推卓识，爰为节述其因、证、方、药，俾后学有所取法。

一探原因：城市污秽必多，郁而成沴（lì，灾害），其毒先见。乡村污秽较少，郁而成沴，其毒次及。故热毒熏蒸，鼠先受之，人随感之，由毛孔气管入达于血管，所以血壅不行也。血已不行，渐红渐肿，微痛微热，结核如瘰疬，多见于颈胁腌膀[2]大腿之间，亦见于手足头面腹背。尔时体虽不安，犹可支持，病尚浅也。由浅而深，愈肿愈大，邪气与正气相搏，而热作矣。热作而见为头痛身痹，热甚而见为大汗作渴，则病已重矣。

二辨证候：鼠疫初起，有先恶寒者，有不恶寒者，既热之后即不恶寒；有先核而后热者，有先热而后核者，有热核同见者，有见核不见热者，有见热不见核者；有汗有不汗者，有渴有不渴者，皆无不头痛、身痛、四肢酸痹，其兼见者疔、疮、斑、疹、衄、嗽、咯、吐，甚则烦躁、懊恼、昏谵、癫狂、痞满、腹痛、便结旁流、舌焦起刺、鼻黑如煤、目瞑耳聋、骨痿足

[1] 罗氏芝园，即罗汝兰，字芝园，号广文。清末江西石城县人，精通医理，于鼠疫一证多有研究，编有《鼠疫汇编》，刊于光绪二十一年（1895年）。

[2] 腌，疑为"腋"字之误；膀，疑为"胯"字之误。

肿、舌唇裂裂、脉厥体厥，种种恶证，几难悉数，无非热毒迫血成瘀所致。然其间亦有轻重。核小色白，不发热，为轻证；核小而红，头微痛，身微热，体微酸，为稍重证；单核红肿，大热大渴，头痛身痛，四肢酸痹，为重证。或陡见热渴痛痹四证，或初恶寒，旋见四证，未见结核，及舌黑起刺，循衣摸床，手足摆舞，脉厥体厥，与疫证盛时，忽手足抽搐，不省人事，面身红赤，不见结核，感毒最盛，坏人至速，皆至危证。

三论治法方药：古方如普济消毒饮、银翘败毒散，近方如银翘散、代赈普济散等，虽皆能清热解毒，而无活血去瘀之药，用之多不效。惟王清任活血解毒汤：桃仁八钱、去皮尖、打，红花五钱，当归钱半，川朴一钱，柴胡一钱，连翘三钱，赤芍三钱，生地五钱，葛根一钱，生甘草一钱。方以桃仁为君，而辅以当归，去瘀而通壅；连、芍为臣，而兼以地，清热而解毒；朴、甘为佐使，疏气而和药，气行则血通；柴、葛以解肌退热而拒邪，邪除则病愈。惟其对证用药，故能投无不效。盖此证热毒本也，瘀血标也，而标实与本同重。故标本未甚者，原方可愈；标本已甚者，传表宜加白虎，传里宜加承气，毒甚宜加羚、犀。如连进后，汗出热清，可减除柴、葛；毒下瘀少，可减轻桃、红；其他当随证加减。轻证照原方，一服。稍重证，日夜二服，加金银花、竹叶各二钱；如口渴微汗，加石膏五钱、知母三钱。重证、危证、至危证，于初起恶寒，照原方服，柴胡、葛根各加一钱；若见大热，初加金银花、竹叶各三钱，西藏红花一钱，危证钱半，或加紫草三钱，苏木三钱。疔、疮，加紫花地丁三钱，洋菊叶汁一杯、冲。小便不利，加车前子三钱。痰多，加川贝母三钱，生莱菔汁两杯、冲。若痰壅神昏，又非前药可治，当加鲜石菖蒲汁一瓢、冲，鲜竹沥两瓢、冲，或礞石滚痰丸三钱、包煎。若见癫狂，双剂合服，加重白虎，并竹叶心、羚角、犀角、西藏红花各三钱。血从上逆，见衄、咯等证，加犀角、丹皮各三钱，鲜茅根、鲜芦根各四两。见斑，加石膏一两，知母五钱，元参二钱，犀角二钱。见疹，加金银花、牛蒡子各三钱，竹叶、大青叶、丹皮各二钱。老弱幼小，急进只用单剂，日夜惟二服，加石膏，大黄减半。所加各药，小儿皆宜减半。五六岁，一剂同煎，分二次服。重危之证，一剂作一服。幼小不能服药，用针刺结核三四刺，以如意油调经验涂核散山慈菇三钱，真青黛一钱，生黄柏钱半，浙贝钱半，赤小豆二钱，共研细末，日夜频涂十余次可愈。妇女同治。惟孕妇加黄芩、桑寄生各三钱以安胎，初起即宜急服，热甚尤宜急进，热久胎必坠；若疑桃仁、红花坠胎，可改用紫草、紫背天葵各三钱，惟宜下者除芒硝。以上诸法，俱从屡次试验得来。证以强壮者为多，故于人属强壮，毒盛热旺，家资有余者，每于重危之证，必加羚角、犀角、西藏红花，取其见效较捷耳。无如人情多俭，富者闻而退缩，贫者更可知矣。兹为推广，分别热盛毒盛两途，随证加药，亦足以治病。如初系热盛之证，加石膏、知母、淡竹叶或螺厣菜或名雷公根、龙胆草、白茅根之类，便可清热。如兼有毒盛之证，加金银花、牛蒡子、人中黄之类，便可以解毒。若热毒入心包，羚角、犀角、藏红花虽属紧要，然加生竹叶心、生灯心、黄芩、栀子、麦冬心、莲子心、元参心之类，便可除心包之热毒。若热毒入里，加大黄、朴硝、枳壳以泻之，便可去肠胃之热毒。如此，则贫赤者亦所费无几矣。

平潭友人李健颐，当世名医，深得家学渊源，著有《鼠疫新篇》一书，蒙赠一册。论鼠疫之病，谓系有一种黑蚁传染于鼠，再传于人。其中所载之医案治法，莫不精良，而遇此证之热甚者，恒放胆重用生石膏，有一剂而用至八两者，有治愈一证而用至二斤强者，可为有胆有识。爱录其治愈之案一则，以为治斯病者之标准。平潭观音井蔡瑞春，年五十八岁，初起恶寒，旋即发热，热甚口渴，手足痹疼，胯下赘生一核，热痛非常，胸胀呕血，目赤神昏，脉数苔黄。因其先触睹死鼠，毛窍大开，毒气传入血管，潜伏体内；复因外感春阳之气而为引线，是以胃热则呕逆，肺伤则喷血，热深内窜肺络，肺与心近，影响阻碍，心不守舍，故昏迷谵语。此证涉危笃，急宜清胃、泻肺、攻毒、解热，重剂急进，庶能挽救。方拟用加减解毒活血汤加石膏、芦根。

荆芥穗三钱　连翘三钱　金银花五钱　浙贝母三钱　生地黄五钱　赤芍药三钱　桃仁五钱　川红花三钱　紫草三钱　生石膏二两，捣细　鲜芦根一两　雄黄精一钱　冰片五分

将前十一味煎汤两盅，分两次温服。后二味共研细末，分两次用汤药送服。将药连服二剂，呕平血止，热退胸舒。将原方减雄黄，加锦纹大黄五钱，以泻胃中余毒，服两剂，诸恙悉解。

按语：本篇专论鼠疫，引用了大量古代和当时新出的文献（包括西医方面的论著），在当时条件下对鼠疫的成因、临床表现等做了尽可能全面的阐述，对鼠疫命名的由来做了一些考证性的工作，对吴瑞甫、刘蔚楚、何廉臣等当时名家对于鼠疫的理论研究成果和临床诊疗经验做了述评，有助于我们了解当时鼠疫的流行状况及研究、诊疗水平，具有很高的历史文献价值。而张锡纯自己，则独创性提出鼠疫的本质是少阴热证加剧、酝酿成毒，以致传染；治疗方面，在白虎加人参汤的基础上自拟坎离互根汤（生石膏三两捣细，知母八钱，玄参八钱，野台参五钱，生怀山药五钱，甘草二钱，鸡子黄三枚，鲜茅根四两切碎。茅根煎汤代水煎前六味，调入生鸡子黄）加减治疗，效果不凡。当然，由于时代条件的限制，张锡纯的有些观点（如认为鼠疫是阴气异常、阴阳之气不相接续、由老鼠传给人等）是错误或不够准确的。

医学衷中参西录第五期第七卷

此卷论痰饮、咳嗽、水臌、气臌、吐血诸杂证，多与前四期互相发明。至于治血臌、治疔、治癫、治革脉诸论，则补从前所未备也。后论妇女科、小儿科，亦宜从前诸编汇通参观。末则附以治疯犬伤方、解触电气方、救外伤方，皆活人之要术也。

答台湾严坤荣代友问痰饮治法

详观来案，知此证乃寒饮结胸之甚者。拙著《衷中参西录》理饮汤，原为治此证的方，特其药味与分量宜稍为变更耳。今拟一方于下，以备采择。方用生箭芪一两，干姜八钱，於术四钱，桂枝尖、茯苓片、炙甘草各三钱，厚朴、陈皮各二钱，煎汤服。方中之义：用黄芪以补胸中大气，大气壮旺，自能运化水饮，仲景所谓"大气一转，其气指水饮之气乃散"也。而黄芪协同干姜、桂枝，又能补助心肺之阳，使心肺阳足，如日丽中天，阴霾自开。更用白术、茯苓以理脾之湿，厚朴、陈皮以通胃之气，气顺湿消，痰饮自除。用炙甘草者，取其至甘之味，能调干姜之辛辣，而干姜得甘草，且能逗留其热力，使之绵长，并能缓和其热力，使不猛烈也。

按：此方即《金匮》苓桂术甘汤，加黄芪、干姜、厚朴、陈皮，亦即拙拟之理饮汤方在三期第三卷去芍药也。原方之用芍药者，因寒饮之证，有迫其真阳外越，周身作灼，或激其真阳上窜，目眩耳聋者。芍药酸敛苦降之性，能收敛上窜外越之元阳归根也然必与温补之药同用，方有此效。此病原无此证，故不用白芍。至黄芪在原方中，原以痰饮既开、自觉气不足者加之，兹则开始即重用黄芪者，诚以寒饮固结二十余年，非有黄芪之大力者，不能斡旋诸药以成功也。

又按：此方大能补助上焦之阳分，而人之元阳，其根柢实在于下。若更兼服生硫黄，以培下焦之阳，则奏效更速。所言东硫黄亦可用，须择其纯黄者，方无杂质，惟其热力减少，不如中硫黄耳。其用量，初次可服细末一钱，不觉热则渐渐加多，一日之极量可至半两，然须分四五次服下，不必与汤药同时服，或先或后均可。

附原问：向读尊著《医学衷中参西录》，所拟诸方，皆有精义，每照方试用，莫不奏效。惟敝友患寒饮喘嗽，照方治疗未效。据其自述病因，自二十岁六月遭兵燹（燹，xiǎn，野火。兵燹，指战火），困山泽中，绝饮食五日夜，归家急汲井水一小桶饮之。至二十一岁六月，遂发大喘，一日夜后，饮二陈汤加干姜、细辛、五味，渐安。从此痰饮喘嗽，成为痼疾。所服之药，大燥大热则可，凉剂点滴不敢下咽。若误服之，即胸气急而喘作，须咳出极多水饮方止。小便一点钟五六次，如白水。若无喘，小便亦照常。饮食无论肉味菜蔬，俱要燥热之品，粥汤、菜汤概不敢饮，其病情喜燥热而恶冷湿者如此。其病状暑天稍安，每至霜降后朝朝发喘，必届巳时吐出痰饮若干，始稍定。或饮极滚之汤，亦能咳出痰饮数口，胸膈略宽舒，迄今二十六七载矣。近用藜芦散吐法及十枣汤等下法，皆出痰饮数升，证仍如故。《金匮》痰饮篇及寒水所关等剂，服过数十次，证亦如故。想此证既能延岁月，必有疗法，乞夫子赐以良方，果能袚（同"被"，扫除）除病根，感佩当无既也。又，《衷中参西录》载有服生硫黄法，未审日本硫黄可服否？

附服药愈后谢函：接函教，蒙授妙方，治疗敝友奇异之宿病，连服四五剂，呼吸即觉顺适。后又照方服七八剂，寒饮消除，喘证全愈。二竖经药驱逐，竟归于无何有之乡矣。敝友沾再造之恩，愧无以报，兹值岁暮将届，敬具敝处土产制造柑饼二瓿（bù，小瓮），付邮奉上，聊申谢忱，伏乞笑纳，幸勿见麾（huī，退掉。幸勿见麾，即希望不要拒绝的意思）是荷。

按语：此案用苓桂术甘汤加味（生箭芪一两，干姜八钱，於术四钱，桂枝尖、茯苓片、炙甘草各三钱，厚朴、陈皮各二钱），补胸中大气而运化水饮，治疗寒饮结胸、迁延20余年的喘嗽痼疾，药到病除。

答张汝伟问其令尊咳嗽治法

阅第九期《杭州医报》所登之案，原系失血阴亏之体，所用之药非不对证，而无大效者，药力不专也。治此等证者，宜认定宗旨，择药之可用者两三味，放胆用之，始能有效。今拟两方于下，以备采用。

一方用怀熟地二两，炒薏米一两此药须购生者，自炒作老黄色，旋炒旋用，捣成粗渣。将二味头次煎汤两茶杯，二次煎汤一杯半，同调和，为一日之量，分三次温服。方中之意：重用熟地以大滋真阴，恐其多用泥胃，故佐以薏米，以健胃利湿，即以行熟地之滞也。曾治邻村武生李佐亭之令堂，年七旬，自少年即有劳疾，年益高，疾益甚，浸至喘嗽，夜不能卧。俾用熟地切成小片，细细嚼咽之，日尽两许。服月余，忽然气息归根，喘嗽顿止，彻底安睡。其家人转甚惶恐，以为数十年积劳，一日尽愈，疑非吉兆，仓猝迎为诊视，六脉和平无病，因笑谓其家人曰："病愈矣，何又惧为？此乃熟地之功也。"后果劳疾大见轻减，寿逾八旬。

一方：生怀山药轧为细末，每用一两，凉水调，入小锅煮作茶汤，送服西药含糖百布圣八分若百布圣不含糖者，宜斟酌少用，日服两次。若取其适口，可少用白糖调之。方中之意：用山药以补肺、补脾、补肾，恐其多服久服或有滞泥，故佐以百布圣以运化之，因此药原用猪、牛之胃液制成，是以饶有运化之力也。按：山药虽系寻常服食之物，实为药中上品。拙著《衷中参西录》三期、四期所载重用山药治愈之险证甚伙，而以之治虚劳喘嗽，尤为最要之品。兄素喜阅拙著，想皆见之。今更伍以西药百布圣，以相助为理，实更相得益彰矣。

按语：本条给出两首治疗虚证喘嗽的极其简易的方子：一是大剂熟地黄配炒薏苡仁，一是生怀山药配开胃药（如西药胃蛋白酶）。单刀直入，很值得研究借鉴。

答张汝伟服药有效致谢书

阅本报第十七期，知尊大人服拙拟之方有效，不胜欣喜。其方常服，当必有痊愈之一日。诚以熟地黄与炒薏米并用，并非仅仿六味丸而取其君也仿六味而取其君是谢书中语。古之地黄丸，原用干地黄，即今之生地黄，其性原凉，而以桂、附济之，则凉热调和；且桂用桂枝，即《本经》之牡桂，其力上升下达，宣通气分，是以方中虽有薯蓣之补、萸肉之敛，而不失于滞泥。后世改用熟地黄，其性已温，再用桂、附佐之，无大寒者服之，恒失于热，于斯有钱仲阳之六味地黄丸出。其方虽近平易，然生地黄变为熟地黄，其性原腻，既无桂、附之宣通，又有蓣、萸之补敛，其方即板滞不灵矣。是以拙拟方中，既重用熟地黄，而薯蓣、萸肉概不敢用，惟佐以薏米，因薏米之性，其渗湿利痰有似苓、泽。苓、泽原为地黄之辅佐品，而以薏米代之者，因其为寻常食物，以佐味甘汁浓之熟地黄，可常服之而不厌也，且炒之则色黄气香，可以醒脾健胃，俾中土之气化壮旺，自能行滞化瘀，虽以熟地黄之滞泥，亦可常服而无弊也。

按语：本条接续上条，详述熟地配炒薏苡仁治慢性喘嗽之原理。

论水臌、气臌治法

水臌、气臌形原相近。《内经》谓："按之窅（yǎo，凹陷）而不起者，风水也。"愚临证品验以来，知凡水证，以手按其肿处成凹，皆不能随手而起。至气臌，以手重按成凹，则必随手而起。惟单腹胀病，其中水臌、气臌皆有，因其所郁气与水皆积腹中，不能外透肌肉，按之亦不成凹，似难辨其为水为气。然水臌必然小便短小，气臌必觉肝胃气滞，是明征也。今试进论其治法。

《金匮》论水病，分风水、皮水、正水、石水，谓风水、皮水脉浮，正水、石水脉沉。然水病之剧者，脉之部位皆肿，必重按之成凹其脉方见，原难辨其浮沉。及观其治法，脉浮者宜发汗，恒佐以凉润之药；脉沉者宜利小便，恒佐以温通之药，是知水肿原分凉热。其凉热之脉，可于有力无力辨之。愚治此证，对于脉之有力者，亦恒先发其汗，曾拟有表里分消汤，爰录其方于下：

麻黄三钱，生石膏、滑石各六钱，西药阿斯必林一瓦。将前三味煎汤，送服阿斯必林。若服药一点钟后不出汗者，再服阿斯必林一瓦。若服后仍不出汗，还可再服。当以汗出为目的。

麻黄之性，不但善于发汗，徐灵胎谓能深入积痰凝血之中，凡药力所不到之处，此能无微不至，是以服之外透肌表，内利小便，水病可由汗便而解矣。惟其性偏于热，似与水病之有热者不宜，故用生石膏以解其热。又其力虽云无微不至，究偏于上升，故又用滑石引之以下达膀胱，则其利水之效愈捷也。至用西药阿斯必林者，因患此证者，其肌肤为水锢闭，汗原不易发透，多用麻黄又恐其性热耗阴，阿斯必林善发汗，又善清热，故可用为麻黄之佐使，且其原质存于杨柳皮液中，原与中药并用无碍也。

若汗已透，肿虽见消，未能痊愈者，宜专利其小便，而利小便之药，以鲜白茅根汤为最效。或与车前并用，则尤效。忆辛酉腊底，自奉还籍，有邻村学生毛德润，年二十，得水肿证，医治月余，病益剧，头面周身皆肿，腹如抱瓮，夜不能卧，依壁喘息。盖其腹之肿胀异常，无容息之地，其气几不能吸入，故作喘也。其脉六部细数，心中发热，小便不利，知其病久阴虚，不能化阳，致有此证。俾命人力剖冻地，取鲜茅根，每日用鲜茅根六两，切碎，和水三大碗，以小锅煎一沸，即移置炉旁，仍近炉眼，徐徐温之。待半点钟，再煎一沸，犹如前置炉旁。须臾茅根皆沉水底，可得清汤两大碗，为一日之量，徐徐当茶温饮之。再用生车前子数两，自炒至微熟，三指取一撮，细细嚼咽之，夜间睡醒时亦如此。嚼服一昼夜，约尽七八钱。如此二日，小便已利，其腹仍膨胀板硬。俾用大葱白三斤，切作丝，和醋炒至将熟，乘热裹以布，置脐上熨之。若凉，则仍置锅中，加醋少许，炒热再熨。自晚间熨至临睡时止，一夜小便十余次。翌晨，按其腹如常人矣。盖茅根如此煎法，取其新鲜凉润之性，大能滋阴清热久煎则无此效，阴滋热清，小便自利。车前如此服法，取其如车轮之转输不已，力自加增。试观火车，初行时甚迟，追至行行不已，汽机之力加增无多，而其速率可加增数倍，自能悟其理也。若遇证之轻者，但用徐服车前子法亦可消肿，曾用之屡次奏功矣。

按：此证虽因病久阴虚，究非原来阴虚。若其人平素阴虚，以致小便不利，积成水肿者，宜每用熟地黄两半，与茅根同煎服。若恐两沸不能将地黄煎透，可先将地黄煮十余沸，再加茅根同煮。至车前子，仍宜少少嚼服，一日可服四五钱。

至于因凉成水臌者，其脉必细微迟弱，或心中觉凉，或大便泄泻。宜用花椒目六钱，炒熟捣烂，煎汤送服生硫黄细末五分。若服后不觉温暖，可品验加多，以服后移时微觉温暖为度。盖利小便之药多凉，二药乃性温能利小便者也。若脾胃虚损，不能运化水饮者，宜治以健脾降胃之品，而以利小便之药佐之。

总之，水臌之证，未有小便通利而成者，是以治此证者，当以利小便为要务。今特录素所治愈小便不利之案两则，以备治水证者之参观。

邻村刘叟，年六旬，先小便带血数日，忽小便不通，以手揉挤小腹，流血水少许，数次揉挤，疼痛不堪，求为诊治。其脉沉而有力，时当仲夏，覆厚被犹觉寒凉，知其实热郁于下焦，溺管因热而肿胀也。为疏方：滑石、生杭芍各一两，知母、黄柏各八钱。煎一剂，小便通利。又加木通、海金沙各二钱，服两剂全愈。

又，奉天省公署护兵石玉和，忽然小便不通，入西医院治之。西医治以引溺管，小便通出。有顷，小便复存蓄若干。西医又纳一橡皮管使久在其中，有溺即通出，乃初虽稍利，继则小便仍不能出。西医辞不治，遂来院求为诊治。其脉弦迟细弱，自言下焦疼甚，知其小便因凉而凝也。为疏方，用党参、椒目、怀牛膝各五钱，乌附子、广条桂、当归各三钱，干姜、小茴香、没药、威灵仙、甘草各二钱。连服三剂，小便利而腹疼亦愈，遂停药。俾日用生硫黄钱许，分两次服下，以善其后。方中之义：党参、灵仙并用，可治气虚小便不利；椒目与桂、附、干姜并用，可治因寒小便不利；又佐以当归、牛膝、茴香、没药、甘草诸药，或润而滑之，或引而下之，或辛香以透窍，或温通以开瘀，或和中以止疼，众药相济为功，所以奏效甚速也。此与前案均系小便不通，而病因之凉热判若天渊，治之者能勿因证疏方哉？

又，有因胞系了戾致小便不通者。其证偶因呕吐咳逆，或侧卧欠伸，仍可通少许，俗名为转胞病。孕妇与产后及自高坠下者，间有此病。拙拟有升麻黄芪汤方载三期二卷，系生箭芪五钱，当归四钱，升麻三钱，柴胡二钱，曾用之治愈数人，此升提胞系而使之转正也。

又，华元化有通小便秘方，愚知之而未尝试用。后阅杭报，见时贤肖介青言用其方加升麻一钱，曾治愈其令妹二日一夜小便不通及陶姓男子一日夜小便不通，皆投之即效。方系人参、莲子心、车前子、王不留行各三钱，甘草一钱，肉桂三分，白果十二枚。按：方中白果，若以治咳嗽，可连皮捣烂用之，取其皮能敛肺也；若以利小便，宜去皮捣烂用之，取其滑而能降也。

至于气臌，多系脾有瘀滞所致。盖脾为后天之主，居中央以运四旁，其中原多回血管，以流通气化。若有瘀滞以阻其气化，腹中即生胀满，久则积为气臌，《内经》所谓诸湿肿满皆属脾也。拙拟有鸡胵（chī，指鸟类的胃）汤方载三期二卷，系生鸡内金、白术、生杭芍各四钱，柴胡、陈皮各钱半，生姜三钱，曾用之屡次奏效。方中之意：用鸡内金以开脾之瘀，白术以助脾之运，柴胡、陈皮以升降脾气，白芍以利小便、防有蓄水，生姜以通窍络兼和营卫也。统论药性，原在不凉不热之间，然此证有偏凉者，则桂、附、干姜可以酌加；有偏热者，芩、连、栀子可以酌加。若其脉证皆实，服药数剂不见愈者，可用所煎药汤送服黑丑头次所轧细末钱半，服后大便通行，病即稍愈。然须服原方数日，方用一次，连用恐伤气分。此水臌、气臌治法之大略也第三期二卷载有治水臌、气臌诸方案，宜参观。

按语：本条先论水臌，要点是：①水肿病，脉有力者，宜先发汗，可用表里分消汤（麻黄、生石膏、滑石煎汤送服阿司匹林）。②汗出不解者，利小便。张锡纯强调指出，治水肿当以利小便为要务，而利小便之药首推鲜白茅根汤，加车前子效果更佳。

至于气臌，张锡纯认为多系脾有瘀滞所致，自拟鸡腔汤（生鸡内金、白术、生杭芍、柴胡、陈皮、生姜）加减，屡用屡效。

论血臌治法

水臌、气臌之外，又有所谓血臌者。其证较水臌、气臌尤为难治，然其证甚稀少，医者或临证数十年不一遇，即或遇之，亦止认为水臌、气臌，而不知为血臌，是以方书鲜有论此证者。诚以此证之肿胀形状，与水臌、气臌几无以辨，所可辨者，其周身之回血管紫纹外现耳。

血臌之由，多因努力过甚，激动气血，或因暴怒动气，血随气升，以致血不归经，而又未即吐出泻出，遂留于脏腑，阻塞经络，周身之气化因之不通，三焦之水饮因之不行。所以血臌之证初起，多兼水与气也，迨至瘀血渐积渐满，周身之血管皆为瘀血充塞，其回血管肤浅易见，遂呈紫色，且由呈紫色之处，而细纹旁达，初则两三处，浸至遍身皆是紫纹。若于回血管紫色初见时，其身体犹可支持者，宜先用《金匮》下瘀血汤加野台参数钱下之。其腹中之瘀血下后，可再用药消其血管中之瘀血，而辅以利水理气之品。程功（衡量功效）一月，庶可奏效。若至遍身回血管多现紫色，病候至此，其身体必羸弱已甚，即投以下瘀血汤，恐瘀血下后转不能支持，可用拙拟化瘀通经散方在后《论女子癥瘕治法》篇中，再酌加三七末服之，或用利水理气之药煎汤送服，久之亦可奏效。若腹中瘀血已下，而周身之紫纹未消者，可用丹参、三七末各一钱，再用山楂四钱煎汤，冲红糖水送服，日两次，久自能消。

《金匮》下瘀血汤：大黄三两当为今之九钱，桃仁三十个，䗪虫二十枚去足熬炒也。上三昧末之，炼蜜和为四丸，以酒一升约四两强煮一丸，取八合顿服之，新血下如豚肝。按：此方必先为丸而后作汤服者，是不但服药汁，实兼服药渣也。盖如此服法，能使药之力缓而且大，其腹中瘀久之血，可一服尽下。有用此方者，必按此服法方效。又杏仁之皮有毒，桃仁之皮无毒，其皮色红，活血之力尤大。此方桃仁似宜带皮生用，然果用带皮生桃仁时，须审辨其确为桃仁，勿令其以带皮之杏仁误充。至于䗪虫，药房中尤多差误。第二卷中前有《䗪虫辨》，细阅之自能辨䗪虫之真伪。

究之，病血臌者，其身体犹稍壮实，如法服药，原可治愈。若至身体羸弱者，即能将其瘀治净，而转有危险，此又不可不知。临证时务将此事言明。若病家恳求，再为治之未晚也。

按语：本条论血臌，当属现代临床肝硬化腹水之类。张锡纯认为其病机的关键是瘀血阻滞，治疗上应在攻下瘀血的同时注意培补正气，特别提醒医者对该病的严重性和不良预后有充分估计，并提前向病家说明。可谓认识确切，经验老到。

论吐血衄血之原因及治法

《内经·厥论篇》谓阳明厥逆衄呕血，此阳明指胃腑而言也。盖胃腑以熟腐水谷、传送饮食为职，其中气化，原以息息下行为顺，乃有时不下行而上逆，胃中之血亦恒随之上逆。其上逆之极，可将胃壁之膜排挤破裂，而成呕血之证，或循阳明之经络上行，而成衄血之证，是以《内经》谓阳明厥逆衄呕血也。由此知无论其证之或虚或实，或凉或热，治之者皆当以降胃之品为主，而降胃之最有力者，莫赭石若也[1]。故愚治吐衄之证，方中皆重用赭石，再细审其胃气不降之所以然，而各以相当之药品辅之。兹爰将所用之方，详列于后。

[1] 倒装句，即"莫若赭石也"。

【平胃寒降汤】 治吐衄证，脉象洪滑重按甚实者，此因热而胃气不降也。

生赭石轧细，一两 瓜蒌仁炒捣，一两 生杭芍八钱 嫩竹茹细末，三钱 牛蒡子捣碎，三钱 甘草钱半

此拙著第三期吐衄门中寒降汤，而略有加减也。服后血仍不止者，可加生地黄一两、三七细末三钱分两次，用头煎、二煎之汤送服。

吐衄之证，忌重用凉药及药炭强止其血。因吐衄之时，血不归经，速止以凉药及药炭，则经络瘀塞，血止之后，转成血痹虚劳之证。是以方中加生地黄一两，即加三七之善止血兼善化瘀血者以辅之也。

【健胃温降汤】 治吐衄证，脉象虚濡迟弱，饮食停滞胃口，不能下行，此因凉而胃气不降也。

生赭石轧细，八钱 生怀山药六钱 白术炒，四钱 干姜三钱 清半夏温水淘净矾味，三钱 生杭芍二钱 厚朴钱半

此方亦载第三期吐衄门中，原名温降汤，兹则于其分量略有加减也。方中犹用芍药者，防肝中所寄之相火不受干姜之温热也。

吐衄之证因凉者极少。愚临证四十余年，仅遇两童子，一因凉致胃气不降吐血，一因凉致胃气不降衄血，皆用温降汤治愈。其详案皆载原方之后，可参观。

【泻肝降胃汤】 治吐衄证，左脉弦长有力，或肋下胀满作疼，或频作呃逆，肝胆之气火上冲胃腑，致胃气不降而吐衄也。

生赭石八钱，捣细 生杭芍一两 生石决明六钱，捣细 瓜蒌仁四钱，炒捣 甘草四钱 龙胆草二钱 净青黛二钱

此方因病之原因在胆火肝气上冲，故重用芍药、石决明及龙胆、青黛诸药，以凉之、镇之。至甘草多用至四钱者，取其能缓肝之急，兼以防诸寒凉之药伤脾胃也。

【镇冲降胃汤】　治吐衄证，右脉弦长有力，时觉有气起自下焦，上冲胃腑，饮食停滞不下，或频作呃逆。此冲气上冲，以致胃不降而吐衄也。

生赭石一两，轧细　生怀山药一两　生龙骨八钱，捣细　生牡蛎八钱，捣细　生杭芍三钱　广三七细末，两钱，分两次用头煎、二煎之汤送服　甘草二钱

方中龙骨、牡蛎不但取其能敛冲，且又能镇肝，因冲气上冲之由，恒与肝气有关系也。

【滋阴清降汤】　治吐衄证，失血过多，阴分亏损，不能潜阳而作热，不能纳气而作喘，甚或冲气因虚上干，为呃逆、眩晕、咳嗽，心血因不能内荣，为怔忡、惊悸、不寐，脉象浮数，重按无力者。

生赭石八钱，轧细　生怀山药一两　生地黄八钱　生龙骨六钱，捣细　生牡蛎六钱，捣细　生杭芍四钱　广三七细末，二钱，分两次用头煎、二煎之汤送服　甘草二钱

此方即三期吐衄门中清降汤，加龙骨、牡蛎、地黄、三七也。原方所主之病，原与此方无异，而加此数味，治此病尤有把握。此因临证既多，屡次用之皆验，故于原方有所增加也。

【保元清降汤】　治吐衄证，血脱气亦随脱，言语若不接续，动则作喘，脉象浮弦，重按无力者。

生赭石一两，轧细　野台参五钱　生地黄一两　生怀山药八钱　净萸肉八钱　生龙骨六钱，捣细　生杭芍四钱　广三七细末，三钱，分两次用头煎、二煎之汤送服

此方曾载于第三期吐衄门，而兹则略有加减也。

【保元寒降汤】　治吐衄证，血脱气亦随脱，喘促咳逆，心中烦热，其脉上盛下虚者。

生赭石一两，轧细　野台参五钱　生地黄一两　知母八钱　净萸肉八钱　生龙骨六钱，捣细　生牡蛎六钱，捣

细　生杭芍四钱　广三七细末，二钱，分两次用头煎、二煎药汤送服

此方亦载于三期吐衄门中，而兹则略有变更也。至于第三期所载此二方之原方，非不可用，宜彼宜此之间，细为斟酌可也。

上所列诸方，用之与病因相当，大抵皆能奏效，然病机之呈露多端，病因即随之各异。临证既久，所治愈吐衄之验案，间有不用上列诸方者。今试举数案以明之。

奉天警务处长王连波君夫人，患吐血证，来院诊治。其脉微数，按之不实，其吐血之先，必连声咳嗽，剧时即继之以吐血。因思此证若先治愈其咳嗽，其吐血当自愈，遂用川贝八钱，煎取清汤四盅，调入生怀山药细末一两，煮作粥，分数次服之。一日连进二剂，咳嗽顿止。以后日进一剂，嗽愈，吐血亦愈。隔旬日，夜中梦被人凌虐过甚，遂于梦中哭醒，病骤反复。因知其肝气必遏郁也，治以调肝养肝兼镇肝之药，数剂无效，且夜中若作梦恼怒，其日吐血必剧。精思再四，恍悟平肝之药，以桂为最要，单用之则失于热；降胃之药，以大黄为最要，单用之则失于寒。若二药并用，则寒热相济，性归和平，降胃平肝，兼顾无遗，必能奏效。遂用大黄、肉桂细末各一钱和匀，更用生赭石细末八钱煎汤送服，从此吐血遂愈，恶梦亦不复作矣。

继又有济南金姓少年，寓居奉天，其人身体强壮，骤得吐血证，其脉左右皆有力。遂变通上用之方，用生赭石细末六钱，与大黄、肉桂细末各一钱和匀，开水送服，其病立愈。后因用此方屡次见效，遂将此方登于三期《衷中参西录》，名之为秘红丹。至身形不甚壮实者，仍如前方服为妥。

又治沧州城东路庄子马氏妇，咳血三年不愈，即延医治愈，旋又反复。后愚诊视，其夜间多汗，遂先用生龙骨、生牡蛎、净萸肉各一两，以止其汗，连服两剂，汗止而咳血亦愈，自此永不反复。继有表弟张印权出外

新归，言患吐血证，初则旬日或浃辰吐血数口，浸至每日必吐，屡治无效。其脉近和平，微有芤象。亦治以此方，三剂痊愈。后将此方传于同邑医友赵景山、张康亭，皆以之治愈咳血、吐血之久不愈者。后又将其方煎汤送服三七细末二钱，则奏效尤捷，因名其方为补络补管汤，登于第三期吐衄门中。盖咳血者多因肺中络破，吐血者多因胃中血管破，其破裂之处，若久不愈，咳血、吐血之证亦必不愈。龙骨、牡蛎、萸肉皆善敛补其破裂之处，三七又善化瘀生新，使其破裂之处速愈，是以愈后不再反复也。若服药后血仍不止者，可加生赭石细末五六钱，同煎服。

又治旧沧州北关赵姓，年过四旬，患吐血证，从前治愈，屡次反复，已历三年，有一年重于一年之势。其脉濡而迟，气息虚，常觉呼气不能上达，且少腹间时觉有气下堕，此胸中宗气亦名大气下陷也。《内经》谓宗气积于胸中，以贯心脉而行呼吸，是宗气不但能统摄气分，并能主宰血分，因其下陷，则血分失其统摄，所以妄行也。遂投以拙拟升陷汤方在三期四卷，系生箭芪六钱，知母四钱，桔梗、柴胡各钱半，升麻一钱，加生龙骨、生牡蛎各六钱。服两剂后，气息即顺，少腹亦不下堕。遂将升麻减去，加生怀山药一两，又服数剂，其吐血证自此除根。按：吐衄证最忌黄芪、升、柴、桔梗诸药，恐其能助气上升，血亦随之上升也。因确知病系宗气下陷，是以敢放胆用之，然必佐以龙骨、牡蛎，以固血之本源，始无血随气升之虞也。

吐衄之证，因宗气下陷者极少。愚临证四十余年，仅遇赵姓一人，再四斟酌，投以升陷汤加龙骨、牡蛎治愈，然此方实不可轻试也。近津沽有南门外张姓，年过三旬，患吐血证。医者方中有柴胡二钱，服后遂大吐不止，仓猝迎愚诊视，其脉弦长有力，心中发热，知系胃气因热不降也。所携药囊中，有生赭石细末约两余，俾急用水送服强半，候约十二分钟，觉心中和平。又送服其余，其吐顿止。继用平胃寒降汤调之痊愈。是知同一吐血证也，有时用柴胡而愈，有时用柴胡几至误人性命，审证时岂可不细心哉？

至于妇女倒经之证，每至行经之期，其血不下行而上逆作吐衄者，宜治以四物汤去川芎，加怀牛膝、生赭石细末，先期连服数剂可愈。然其证亦间有因气陷者，临证时又宜细察。曾治一室女吐血，及一少妇衄血，皆系倒行经证，其脉皆微弱无力，气短不足以息，少腹时有气下堕，皆治以他止血之药不效，后再三斟酌，皆投以升陷汤，先期连服，数日全愈。总之，吐衄之证，大抵皆因热而气逆，其因凉气逆者极少。即兼冲气肝气冲逆，亦皆挟热。若至因气下陷致吐衄者，不过千中之一二耳。

又，天津北宁路材料科委员赵一清，年近三旬，病吐血，经医治愈，而饮食之间若稍食硬物，或所食过饱，病即反复。诊其六脉和平，重按似有不足，知其脾胃消化弱，其胃中出血之处，所生肌肉犹未复原，是以被食物撑挤，因伤其处而复出血也。斯当健其脾胃，补其伤处，吐血之病，庶可除根。为疏方，用生山药、赤石脂各八钱，煅龙骨、煅牡蛎、净萸肉各五钱，白术、生明没药各三钱，天花粉、甘草各二钱，按此方加减，服之旬余，病遂除根。按：此方中重用石脂者，因治吐衄病，凡其大便不实者，可用之以代赭石降胃，盖赭石能降胃而兼能通大便，赤石脂亦能降胃而转能固大便，且其性善保护肠胃之膜，而有生肌之效，使胃膜因出血而伤者可速愈也。此物原是陶土，宜兴茶壶即用此烧成。津沽药房恒将石脂研细，水和捏作小饼，煤火锻之，是将陶土变为陶瓦矣，尚可以入药乎？是以愚在天津，每用石脂，必开明生赤石脂，夫石脂亦分生熟，如此开方，实足贻笑于大雅也。

或问：吐血、衄血二证，方书多分治。吐血显然出于胃，为胃气逆上无疑，今遵《内经》阳明厥逆衄呕血一语，二证皆统同论之，所用之方无少差别，《内经》之言果信而有征乎？答曰：愚生平研究医学，必有确实征验，然后笔之于书，即对于《内经》，亦未敢轻信。犹忆少年时，在外祖家，有表兄刘庆甫，年弱冠，时患衄血证，始则数日一衄，继则每日必衄，百药不效。适其比邻有少年病劳瘵者，常与同坐闲话。一日正在衄血之际，忽闻哭声，知劳瘵者已死，陡然惊惧寒战，其衄顿止，从此不再反复。夫恐则气下，本经原有明义，其理实为人所共知。因惊惧气下而衄止，其衄血之时，因气逆可知矣。盖吐血与衄血，病状不同而其病因则同也，治之者何事过为区别乎？

或问：方书治吐衄之方甚多，今详论吐衄治法，皆系自拟，岂治吐衄成方皆无可取乎？答曰：非也。《金匮》治吐衄有泻心汤，其方以大黄为主，直入阳明，以降胃气；佐以黄芩，以清肺金之热，俾其清肃之气下行，以助阳明之降力；黄连以清心火之热，俾其亢阳默化潜伏，以保少阴之真液，是泻之适所以补之也。凡因热气逆吐衄者，至极危险之时用之，皆可立止。血止以后，然后细审其病因，徐为调补未晚也。然因方中重用大黄，吐衄者皆不敢轻服，则良方竟见埋没矣。不知大黄与黄连并用，但能降胃，不能通肠，虽吐衄至身形极虚，服后断无泄泻下脱之弊。乃素遇吐衄证，曾开此方两次，病家皆不敢服，遂不得已，另拟平胃寒降汤代之。此所以委曲以行其救人之术也。

又，《金匮》有柏叶汤方，为治因寒气逆以致吐血者之良方也。故其方中用干姜、艾叶以暖胃，用马通汁以降胃，然又虑姜、艾之辛热，宜于脾胃，不宜于肝胆，恐服药之后，肝胆所寄之相火妄动，故又用柏叶之善于镇肝且善于凉肝者柏树之杪向西北，得金水之气，故善镇肝凉肝以辅之。此所谓有节制之师，先自立于不败之地，而后能克敌致胜也。至后世薛立斋谓因寒吐血者宜治以理中汤加当归，但知暖胃，不知降胃，并不知镇肝凉肝，其方远逊于柏叶汤矣。然此时富贵之家喜服西药，恒讥中药为不洁，若杂以马通汁，将益嫌其不洁矣，是以愚另拟健胃温降汤以代之也。

近时医者治吐衄，喜用济生犀角地黄汤。然其方原治伤寒胃火热盛以致吐血、衄血之方，无外感而吐衄者用之，未免失于寒凉，其血若因寒凉而骤止，转成血痹虚劳之病。至愚治寒温吐衄者，亦偶用其方，然必以其方煎汤送服三七细末二钱，始不至血瘀为恙。若其脉左右皆洪实者，又宜加羚羊角二钱，以泻肝胆之热，则血始能止。惟二角近时其价甚昂，伪者颇多，且其价又日贵一日，实非普济群生之方也。

至葛可久之十灰散，经陈修园为之疏解，治吐衄者亦多用之。夫以药炭止血，原为吐衄者所甚忌，犹幸其杂有大黄炭方下注灰存性即是炭，其降胃开瘀之力犹存，为差强人意耳。其方遇吐衄之轻者，或亦能奏效，而愚于其方，实未尝一用也。至于治吐衄便方，有用其吐衄之血煅作炭服者，有用发髲（音 bì）即剃下之短发煅作炭服者，此二种炭皆有化瘀生新之力而善止血，胜于诸药之炭但能止血而不能化瘀血以生新血者远矣。

又，方书有谓血脱者，当先益其气，宜治以独参汤。然血脱须有分别：若其血自二便下脱，其脉且微弱无力者，独参汤原可用；若血因吐衄而脱者，纵脉象微弱，亦不宜用。夫人身之阴阳原相维系，即人身之气血相维系也。吐衄血者，因阴血亏损，维系无力，原有孤阳浮越之虞，而复用独参汤以助其浮越，不但其气易上奔喻嘉言谓气虚欲脱者，但服人参，转令气高不返，血亦将随之上奔而复吐衄矣。是拙拟治吐衄方中，凡用参者，必重用赭石辅之，使其力下达也。

寻常服食之物，亦有善止血者，鲜藕汁、鲜莱菔汁是也。曾见有吐衄不止者，用鲜藕自然汁一大盅温饮之勿令熟，或鲜莱菔自然汁一大盅温饮之，或二汁并饮之，皆可奏效。

有堂兄赞宸，年五旬，得吐血证，延医治不效，脉象滑动，按之不实。时愚年少，不敢轻于疏方，遂用鲜藕、鲜白茅根四两，切碎，煎汤两大碗，徐徐当茶饮之，数日全愈。自言未饮此汤时，心若虚悬无着，既饮之后，若以手按心还其本位，何其神妙如是哉！隔数日，又有邻村刘姓少年患吐血证。其脉象有力，心中发热。遂用前方，又加鲜小蓟根四两，如前煮汤，饮之亦愈。因名前方为二鲜饮，后方为三鲜饮，皆登于三期吐衄门中。

按： 小蓟名刺蓟，俗名刺尔菜，一名青青菜，嫩时可以作羹。其叶长，微有绒毛，叶边多刺，茎高尺许，开花紫而微蓝，状若小绒球，津沽药房皆以之为大蓟，实属差误。至大蓟，盐邑药房中所鬻者，在本地名曲曲菜，状若蒲公英而叶微绉，嫩时可生啖，味微苦，茎高于小蓟数倍，开黄花，亦如蒲公英，津沽药房转以此为小蓟，即以形象较之，亦可知其差误。曾采其鲜者用之治吐衄，亦有效，然不如小蓟之效验异常耳。后游汉皋，见有状类小蓟而其茎叶花皆大于小蓟一倍，疑此系真大蓟，未暇采用。后门生高如璧在丹徒亦曾见此，采其鲜者以治吐衄极效，向愚述之，亦疑是真大蓟，则叶如蒲公英而微绉者，非大蓟矣。然此实犹在悬揣未定之中，今登诸报端，深望医界博物君子能辨别大蓟之真伪者，详为指示也。又按：凡大、小蓟须皆用鲜者，若取其自然汁代开水饮之更佳。至药房中之干者，用之实无甚效验。

近在津沽治吐衄，又恒有中西药并用之时。因各大工厂中皆有专医，若外医开方煎服汤药不便，恒予以生赭石细末一两，均分作三包，又用醋酸铅十分瓦之二，分加于三包之中，为一日之量，每服一包，开水送下。若脉象有力，心中发热者，又恒于每包之中加芒硝六七分，以泻心经之热。连服两三日，大抵皆能治愈。

至于咳血之证，上所录医案中，间或连带论及，实非专为咳血发也。因咳血原出于肺，其详细治法皆载于前第三卷肺病门中，兹不赘。

按语： 本条论吐血、衄血。在病机上，张锡纯推重《黄帝内经》"阳明厥逆"的观点；在治疗上，胃热者用平胃寒降汤，胃寒者用健胃温降汤，肝胆之气火上冲者用泻肝降胃汤，冲气上冲者用镇冲降胃汤，阴虚阳亢者用滋阴清降汤，气随血脱之偏虚寒者用保元清降汤，气随血脱之心中烦热者用保元寒降汤。证候虽多，名目虽繁，但其中的要点在于重用代赭石以降胃气，然后根据胃气不降之不同病机，配伍相应药物。此为张锡纯独得之秘。

论治吐血衄血不可但用凉药及药炭强止其血

　　尝思治吐血、衄血者，止其吐衄非难，止其吐衄而不使转生他病，是为难耳。盖凡吐衄之证，无论其为虚、为实、为凉此证间有凉者、为热，约皆胃气上逆《内经》谓阳明厥逆衄呕血，或胃气上逆更兼冲气上冲，以致血不归经，由吐衄而出也。治之者或以为血热妄行而投以极凉之品，或以为黑能胜红而投以药炒之炭。如此治法，原不难随手奏效，使血立止。迨血止之后，初则有似发闷，继则饮食减少，继则发热劳嗽。此无他，当其胃气上逆，冲气上冲之时，排挤其血，离经妄行，其上焦、中焦血管，尽为血液充塞，而骤以凉药及药炭止之，则血管充塞之血强半凝结其中，而不能流通，此所以血止之后，始则发闷减食，继则发热劳嗽也。此时若遇明医理者，知其为血痹虚劳，而急投以《金匮》血痹虚劳门之大黄䗪虫丸，或陈大夫所传仲景之百劳丸[1]，以消除瘀血为主，而以补助气血之药辅之，可救十中之六七。然治此等证而能如此用药者，生平实不多见也。至见其发闷而投以理气之药，见其食少而投以健胃之药，见其发劳嗽而投以滋阴补肺之药，如此治法，百中实难愈一矣。而溯厥由来，何莫非但知用凉药及用药炭者阶之厉也。然凉药亦非不可用也。试观仲景泻心汤，为治吐血、衄血之主方，用黄连、黄芩以清热，而必倍用大黄原方芩、连各一两，大黄二两以降胃破血，则上焦、中焦血管之血不受排挤，不患凝结，是以芩、连虽凉可用也。至于药炭，亦有可用者，如葛可久之十灰散，其中亦有大黄，且又烧之存性，不至过烧为灰，止血之

[1] 陈大夫所传仲景之百劳丸：载于明代楼英《医学纲目》卷五《劳瘵骨蒸热》篇，方用当归、乳香、没药、人参、大黄、虻虫、水蛭，为蜜丸。

中，仍寓降胃破血之意也，其差强人意耳。愚临证四十余年，泻心汤固常用之，而于十灰散，实未尝一用也。然尝仿十灰散之意，独用血余煅之存性将剃下短发洗净，锅炒至融化，晾冷轧细，过罗用之，《本经》发髲即靠头皮之发，用之以治吐衄，既善止血，又能化瘀血、生新血，胜于十灰散远矣。

　　至《金匮》之方，原宜遵用，亦不妨遵古方之义而为之变通。如泻心汤方，若畏大黄之力稍猛，可去大黄，加三七以化瘀血、赭石以降胃镇冲。曾拟方用黄芩、黄连各三钱，赭石六钱，煎汤送服三七细末二钱。若不用黄连，而用瓜蒌仁六钱代之，更佳。盖黄连有涩性，终不若蒌仁能开荡胸肠、清热降胃，即以引血下行也。至欲用大黄䗪虫丸，而畏水蛭、干漆之性甚烈，可仿其意，用生怀山药二两，山楂一两，煎汤四茶杯，调以蔗糖，令其适口，为一日之量，每饮一杯，送服生鸡内金末一钱，既补其虚，又化其瘀，且可以之当茶，久服自见功效。

　　或问：济生犀角地黄汤，今之治吐衄者，奉为不祧之良方。其方原纯系凉药，将毋亦不可用乎？答曰：犀角地黄汤，原治伤寒、温病热入阳明之府，其胃气因热上逆，血亦随之上逆，不得不重用凉药以清胃腑之热，此治外感中吐衄之方，非治内伤吐衄之方也。然犀角之性原能降胃，地黄之性亦能逐痹《本经》谓逐血痹，然必生地黄作丸药服之能有斯效，煎汤服则力减，若制为熟地黄，则逐痹之力全无，若吐衄之证胃腑有实热者，亦不妨暂用，迨血止之后，又宜急服活血化瘀之药数剂，以善其后。至愚用此方，则仿陶节庵加当归、红花之意，将药煎汤送服三七细末二钱。究之，凉药非不可用，然不可但用凉药而不知所以驾驭之耳。上所论吐衄治法，不过其约略耳。至于咳血治法，又与此不同。三期第二卷论吐血、衄血、咳血，治法甚详，宜参观。

　　按语：此条论治吐血、衄血不可一味使用凉药或药炭止血，因为那样可能造成瘀血凝滞，贻害无穷。纵然出于急则治标的考虑可以暂时应用，也应在病情趋稳时尽早使用活血化瘀法，以消除后患。

论吐血衄血证间有因寒者

《内经·厥论篇》谓阳明厥逆衄呕血。所谓阳明者，指胃腑而言也；所谓厥逆者，指胃腑之气上行而言也。盖胃以消化饮食，传送下行为职，是以胃气以息息下行为顺。设或上行，则为厥逆。胃气厥逆，可至衄血、呕血，因血随胃气上行也。然胃气厥逆，因热者固多，因寒者亦间有之。岁在壬寅，曾训蒙于邑之北境刘仁村，愚之外祖家也。有学生刘玉良者，年十三岁，一日之间衄血四次。诊其脉，甚和平，询其心中，不觉凉热，因思吐衄之证，热者居多，且以童子少阳之体，时又当夏令，遂略用清凉止血之品，衄益甚，脉象亦现微弱，知其胃气因寒不降，转迫血上逆而为衄也。投以拙拟温降汤，方见前论吐血、衄血治法中，一剂即愈。隔数日，又有他校学生，年十四岁，吐血数日不愈，其吐之时，多由于咳嗽。诊其脉，甚迟濡，右关尤甚，疑其脾胃虚寒，不能运化饮食，询之果然。盖吐血之证，多由于胃气不降。饮食不能运化，胃气即不能下降。咳嗽之证，多由于痰饮入肺。饮食迟于运化，又必多生痰饮。因痰饮而生咳嗽，因咳嗽而气之不降者更转而上逆，此吐血之所由来也。亦投以温降汤，一剂血止。接服数剂，饮食运化，咳嗽亦愈。

近在沈阳医学研究会论及此事，会友李进修谓，从前小东关有老医徐敬亭者，曾用理中汤治愈历久不愈之吐血证，是吐血诚有因寒者之明征也。然徐君但用理中汤以暖胃补胃，而不知用赭石、半夏佐之以降胃气，是处方犹未尽善也。特是药房制药，多不如法，虽清半夏中亦有矾，以治吐衄及呕吐，必须将矾味用微温之水淘净，淘时必于方中原定之分量外多加数钱，以补其淘去矾味所减之分量及药力。

又，薛立斋原有血因寒而吐者、治用理中汤加当归之说，特其因寒致吐血之理，未尝说明，是以后世间有驳其说者。由斯知著医书者宜将病之原因仔细发透，俾读其书者易于会悟、不至生疑为善。

证在疑是之间，即名医亦未必审证无差。至疏方投之仍无甚闪失者，实赖方中用意周密、佐伍得宜也。如此因寒吐衄之证，若果审证不差，上列三方服之皆可奏效。若或审证有误，服拙拟之温降汤方，虽不能愈，吐衄犹或不至加剧。若服彼二方，即难免于危险矣。愚非自矜（jīn，自夸，自尊，自大）制方之善，因此事于行医之道甚有关系，则疏方之始不得不审思熟虑也。

不惟吐衄之证有因寒者，即便血之证亦有因寒者，特其证皆不多见耳。邻村高边务高某，年四十余，小便下血，久不愈。其脉微细而迟，身体虚弱，恶寒，饮食减少，知其脾胃虚寒，中气下陷，黄坤载所谓"血之亡于便溺者，太阴不升也"。为疏方：干姜、於术各四钱，生山药、熟地黄各六钱，乌附子、炙甘草各三钱。煎服一剂，血即见少，连服十余剂全愈。此方中不用肉桂者，恐其动血分也。

按语：本条指出，吐血、衄血偶尔也有寒证，并介绍了运用自拟温降汤治疗的经验，很值得借鉴。

论冲气上冲之病因病状病脉及治法

冲气上冲之病甚多，而医者识其病者甚少，即或能识此病，亦多不能洞悉其病因，而施以相当之治法也。冲者，奇经八脉之一。其脉在胞室之两旁，与任脉相连，为肾脏之辅弼，气化相通，是以肾虚之人，冲气多不能收敛，而有上冲之弊。况冲脉之上系原隶阳明胃腑，因冲气上冲，胃腑之气亦失其息息下行之常胃气以息息下行为常，或亦转而上逆，阻塞饮食，不能下行，多化痰涎，因腹中膨闷、哕气、呃逆连连不止，甚则两肋疼胀、头目眩晕。其脉则弦硬而长，乃肝脉之现象也。盖冲气上冲之证，固由于肾脏之虚，亦多由肝气恣横。素性多怒之人，其肝气之暴发，更助冲胃之气上逆，故脉之现象如此也。治此证者，宜以敛冲、镇冲为主，而以降胃平肝之药佐之。其脉象数而觉热者，宜再辅以滋阴退热之品。愚生平治愈此证已不胜纪，近在沧州连治愈数人，爰将治愈之案详列于下，以备参观。

沧州中学学生安瑰奇，年十八九，胸胁满闷，饮食减少，时作呃逆，腹中漉漉有声，盖气冲痰涎作响也。大便干燥，脉象弦长有力。为疏方，用生龙骨、牡蛎、代赭石各八钱，生山药、生芡实各六钱，半夏、生杭芍各四钱，芒硝、苏子各二钱，厚朴、甘草各钱半。一剂后，脉即柔和。按方略有加减，数剂全愈。陈修园谓龙骨、牡蛎为治痰之神品，然泛用之多不见效，惟以治此证之痰，则效验非常。因此等痰涎，原因冲气上冲而生，龙骨、牡蛎能镇敛冲气，自能引导痰涎下行也。盖修园原谓其能导引逆上之火、泛滥之水下归其宅，故能治痰。夫火逆上、水泛滥，其中原有冲气上冲也。

又，天津南马厂所住陆军营长赵松如，因有冲气上冲病，来沧求为诊治。自言患此病已三年，百方调治，毫无效验。其病脉情状大略与前案同，惟无痰声漉漉，而尺脉稍弱。遂于前方去芒硝，加柏子仁、枸杞子各五钱，连服数剂全愈。又治沧州南关一叟，年七十四岁，性浮躁，因常常忿怒，致冲气上冲，剧时觉有气自下上冲，堵塞咽喉，有危在顷刻之势，其脉左右皆弦硬异常。为其年高，遂于前第二方中加野台参三钱。一剂见轻，又服一剂，冲气遂不上冲。又服数剂，以善其后。为治此证多用第二方加减，因名为降胃镇冲汤。

按语：此条认为，冲气上冲的原因，主要是肾虚，也有肝气横逆造成者；其病状，主要表现为胃气不降和肝气横逆，腹中胀闷，嗳气呃逆，两肋疼胀、头目眩晕等；其脉象弦硬而长；治疗上应以敛冲、镇冲为主，而佐以降胃平肝之药。

论火不归原治法

方书谓下焦之火生于命门，名为阴分之火，又谓之龙雷之火，实肤浅之论也。下焦之火为先天之元阳，生于气海之元气。盖就其能撑持全身论，则为元气；就其能温暖全身论，则为元阳。此气海之元阳，为人生之本源。无论阴分、阳分之火，皆由此肇基。气海之形，如倒悬鸡冠花，纯系脂膜护绕抟结而成。其脂膜旁出一条，与脊骨自下数第七节相连。夹其七节两旁，各有一穴，《内经》谓七节之旁、中有小心也，而气海之元阳由此透入脊中，因元阳为生命之本，故于元阳透脊之处谓之命门。由斯观之，命门之实用，不过为气海司管钥之职。下焦之火，仍当属于气海之元阳。论下焦之火上窜不归原，亦气海元阳之浮越也，然其病浑名火不归原，其病因原有数端，治法各有所宜。爰详细胪列于下，以质诸医界同仁。

有气海元气虚损，不能固摄下焦气化，致元阳因之浮越者。其脉尺弱寸强，浮大无根。其为病，或头目眩晕，或面红耳热，或心热怔忡，或气粗息贲。宜治以净萸肉、生山药各一两，人参、玄参、代赭石、生龙骨、生牡蛎各五钱。心中发热者，酌加生地黄、天冬各数钱，补而敛之，镇而安之，元阳自归其宅也。方中用赭石者，因人参虽饶有温补之性，而力多上行，与赭石并用，则力专下注，且赭石重坠之性，又善佐龙骨、牡蛎以潜阳也。

有下焦真阴虚损，元阳无所系恋而浮越者。其脉象多弦数，或重按无力。其证时作灼热，或口苦舌干，或喘嗽连连。宜用生山药、熟地黄各一两，玄参、生龙骨、生牡蛎、生龟板、甘枸杞各五钱，生杭芍三钱，生鸡内金、甘草各钱半。此所谓壮水之主，以制阳光也。

若其下焦阴分既虚，而阳分亦微有不足者，其人上焦常热，下焦间有觉凉之时。宜治以《金匮》崔氏八味丸，以生地易熟地原方干地黄即是药房中生地，更宜将茯苓、泽泻分量减三分之二，将丸剂一料，分作汤药八剂服之。

有气海元阳大虚，其下焦又积有沉寒锢冷，逼迫元阳，如火之将灭，而其焰转上窜者。其脉弦迟细弱，或两寸浮分似有力。其证为心中烦躁不安，上焦时作灼热，而其下焦转觉凉甚，或常作泄泻。宜用乌附子、人参、生山药各五钱，净萸肉、胡桃肉各四钱，赭石、生杭芍、怀牛膝各三钱，云苓片、甘草各钱半。泄泻者宜去赭石。此方书所谓引火归原之法也。方中用芍药者，非以解上焦之热，以其与参、附并用，大能收敛元阳，下归其宅。然引火归原之法，非可概用于火不归原之证，必遇此等证与脉，然后可用引火归原之法。又必须将药晾至微温，然后服之，方与上焦之燥热无碍。

有因冲气上冲兼胃气上逆，致气海元阳随之浮越者。其脉多弦长有力，右部尤甚，李士材《脉诀歌括》所谓直上直下也。其证觉胸中满闷烦热，时作呃逆，多吐痰涎，剧者觉痰火与上冲之气堵塞咽喉，几不能息。宜治以拙拟降胃镇冲汤在前论冲气上冲治法中，俾冲胃之气下降，而诸病自愈矣。

有因用心过度，心中生热，牵动少阳相火即胆肝中所寄之相火上越且外越者。其脉寸关皆有力，多兼滑象，或脉搏略数。其为病，心中烦躁不安，多生疑惑，或多忿怒，或觉热起胁下，散于周身。治用生怀山药细末六七钱，煮作粥，晨间送服芒硝三钱，晚送服西药臭剥两瓦。盖芒硝咸寒，为心经对宫之药，善解心经之热，以开心下热痰此证心下多有热痰；臭剥性亦咸寒，能解心经之热，又善制相火妄动；至送以山药粥者，因咸寒之药与脾胃不宜，且能耗人津液，而山药则善于养脾胃、滋津液，用之送服硝、剥，取其相济以成功，犹《金匮》之硝石矾石散送以大麦粥也。

有因心肺脾胃之阳甚虚，致寒饮停于中焦，且溢于膈上，逼迫心肺脾胃之阳上越兼外越者。其脉多弦迟细弱，六部皆然，又间有浮大而软，按之豁然者。其现证或目眩耳聋，或周身发热，或觉短气，或咳喘，或心中发热，思食鲜果，而食后转觉心中胀满。病加剧者，宜用拙拟理饮汤方见本卷首篇中。服数剂后，心中不觉热，转觉凉者，去芍药。或觉气不足者，加生箭芪三钱。按此证如此治法，即方书所谓用温燥健补脾胃之药可以制伏相火，不知其所伏者非相火，实系温燥之药能扫除寒饮，而心肺脾胃之阳自安其宅也。

上所列火不归原之证，其病原虽不同，而皆系内伤。至外感之证，亦有火不归原者，伤寒、温病中之戴阳证是也。其证之现状，面赤，气粗，烦躁不安。脉象虽大，按之无力，又多寸盛尺虚。此乃下焦虚寒，孤阳上越之危候，颇类寒温中阴极似阳证。然阴极似阳乃内外异致，戴阳证乃上下异致也[1]。宜用《伤寒论》通脉四逆汤，加葱、加人参治之原方原谓面赤者加葱，面赤即戴阳证。特是戴阳之证不一，使果若少阴脉之沉细，或其脉非沉细，而按之指下豁然、毫无根柢，且至数不数者，方可用通脉四逆汤方。若脉沉细而数或浮大而数者，其方即断不可用。曾治表兄王端亭，年四十余，身形素虚，伤寒四五日间，延为诊视。其脉关前洪滑，两尺无力。为开拙拟仙露汤方载三期六卷，系生石膏三两，玄参一两，连翘三钱，粳米五钱。因其尺弱，嘱其将药徐徐饮下，一次只温饮一大口，防其寒凉侵下焦也。病家忽愚所嘱，竟顿饮之，遂致滑泻数次，多带冷沫，上焦益觉烦躁，鼻如烟熏，面如火炙，其关前脉大于从前一倍，数至七至。知其已成戴阳之证，急用野台参一两，煎汤八分茶盅，兑童便半盅须用五岁以上童子便，将药碗置凉水盆中，候冷顿饮之。又急用知母、玄参、生地各一两，煎汤一大碗候用。自服参后，屡诊其脉，过半点钟，脉象渐渐收敛，脉搏似又加数。遂急用候服之药炖极热，徐徐饮下，一次只饮药一口，阅两点钟尽剂，周身微汗而愈。按：此证上焦原有燥热，因初次凉药顿服，透过病所，直达下焦，上焦燥热仍留。迨下焦滑泻，元阳上浮，益助上焦之热，现种种热象，脉数七至，此时不但姜、附分毫不敢用，即单用人参，上焦之燥热亦必格拒不受，故以童便之性下趋者佐之，又复将药候至极凉顿服下，有如兵家偃旗息鼓、衷甲（即在衣服里面穿铠甲）衔枚、暗度敌境一般。迨迟之有顷，脉象收敛，至数加数，是下焦得参温补之力而元阳收回，其上焦因参反激之力而燥热益增也，故又急用大凉大润之药，乘热徐徐饮之，以清上焦之燥热，而不使其寒凉之性复侵下焦。此于万难用药之际，仍欲用药息息吻合，实亦费尽踌躇矣。

上所列火不归原之治法共七则，已略举其大凡矣。

按语：此条对"火不归原"的证候进行了详尽解析，分列7种不同情况：①有元气虚损，不能固摄，致元阳浮越者，宜治以山萸肉、生山药、人参、玄参、代赭石、生龙骨、生牡蛎等。②有下焦真阴虚损，致元阳浮越者，宜用生山药、熟地黄、玄参、生龙骨、生牡蛎、生龟板、甘枸杞、生杭芍，生鸡内金、甘草等，壮水之主，以制阳光。③有下焦阴阳两虚者，宜治以《金匮》八味丸（改熟地为生地）。④有元阳大虚兼有下焦沉寒锢冷者，宜用乌附子、人参、生山药、净萸肉、胡桃肉、赭石、生杭芍、怀牛膝、云苓片、甘草。这是传统意义上的引火归原法。⑤有因冲气上冲兼胃气上逆，致气海元阳随之浮越者，可用张锡纯自拟的降胃镇冲汤。⑥有因劳心过度，心火引动少阳相火者，可用芒硝配合西药臭剥（溴化钾）治疗。⑦有心肺脾胃之阳俱虚，寒饮停于中焦，迫阳气上越外越者，可用张锡纯自拟的理饮汤，扫除寒饮，使心肺脾胃之阳气安居本位。篇末，张锡纯还讨论了外感病之戴阳证及其治疗（特别是童便的使用）问题。

虚劳温病皆忌橘红说

半夏、橘红皆为利痰之药，然宜于湿寒之痰，不宜于燥热之痰。至阴虚生热有痰，外感温热有痰，尤所当忌。究之，伍药得宜，半夏或犹可用，是以《伤寒论》竹叶石膏汤、《金匮》麦门冬汤皆用之。至橘红，则无论伍以何药，皆不宜用。试略举数案于下以明之。

本邑于姓媪，劳热喘嗽，医治数月，病益加剧，不能起床，脉搏近七至，心中热而且干，喘嗽连连，势极危险。所服之方，积三十余纸，曾经六七医生之手，而方中皆有橘红，其余若玄参、沙参、枸杞、天冬、贝母、牛蒡、生熟地黄诸药，大致皆对证，而其心中若是之热而干者，显系橘红之弊也。愚投以生怀山药一两，玄参、沙参、枸杞、龙眼肉、熟地黄各五钱，川贝、甘草各二钱，生鸡内金钱半。煎服一剂，即不觉干。即其方略为加减，又服十余剂，全愈。

又治奉天商业学校校长李葆平，得风温证，发热，头疼，咳嗽。延医服药一剂，头疼益剧，热嗽亦不少减。其脉浮洪而长，知其阳明经府皆热也。视所服方，有薄荷、连翘诸药以解表，知母、玄参诸药以清里，而杂以橘红三钱，诸药之功尽为橘红所掩矣。为即原方去橘红，加生石膏一两，一剂而愈。

又治沧州益盛铁工厂翻沙工人孙连瑞，肺脏受风，咳嗽吐痰。医者投以散风利痰之剂，中有毛橘红二钱。服后即大口吐血，咳嗽益甚，其脉浮而微数，右部寸关皆有力。投以《伤寒论》麻杏甘石汤，方中生石膏用一两，麻黄用一钱，煎汤送服旱三七细末二钱。一剂血止。又去三七，加丹参三钱，再服一剂，痰嗽亦愈。方中加丹参者，恐其经络中留有瘀血，酿成异日虚劳之证，故加丹参以化之。

统观以上三案，橘红为虚劳温病之禁药，不彰彰可考哉？而医者习惯用之，既不能研究其性于平素，至用之病势增进，仍不知为误用橘红所致，不将梦梦终身哉？喻南昌[1]曰："彼病未除，我心先瘁。"是诚仁人之言。凡我医界同仁，倘其不惜脑力心血，以精研药性于居恒（平日，平素），更审机察变于临证，救人之命即以造己之福，岂不美哉？

按语：本条的中心观点是热证不可用橘红。虽然仅凭文中给出的3则病例判断，证据尚不够充分，但张锡纯的提醒还是应当引起注意。

[1] 喻南昌，即喻嘉言，南昌人。

论治疗宜重用大黄

疮疡以疗毒为最紧要。因其毒发于脏腑，非仅在于经络，其脉多见沉紧。紧者，毒也。紧在沉部，其毒在内可知也。至其重者，发于鸠尾穴处，名为半日疗，言半日之间，即有关于人性命也。若系此种疗毒，当于未发现之前，其人或心中怔忡，或鸠尾处隐隐作疼，或其处若发炎热，似有漫肿形迹。其脉象见沉紧者，即宜预防鸠尾穴处生疗，而投以大剂解毒清血之品。其大便实者，用大黄杂于解毒药中下之，其疗即可暗消于无形。此等疗毒，若待其发出始为疗治，恒有不及治者矣。

至若他处生疗，原不必如此预防，而用他药治之不效者，亦宜重用大黄降下其毒。忆愚少时，见同里患疗者二人，一起于脑后，二日死；一起于手三里穴，三日死。彼时愚已为人疏方治病，而声名未孚于乡里。病家以为年少无阅历，不相延也。后愚堂侄女于口角生疗，疼痛异常，心中忙乱。投以清热解毒药不效，脉象沉紧，大便三日未行。恍悟寒温之证，若脉象沉洪者，可用药下之，以其热在里也。今脉象沉紧，夫紧为有毒非若伤寒之紧脉为寒也。紧而且沉，其毒在里可知。律以寒温脉之沉洪者可下其热，则疗毒脉之沉紧者当亦可下其毒也，况其大便三日未行乎？遂为疏方：大黄、天花粉各一两，皂刺四钱，穿山甲、乳香、没药皆不去油各三钱，薄荷叶一钱，全蜈蚣三大条。煎服一剂，大便通下，疼减心安。遂去大黄，又服一剂痊愈。按：用大黄通其大便，不必其大便多日未行，凡脉象沉紧，其大便不滑泻者皆可用。若身体弱者，大黄可以斟酌少用。愚用此方救人多矣，因用之屡建奇效，遂名之为大黄扫毒汤。

友人朱钵文传一治疗方：大黄、甘草各一两，生牡蛎六钱，瓜蒌仁四十粒捣碎。疗在上者，川芎三钱作引；在两臂者，桂枝尖三钱作引；在下者，怀牛膝三钱作引。煎服立愈。身壮实者，大黄可斟酌多用。此亦重用大黄，是以奏效甚捷也。

又第一卷答陈董尘书篇中有刺疔法，宜参观。

按语：本条介绍了用大黄治疗疔疮的经验，特别是被张锡纯命名为大黄扫毒汤的方子［大黄、天花粉各一两，皂刺四钱，穿山甲、乳香、没药（皆不去油）各三钱，薄荷叶一钱，全蜈蚣三大条］，自述其屡建奇功，值得研究借鉴。

论治癞

癞之为证，方书罕载。愚初亦以为犹若疥癣，不必注意也。自戊午来奉天，诊病于立达医院，遇癞证之剧者若干。有患证数年，费药资甚巨，不能治愈者，经愚手，皆服药数剂痊愈。后有锦州县署传达处戎宝亭患此证，在其本地服药无效，来奉求为诊治，服药六剂即愈。隔三年，其证陡然反复，先起自面上，状若顽癣，搔破则流黄水。其未破之处，皮肤片片脱落，奇痒难熬，歌哭万状。在其本处服药十余日，分毫无效，复来奉求为诊治。其脉象洪实，自言心中烦躁异常，夜间尤甚，肤愈痒而心愈躁，彻夜不眠，若再不愈，实难支持。遂为疏方，用蛇蜕四条，蝉蜕、僵蚕、全蝎、甘草各二钱，黄连、防风各三钱，天花粉六钱，大枫子十二粒，连皮捣碎。为其脉洪心躁，又为加生石膏细末两半，煎汤两茶盅，分两次温饮下。连服三剂，面上流黄水处皆结痂。其有旧结之痂皆脱落，瘙痒烦躁皆愈强半，脉之洪实亦减半。遂去石膏，加龙胆草三钱。服一剂，从前周身之似有似无者，其癞亦皆发出作瘙痒。仍按原方连服数剂，全愈。愈后病人心甚感激。夫先贤伯牛之疾，自古先儒传说谓是癞病，素尝疑之，今乃知癞之为病，诚与性命有关也。至方中之药，诸药皆可因证加减，或用或不用，而蛇蜕则在所必需，以其既善解毒以毒攻毒，又善去风，且有以皮达皮之妙也。若畏大枫子有毒，不欲服者，减去此味亦可。

按语：旧说中的癞病，可能涵盖了现代认识中的多种以皮肤损害为主要表现的疾病，其中既可能有麻风之类的烈性传染病，也包括普通的湿疹、疥癣之类。本条虽然提到癞病可能危及生命，但似乎仅限于严重瘙痒等症状可能使人难以支撑。无论如何，张锡纯的用药经验（首推蛇蜕，认为是必用之品）是很值得研究借鉴的。

驳方书贵阳抑阴论

尝思一阴一阳，互为之根，天地之气化也。人禀天地之气化以生，即人身各具一小天地，其气化何独不然？是以人之全身，阴阳互相维系，上焦之阳藏于心血，中焦之阳涵于胃液，下焦之阳存于肾水，凡心血、胃液、肾水皆阴也。充类言之，凡全身津液脂膏脉腺存在之处，即元阳留蓄之处。阳无阴则飞越，阴无阳则凝滞。阳盛于阴则热，阴盛于阳则冷。由斯知阴阳偏盛则人病，阴阳平均则人安，阴阳相维则人生，阴阳相离则人死。彼为贵阳抑阴之论者，竟谓阳一分未尽则人不死，阴一分未尽则人不仙，斯何异梦中说梦也。然此则论未病之时，阴阳关于人身之紧要，原无轩轾[1]也。若论已病，又恒阳常有余，阴常不足朱丹溪曾有此论。医者当调其阴阳，使之归于和平，或滋阴以化阳，或泻阳以保阴，其宜如此治者，又恒居十之八九。藉曰不然，试即诸病征之。

病有内伤外感之殊，而外感实居三分之二，今先以外感言之。伤寒、温病、疫病皆外感也，而伤寒中于阴经，宜用热药者，百中无二三也；温病则纯乎温热，已无他议；疫病虽间有寒疫，亦百中之一二也。他如或疟，或疹，或痧证，或霍乱，亦皆热者居多，而暑暍之病更无论矣。

试再以内伤言之。内伤之病，虚劳者居其半，而劳字从火[2]，其人大抵皆阴虚阳盛，究之亦非真阳盛，乃阴独虚致阳偏盛耳。他如或吐衄，或淋痢，或肺病、喉病、眼疾，或黄疸，或水病、肿胀、二便不利，或

[1] 轾音 zhì。车前高后低为"轩"，前低后高为"轾"。轩轾，即高低。

[2] 繁体字"劳"作"勞"，所以说"劳字从火"。

嗽，或喘，或各种疮毒，以上诸证，已为内伤之大凡，而阳盛阴虚者实为十之八九也。世之业医者，能无（同"能不"）于临证之际，以急急保其真阴为先务乎？即其病真属阳虚，当用补阳之药者，亦宜少佐以滋阴之品，盖上焦阴分不虚而后可受参、芪，下焦阴分不虚而后可受桂、附也。

此稿甫成，适有客至，阅一过而问曰：医家贵阳抑阴之说诚为差谬，原可直斥其非。至阴一分未尽不仙之说，亦并斥之，而仙家有号紫阳、号纯阳者，又作何解乎？答曰：所谓仙者，乃凝炼其神明，使之终不磨灭也。《内经》谓："两精相搏谓之神。"道经谓："炼精化气，炼气化神。"所谓精者，果阴也阳也？盖仙家修成内丹，神明洞彻，如日丽中天，光景长新，而自号为紫阳、纯阳者，欲取法乎悬象也。然日为太阳，在地为火，火之燃烧，心[1]赖氧气火非氧气不着；火之上炎，具有氢气炉心有氢气；氢氧相合，即为水素；火中既含有真水，火原非纯阳也。且日于卦为离，离之象，外阳而内阴，是以日之体外明而内暗，其暗处犹火之有燃烧料也。更征之日月相望，月若正对日之暗处，其光明即立减，由斯知日中含有真阴，日亦非纯阳也。况天干中之甲乙，皆为东方之生气，甲为阳而乙为阴，人所知也。乃仙家内丹修成之后，不曰太甲金丹，而曰太乙金丹者，因道书不为女子说法，多为男子说法。若为女子说法，自当名为太甲金丹，阴资于阳也；为多为男子说法，则必需乎太乙金丹，阳资于阴也。究之，仍不外阴阳互根之理也。盖太极朕兆以来，两仪攸分，而少阴、少阳即互函于太阳、太阴之中太阳中有少阴，太阴中有少阳。阴阳互根，即阴阳互生。生天地此理，生人物此理，医学、仙学亦莫不本乎此理。彼谓阴一分未尽则人不仙者，亦知所谓太乙金丹者作何解乎？愚向曾论学医者当兼用静坐之功，以悟哲学，是以今论医学而兼及仙学，仙学亦哲学也。

按语：此篇为张锡纯就人体阴阳平衡问题发表的

[1] 心，疑"必"字之误。

见解。其中既有哲学层面的探讨，也有医理层面的论述，旨在从各个方面谈论人体阴阳应当平衡。如医理层面上，举外感疾病中热病之常见，以证明一味强调阳气的弊端。至于其中关于"仙家"的论述，如"氢氧相合为水"，"太乙金丹"，以今天的眼光看，或许会有争议，但此文对于纠正过分强调"扶阳"的倾向，具有积极的作用。

治虚劳证宜慎防汗脱说

人身之汗，犹天地之有雨也。天地阴阳和而后雨，人身亦阴阳和而后汗。然雨不可过，过雨则田禾淹没；汗亦不可过，过汗则身体虚弱。是以微汗之解肌者，可以和营卫、去灼热、散外感、通经络、消肿胀、利小便、排泄恶浊外出，汗之为用亦广矣。若大汗淋漓，又或因之亡阳，因之亡阴，甚或阴阳俱亡，脱其元气，种种危机更伏于汗之中矣，而在阴虚劳热者为尤甚。虚劳之证，有易出汗者，其人外卫气虚，一经发热，汗即随热外泄。治之者，宜于滋补药中，加生龙骨、生牡蛎、山萸肉以敛其汗。有分毫不出汗者，其人肌肤干涩，津液枯短，阴分虚甚，不能应阳分而化汗，其灼热之时，肌肤之干涩益甚，亦宜少加龙骨、牡蛎、萸肉诸药，防其出汗。何者？盖因其汗蓄久不出，服药之后，阴分滋长，能与阳分洽浃（浃音jiā，这里当融洽讲），其人恒突然汗出。若其为解肌之微汗，病或因之减轻；若为淋漓之大汗，病必因之加重，甚或至于不治。是以治此等证者，皆宜防其出汗。其服药至脉有起色时，尤宜谨防。可预购净萸肉二两，生龙骨、生牡蛎各一两备用。其人将汗时，必先有烦躁之意，或周身兼觉发热，即速将所备之药煎汤两盅，先温服一盅，服后汗犹不止者，再温服一盅，即出汗亦必不至虚脱也。至其人或因泄泻日久致虚者，若用药将其大便补住后，其脏腑之气化不复下溜，即有转而上升之机。此时亦宜预防其出汗，而购药以备之，或更于所服药中兼用敛汗之品。

答翁义芳问呃逆气郁治法

详观三百十一号《绍兴医药学星期报》所登之案，其呃逆终不愈者，以其虚而兼郁也。然观其饱时加重，饥时见轻，知病因之由于郁者多，由于虚者少。若能令其分毫不郁，其呃当止。郁开呃止，气化流通，虽有所虚，自能渐渐复原。特是理虚中之郁最为难事，必所用之药分毫不伤气化，俾其郁开得一分，其气化自能复原一分，始克有效。拙著《衷中参西录》载有卫生防疫宝丹方详本期第六卷《论霍乱治法》后，原系治霍乱急证之方，无论其证因凉因热，皆屡试屡验。后值沈阳赵海珊营长之兄峻峰，得温病甚剧，舁至院中，求为诊治，数日就愈，忽作呃逆，昼夜不止，服药无效。因思卫生防疫宝丹最善行气理郁，俾一次服五十粒，呃逆顿止。又数日，有奉天督署卫队旅陈姓军人患呃逆证，旬日不止，眠食俱废。旅中医官屡次用药无效，辞令回家静养，因来院中求为治疗。其精神疲惫，几不能支。亦治以卫生防疫宝丹，俾服八十粒，亦一次即愈。由斯知卫生防疫宝丹治呃逆确有把握，无论其为虚、为郁，用之皆可奏效也。盖方中冰片、薄荷冰为透窍通气之妙药，而细辛善降逆气，白芷善达郁气，朱砂能镇冲气之冲逆，甘草能缓肝气之忿激，药非为呃逆专方，而无一味非治呃逆必需之品，是以投之皆效也。若其人下元虚甚者，可浓煎生山药汁送服；其挟热者，白芍、麦冬煎汤送服；其挟寒者，干姜、厚朴煎汤送服。愚用之数十次，未有不随手奏效者。若仓猝不暇作丸药，可为末服之。

按语：本条讨论呃逆治疗，指出虚而兼郁的呃逆治疗甚为棘手，而张锡纯自拟的卫生防疫宝丹治疗呃逆

"确有把握"，因为方中冰片、薄荷冰透窍通气，细辛善降逆气，白芷善达郁气，朱砂能镇冲气之冲逆，甘草能缓肝气之忿激，都是治呃逆必需之品。经验宝贵，值得借鉴。

论治痫疯

痫疯最为难治之证，因其根蒂最深论者谓此病得于先天未降生之时，故不易治耳。愚平素对于此证，有单用磨刀水治愈者，有单用熊胆治愈者，有单用芦荟治愈者，有用磁朱丸加赭石治愈者，有日用西药臭素加里、抱水格鲁拉尔诸药强制其脑筋使不暴发，而徐以健脾利痰、清火镇惊之药治愈者。然如此治法，效者固多，不效者亦恒有之，仍觉对于此证未有把握。后治奉天小西边门外王氏妇，年近三旬，得痫疯证，医治年余不愈，浸至每日必发，且病势较重。其证甫发时作狂笑，继则肢体抽掣，昏不知人，脉象滑实，关前尤甚，知其痰火充盛，上并于心，神不守舍，故作狂笑；痰火上并不已，迫激脑筋，失其所司，故肢体抽掣，失其知觉也。先投以拙拟荡痰汤方在三期三卷，系生赭石细末二两，大黄一两，朴硝六钱，清半夏、郁金各三钱，间日一剂。三剂后，病势稍轻，遂改用丸药：硫化铅、生赭石、芒硝各二两，朱砂、青黛、白矾各一两，黄丹五钱，共为细末，复用生怀山药四两为细末，焙熟，调和诸药中，炼蜜为丸，二钱重，当空心时，开水送服一丸，日两次。服至百丸全愈。

又治奉天女师范刘姓学生，素患痫疯。愚曾用羚羊角加清火、理痰、镇肝之药治愈。隔二年，证又反复，再投以原方不效，亦与以此丸，服尽六十丸全愈。

又治一沈阳县乡间童子，年七八岁，夜间睡时骚扰不安，似有抽掣之状。此亦痫疯也，亦治以此丸，服至四十丸全愈。

此丸不但治痫疯，又善治神经之病。奉天陆军军官赵毂（音 gǔ）斋，年五十许，数年头迷心乱，精神恍惚，不由自主，屡次医治不愈。亦治以此丸，惟方中白矾改为硼砂，仍用一两，亦服至百丸全愈。因此丸屡用皆效，遂名此丸为愈痫丸，而以硼砂易白矾者，名为息神丸。

附制硫化铅法：用真黑铅、硫黄细末各一斤。先将铅入铁锅中熔化，即将硫黄末四五两撒在铅上，硫黄即发焰，急用铁铲拌炒，所熔之铅即结成砂子。其有未尽结者，又须将硫黄末接续撒其上，勿令火熄，仍不住拌化之，铅尽结成砂子为度。待晾冷，所结砂子色若铅灰，入药钵细研为粉，去其研之成饼者，所余之粉用芒硝半斤，分三次冲水，将其粉煮过三次，然后入药。

按语： 癫痫至今仍是难治病。本条介绍的用愈痫丸（硫化铅、生赭石、芒硝各二两，朱砂、青黛、白矾各一两，黄丹五钱，生怀山药四两，炼蜜为丸）、息神丸（用白矾替代硼砂，余药同前方）治疗癫痫的经验以及硫化铅的炮制方法，都值得认真研究。

论癫狂失心之原因及治法

人之元神在脑，识神在心。无病之人识神与元神息息相通，是以能独照庶务，鉴别是非，而毫无错谬。乃有时元神、识神相通之路有所隔阂，其人之神明失其所用，恒至颠倒是非，狂妄背戾，而汩没其原来之知觉。此何故也？盖脑中之元神，体也；心中识神，用也。人欲用其神明，则自脑达心；不用其神明，则仍由心归脑。若其心脑之间有所隔阂，则欲用其神明，而其神明不能由脑达心，是以神明顿失其所司。而究其隔阂者果为何物，则无非痰涎凝滞而已。

盖人之神明属阳而性热。凡其人心中有不释然，或忧思，或忿怒，或用心过度，其神明常存于心中，必致其心中生热，灼耗水饮，而为胶痰，其甚或成顽痰。此痰随心血上行，最易凝滞于心脑相通之路。其凝滞之甚者，元神与识神即被其隔阂而不相通矣。

是以愚治此证，其脉甚洪实者，恒投以大剂承气汤，而重用赭石辅之。大黄可用至一两，生赭石可用至二两，名之为荡痰汤。其证极重者，又恒用所煎汤药送服甘遂细末一钱，名之为荡痰加甘遂汤。其方皆载于第三期三卷，兹不复详论。惟近在天津治河东李公楼刘姓女子，得失心病，然有轻时，每逢大便干燥时则加剧。遂俾用生赭石细末，每服三钱，日两次。连服月余，大便之干燥除，而病亦遂愈矣。诚以赭石重坠之性，能引其隔阂元神、识神之痰涎下行也。

又，愚在籍时，曾治一室女，得失心病甚剧，不知服药，其家人又不欲强灌之。遂俾用以朴硝当盐，置于其所日用饮食中。月余，其病亦愈。盖朴硝味咸性寒，原为心经对宫之药，故大能清心经之热，而其开通消化之力，又善清顽痰、胶痰。是以服之亦立见功效也。因其方简便易用，遂载于三期书中。后医界同仁亦用此方有效，致书相告者数处焉。由斯观之，若遇癫狂失心之剧者，又不妨两方并作一方用。

特是上所论者，皆癫狂失心之实证也。有其人上盛下虚，其下焦之真阴真阳不相维系，又加肝风内动为引，陡然痰火上奔，致迷乱其本性者，其治法详于三期三卷中，且附载有治愈之案，可参观也。

按语：本条从元神在心、识神在脑的理论出发，认为癫狂病人神志失常的原理是痰涎阻断了心脑之间的交通之路。在治疗上，张锡纯常用荡痰汤（即大剂承气汤加生代赭石），证候极重者再加甘遂（名为荡痰加甘遂汤）。

论革脉之形状及治法

革脉最为病脉中之险脉，而人多忽之，以其不知革脉之真象，即知之亦多不知治法也。其形状如按鼓革，外虽硬而中空，即弦脉之大而有力者。因其脉与弦脉相近，是以其脉虽大而不洪无起伏故不洪，虽有力而不滑中空故不滑。即以此揣摩此脉，其真象可得矣。其主病为阴阳离绝，上下不相维系。脉至如此，病将变革此又革

[1] 嚆矢,音 hāoshǐ,本义为响箭。因发射时声先于箭而到,故常用以比喻事物的开端,犹言先声。

脉之所以命名,有危在顷刻之势。丁卯在津,治愈革脉之证数次,惟有一媪八旬有六,治之未愈,此乃年岁所关也。今特将其脉之最险者详录一则于下,以为治斯证者之嚆矢[1]。

外孙王竹孙,年五十,身体素羸弱,于仲夏得温病,心中热而烦躁,忽起忽卧,无一息之停,其脉大而且硬,微兼洪象,其舌苔薄而微黑,其黑处若斑点,知其内伤与外感并重也。其大便四日未行,腹中胀满,按之且有硬处。其家人言,腹中满硬系宿病,已逾半载,为有此病,所以身形益羸弱。因思宿病宜从缓治,当以清其温热为急务。为疏方,用白虎加人参汤,方中石膏用生者两半,人参用野台参五钱,又以生山药八钱代方中粳米,煎汤两盅,分三次温饮下。一剂,外感之热已退强半,烦躁略减,仍然起卧不安,而可睡片时,脉之洪象已无,而大硬如故,其大便犹未通下,腹中胀益甚。遂用生赭石细末、生怀山药各一两,野台参六钱,知母、玄参各五钱,生鸡内金钱半,煎汤服后,大便通下。迟两点钟,腹中作响,觉瘀积已开,连下三次,皆系陈积。其证陡变,脉之大与硬,较前几加两倍,周身脉管皆大动,几有破裂之势,其心中之烦躁,精神之骚扰,起卧之频频不安,实有不可言语形容者。其家人环视惧甚。愚毅然许为治愈,遂急开净萸肉、生龙骨各两半,熟地黄、生山药各一两,野台参、白术各六钱,炙甘草三钱,煎汤一大碗,分两次温饮下,其状况稍安,脉亦见数。当日按方又进一剂,可以安卧。须臾,其脉渐若瘀积未下时,其腹亦见软,惟心中时或发热。继将原方去白术,加生地黄八钱,日服一剂。三剂后,脉象已近平和,而大便数日未行,且自觉陈积未净,遂将萸肉、龙骨各减五钱,加生赭石六钱,当归三钱,又下瘀积若干,其脉又见大,遂去赭石、当归,连服十余剂全愈。

按语:此条指出,革脉与弦脉近似,特征是硬而中空,虽大而不洪,虽有力而不滑;革脉是险脉,主阴阳离决，有危在顷刻之势，临床上须高度警惕、小心应对。

答人问铁汁与四物汤补血之比较

铁汁所以能补血者，因人血中有铁锈，铁汁入腹，与腹中氧气化合，即成铁锈，以补血中铁质之缺乏。然人血中之铁质仅居千分之一，即常饮铁汁，不过将血中之铁质补足，若再于其原有之定分补之加多，脏腑间转生重坠之病。此愚得诸目睹实验者也。至于血球为血中之重要分子，明水为血中之最大分子，皆非铁汁所能补益，而四物汤实能补益之，且地黄中原含有铁质，故晒之其色纯黑，由斯知四物汤不但能补血中血球、明水，并能补血中铁质也。铁汁补血之功用，安能及四物汤哉？

按语：此条根据当时掌握的血液生化知识，论证四物汤比"铁汁"更擅长补血，仅供参考。

答人问四物汤能补血中血球及明水之理

当归色红似血，其汁稠黏有似血液，且微有血腥之气，《本经》谓煮汁饮之尤良，是为取与血相类之汁液，以补血分之不足也。芎藭能引腹中氢气上达，与吸入之氧气化合而生水，水气涵濡，则血脉自得其养，且其气香能升清，味辛能降浊，故上至头目，下至血海，调畅血气，俾无凝滞，虽非生血之主药，亦生血之辅佐品也。地黄性凉多液，色黑又含有铁质，既能大滋真阴，尤善引浮越之相火下行相火类电气，故铁能引之下行，以清上焦燥热，则心君常得阴精之奉《内经》谓阴精所奉其人寿，生血之功必益溥（pǔ，广大）也。芍药华于春夏之交，其味酸而兼苦，其酸也能敛肝火，其苦也能泻心热，实能调养木火之脏，使不至相助炽盛，且其汁浆稠黏，亦系滋阴之品，滋阴即能养血也。要之，归、芎温而地、芍凉，凉温相调，性始和平；地、芍专养血分，归、芎兼理气分，气血双理，而人始无病。《内经》谓："中焦受气取汁，变化而赤是为血。"故凡物之汁浆浓厚、性味和平者，皆可由胃达于小肠乳糜管中，而多化乳糜汁。此汁上升于心，即可变化而为血球、明水矣，况四物汤诸药，更善于养血、调血者乎？

按语：本条将《神农本草经》的说法与现代化学、生理学等汇通一处，论述四物汤补血的机理。其中的一些说法，如相火类似电气、铁汁能补血中铁质、四物汤可补血球和明水等，反映了张锡纯既保留取象比类的传统思维方式，又尝试汇通中西医学理论的努力。尽管这种努力不一定很成功，但其开放的态度、探索的精神还是难能可贵的。

论女子癥瘕治法

女子癥瘕，多因产后恶露未净，凝结于冲任之中，而流走之新血又日凝滞其上以附益之，遂渐积而为癥瘕矣。癥者有实可征，在一处不移；瘕者犹可移动，按之或有或无，若有所假托。由斯而论，癥固甚于瘕矣。此证若在数月以里，其身体犹强壮，所结之癥瘕犹未甚坚，可用《金匮》下瘀血汤下之，然必如《金匮》所载服法，先制为丸，再煎为汤，连渣服之方效。

若其病已逾年，或至数年，癥瘕积将满腹，硬如铁石，月信闭塞，饮食减少，浸成劳瘵，病势至此，再投以下瘀血汤，必不能任受。即能任受，亦不能将瘀血通下。惟治以拙拟理冲汤方载三期第八卷，补破之药并用，其身形弱者服之，更可转弱为强。即十余年久积之癥瘕，硬如铁石，久久服之，亦可徐徐尽消。本方后附载有治愈之案若干，可参观也。近在津门，用其方因证加减，治愈癥瘕数人，爰录一案于下，以为治斯病之粗规。

天津特别一区三义庄张氏妇，年近四旬，自言五年之前，因产后恶露未净，积为硬块，其大如橘，积久渐大，初在脐下，今则过脐已三四寸矣。其后积而渐大者，按之犹软，其初积之块，则硬如铁石，且觉其处多凉。初犹不疼，自今年来渐觉疼痛。从前服药若干，分毫无效，转致饮食减少，身体软弱，不知还可治否。言之似甚惧者。愚曰："此勿忧，保必愈。"因问其月信犹通否，言从前犹按月通行，今虽些许通行，已不按月，且其来浸少，今已两月未见矣。诊其脉，涩而无力，两尺尤弱。爰为疏方：生黄芪四钱，党参、白术、当归、生山药、三棱、莪术、生鸡内金各三钱，桃仁、红花、生水蛭各二钱，䗪虫五个，小茴香钱半，煎汤一大盅温服。将药连服四剂，腹已不疼，病处已不觉凉，饮食加多，脉亦略有起色。遂即原方去小茴香，又服五剂，病虽未消而周遭已渐软，惟上焦觉微热。因于方中加玄参三钱，樗鸡八枚。又连服十余剂，其癥瘕全消。

然癥瘕不必尽属瘀血也。大抵瘀血结为癥瘕者，其人必碍生育，月信恒闭。若其人不碍生育，月信亦屡见者，其癥瘕多系冷积。其身形壮实者，可用炒熟牵牛头次所轧之末三钱下之。所下之积恒为半透明白色，状若绿豆粉所熬之糊。若其身形稍弱者，亦可用黄芪、人参诸补气之药煎汤，送服牵牛末。若畏服此峻攻之药者，亦可徐服丸药化之。方用胡椒、白矾各二两，再用炒熟麦面和之，为丸桐子大，每服钱半，日两次。服至月余，其癥瘕自消。

若其处觉凉者，多服温暖宣通之药，其积亦可下。曾治沧州贾官屯张氏妇，上焦满闷，烦躁，不能饮食，下焦板硬，月信逾两月未见，脉象左右皆弦细。仲师谓："双弦者寒，偏弦者饮。"脉象如此，其为上有寒饮、下有寒积无疑。其烦躁乃假象，寒饮逼心肺之阳上浮也。为疏方，用干姜五钱，於白术四钱，乌附子三钱，云苓片、炙甘草各二钱，陈皮、厚朴各钱半。为其烦躁，加生白芍三钱以为反佐。一剂，满闷烦躁皆见愈。又服一剂，能进饮食，且觉腹中凉甚。遂去芍药，将附子改用五钱。后又将干姜减半，附子加至八钱。服逾十剂，大便日行数次，多系白色冷积。汤药仍日进一剂，如此五日，冷积泻尽，大便自止。再诊其脉，见有滑象，尺部按之如珠。知系受孕，俾停药勿服，至期生子无恙。夫附子原有损胎之说，此证服附子若此之多，而胎竟安然，诚所谓"有故无殒，亦无殒"者也。

又，无论血瘀冷积，日服真鹿角胶四五钱分两次炖化服之，日久亦可徐消。盖鹿角胶原能入冲任以通血脉，又能入督脉以助元阳，是以无论瘀血冷积，皆能徐为消化也。

近又拟一消癥瘕兼通经闭方，用炒白术、天冬、生鸡内金等分，为细末，以治癥瘕坚结及月事不通，每服三钱，开水送下，日再服。若用山楂片三钱煎汤，冲化红蔗糖三钱，以之送药，更佳。因用之屡有效验，爰名为化瘀通经散。

鸡内金原饶有化瘀之力，能化瘀当即善消癥瘕，然向未尝单用之以奏效也。因所拟理冲汤中原有生鸡内金三钱，方后注云：若虚弱者，宜去三棱、莪术，将鸡内金改用四钱。此书初梓于奉天。奉天税捐局长齐自芸先生，博学通医，用此方按注中如此加减，治愈癥瘕垂危之证，因商之省长海泉刘公，延愚至奉，为建立达医院。由此知鸡内金之消癥瘕，诚不让三棱、莪术矣。夫能消癥瘕，即能通月信，此原一定之理，然未经临证实验，不敢但凭理想确定也。来津治河东车站旁杨氏女，因患瘰疬，过服寒凉开散之药，伤其脾胃，以致食后胀满，不能消化。重用温补脾胃之剂，加生鸡内金二钱，以运化药力，后服数剂，来更方，言病甚见愈，惟初服此药之夜，经即通下，隔前经期未旬日耳。因其病已见愈，闻此言未尝注意，更方中仍有生鸡内金二钱。又服数剂，来求更方，言病已见愈，惟一月之内，行经三次。后二次在服药之后，所来甚少，仍乞再为调治。愚恍悟此诚因用鸡内金之故。由此可确知鸡内金通经之力。因忆在奉时，曾治大东关宋氏女，胃有瘀积作疼，方中重用生鸡内金。服数剂后，二便下血而愈。此固见鸡内金消瘀之力，实并见鸡内金通经之力也。总前后数案参观，鸡内金消瘀通经之力，洵兼擅其长矣。此方中伍以白术者，恐脾胃虚弱，不任鸡内金之开通也。更辅以天冬者，恐阴虚有热，不受白术之温燥也。然鸡内金必须生用方有效验，若炒熟用之则无效矣，因其含有稀盐酸，是以善于化物，炒之则其稀盐酸即飞去，所以无效也。

按语：本条论女子癥瘕，认为常见者有瘀血、冷积两种类型。①瘀血而时日较短、身体尚壮实者，可用《金匮》下瘀血汤；瘀血日久、正气亏虚者，可用张锡纯自拟理冲汤（攻补兼施）。②冷积而身形壮实者，可用炒牵牛子攻下；冷积而身形稍弱者，可用黄芪、人参等补气药煎汤送服牵牛末，或用胡椒、白矾、炒熟麦面共和为丸。③无论血瘀冷积，都可以用真鹿角胶久服，通血脉，助元阳；或用化瘀通经散（炒白术、天冬、生鸡内金等分为细末，山楂片煎汤冲化红蔗糖送服）治疗。张锡纯特别推重生鸡内金化瘀消癥的功效，不过，他认为生鸡内金的效用来自其中含有稀盐酸，炒用则盐酸"飞去"故无效，这种解释恐不能成立。此外，沧州贾官屯张氏妇停经两月的病案，重用附子、兼用厚朴等药，连服十余剂之后发现有孕而停药，作者断为冷积，恐怕值得商榷，不能排除受孕漏诊，侥幸无恙。

论带证治法

女子带证，来自冲任或胞室，而名为带者，责在带脉不能约束也。方书辨其带下之色，分为五带，而究之赤白二带可分括之。赤者多热，白者多凉，而辨其凉热又不可尽在赤白也，宜细询其自觉或凉或热，参以脉之或迟或数、有力无力，则凉热可辨矣。治法宜用收涩之品，而以化瘀通滞之药佐之。曾拟有清带汤方载三期八卷，系生山药一两，生龙骨、生牡蛎各六钱，海螵蛸去甲四钱，茜草二钱。证偏热者，加生杭芍、生地黄；热甚者，加苦参、黄柏，或兼用防腐之药，若金银花、旱三七、鸦胆子仁皆可酌用。证偏凉者，加白术、鹿角胶；凉甚者，加干姜、桂、附、小茴香。

又拟有清带丸方，用龙骨、牡蛎皆煅透，等分为细末，和以西药骨湃波拔尔撒谟亦名哥拜巴脂[1]为丸，黄豆粒大，每服十丸，日两次。沧州西关陈氏妇，过门久不育，白带证甚剧。为制此丸，服之即愈，未逾年即生子矣。

近阅《杭州医报》载有俗传治白带便方，用绿豆芽连头根三斤，洗净，加水两大碗，煎透去渣，加生姜汁三两、黄蔗糖四两，慢火收膏。每晨开水冲服，约十二日服一料，服至两料必愈。按：此方用之数次，颇有效验。

按语： 本条论带下证，辨证以寒热为纲，治疗以收涩之品为主，以化瘀通滞药佐之，自拟清带汤（生山药、生龙骨、生牡蛎、海螵蛸、茜草）加减。

[1] 蔷薇科豆类植物香槐（拉丁名 *Cladrastis wilsonii* Takeda）的树脂叫骨湃波拔尔撒谟，可药用。

论血崩治法

女子血崩，因肾脏气化不固而冲任滑脱也。曾拟有固冲汤方载三期八卷，系白术一两，生箭芪、净萸肉、龙骨、牡蛎各六钱，生杭芍、海螵蛸去甲各四钱，茜草、棕边炭各二两，煎汤送服五倍子细末一钱。脉象热者加大生地一两，凉者加乌附子二钱；大怒之后因肝气冲激血崩者，加柴胡二钱。若服两剂不愈，去棕边炭，加真阿胶五钱，另炖同服。服药觉热者宜酌加生地。有用此方嫌螵蛸、茜草有消瘀之力而减去之者，服药数剂无效，求愚为之诊治。俾服原方，一剂而愈。医者与病家，皆甚诧异。愚曰："海螵蛸即乌贼骨，茜草即芦茹《诗经》作茹芦。《内经》四乌贼骨一芦茹丸，以雀卵鲍鱼汤送下，原治伤肝之病，时时前后血。固冲汤中用此，实遵《内经》之旨也。"

按： 此方肝气冲者，宜加柴胡；即非肝气冲者，亦可加柴胡。小儿荫潮在京，曾治广西黄姓妇人，患血崩甚剧，投以固冲汤未效，遂加柴胡二钱，助黄芪以升提气化，服之即愈。因斯知病非由于肝气冲者，亦宜加柴胡于方中也。

《傅青主女科》有治老妇血崩方：生黄芪、当归身酒洗各一两，桑叶十四片，三七细末三钱药汤送服，煎服。二剂血止，四剂不再发。按：此方治少年妇女此病亦效，然多宜酌加生地黄，若有热者，必加至两余，方能奏效。

又，诸城友人王肖舫传一治血崩秘方，用青莱菔生捣取汁，加白糖数匙，微火炖温。陆续饮至三大盅，必愈。按：此方肖舫曾治有极重验案，登于《绍兴医报》。

又，西药中有麦角，原霉麦上所生之小角，其性最善收摄血管，能治一切失血之证，而对于下血者用之尤效。角之最大者，长近寸许，以一枚和乳糖无乳糖可代以白蔗糖研细，可作两次服。愚常用之与止血之药并服，恒有捷效。西人又制有麦角流膏，盛以玻璃小管，每管一瓦，用以注射臂上静脉管，一切下血之证，用之皆效。惟血立止后，宜急服三七细末数次，每次二钱，方无他虞。不然，恒有因血止脉痹，而变为虚劳证者，此又不可不知也。

按语：本条论女子血崩的病机及治法。其中既有张锡纯本人的理论观点和临床经验，又有《黄帝内经》《傅青主女科》等古书的记载，还有友人验方及西医新法，足见张锡纯见闻之广博及汇通之风范。

论治女子血崩有两种特效药

一种为宿根之草，一根恒生数茎，高不盈尺，叶似地肤微宽，厚则加倍，其色绿而微带苍色，孟夏开小白花，结实如杜梨，色如其叶，老而微黄，多生于宅畔路旁板硬之地，俗呼为牡牛蛋，又名臭科子，然实未有臭味。初不知其可入药。戊辰孟夏，愚有事回籍，有县治南关王氏妇，患血崩，服药不效，有人教用此草连根实切碎，煮汤饮之，其病顿愈。后愚回津言及此方，门生李毅伯谓："此方余素知之，若加黑豆一小握，用水、酒各半煎汤，则更效矣。"

一种为当年种生之草，棵高尺余，叶圆而有尖，色深绿，季夏开小白花，五出黄蕊，结实大如五味，状若小茄，嫩则绿，熟则红，老则紫黑，中含甜浆可食，俗名野茄子，有山之处呼为山茄子。奉省医者多采此草阴干备用，若遇血崩时，将其梗、叶、实共切碎，煎汤服之立愈。在津曾与友人张相臣言及此草，相臣谓此即《本草纲目》之龙葵，一名天茄子，一名老鸦睛草者是也。而愚查《纲目》龙葵，言治吐血不止，未尝言治血崩。然治吐血之药，恒兼能治下血，若三七、茜草诸药是明征也。以遍地皆有之草，而能治如此重病，洵堪珍哉！

按语：以上两条介绍了几种治疗血崩的方剂和有效药物，可供参考。

论妇人不妊治法

妇人不妊之原因甚多，至其人经脉调和，素无他病，而竟多年不妊者，大抵由于血海中元阳不足，失其温度。其人或畏坐凉处，或畏食凉物，或天气未寒而背先恶冷，或脉迟因而尺部不起，皆其外征也。叶天士治此等证，恒重用紫石英，此诚由熟读《本经》得来。尝考《本经》谓紫石英甘温无毒，主心腹呃逆，邪气，补不足，女子风寒在子宫，绝孕十年无子。盖因紫石英性温质重，且又色紫似血，故能直入冲任以温暖血分，俾妇人易于受妊，以治血海虚寒不妊者，诚为对证良药也。特是此药近世用者极少，是以药房恒不备此药，即备之亦恒陈蠹数十年，且因其非常用习见之品，即偶用之亦莫辨其真伪。是以愚治此证，恒本《本经》之义而变通之，以硫黄代石英，其功效更捷。盖硫黄、石英皆为矿质，其沉重下达之力同，而较其热力，则硫黄实优于石英，且为人所习见，未有真假，惟拣其纯黄无杂色者，即无杂质，亦即分毫无毒。凡妇人因血海虚寒不妊者，食前每服二三分，品验渐渐加多，以服后移时觉微温为每次所服之定量。计平素用硫黄之经过，有一次服之五六分而始觉温者，有一次服至钱余而始觉温者。迨服至元阳充足，身体强壮，自然受妊，且生子又必长命。此愚屡经试验，而确知其然者也。然硫黄须用生者，制之则无效。三期第八卷载有服生硫黄法，可参观。

又，冲任中有瘀血，亦可以妨碍受妊，当用《金匮》下瘀血汤下之。或单用水蛭为细末，少少服之，瘀血亦可徐消。然水蛭必须生用，若炙用之无效。曾治一妇人不妊，其人强壮无病，惟脐下有积一块，疑是瘀血，俾买水蛭一两，自用麻油炙透，为末，每服五分，日两次，服尽无效。后改用生者一两，轧细，仍如从前服法，未尽剂而积尽消，逾年即生男矣。若其人身形稍弱者，可用党参数钱煎汤，送服水蛭末。若服党参发热者，可与天冬同煎汤送服。盖《本经》水蛭原主妇人无子注疏家谓瘀血去则易妊，且其性化瘀血而不伤新血，诚为理血妙药。若有疑其性猛烈者，参观三期第八卷理冲汤后跋语，自能涣然冰释，而无疑虑矣。

按语：本条论不孕症治疗，宫寒者用生硫黄，瘀血者用生水蛭。

论治妇人流产

流产为妇人恒有之病，而方书所载保胎之方，未有用之必效者。诚以保胎所用之药，当注重于胎，以变化胎之性情气质，使之善吸其母之气化以自养，自无流产之虞。若但补助妊妇，使其气血壮旺固摄，以为母强自能荫子，此又非熟筹完全也。是以愚临证考验以来，见有屡次流产者，其人恒身体强壮，分毫无病，而身体软弱者，恐生育多则身体愈弱，欲其流产而偏不流产，于以知或流产，或不流产，不尽关于妊妇身体之强弱，实兼视所受之胎善吸取其母之气化否也。由斯而论，愚于千百味药中，得一最善治流产之药，其为菟丝子乎。何以言之？凡植物之生，皆恃有根，独菟丝子初生亦有根，及其蔓缠禾稼之上，被风摇动，其根即断，而其根断之后，益蕃延盛茂于禾稼之上，致禾稼为之黄落，此诚善取所托者之气化以自养者也。藉此物之性质，以变化胎之性质，能使所结之胎善于吸取母气。此所以为治流产之最良药也。

愚拟有寿胎丸，重用菟丝子为主药，而以续断、寄生、阿胶诸药辅之伍以诸药皆有精义，详于本方下。凡受妊之妇，于两月之后徐服一料，必无流产之弊，此乃于最易流产者屡次用之皆效，故敢确信其然也。至陈修园谓宜用大补大温之剂，使子宫常得暖气，则胎自日长而有成，彼盖因其夫人服白术、黄芩连坠胎五次，后服四物汤加鹿角胶、补骨脂、续断而胎安，遂疑凉药能坠胎，笃信热药能安胎，不知黄芩之所以能坠胎者，非以其凉也。《本经》谓黄芩下血闭，岂有善下血闭之药而能保胎者乎？盖汉唐以前，名医用药皆谨遵《本经》，所以可为经方，用其方者鲜有流弊。迨至宋元以还，诸家恒师心自智，其用药或至显背《本经》。是以医如丹溪，犹粗忽如此，竟用黄芩为保胎之药，俾用其方者不惟无益，而反有所损，此所以为近代之名医也。所可异者，修园固笃信《本经》者也，何于用白术、黄芩之坠胎，不知黄芩之能开血闭，而但谓其性凉不利于胎乎？究之胎得其养，全在温度适宜。过凉之药，固不可以保胎，即药过于热，亦非所以保胎也。惟修园生平用药喜热恶凉，是以立论稍有所偏耳。

按语：此条论流产，认为菟丝子是治流产之第一要药，自拟寿胎丸（重用菟丝子为主药，加续断、寄生、阿胶等）；认为黄芩能开血闭故损胎，所谓黄芩保胎的说法是错误的。

论难产治法

向治难产，曾拟有大顺汤方载三期八卷，系党参、当归各一两，生赭石细末一两，用之多次，皆能随手奏效。因病家不知制方之义，恒有欲用之而畏赭石过多者。夫赭石之原质，为铁氧化合，其性原甚和平，矧又重用人参、当归以驾驭之，虽用至二两，亦何危险之有哉？丙寅在津，有胡氏妇，临产二日未下，自备有利产药，服之无效。治以此方，加苏子、怀牛膝各四钱，服后半点钟即产下。又，丁卯在津，治河东车站旁陈氏妇，临产三日未下，亦治以此方，加苏子四钱、怀牛膝六钱，亦服药后半点钟即产矣。

且此方不独愚用之有效，他医士用之亦皆有效。天门友人崔兰亭来函谓：庚午仲冬，曾治潜邑张截港刘德猷之媳，临盆四日不产，甚至胎气上冲，神昏不语，呕吐不止，诸药皆不能受，危险万分，殓服均备，以为无法可治，待时而已。乃因有人介绍，来院求方，遂为开大顺汤原方，加冬葵子二钱，炒爆作引。服后而呕吐止，气息顺，精神已明了。迟半日，胎犹未下，俾按原方再服一剂，胎虽下而已死，产母则安然无恙。又，其年腊月上旬，同业罗俊华之夫人，临盆三日不下，医药不效。全家惊惶，迎为诊治。亦投以大顺汤，服后未半点钟，其胎即下，母子安然。由斯知《衷中参西录》真可为救命之书也。

按语：本条介绍了用大顺汤（党参、当归、生赭石）加减治疗难产的经验。

答鲍槎法问女子阴挺治法

阴挺之证，大抵因肝气郁而下陷。盖肝主筋，肝脉络阴器，肝又为肾行气，阴挺自阴中挺出，状类筋之所结，其病因肝气郁而下陷无疑也。愚向遇此证，用方书中成方不效，因拟得升肝舒郁汤方方在三期八卷，系生箭芪五钱，知母四钱，当归、乳香、没药各三钱，川芎、柴胡各钱半，服数剂即全消，以后屡次用之皆效。医界中有采用此方者，亦莫不效。邑中友人邵俊卿，寄居津门，原非业医，而好观方书，于拙著《衷中参西录》尤喜阅之。其友家眷属有患此证者，屡延医治不效，因求治于俊卿。俊卿治以此方，亦数剂即愈。后与愚觌面述之，以为奇异。盖此方虽皆为寻常药饵，而制方之意实甚周匣。方中黄芪与川芎、柴胡并用，补肝即以舒肝，而肝气之陷者可升；当归与乳香、没药并用，养肝即以调肝，而肝气之郁者可化。又恐黄芪性热，与肝中所寄之相火不宜，故又加知母之凉润滋阴者，与黄芪相济以解其热也。此方不惟治阴挺有特效，凡肝气郁而兼虚者，用之皆可奏效也。

按语： 此条介绍了用升肝舒郁汤（生箭芪五钱，知母四钱，当归、乳香、没药各三钱，川芎、柴胡各钱半）加减治疗子宫脱垂的经验。

论室女干病治法

《内经》谓女子二七天癸至。所谓二七者，十四岁也。然必足年足月十四岁，是则室女月信之通，当在年十五矣。若是，年至十五月信不通，即当预为之防。宜用整条生怀山药，轧细过罗，每用一两或八钱，煮作茶汤，调以蔗糖令适口，以之送服生鸡内金细末五分许，当点心用之，日两次，久则月信自然通下。此因山药善养血，鸡内金善通血也。若至因月信不通，饮食减少，渐觉灼热者，亦可治以此方，鸡内金末宜多用至一钱，服茶汤后再嚼服天冬二三钱。

至于病又加重，身体虚弱劳嗽，宜用拙拟资生通脉汤。方系生山药一两，龙眼肉六钱，净萸肉、甘枸杞各四钱，炒白术、玄参、生杭芍各三钱，生鸡内金、桃仁、甘草各二钱，红花钱半。灼热甚者，加生地一两。嗽不止者，加川贝三钱、生罂粟壳二钱。此方之后，载有数案。且用此方各有加减，若服资生通脉汤病虽见愈月信仍不至者，可参观所附案中加减诸方。

上所论诸方之外，愚有新拟之方：凡服资生通脉汤病见愈而月信不见者，可用生怀山药四两，煮浓汁，送服生鸡内金细末三钱。所余山药之渣，仍可水煮数次，当茶饮之。久之，月信必至。盖鸡内金生用，为通月信最要之药，而多用又恐稍损气分，故又多用山药至四两，以培气分也。

按语：此条介绍了治疗女子月事不通的经验，其中生怀山药、生鸡内金的用法为张锡纯的独到经验。

论小儿痉病治法

小儿为少阳之体，于时为春，春气固上升者也；于五行为木，木性喜上达者也。是以或灼热作有惊骇，其身中之元阳，恒挟气血上冲以扰其脑部，致其脑筋妄行，失其所司，而痉证作矣。痉者，其颈项硬直也，而或角弓反张，或肢体抽掣，亦皆概其中矣。此证治标之药中，莫如蜈蚣宜用全的，以其节节有脑也；西药中，莫如臭素加里—名臭剥及抱水格鲁拉儿—名绿养冰，以其能麻醉脑筋也。用治标之药以救其急，即审其病因，兼用治本之药以清其源，则标本并治，后自不反复也。

癸亥季春，愚在奉天立达医院，旬日之间，遇幼童温而兼痉者四人。愚皆以白虎汤治其温，以蜈蚣治其痉。其痉之剧者，全蜈蚣用至三条，加白虎汤中同煎服之，分数次饮下，皆随手奏效其详案皆在药物讲义《蜈蚣解》后案中，又皆少伍以他药。然其紧要处，全在白虎汤蜈蚣并用。又，乙丑季夏，愚在籍，有南门里张姓幼子患暑温兼痉，其痉发时，气息皆闭，日数次，灼热又甚剧，精神异常昏愦。延医数人，皆诿为不治。小儿荫潮投以大剂白虎汤，加全蜈蚣三条，俾分三次饮下，亦一剂而愈。

又，丙寅季春，愚因应友人延请，自沧来津。有河东俞姓童子病温兼出疹，周身壮热，渴嗜饮水，疹出三日，似靥非靥。观其神情，恍惚不安，脉象有力，摇摇而动，似将发痉。为开白虎汤加羚羊角钱半另煎兑服，此预防其发痉，所以未用蜈蚣。药未及煎，已抽搐大作。急煎药服下，顿愈。

至痉之因惊骇得者，当以清心、镇肝、安魂，定魄之药与蜈蚣并用，若朱砂、铁锈水、生龙骨、生牡蛎诸药是也。有热者，加羚羊角、青黛。有痰者，加节菖蒲、胆南星。有风者，加全蝎、僵蚕。气闭塞及牙关紧者，先以药吹鼻得嚏，后灌以汤药。

至于西药臭素加里及抱水格鲁拉儿，其麻醉脑筋之力原善镇惊使暂不发，可容徐用中药，以除病之根蒂。壬戌季秋，有奉天北陵旁艾姓孺子患痉证，一日数发。其发时痉挛甚剧，知觉全无，来院求为诊治。脉象数而有力，左部尤甚，右部兼有浮滑之象，知其肝有积热，胃有痰饮，又兼受外感之热以激动之，则痰火相并上冲，扰其脑部而发痉也。与以臭素加里三瓦，作三次服，为一日之量。又为疏方，用生石膏二两，生杭芍八钱，连翘三钱，薄荷叶钱半。煎汤两盅，分三次饮下。每服臭素加里一次，即继服汤药一次。一日夜间，病未反复。翌晨再诊，脉已和平。又与以西药一瓦，将汤药煎渣再服，病遂全愈。盖臭素加里及抱水格鲁拉儿，皆盐基之药，平和无毒，故可与中药并用也。

按语：本条介绍了小儿痉证的治疗经验，主张中药与西药配合、治标与治本兼顾，特别介绍了全蜈蚣治疗痉证的特殊功效。

答胡天宗问小儿暑天水泻及由泻变痢由疟转痢之治法

小儿少阳之体，不堪暑热，恒喜食凉饮冷以解暑。饮食失宜，遂多泄泻；泻多亡阴，益至燥渴多饮。而阴分虚损者，其小溲恒不利，所饮之水亦遂尽归大肠，因之泄泻愈甚，此小儿暑天水泻所以难治也。而所拟之方，若能与证吻合，则治之亦非难事。方用生怀山药一两，滑石八钱，生杭芍六钱，甘草三钱，煎汤一大盅，分三次温饮下。一剂病减，再剂全愈矣。方中之意：山药滋真阴，兼固其气；滑石泻暑热，兼利其水；甘草能和胃，兼能缓大便；芍药能调肝，又善利小便。肝胃调和，其泄泻尤易愈也。此方即拙著《衷中参西录·温病门》滋阴清燥汤，原治寒温之证深入阳明之府，上焦燥热，下焦滑泻，而小儿暑天水泻，其上焦亦必燥热，是以宜之。至于由泻变痢，由疟转痢者，治以此方，亦能随手奏效。何者？暑天热痢，最宜用天水散，方中滑石、甘草同用，固河间之天水散也；又可治以芍药甘草汤，方中白芍、甘草同用，即仲景之芍药甘草汤也。且由泻变痢，由疟转痢者，其真阴必然亏损，气化必不固摄，而又重用生山药为之滋阴固气化，是以无论由泄变痢、由疟转痢者皆宜。若服此药间有不效者，可加白头翁三钱，因白头翁原为治热痢之要药也。

按语：本条要点在于以生怀山药、滑石、生杭芍、甘草（热痢加白头翁）组方治疗小儿泻痢，堪称匠心独运。

论脾风治法

脾风之证，亦小儿发痉之证，即方书所谓慢惊风也。因慢惊二字欠解，近世方书有称慢脾风者，有但称脾风者。二名较之，似但称脾风较妥，因其证之起点由于脾胃虚寒也。盖小儿虽为少阳之体，而少阳实为稚阳，有若草木之萌芽，娇嫩畏寒，是以小儿或饮食起居多失于凉，或因有病过服凉药，或久疟久痢，即不服凉药亦可因虚生凉，浸成脾风之证。其始也，因脾胃阳虚，寒饮凝滞于贲门之间，阻塞饮食不能下行，即下行亦不能消化，是以上吐而下泻。久之，则真阴虚损，可作灼热。其寒饮充盛，迫其身中之阳气外浮，亦可作灼热，浸至肝虚风动，累及脑气筋，遂至发痉，手足抽掣。此证庄在田《福幼编》论之最详，其所拟之逐寒荡惊汤及加味理中地黄汤二方亦最善。愚用其方救人多矣，而因证制宜，又恒有所变通，方能随手奏效。试略录数则如下：

其第一方之逐寒荡惊汤，原为不受饮食者冲开胸膈之寒痰而设，是以将药捣碎，煎数沸，其药力即煎出。此防其久煎无力，不能冲开寒饮也。愚治一六岁幼童患脾风，饮食下咽，移时即吐出，投以逐寒荡惊汤不效。因思此方当以胡椒为主药，在药房中为罕用之品，或陈而减力，俾于食料铺中另买此味，且加倍用二钱，与诸药同煎服。一剂即将寒痰冲开，可以受食。继服加味理中地黄汤，数剂全愈。

又，治一五岁幼童，先治以逐寒荡惊汤，可进饮食矣，而滑泻殊甚。继投以加味理中地黄汤，一日连进两剂，泄泻不止，连所服之药亦皆泻出。遂改用红高丽参大者一支，轧为细末；又用生怀山药细末六钱煮作粥，送服参末一钱强。如此服至三次，其泻遂止。翌日仍用此方，恐作胀满，又于所服粥中调入西药百布圣六分。如此服至三日，病全愈。

又，治一未周岁小孩，食乳即吐，屡次服药亦吐出，额门下陷，睡时露睛，将成脾风。俾其于每吃乳时，用生硫黄细末一捻，置儿口中，乳汁送下，其吐渐稀，旬日全愈。

庄在田之《福幼编》，业医者大约皆熟阅其书，而参以愚所经历者数则，以治幼科脾风之证，大抵皆能治愈也。

按语：本条着重介绍了庄在田《福幼编》一书治疗小儿脾风（慢惊风）的经验，特别推崇其中的逐寒荡惊汤、加味理中地黄汤二方。

治幼年温热证宜预防其出痧疹

幼年温热诸证，多与痧疹并至。然温热之病，初得即知，至痧疹初得，其毒恒内伏而外无现象，或迟至多日始出，又或不能自出，必俟服托表之药而后能出。若思患预防，宜于治温热之时，少用清表痧疹之药，不然恐其毒盘结于内不能发出，其温热之病亦不能愈也。愚临证数十年，治愈温热痧疹者不胜计，莫不于治温热药中，时时少加以清表痧疹之品，以防痧疹之毒内蕴而不能透出。故恒有温热之病，经他医治疗，旬日不愈，势极危险，后经愚为诊治，遂发出痧疹而愈者。今略登数案于下，以为征实。

奉天小南关马氏幼女，年六七岁，得温病，屡经医治，旬余，病势益进，亦遂委之于命，不复治疗。适其族家有幼子得险证，经愚治愈，因转念其女病犹可治，殷勤相求。其脉象数而有力，肌肤热而干涩，卧床上辗转不安，其心中似甚烦躁。以为病久阴亏，不堪外感之灼热，或其痧疹之毒伏藏于内，久未透出，是以其病之现状如是也。问其大便，数日一行。遂为疏方：生石膏细末二两，潞党参四钱，玄参、天冬、知母、生怀山药各五钱，连翘、甘草各二钱，蝉蜕一钱，煎汤两盅，分数次温饮下。连服二剂，大热已退，大便通下，其精神仍似骚扰不安。再诊其脉，较前无力而浮。拟其病已还表，其余热当可汗解。用西药阿斯必林二分强，和白蔗糖水冲服下，周身微汗，透出白痧若干而愈。乃知其从前辗转、骚扰不安者，因其白痧未发出也。为每剂中皆有透表之品，故其病易还表，而其痧疹之毒复亦易随发汗之药透出也。

又，奉天大南关烧锅胡同刘世忱之幼女，年五岁，周身发热，上焦燥渴，下焦滑泻，迁延日久，精神昏愦，危至极点，脉象数而无力，重诊即无。为疏方，用生怀山药一两，滑石八钱，连翘、生杭药、甘草各三钱，蝉蜕、羚羊角此一味另煎当水饮之，煎至数次尚有力各一钱半，煎汤一盅半，分三次温服下。周身发出白痧，上焦烦渴、下焦滑泻皆愈。按：此方即三期第五卷滋阴宣解汤加羚羊角也。凡幼年得温热病即滑泻者，尤须防其痧疹之毒内伏不能外出滑泻则身弱，恒无力托痧疹之毒外出。此方既能清热止泻，又能表毒外出，所以一药而愈也。

奉天粮秣厂科员王啸岑之子，年二十八岁，周身发热，出白痧甚密。经医调治失宜，迁延至旬日，病益加剧。医者又欲用大青龙汤减去石膏，啸岑疑其性热不敢用，延愚为之诊治。其周身发热，却非大热，脉数五至，似有力而非洪实，舌苔干黑，言语不真，其心中似怔忡，又似烦躁，自觉难受莫支。其家人谓其未病之时，实劳心过度，后遂得此病。参之脉象病情，知其真阴内亏，外感之实热又相铄耗，故其舌干如斯，心中之怔忡烦躁又如斯也。问其大便，数日未行，似欲便而不能下通。遂疏方，用生石膏细末三两，潞党参五钱，生山药五钱，知母、天花粉各八钱，连翘、甘草各二钱，生地黄一两半，蝉蜕一钱。俾煎汤三盅，分三次温饮下。又嘱其服药之后，再用猪胆汁少调以醋，用灌肠器注射之，以通其大便。病家果皆如所嘱。翌日视之，大便已通下，其灼热、怔忡、烦躁皆愈强半。舌苔未退，而干黑稍瘥。又将原方减石膏之半，生地黄改用一两，连服三剂，忽又遍身出疹，大便又通下，其灼热、怔忡、烦躁始全愈。恐其疹出回急，复为开清毒托表之药，俾服数剂以善其后。按：此证既出痧矣，原不料其后复出疹，而每剂药中皆有透表之品者，实恐其蕴有痧毒未尽发出也，而痧毒之终能发出，实即得力于此。然非临时细细体察，拟方时处处周密，又何能得此意外之功效哉？按：此证非幼科，因亦温而兼疹，故连类及之，且俾人知温而兼疹之证，非独幼科有之，即壮年亦间有之也。

按语： 本条重在指出，痧疹未出时可能被忽视，以致误治或延误病情，故应该在宜于治温热之时，少加清表痧疹之药，以防痧疹不能透出。这是张锡纯经验之谈，值得借鉴。

论治疯犬伤方

疯犬伤证甚为危险。古方用斑蝥虽能治愈，然百日之内忌见水，忌闻锣声，忌食诸豆，忌行苘麻（苘音qǐng。苘麻，植物名，又名青麻、白麻）之地及手摩苘麻，又须切忌房事百日。犯以上所忌，其证仍反复。如此保养，甚不易也。歙县友人胡天宗，深悯患此证者不易挽救，曾登《绍兴医报》征求良方。继有江东束子嘉氏登报相告，谓曾用《金匮》下瘀血汤治愈二人。又继有江西黄国材氏登报相告，谓系异人传授一方，用大蜈蚣一条，大黄一两，甘草一两，煎汤服，甚验。如服后病者稍安静，未几又发，再依此方续服。病必愈，乃可止。后附有治验之案二则，皆疯已发动服此药治愈者。按：此方诚为至善良方。天宗谓俗传冬令蛇藏土洞，口衔或泥或草。迨至春日出蛰，口吐所衔之物，犬嗅之即成疯犬。此理可信。盖犬性善嗅，有殊异之气味，辄喜嗅之，是以独中其毒，而疯后咬人，是蛇之毒递传于人也。方中用蜈蚣一条，则蛇毒可解矣。又，此证束氏谓曾用《金匮》下瘀血汤治愈两人，由斯知此证必有瘀血，下之则可愈。方中用大黄一两，其瘀血当可尽下；又加甘草一两，既善解毒，又能缓大黄之峻攻，此所以为良方也。然此方善矣，而未知愈后亦多禁忌否。若仍然有禁忌，是善犹未尽善也。而愚在奉天时，得其地相传之方。凡用其方者，服后即脱然无累，百无禁忌，真良方也！其方用片灰即枪药之轧成片者，系硫黄、火硝、木炭制成三钱，鲜枸杞根三两，煎汤送下，必自小便下恶浊之物若干而愈。愈后惟禁房事旬日。然药不可早服，必被伤后或五六日，或七八日，觉内风萌动，骚扰不安，然后服之方效。此乃屡试屡效之方，万无闪失也。枸杞根即药中之地骨皮，然地骨但用根上之皮，兹则连皮中之木用之。

又，吴县友人陆晋笙，于丁卯中秋相遇于津门，论及此证。晋笙言，凡疯狗脊骨中皆有毒虫，若将其脊骨中脂膜刮下，炮作炭服之，可自二便中下恶浊之物即愈。有族孙患此证，治以此方，果愈。然所虑者，吃人之疯犬，未必能获之也。

又，无锡友人周小农，曾登《山西医学杂志》，论治疯犬咬伤之方。谓岁己丑，象邑多疯犬，遭其害者治多无效。适有耕牛亦遭此患而毙，剖其腹，有血块大如斗，黧紫，搅之蠕蠕然动，一方惊传异事。有张君者，晓医理，闻之悟曰："仲景云'瘀热在里，其人发狂'，又云'其人如狂者，血证谛也。下血，狂乃愈'。今犯此证者，大抵如狂如癫，得非瘀血为之乎？不然，牛腹中何以有此怪物耶？吾今得其要矣。"于斯用仲景下瘀血汤治之，不论证之轻重，毒之发与未发，莫不应手而愈。转以告人，百不失一。其所用之方，将古时分量折为今时分量，而略有变通，方用大黄三钱，桃仁七粒，地鳖虫去足炒七个，共为细末，加蜂蜜三钱，用酒一茶碗，煎至七分，连渣服之。如不能饮酒者，水酒各半煎服亦可。服后，二便当下恶浊之物，日进一剂，迨二便如常，又宜再服两剂，总要大小便无纤毫恶浊为度。服此药者，但忌房事数日，其余则一概不忌。若治小儿，药剂减半。妊妇亦可放胆服之，切莫忌较。按：服此方果如上所云，诚为佳方，而张君竟于牛腹中血块悟出，其功德固无量也。惜传此事者，但详其姓，未详其名耳。

东人有预防狂犬伤病注射药，装以玻璃小管，重一瓦，名狂犬注射液。遇有狂犬伤者，于伤处皮下注射一管，可无他患。须忌房事旬余，他无所忌，亦佳方也。

香荪附记：同邑友人张俊轩据周筱峰君云，其戚某，得一治疯犬咬伤秘法。其方系用白雄鸡一只，取其嘴及腿之下截连爪，及其胆、肫[1]皮、翅尖翎、尾上翎，加银朱三钱，鳔[2]须三寸，用绵纸三四张裹之，缟麻扎紧，用香油四两浸透，以火燃之，余油亦浇其上，烧为炭，研末，黄酒送服，通身得汗即愈。愈后除忌房事旬日外，余无所忌。屡试屡验，真仙方也。

按语：本条介绍了几种治疗狂犬病的方法，可作研究的材料，但鉴于狂犬病的极高死亡率以及疫苗的常规化使用，其中多数方法的实用价值已经不大了。

解触电气

将平地掘二尺深，长宽可卧一人，用水泼湿。将人置其中，手足皆绑上铁条凡铁器之长者皆可用。铁条之两端，一靠手足之心，一埋地中，所受之电气即可由四根铁条引入地中。其人虽至无气，但视其全体无破处，即可救活。或身有破处，而头面无伤，亦可救活。此系奉天相传之方，似甚有理。愚曾将此方登于《绍兴医报》一百十二期至一百十九期。

有古歙某村报告原署名处即此六字言，年前在歙，邻

[1] 肫，音 zhūn，禽类的胃，亦称胗。
[2] 鳔，音 biào，某些鱼类体内可以涨缩的气囊。

村湖田有一卖鱼干者，将午触电，死于路。其弟为之即时扛回，置家门外泥土上。因窭（jù，贫穷）贫不能殓，多方告贷。夜半，殓具始备，行将殓矣，其人忽醒，共相惊异，后知所触电气久之为泥引出，是以复活。今参阅张君解触电之方，信为确有效验。总之，若有触电而死者，不可即时入殓，须照张君所登之方救之。最好去衣，令仰卧泥窟中，兼用绑铁条之法，当可能救活也。

阅此报告之文，因忆愚在籍时，有邻村星马村于姓壮年，赴城赶集，三人同行。途中逢雨，于姓行在前。后行者见前有电光下彻，且有声如小爆竹雷声远听则大、近听则甚小，于姓忽仆于地，视之无气。其二人一为看守，一往家送信。及家中来人，于姓已复活，此亦因久卧湿泥中而电气尽解也。后愚与晤面，询之，言仆时初不自觉，及醒后则周身骨筋作疼，数日方愈。由斯观之，触电气者但久卧湿泥中，即可救愈。若更用手足绑铁条之法，救愈当更速也。虽云头面破者难救，然亦当以此法救之，不可轻弃人命也。

按语：本条讲触电急救。以现在的眼光看，张锡纯所讲的方法是不正确的，对原理的解释也是不能成立的，所述的两个案例如果属实，也可能是触电晕厥后自行苏醒，与湿地、铁条等并无关系。不过，张锡纯强调对于此类伤者一定要设法施救，"不可轻弃人命"，表现出医生应有的责任感，是很值得赞赏、学习的。

外伤甚重救急方

【神授普济五行妙化丹】 治外伤甚重，其人呼吸已停，或因惊吓而猝然罔觉，甚至气息已断，急用此丹一厘，点大眼角，男左女右，再用三分，以开水吞服。其不知服者，开水冲药灌之，须臾即可苏醒。并治一切暴病、霍乱、痧证、小儿痉痫、火眼、牙疳、红白痢疾等证，皆效。爰录其方于下：

火硝八两　　皂矾二两　　明雄黄一两　　辰砂三钱　　真梅

片二钱

共为极细末，瓶贮勿令泄气。

此方为天门县友人崔兰亭所传。崔君为湖北潜江红十字分会张港义务医院院长，恒以此方救人。爰录其来函于下：

戊辰冬，本镇有吴姓幼童，年六岁，由牛马厂经过，一牛以角抵入幼童口中，破至耳边，血流不止，幼童已死。此童无祖无父，其祖母及其母闻之，皆吓死。急迎为挽救，即取食盐炒热熨丹田，用妙化丹点大眼角，幼童即活。再用妙化丹点其祖母及其母大眼角，须臾亦活。再用灰锰氧将幼童内外洗净，外以胶布贴之，加绑扎，内食牛乳。三日后视之，已生肌矣。又每日用灰锰氧冲水洗之，两旬全愈，愈后并无疤痕。

又，民国六年四月中旬，潜邑张港一妇人，二十余岁，因割麦争界，言语不周，被人举足一踢，仆地而死。经数医生，有用吹鼻者，有用鹅换气[1]者，有用乌梅擦牙者，百方千方，种种无效。惹事者全家监押于法厅。其家所请律师谢龙文君求为往视。其身冷如冰，牙关紧闭，一日有余矣，而其胸犹微温。急用妙化丹点其大眼角，用食盐二斤炒热，作两包，熨其丹田，轮流更换，得暖气以助生气。二炷香之久，牙关已开，遂用红糖冲开水服之即活。用妙化丹点大眼角，男左女右，因大眼角名睛明穴，此处窍通则百窍皆通，起死回生之术，实自熟读《内经》中来也。

又，乙丑季夏上旬，曾治刘衣福，年过四旬，因分家起争，被其弟用刀伤脐下，其肠流出盈盆，忽然上气喘急，大汗如雨。经数医诊治，皆无把握，因迎生速往诊视。观其形状危险，有将脱之势，遂急用生黄芪、净萸肉、生山药各一两，固其气以防其脱。煎汤服后，喘定汗止。检视其肠已破，流有粪出，遂先用灰锰氧冲水，将粪血洗净。所破之肠，又急用桑根白皮作线为之缝好，再略上磺碘，将其肠慢慢纳进。再用洋白线将肚皮缝好，又用纱布浸灰锰氧水中，候温，复其上，用白士林少调磺碘作药棉，覆其上，用绷带扎住，一日一换。内服用《衷中参西录》内托生肌散，变为汤剂，一日煎渣再服，三星期全愈。

按：此证未尝用妙化丹，因其伤重而且险，竟能救愈，洵堪为治此重伤者之表准，故连类及之。且所用内托生肌散，为愚治疮毒破后生肌之方。凡疮破后溃烂，不速生肌者，用之最效。其方系生黄芪四两，天花粉三两，粉甘草二两，丹参、乳香、没药各两半，共为细末，每服三钱，开水送下，日服三次。若欲将散剂变为汤剂，宜先将天花粉改为四两，一剂分作八剂，一日之间煎渣再服，其生肌之力较服散药尤效。又，愚答友人陆晋笙书中在后，有脐下生疮破后出尿之方，较此方少丹参，用之亦甚效验，能治愈至险之疮证，可参观。

按语：本条着重介绍了两首急救方剂——神授普济五行妙化丹和内托生肌散，所述病例都颇为惊人，值得研究。

医学衷中参西录第五期第八卷

此卷前半为致医界同人之书，或论医学，或论养生，或论学医之法，或论医学教授之法。后半为医界同人来函，皆系用本书中诸方，或即原方略有加减以治愈诸病而来函相告，或登诸各处医学志报相告者。

致陆晋笙书

晋笙先生道鉴：鲟溪诸著作[1]，炳照寰区，弟捧读之际，恒殷景慕，独惜方域遥隔，未得面聆金玉耳。近阅《绍兴医报》，登有慎重性命之论，洋洋数千言，历指西医之弊，直如温太真燃犀，光彻牛渚[2]。而论中征求同志，历序医界之沟通中西者，弟名僭（jiàn，超越本分）列其中。夫弟本庸才，原非能沟通中西也，然读先生之论，未尝不抚掌称快也。盖西人虽讲实验，然能验人身之血，不能验人身之气，故西人有治贫血之药，无治贫气之药。夫人之身中气血并重，而气尤为生命之根本，较血更为紧要。西人因无治贫气之药，是以一遇气分虚陷之证，即束手无策，此固西医之大缺陷也。且不独治内伤有然也，外科原为西人之所长，至疮疡非重用补气之药不愈者，西人亦恒对之束手。奉天高等师范学校书记张纪三，因瘟病服药错误，少腹肿疼，后破孔五个，小便时五孔中皆出尿。西人谓须得割剖缝补，大施手术，然用手术时，须先自立情愿书，是不敢保其必无闪失也，因此未敢遽治，迟延数日，肾囊亦肿而溃烂，睾丸透露，遂异来院中，求为诊治。因晓之曰："此疮溃烂深而旁达，无由敷药，而下焦为元气所存，又不可轻施割剖。然亦无须割剖也，惟多服补助气血之药，而少佐以化瘀解毒之品，俾气血壮旺，自能自内生肌，排脓外出。至所破之孔皆愈，小便自归正路矣。"为疏方：生箭芪、天花粉各一两，金银花、乳香、没药、甘草各三钱。煎汤连服二十余剂，溃烂之孔皆自内生肌，排脓外出，结痂全愈。此证始终未尝敷药，而生肌若斯之速者，全赖黄芪补气之力也。西人为

［1］鲟溪诸著作，指陆晋笙编写的以鲟溪为名的系列医著。

［2］这里用的是"牛渚燃犀"的典故。据《元和郡县图志》《晋书·温峤传》等文献记载，晋代温峤（音qiáo）来到一个叫做牛渚矶的地方，水深不可测，世云其下多怪物。温峤焚烧犀角而照之，看到了水下奇形怪状的各种各样水怪。后来人们就用"燃犀"或"牛渚燃犀"比喻洞察奸邪。

无治贫气之药，是以对此等证而不得不为之割剖缝补，以轻试其行险之手术也。

又，西人对于癫狂痉痫神昏等证，皆谓系脑髓神经病，然用药或麻醉其神经，或调补其神经，鲜克有愈者。奉天林布都道尹之哲嗣凤巢，患癫狂证，居大连东人（此指日本人）医院，调治年余。东人治以西法，日饮以缬草即中药之甘松丁几，谓系为调养神经之妙品，然终分毫无效。后来奉，至院中求治。知系顽痰过甚，充塞其心脑相通之路，因以隔阂其神明也。投以大承气汤，加生赭石细末两半，同煎汤，送服甘遂细末钱半，降下痰涎若干。后间三日服一次，服至四次全愈。

又，小儿荫潮自京都来信言：治一陆军书记官王竹孙，年四十余，每至晚八点钟，即不省人事，四肢微有抽掣，甚畏灯光。军中医官治以镇安神经药，罔效。后荫潮治以铁锈、生地各六钱，煎汤送服人参小块三钱，约服二十剂，病遂脱然。盖此证乃胸中大气即宗气虚损，不能上达脑部以斡旋其神经，保合其神明，所以昏不知人，而复作抽掣也。病发于晚间者，因其时身中之气化下降，大气之虚者益虚也。其畏灯光者，因其肝血虚而生热，其中所寄之相火乘时上扰脑部，脑中苦烦热，故畏见灯光也。是以用人参以补大气之虚，铁锈、生地以镇肝、生血、凉血，未尝用药理其脑部，而脑部自理也。

合之以上数则，皆系探本穷源之治法，西人亦知焉否乎？夫弟所著之书，原以"衷中参西"为名，非无取于西法也，特深异今之崇尚西法者直以其法无所不善、无所不备，然以弟视之，西医尚在幼稚时代耳。

按语：本条从几个病例入手，指出西医在对疾病的认识和治疗手段上存在盲点和无能为力之处，中医则能解决一些西医无法解决的问题，主张对西医的长处应该主动吸取，但不能盲目崇拜。

复宗弟相臣书

深承厚意，赠以冉雪峰《温病鼠疫问题解决》一书。细阅之，见其论温病及鼠疫皆精确。其论温病也，详论其脉之变化，及谓喉证、痘疹皆属于温，诚为具有特识。其论鼠疫也，谓其毒发源于肾，其究归于肺燥，而有阳燥阴燥之殊，实毫丝不爽。至引证《内经》，又颇见费尽苦心为世说法。盖观《寒热篇》一岁二岁之文，原为瘰疬致发寒热者言，而其毒发于肾水名鼠瘘，即疫毒发于肾水名鼠疫，其理原相通也。愚在奉，曾治中国银行施兰孙，浙江人，患鼠疫，肢冷，脉沉迟，舌干亮如镜，精神时明时愦，恒作谵语。知其热郁在中，兼肾中真阴不能上达。投以《衷中参西录》白虎加人参以山药代粳米汤，又以玄参代知母玄参不但补肾，其中心白而且空，其味甘胜于苦，又为清补肺脏之要药，一剂手不凉而脉起，再剂而愈。及观冉君所论鼠疫，"肢冷脉沉迟则热进，厥回脉浮数则热退"，与弟所治者若合符节，冉君诚近世医界之翘楚[1]也。楚国有才，其信然乎！

按语：本条对冉雪峰有关鼠疫的著作深表赞赏，并结合自己的临床经验予以印证。

复傅鹤皋书

鹤皋先生雅鉴：弟居恒尝谓，卫生之道在培养精神，使精神壮旺以保合全身，自不为外邪所袭，此乃卫生之要着也。及阅本报杭州《三三医报》十五期，读先生之论卫生，诚为先得我心。至论西人之卫生，谓皆求诸外，非能保养人身之本髓，尤为不磨之论。至谓石膏可以消暑，每当热时，日煎服生石膏两余，以消除暑热，识见更高人数等矣。以视夫病遇阳明大热，而犹不敢放胆重用生石膏者，其识见之高下，岂可同日语哉！至弟对于佛老之道，原属门外汉，然心焉好之，偶有所见而登于志报者，非以传道也，实欲藉以访友也。及观先生书中云云，知于佛老之道研究极深，特因功候未到，故心不免有出入耳。《金刚经》云："无所住而生

[1] 翘楚，音 qiáochǔ，本指高出杂树丛的荆树，后用以比喻杰出的人才或突出的事物。

其心。"当日佛家六祖即因此一语而悟道，则此语之妙可知。盖无所住之心，即脑中虚灵之元神也。所谓无所住而复生其心者，谓此虚灵之元神，时随目光下照，虽若天道下济光明，无心成化，而仍觉与下焦元气有欣欣相恋之情，其心自不他走，且不落顽空，即抱朴子所谓意双则和，和则增寿也。弟之见解如此，质诸先生，以为然否？

　　按语：此条系与友人切磋探讨养生保健方面的见解。张锡纯一如既往地表达了其对道家内炼之法的推崇。

复宾仙园书

　　敬复者：因令友肾虚不能作强，有碍求嗣，代为问方。此诚不易治疗之证也。按此证向因劳心、劳力过度，且夏日汗出如洗，当此之际，元气已伤。其脚肿者，乃气分因虚不能宣通且下陷也。医者不知，投以滋泥补肾之品，气分愈不宣通矣。夫男子之生殖器，名之为势，纯系气化之贯注以充举之。兹因气分不能宣通，所以气化不能贯注，而更服当归芦荟丸、龙胆泻肝汤以伤其阳分，致阳虚自汗，日久不已，元气益因之伤损，所以其阳不但痿而且缩矣。盖前之阳痿，偶因气化不能贯注，此犹易治；后之阳缩，诚因元气亏损，其元阳之根柢已伤，所以分毫不能用事。夫元阳之根既在元气，若欲元阳壮旺者，自当以培补元气为主，特是人之元气禀于先天观第一卷《元气诠》自明，非若后天之气可以药饵补助也，惟内炼家有补助元气之法，静坐之功是也。愚幸粗识门径，试为详细陈之。其法：每当静坐之时，闭目存神，默运脑中，自然之知觉随目光下注丹田，《丹经》所谓凝神入气穴也，《佛经》所谓北斗里看明星也。此法要处，在勿忘勿助。盖忘之则一曝十寒，工夫间断；助之则着于迹象，已落后天。故善用此功者，但用脑中之元神，不用心中之识神。元神者，无思无虑，自然虚灵，灵而曰虚，仍属先天；识神者，有思有虑，灵而不虚，灵既不虚，则已落后天矣。元气本为先天之气，惟常照以先天之性光，则元气自然生长，阳事自然兴举矣。所尤当知者，若静坐时心神易走，宜暂持以后天工夫，用心肾交感之法，使心降肾升，意念欣欣，如婴儿姹女之相恋。移时，其心不外驰，可再用功如前。此乃文火、武火相济而为用者也。究之，此中消息，宜善自体验，非可尽以言语传也。

至其心跳、耳鸣、便浊诸证，治以日用服食之品，亦即可愈。宜用生怀山药轧作粉，每用一两，或七八钱，凉水调和，煮成茶汤，饥时当点心用之。欲其适口，可加白蔗糖。久之，诸病自愈。

按语：本条回答关于肾虚阳痿的问题，建议患者用内炼之法自行调理，并对调理的方法做了比较详细的解说。

复胡剑华书

剑华仁兄雅鉴：著灵子术者系东人，为著此书，精思十昼夜未尝进食，因悟得此术，不但能使周身跳动，即一切器皿，手抚之皆能令其跳动。究之，吾中华之哲学，彼固分毫无心得，故于卫生之道亦毫无补益。虽周身跳动时亦形愉快，然适足耗扰精神，是以其人未及中寿而亡。欲明卫生之理，当明以术延命之法，而以术延命法中，有清修双修之殊。伍冲虚之《天仙正理》《仙佛合宗》，柳华阳之《金仙证论》《慧命经》，清修法也；魏伯阳之《参同契》，张紫阳之《悟真篇》，双修法也。至卫生妙之尤妙者，则又以吕纯阳之妙丹法为最_{纯阳书中有"更有妙丹法"云云}。此乃本阴阳互根之理，以行阴阳栽接之术，只此夫妇居室之常，即均在花甲之年，勤而修之，亦可同登仙箓。此《佛经》所谓"躯壳禅"也，所谓"色即是空，空即是色"也；《丹经》所谓"知其雄，守其雌"也，所谓"无欲以观其妙，有欲以观其窍"也。然其道仍须得名师传授，不然，虽聪明过颜闵[1]，徒索诸篇章，无益也。

至贵友之咯血六年，病势已危，原属不治之证。初所用泻心汤，虽系治吐血之良方，而用于此证，实难取效。后所用之山药、赭石、花蕊石、龙骨、牡蛎诸药，亦极稳妥，其如病证之不可挽回何？事后追维，自疑用药之未能尽善，此乃仁人君子之用心。究之，用药何尝有误哉？因思凡咳而吐血者，其治法当先注意止其咳嗽。弟凡遇咳嗽而吐血者，若其脉象虚数，恒用生怀山药细末煮作粥，送服川贝母细末。一日之间，山药约服至二两，川贝末约服至六七钱川贝不苦，不难多服。若服之觉闷者，可服西药含糖百布圣钱许。如无此药，可服鸡内金细末钱许。若觉热者，可嚼服天门冬二三钱，其咳嗽往往能愈，咳血之证恒随之同愈。其有咳血仍不愈者，可再用三七细末与赭石忌用醋淬，宜用生者轧细细末等分和匀，开水送服二钱。其有热者，用生地数钱煎汤送服，辄能奏效。因其咳嗽既愈，咳血亦不难治矣。然此仍论寻常咳血也。若兄之友，其咳血六年，虚弱已极，又不可以此概论也。

按语：本条首先对传自日本的灵子术及中国道家的修炼方法表达了自己的看法，进而建议咯血患者先治好咳嗽（用生山药粥送服川贝粉，酌加鸡内金、三七末、生代赭石等），咯血问题就不难解决了。

复王肖舫问 《内经》 注疏何家最善书

昨蒙寄书，虚怀下问《内经》以何家注疏为最善。弟于《内经》注疏诸家，所见无多。自陈修园于注《内经》家独推张隐庵。考张氏之注，原鸠合其一时同仁共成之，似较他家注疏为优，然其中谬误穿凿之处，亦复不少。盖《内经》一书，虽传自开天辟地之圣神，实互相授受，至春秋之末，始笔之于书。其选次授受之际，约皆有所附会，与经文以俱传。是以《内经》之文有非圣神不能言者，有近于战国策士夸张之语、殊鲜实际者，而注之者必皆一一视为圣神语录，逐句细为诠解，此谬误穿凿之所由来也。是以愚生平读《内经》，虽挨篇遍读，实非遍记，亦不留意注疏，而每读至精华之处，直觉其言包罗万有，不但为医学鼻祖，一切后世种种学问，实皆属于《内经》之中。至偶有会心之处，恒若迥出注疏之外者。有如弟生平慕哲学，而泛览群书，莫得宗旨。后读《内经》，至《四气调神篇》，有曰"使志若伏若匿，若有私意，若已有得"，乃恍悟养生之道。更触类旁通，并知《佛经》所谓"应无所住而生其心"者亦此义，道书所谓"意双则和，和则增寿"者亦此义也。

又，尝观西人论地为球形，人处于地之上下，实无分于上下，其语甚奇。及读《内经·五运行大论》"帝问：地之为下否乎？岐伯曰：地为人之下，太虚之中也。帝曰：冯音凭乎？岐伯曰：大气举之也"数语，乃知人在地上者，固以地为下，即人在地下者，亦以地为下，故岐伯谓地为人之下也。继之，又释之为太虚之中，原大气之所包举，实无所为上下也。西人之讲地学者，早包括于《内经》数语中也。兄果有志研究《内经》，正不妨寻章摘句，择其至精至纯之处，借以瀹我性灵，益我神智，此所谓会心处不在多也。况《内经》精纯之处，其光华流露，如日月经天，朗朗照人，令人心目俱爽，无事费心索解，自能豁然贯通，又何须乎诸家之注疏哉！

按语：本条谈《黄帝内经》注家，并没有正面回答来函提出的问题，而是主张不要过度依赖注家之言，而应自己体会。

复相臣哲嗣毅武书

毅武老世讲[1]青及[2]：来函已收到矣。志学情殷，恳恳欲奉愚为师，夫愚之医学，岂足为人师哉？然良骥呈材，志在千里，而识途之效，或有时少资于老马。愚今年过花甲矣，少承家训，自幼学即留心医药，至弱冠

[1] 世讲：本义是指两姓子孙世世有共同讲学的情谊，后称朋友的后辈为世讲。

[2] 青及：旧时客套话，意思是承蒙您青眼相待，大多用于书信开头的称谓后面。

即为人疏方，浮沉医界者四十余年，犹幸精神不衰，记忆如旧，诊病余暇，即研究医学，而心力能到之处，亦时启新悟。今特即管窥所见及者，为世讲粗陈习医门径，其大纲约有三则：

一在明药性。《神农本经》为讲药性之祖，胜于后世本草远矣。然亦间有不可靠之时，或药性古今有变更，或地道生殖有优劣，或因古人书皆口授，次第相传，至笔之于书时，其中不无差误。故欲审定药性，须一一自家亲尝，或临证时检对证之药但以一味投之，以观其效力。拙著《衷中参西录》中，恒单用生石膏数两退寒温大热，单用山萸肉数两治气虚汗脱，单用生山药数两治阴虚灼热，曾单用蒌仁数两治外感结胸，曾单用赭石数两治呕吐兼结证上下不通。若此者，非行险也，皆几经尝试，确知其药之能力性质，而后敢放胆用之，百用不至一失也。至于猛烈有毒之药，虽不敢轻施于人，亦必自少少尝试，渐渐加多，以确定其药性何如，乃知书之所谓猛烈者未必皆猛烈，所谓有毒者未必皆有毒。故《衷中参西录》中所用生硫黄、生水蛭诸药，而皆另有发明也。

一在调药方。古人之方，恒大寒大热并用。如《伤寒论》栀子干姜汤，栀子、干姜并用；附子泻心汤，附子、黄连并用；生姜泻心汤、甘草泻心汤，皆干姜、黄连并用。又如《金匮》风引汤、小青龙加石膏汤，皆干姜、石膏并用。至肾气丸，本方原干地黄即药房生地与桂、附同用，取其凉热相济、水火均调以奏功也。后世改用熟地，因其性偏于热，又恒去桂、附为六味丸，性虽和平，而一派滞泥，较之八味之原方，迥不如矣。由斯知古方大寒、大热并用，原各具精义。《衷中参西录》中拙拟之方百余，多系步趋先民规矩而少参新解，可细阅也。

一在审病机。一证之随时更变，始终原不一致，贵以吾人之精神息息与病机相赴。如《衷中参西录》第六卷载治一少年伤寒，已过旬日，阳明热实，大便燥结。原是承气汤证。因脉数，恐降后不解，投以白虎汤，一日连进二剂，冀其大便因凉润自通也。至晚九点钟，火似见退，而精神恍惚，大便仍未通下。再诊其脉，变为弦象。夫弦主火衰，亦主气虚，知此证清解已过，而大便仍不通者，因气分虚弱，不能运行白虎汤凉润之力也。遂俾单用野台参五钱煎汤服之，须臾大便即通，病亦遂愈。又载治一年过七旬之媪，得伤寒七八日间，其脉洪长有力，表里俱热，烦渴异常，大便自病后未行。因其年高且烦渴太甚，不敢遽用降药。投以白虎加人参汤，二剂，大便随通，一日降下三次。病稍见愈，而脉仍洪长。细审病因，当有结粪未下，遂单用大黄三钱煮数沸服之，下结粪四五枚，病从此遂愈。又载治一少年患伤寒，经医治愈，因饮食过度反复，三四日间，求为诊视。其脉洪长有力。投以大剂白虎汤治愈，脉静身凉，毫无他证。隔两日，复来相迎，言病人反复甚剧，有危在顷刻之虞。因思此证治愈甚的[1]，何遽如此反复？及至，见其痰涎壅盛，连连咳吐不竭，精神恍惚，言语错乱，身体颤动，殓服已备。诊其脉象和平，微嫌胃气不能畅行脉中。因恍悟，曰："前因饮食过度而复，此必又因饮食过少而复也。"其家人果谓有鉴前失，所与饮食诚甚少。愚曰："此次无须用药，饱食即可愈矣。"时已届晚八点钟。至明，饮食三次，每次仍节与之，病若失。统观以上三案，若少涉粗心，不能细审病机，即可误人性命。是以愚每临一险证，恒心力尽瘁。古人云良工苦心。愚于医道原非良工，然对于病机疑似之间，莫不惨淡经营，固四十年如一日也。此不足为外人道，可为世讲粗陈之耳。

按语：本条讲学医门径，要点在于明药性、调药方、审病机，貌似浅显，实则来自经验，大有深意，值得认真揣摩。

复冉雪峰问创建医学堂规则书

雪峰仁兄雅鉴：为创建医校，殷殷驰书下问，足见提倡医学之深心也。特是弟才庸识浅，何敢言千虑一得，而重违兄命，敢略陈刍荛[1]之言以备采择。

汉赵充国云："百闻不如一见。"此论用兵也。而用药等于用兵，故学医者亦耳闻不如目睹。医学校当与医院并立，合为一事，以医院中大夫充医学校中教员。众学生平日闻于师者，及见师之临证处方与所言者，若合符节，所治之病又皆能随手奏效，则学生对于经见之证，异日经手自疗，自然确有把握也。所可虑者，教员讲衍，无善本讲义可遵，不得不仍取《内经》《难经》《伤寒》《金匮》诸书为讲义。然如此以教学生，取径太远，非阐十年之功于此等书，不能卒业。即使能卒业矣，果能得心皆应手乎？是以弟在医院中教导学生，不敢徒慕高远，惟授以拙著《医学衷中参西录》，俾其自阅，于难领略处亦间为讲解。其中一百六十余方，需以三年之久，大抵学生能历睹弟用诸方以治愈诸证，是以三年期满，皆能行道救人。此非谓《内经》《难经》诸书可废也，因古籍紧要之处，已粗搜罗于拙著之中而便于领会也。我兄医界国手，负时重望，当广搜群籍撷其精，参以西学择其粹，独出见解，发古人所未发，补中西所未备，撰为医学新讲义，以教导生徒，诚千古之慧业也，济世之仁术也，岂不美哉！兄其勉旃（音 zhān，语气助词，相当于"之"或"之焉"），弟日望之矣。

按语：此条讨论医学生的培养问题，要点有二：一在于学用结合，勤于临证；二在于教材的编选。张锡纯主张自编新教材，既参考经典原著，又采纳西学精华，令学生在 3 年左右的时间内掌握足够的基础知识，可谓见识高远。

复刘希宪书

捧读瑶章，对于拙著溢分誉扬，不禁感愧交集。至推为知道，尤不敢任受。今之同善社非不佳，而弟未入者，诚以自古设坛讲道，对大说法，只言清修工夫，此性学也。至有能于性学甚了悟者，而后秘密传以命学，

[1] 刍荛：音 chú ráo，本义指割草打柴，又指浅陋的见解，为自谦之词。

[1] 偈，音 jì，偈语，梵语"偈佗"，即佛经中的唱颂词

此在释家为秘宗，在道家为教外别传。试观释家五祖传六祖时，因其偈语[1]悟彻性功，然后夜半放舟湖中，授以命功，其慎密竟至如此。今即入同善社，其秘密者能骤闻乎？盖但修性功，可使灵魂长存而不能化身。若性命双修，此身可化为玲珑，体步日月而无影，久之此身化为清气，可步云凌空，古所谓白日飞升者，此也。究其道之入手，不外大易一阴一阳互为之根二语。盖阴以阳为根则阴可长存，阳以阴为根则阳可长存，此天地之所以永久不敝也。人果能学天地互根长存之理，则亦可长存矣。由此知独修一身者固非，房术采炼、损人利己者更非矣。

按语：本篇系给朋友的回函，解释了自己不加入同善社的缘由。

宗弟相臣来函名树筠，直隶青县张家营人

自庚申年在鄂督署得览《衷中参西录》第一期大著，钦羡无似。历试诸方，莫不应手奏效，如鼓桴之相应，真活人之金丹，济世之慈航也。今闻我兄又撰医论，凡同仁本大著诸方及或有加减治愈之病证，皆可附载篇末，藉资参考。弟谨将数年来仿照《衷中参西录》治愈之案，择录数则寄呈。如有可采，并乞附载医论之后，实为荣幸之至。

定县吴锡三偕眷寓汉皋，其妻病，服药罔效。时弟服武昌督署务，诊其脉，浮而无力，胸次郁结，如有物堵塞，饮食至胃间，恒觉烧热不下。仿第二卷首方参赭镇气汤之义，用野台参六钱，赭石细末二两。将二药煎服，胸次即觉开通。服至二剂，饮食下行无碍。因其大便犹燥，再用当归、肉苁蓉各四钱，俾煎服，病若失。

芦台北涧李子芳，年四十二岁，壬戌五月间，因劳碌暑热，大便下血，且腹疼。医者多用西洋参、野於术、地榆炭、柏叶炭温涩之品投之，愈服愈危。小站王绍圃，余友也，代寄函询方，并将病源暨前方开示。余阅毕，遂为邮去《痢疾门》中所载菩提丹四服。每服

六十粒，日服一次。未几接复函，谓服毕血止，腹疼亦愈，极赞药之神妙。近年用此丹治赤痢及二便下血，愈者甚多。神妙之誉，非溢美也。

胞妹路姑，年四十余岁，体素瘦弱，久患脾胃湿寒，胃脘时觉疼痛，饮食减少，常作泄泻，完谷不化。因照《泄泻门》中益脾饼原方，为制一料，服之即愈。为善后计，又服一料，永久被除病根。

侄女秀姑，已于归（于归，女子出嫁）数载，因患瘰疬证成劳，喘嗽不休，或自汗，或心中怔忡，来函索方。余揣此系阴分亏损已极所致，俾先用《虚劳门》一味薯蓣饮，每日用生怀山药四两，煮汁两大碗，当茶频频温饮之。不数剂，喘定汗止，咳嗽亦见轻。继又兼服《泄泻门》中薯蓣粥，作点心用之，渐渐全愈。其祖翁亦业医，问此妙方出何医书，答以二方皆出自友人新著《衷中参西录》。因索书观之，大为叹服。余亦因知此二方之妙，后恒用之以治虚劳，救人甚伙。

河间裴幻因，年二十八岁，聪敏善书，寓天津，患咳嗽吐血，且咯吐甚多，气分太虚，喘息迫促，上焦烦热，其脉大而无力，右部尤甚，盖血脱而气亦将脱也。急用《吐衄门》保元寒降汤，加青竹茹、麦门冬各三钱。一剂血止。至第二剂，将台参五钱易为西洋参一钱，服之而愈。方病相投，效如影响。洵不误也。

河间刘君仲章，久仕鄂，年五十余岁，漏疮甚剧，屡治不痊，后兼泄泻不止。盖肠滑不固，故医药无灵。诊其脉，甚小弱，渐已成劳。嘱其用《泄泻门》薯蓣鸡子黄粥，一剂泻止。三服，精神焕发。十数日后，身体复原。此后凡遇虚泻久不愈者，用之屡收特效。

湖北督署韩承启，庆轩寅友也。其夫人年六旬，素多肝郁，浸至胸中大气下陷，其气短不足以息，因而努力呼吸，有似乎喘，喉干作渴，心中满闷怔忡，其脉甚沉微。知其胸中大气下陷过甚，肺中呼吸几有将停之势，非投以第四卷首方升陷汤以升补其大气不可。为录出原方，遵注大气陷之甚者将升麻加倍服。一剂后，吐出黏涎数碗，胸中顿觉舒畅。又于方中加半夏、陈皮，连服三剂，病遂霍然。盖此证因大气下陷，其胸肺胃脘无大气以斡旋之，约皆积有痰涎。迨服药后，大气来复，故能运转痰涎外出，此《金匮·水气门》所谓"大气一转，其气水气即痰涎乃散"也。从此知《衷中参西录》实为医学家不可不备之要书也。后大气下陷证数见不鲜，莫不用升陷汤加减治愈。

鄂督王子春将军之如夫人，年十九岁。因殇子过痛，肝气不畅，经水行时多而且久，或不时漏下。前服逍遥、归脾等药，皆无效。诊其脉，左关尺及右尺皆浮弦，一息五至强，口干不思食，腰疼无力，乃血亏而有热也。遂将女科《调经门》安冲汤去芪、术，加麦冬、霍石斛、香附米，俾服之。二剂血止。六剂后食量增加，口干腰疼皆愈。继将汤剂制作丸药，徐徐服之，月事亦从此调矣。

湖北医兵张某，患历节风证，西医名偻麻质斯，服其药年余无效，步履艰难，天未凉即着皮裤。诊其脉，浮数有力，知为经络虚而有热之象。遂用《痿废门》加味黄芪五物汤，遵注热者加知母，又加生薏米、鲜桑枝、牛膝、木通。服一剂觉轻减，三剂离杖，五剂痊愈。近年用此方治痛风、历节证，愈者甚多。若无热者，即用书中原方，亦甚效验。

津寓献县刘姓之婴孩，抽绵风不已，夜半询方，知病危急。适存有沧州敝号春和堂按小儿《风证门》所制定风丹，与以少许。服之立止，永未再犯。后屡用此方皆效，真保赤之良方也！凡药局中皆宜照《衷中参西录》所载原方，预制此丹，以备不时之需。

相臣哲嗣毅武来函名燕杰

前阅《绍兴医报》，有我师赐示习医门径三则。捧读之下，顿开茅塞。尊著《衷中参西录》第三期，受业反复细阅，方案之后所加精微诠解，莫不口诵心维。偶有会悟，辄能得心应手，临证之际，即获效果。是知

《衷中参西录》一书，奥妙无穷，特患不能精心探索以领取也。今敢即管窥所得，可实见诸临证者，详录数则，以质夫子。至审病用药之处有未尽合者，仍乞赐教。

族嫂，年三十余岁，身体甚弱，于季春忽患头疼，右边疼尤剧，以致上下眼睑皆疼，口中时溢涎沫，唾吐满地，经血两月未见，舌苔黏腻，左脉弦硬而浮，右脉沉滑。知系气血两虚，内有蕴热，挟肝胆之火上冲头目，且有热痰堵塞中焦也。为疏方，用尊著《药性解》赭石下所载治安东何道尹犹女（即侄女）之方加减：生赭石细末六钱，净山萸肉五钱，野台参、生杭芍、生龟板、当归身各三钱。一剂左边疼顿减，而右边之疼如故。遂用前方加丹皮二钱，赭石改用八钱。服后不但头疼悉愈，且口内涎沫亦无，惟月经仍未见。又改用赭石至一两，加川芎二钱服下。翌日，月事亦通。夫赭石向在药物中为罕用之品，而此方用之以治头疼，以治痰涎堵塞，以治月事不见，皆能随手奏效，实赭石之力居多。然非吾师对于赭石尽力提倡，极口赞扬，燕杰何能用之而左宜右有哉？

又，津埠三条石宋氏妇，年将四旬，身体羸弱，前二年即咳嗽吐痰，因不以为事，未尝调治。今春证浸加剧，屡次服药无效。诊其脉，左部弦细，右部微弱，数近六至。咳嗽，吐痰白色，气腥臭，喘促自汗，午后发热，夜间尤甚，胸膈满闷，饮食减少，大便秘结，知其已成劳瘵而兼肺病也。从前所服药十余纸，但以止嗽药治其肺病，而不知子虚补母之义，所以无效。为疏方，用《衷中参西录》首方资生汤加减：生山药八钱，玄参、大生地、净萸肉各六钱，生牡蛎、生杭芍、生赭石各四钱，於术、生鸡内金、甘草各二钱。煎服二剂，汗止喘轻，发热咳嗽稍愈。遂将前方去牡蛎，加蒌仁、地骨皮各三钱，山药改用一两，赭石改用六钱。连服十剂，诸病皆愈。为善后计，俾用《衷中参西录·泄泻门》薯蓣粥方，用生山药细末八钱煮粥，调白糖服之，早晚各一次。后月余，与介绍人晤面，言此时宋氏妇饮食甚多，身体较前健壮多矣。然此病本不易治，故服他医之药数十剂，寸效不见。乃病者喘逆迫促，竟能重用赭石以镇安其气，何用药之奇而奏效之捷也？燕杰答曰："余得名师传授耳。"介绍人似未遽信，因为详细述之，乃大叹服。

又，族兄泰，年三十余，素强壮无病。壬戌中秋，因在田间掘壑，劳苦过甚，自觉气力不支，即在壑中吃烟休息，少缓须臾，又复力作。至晚归家时，途中步行，觉两腿酸木不仁。及至夜间，两腿抽疼甚剧。适生在里，其弟扣门求为往治。诊其脉，迟滞而细，号呼不已，气逆不顺，身冷，小溲不利。遂用《衷中参西录》活络效灵丹方，加白芍三钱、桂枝尖二钱、生姜三片。一剂腿疼大减，小便即利，身冷亦退。再剂，霍然全愈。

又，天津西门外王媪，年五十七岁，右膝盖部发炎，红热肿疼，食减不眠。其嗣如珍延为诊视。至其家，闻病者呼号不止，口称救命。其右脉洪数有力，心悸头眩，舌苔白而腻，大便三日未行，小便赤热，按此足征湿热下注。予以活络效灵丹，加生石膏六钱，知母、怀牛膝、生薏米各四钱，甘草梢一钱，嘱服一剂。次日自能来寓，其疼减肿消，夜已成寐，尚云右臂酸疼。又即原方加青连翘、金银花、油松节各二钱，服之全愈。

又，族侄妇，年二十余，素性谨言，情志抑郁，因气分不舒，致四肢痉挛颤动，呼吸短促，胸中胀闷，约一昼夜。先延针科医治，云是鸡爪风，为刺囟门及十指尖，稍愈，旋即复作如故。其脉左部弦细，右部似有似无，一分钟数至百至。其两肩抬动，气逆作喘。询知其素不健壮，廉于饮食。盖肝属木而主筋，肝郁不舒则筋挛；肝郁恒侮其所胜，故脾土受伤而食少。遂为开《衷中参西录》培脾舒肝汤。为有逆气上干，又加生赭石细末五钱。嘱服二剂，痉挛即愈，气息亦平。遂去赭石，照原方又服数剂，以善其后。

又，族姊，适徐姓，年三十余，有妊流产，已旬日矣，忽然下血甚多，头晕腹胀，脉小无力。知为冲脉滑脱之证。予以《衷中参西录》固冲汤，加柴胡钱半，归身二钱，服药三剂即止，俾继服坤顺至宝丹以善其后。

又，族婶母，年四十余岁，身体素弱。因境遇不顺，又多抑郁，癸亥十月下旬，忽患头疼甚剧，已三日矣。族叔来舍，俾生往诊。及至，闻呻吟不已，卧床不起，言已针过百会及太阳两处，均未见效。其左脉微细如丝，按之即无，右脉亦无力。自言气息不接，胸闷不畅，不思饮食，自觉精神恍惚，似难支持，知其胸中之大气下陷也。其头疼者，因大气陷后，有他经之逆气乘虚上干也。遵用《衷中参西录》升陷汤原方，升提其下陷之大气，连服数剂全愈。

又，天津裕甡堂药局同事曹希贤，年二十五岁，自春日患吐血证，时发时愈，不以介意。至仲冬忽吐血较前剧，咳嗽音哑，面带贫血，胸中烦热，食少倦怠，屡治罔效，来寓求诊。左脉细弱，右脉则弦而有力。知其病久生热，其胃气因热上逆，血即随之上升也。为开《衷中参西录》寒降汤方，为其咳嗽音哑，加川贝三钱。连服二剂，病大轻减。又服二剂，不但吐血已止，而咳嗽音哑诸病皆愈。

又，族嫂，年三十五岁，初患风寒咳嗽，因懒于服药，不以为事。后渐至病重，始延医诊治。所服之药，皆温散燥烈之品，不知风寒久而化热，故越治越剧，几至不起。后生于腊底回里，族兄邀为诊视。脉象虚而无力，身瘦如柴，咳嗽微喘，饮食减少，大便泄泻，或兼白带。午后身热颧红，确系痨瘵已成。授以《衷中参西录》第一卷首方资生汤，加炒薏仁、茯苓片、生龙骨、生牡蛎各三钱，茵陈、炙甘草各钱半。服二剂，身热颧红皆退，咳嗽、泄泻亦见愈。后仍按此方加减，又服六剂，诸病皆痊。嘱其每日用生怀山药细末煮粥，调以白糖服之，以善其后。

孙香荪来函名蕊榜，　直隶盐山赵毛陶人

受业深痛家人遘遇疾病多为药误，于斯立志研究医学，上自农轩，下至近代著述诸家，莫不详阅深思，而卒未有心得。后读我师《衷中参西录》，如饮上池之水，觉心目俱爽，对于医理隔阂之处，莫不豁然贯彻，而临证亦遂觉确有把握。噫！我师著述之功效，于医界中可谓独有千古矣。今将遵用师方所治大证验案，择尤列下，敬祈教正，藉供研究。

一、用卫生防疫宝丹治霍乱验案

民国十三年六月，友人杜印三君之令堂得霍乱证，上吐下泻，转筋腹疼，六脉闭塞。生诊视后，为开卫生防疫宝丹方，共研作粉，每次服一钱。服第一次，吐泻稍止。服第二次，病即痊愈。

斯年初冬，陈列所第一科科长邓子辅君之儿娘得霍乱证，时已夜半，请为诊视。吐泻转筋，六脉皆无，心中迷乱，时作谵语。治以卫生防疫宝丹，初服仍吐，服至二次，脉即徐出而愈。

民国十四年六月，友人刘香南君之令正[1]得霍乱证。香南冒雨至陈列所，请为诊视。因日前其长子得热泻病，经津埠名医数人，治皆不效，生为治之立愈，故其心中甚相信也。适天津县地方物产展览会是日开幕，实不能往，细询病状，为开卫生防疫宝丹方，服之即愈。

民国十六年五月，陈列所第三科科长赵信臣君之令堂得霍乱证，先延针医放血不愈，请为诊视。其手足逆冷，脉乍有乍无，头出冷汗，吐泻转筋。俾服卫生防疫宝丹八十粒，药力未行即吐出。继服一百二十粒，吐泻即止。翌日，病大见愈，胸中觉闷，仍欲作呕。诊其脉细数，又因年高，为疏急救回阳汤方，重用赭石、朱砂，一剂而愈。

按：霍乱一证，古今中外无必效之方，惟我师所拟

之卫生防疫宝丹，如金针暗渡，无论病因之或凉或热，病势之如何危险，投以此丹，莫不立愈，效如桴鼓之应，真千古未有之奇方，普渡众生之慈航也。

二、用升陷汤治大气下陷验案

民国十五年冬，河东友人翟桐生之令堂，乳部生疮，疼痛难忍。同事王德三君约往诊视。翟君言，昨日请医诊治，服药一剂，亦不觉如何，惟言誓不再服彼医方药。生诊视时，其脉左关弦硬，右寸独微弱，口不能言，气息甚微，病势已危险万分。生断为年高因病疮大气下陷，为开升陷汤，以升举其气，又加连翘、丹参诸药，以理其疮。一剂能言。病人喜甚，非按原方再服一剂不可。后生又诊数次，即方略为加减，数服全愈。后遇此证数次，亦皆用升陷汤加减治愈。

按：大气下陷之理，古今方书皆未发明，是以遇此证而误治者比比皆是。独我师本生平大慧力以发为大慈悲，拟得升陷汤诸方，能使大气之陷于九渊者可升至九天，虽病至垂危之候，服之皆立能回生。即拟之九还神丹，曷以过焉？凡医界同仁，志在活人者，可不于此诸方加之意乎？

三、用安冲汤治愈下血证验案

民国十三年七月，友人张竹荪君之令堂，因筹办娶儿媳事劳心过度，小便下血不止，其血之来沥沥有声，请为诊视。举止不定，气息微弱，右脉弦细，左脉弦硬。为开安冲汤，服后稍愈。翌日晨起，忽然昏迷，其家人甚恐，又请诊视。其脉尚和平，知其昏迷系黄芪升补之力稍过，遂仍用原方，加赭石八钱，一剂而愈。

家族婶有下血证，医治十余年，时愈时发，终未除根。民国十五年六月，病又作，请为诊视。治以《傅青主女科》治老妇血崩方，遵师训加生地黄一两，一服即愈。七月，病又反复，治以安冲汤方，以其心中觉凉，加干姜二钱。一剂病又愈。

斯年初秋，佃户李姓之女，年十七岁，下血不止，面唇皆白，六脉细数。治以安冲汤，重用山萸肉，三剂而愈。

四、用生石膏治温病验案

民国十三年八月，财政厅友人张竹荪之女公子，发热甚剧，来询方。为开生石膏一两半，煎汤饮之。其热仍不稍退，又来询方。答以多煎石膏水饮之，必能见愈。竹荪购石膏数两，煮汤若干，渴则饮之，数日而愈。

斯年初冬，因兵革不靖，请假旋里，适生佃户郭姓之女得伤寒证，三四日间，阳明热势甚剧，面赤气粗，六脉洪数，时作谵语。为开寒解汤，因胸中觉闷，加瓜蒌仁一两，一剂病愈。

民国十四年春，同所俞品三君佣妪之子，来津学木工，因身体单薄，又兼天热，得温病，请为诊视。脉浮数而滑，舌苔白厚，时时昏睡。为开清解汤，生石膏用一两。为其脉数，又加玄参五钱。一剂病愈。

民国十六年孟春，同事赵明仲君，江苏人，得温病，请为诊视。满面及口内皆肿，舌苔灰腻而厚，两寸脉大于尺部一倍。为开白虎加人参汤，生石膏用二两，以其舌苔灰腻，以生杭芍代知母，又加云苓、滑石各五钱。其令亲实业厅秘书张惠臣君适在座，见生石膏二两，为之咋舌。赵君因知生治病多效，服之不疑。连服二剂，病始痊愈。以后张君有病，亦请为诊治焉。

斯年仲春，俞品三君之三位女公子皆出瘟疹，生为诊视，皆投以清解汤，加连翘、生地、滑石而愈。同时之患此证者，势多危险，惟生投以此方，皆能遂手奏效，诚良方之可以活人也。

斯年仲夏，舍亲傅立钟得暑热病，请为诊视。面红气粗，两寸脉弦硬而浮，两尺细数，身体颤动。为开白虎加人参汤，生石膏用二两。因其阴分亏损，为加大生地五钱，玄参五钱。又因脉浮，加青连翘三钱。一剂，遍身凉汗而愈。

按：后世本草谓石膏煅不伤胃，此诚谬说，乃一倡百和，流毒无穷，直使患寒温者皆入危险之境，此医学中一大障碍也。我师为悲悯所迫，大声急呼，唤醒医界，谓石膏生用直同金丹，煅用即同鸩毒谓煅石膏可代卤水点豆腐，是以不可用，广登报章，举世医界奉为圭臬。而流俗医者，不明化学，犹坚执旧说，蛊惑病家，误人性命，是诚孽由自作矣。

马秀三来函奉天义县南关人

去岁乙丑舍侄洪升患膈食，延医诊治，年余无效。及病至垂危，诸医束手无策。有旧戚赠一良方，言系《衷中参西录》所载之方，名参赭培气汤，服之立见功效。连服十剂，其病全愈。后购全书读之，见书中所载共计一百六十余方，皆先生自拟。方后诠解精妙，验案屡载，无一非挽回人命之金丹也。

萧介青来函汉口太和桥屏藩里人

三年前在黄陂，曾代友人田寿先作脉案一则，呈请夫子赐方，治其腹胀病。蒙赐一方，药只三味当归、丹参、代赭石，无异金丹，服后瘀血由大便而下者数升，旋即病愈。由此田君习医，请精画肖像者照《衷中参西录》所载尊容放大，悬于中堂，早晚朝拜，青每日陪参，因同席研究医学数年，不敢以琐屑上呈者，知夫子诊务纷繁，著述匆碌，恐渎清听耳[1]。七八年来，读夫子《衷中参西录》及分载各医报之鸿论，遵法施治，全活无算，真是无方不效。其所最效者，用十全育真汤治愈同学朱凤岩之夫人虚劳病。此病曾经汉皋著名西医江徐二君诊治年余，花费千元，不但无效，而且备后事矣。青见其所患与十全育真汤主治之病相同，为书原方服之，四剂，病若失，群惊为神。因将《衷中参西录》遍示众人，即迷信西医者阅之，无不服夫子立方之善、医学之精矣。又用《沈阳医志》所载夫子论肺病治法，按期用药，治愈余香亭、周丁氏二人，此皆西医辞而不治之证也。夫子费尽心血，著书传方，全活生命已不胜

[1] 清听，请人听取的敬词。耳，文言语气词，大致同"矣"。

计，善人得厚报，青拭目而待焉。所有恳者，夫子前撰之西药注射法，用以止血、清血，治痢疾、霍乱等证，载于泰县《铎声医报》，有益医林非浅，不幸此报青所存者不知何以忽失，今欲照法学习，依据无从。此时泰县医报已停止出版，无处购买，不得已，仍敬求夫子将注射之法及注射所需之药料、并注射后以何中药善后，撰一篇登诸各处医学志报，以公诸医界，俾学者皆有所取法，不惟青一人感激莫名，凡我医界中人，应莫不争先快睹，欣喜异常也。夫子以启迪后进为怀，谅能俯允所请钦。

周禹锡来函 名荣圭，四川泾南人

久承师训，获益良多，景慕之诚，莫可名状。今特将仿用《衷中参西录》中诸方论治愈险证数则，誊清恭呈函丈[1]。其有病虽治愈，而所用之方未尽吻合者，仍乞夫子多赐指教，是所切盼。

杨姓女，年十九岁，出嫁二载，月事犹未见，身体羸瘦，饮食减少，干咳无痰，五心烦热。诊其脉，细数有力。仿用《衷中参西录》资生汤方，用生山药一两，於术二钱，牛蒡子三钱，玄参五钱，生地黄四钱，生鸡内金一钱。连服五剂，热退咳减，食欲增加，遂于原方中去生地，倍於术，又服三剂，汛潮忽至。共服二十剂全愈。

程姓男孩，年五岁，乳哺不足，脱肛近四载，医不能治。其面白神疲，身体孱（chán，软弱，弱小）弱，大肠坠出二寸许，用手塞入，旋又坠出。其脉濡弱无力，呼吸促短，状若不能接续。知其胸中大气下陷，下焦之气化因之不能固摄也。仿用《衷中参西录》升陷汤方，用生箭芪四钱，知母二钱，桔梗、柴胡、升麻各一钱，潞参、净萸肉各三钱，煎汤一盅，分两次温饮下。连服二剂，肛即收缩。乃减去升麻，再服三剂，全愈。

熊姓叟，年近七旬，精神矍铄（juéshuò，形容老

[1] 函丈：对前辈学者或老师的敬称。

人目光炯炯、精神健旺），平素喜服热药，桂、附、参、茸诸品未尝一日去口，十余年间，安泰无病，自以为服热药之功，而不知其因禀赋敦厚也。客秋（即去年秋天）患白痢，医者见其平素多服温补，疑其体弱受寒，治以附子理中汤，不效。旋又利下清谷，腹中痛满，直认为寒泻无疑，仍投以大剂附子理中汤，杂以消导之药。服后病益剧，继增发厥。医者断为高年气血两亏，病在不治。其婿魏君倩（请）生往诊，以决吉凶。其脉沉伏几不见，莫辨虚实，舌上无津，惟目光闪灼有神，言语急促似喘，所下极恶臭，直断为热邪内伏、阳极似阴之候。拟用生石膏四两，生山药、鲜石斛各一两，白头翁、天花粉各五钱为方。病家睹方骇甚。生晓之曰："尊翁资禀甚厚，宜享高年。其平素过服热药而能受者，亦禀赋过厚之故。然附子有大毒，含麻醉性，如鸦片然，久服虽未见害，而药瘾已成。其毒性与血化合，真阴已暗耗甚多矣。今病若此，显系肠胃之阴液中含有稀盐酸能化食已竭，而失其濡润消化之力，故下利清谷。以其恶臭，似热酿成，故确断其为热无疑。且四肢发厥，热伤筋也。热深者厥亦深，因内有伏热，故厥而手足搐搦（搦，音 nuò。搐搦，即抽搐）也。目为五脏之精华，今目光闪灼，阳有余也。言语急迫，火逆上冲也。若不急急泻热救阴，恐有顷刻亡阴之势。"病家闻之，似有会悟，始敢将药煎服。服后诸病未退，转加烦躁，知药剂犹轻，不能胜病也，遂仍用前方，将生石膏倍作八两，煎汤数杯，徐徐服下。一日夜连进二剂，厥止，手足已温，下痢亦疏。再倍加生山药为二两，又服二剂，其痢已愈强半。乃将石膏减为二两，去白头翁，加白芍五钱，甘草三钱，又服三剂，病始霍然。按：医界多忌用生石膏，谓煅之始不伤胃，独夫子则谓石膏生用，其性凉而能散，以治外感实热直同金丹；若煅之则性专收敛，能将外感之痰火敛住，直同鸩毒，此诚开天辟地之名论也。惟笃信师训，故敢放胆重用生石膏，以挽回此垂绝之人命也。

曾姓媪，年过六旬，春间患温病。医者见其年老体弱，于桂、麻、羌、独发表药中，杂以归、芍养血等药。服后神识渐昏，舌苔燥黑，身热而厥。其家人惶急，日更十余医，咸云莫救。延生往视时，气息奄奄，仅存一线，其脉细数欲绝，动而中止，心憺憺然大动，舌卷干黑，烦躁不宁，汗出如油。证本不救，踌躇再四，强为拟复脉法，以救其逆。方用生龟板、生龙骨、生牡蛎，生地黄各一两，生杭芍六钱，生枣仁五钱，大麦冬、粉甘草各八钱，花旗人参四钱，浓煎汁一大盅，俾分两次服。初服一次，烦躁益甚，病家恐极。生晓之曰："此勿恐，药轻不胜病也，再服一次即安矣。"迟片时，将余一半服下，沉沉睡去，约三点钟始醒，醒后神识渐清。再诊其脉，犹无起色，俾将药渣煎服。明晨往诊，脉息稍和，仍有结象，据云昨夜思食，已进藕粉羹半盏。生俾其再服时，可改用山药粥。至所服之药，仍用前方。一剂病势大减，三剂后已起床矣。继用益胃养阴之药，调理数日全愈。生因熟读《衷中参西录》，见书中之方，龟板、龙骨、牡蛎、芍药诸药皆生用，取其凉润滋阴，本性纯全，生效而用之，如此重病，竟能随手奏效，诚得力于师训者多也。

张让轩来函直隶唐山老庄之人

自去秋得读贵著，朝夕研究，深叹先生于轩岐妙法，独具机杼，而仲景之心传，昭然若揭，融贯中西，抉精阐微，涵盖群伦，莫名崇仰。鄙人得之，茅塞顿开，奉之如至宝。兹有大证三人，用先生法而起者，备陈于下。

张灼芳，年二十八岁，小学教员，于去岁冬月初，得膏淋，继之血淋。所便者，或血条，或血块，后则继以鲜血，溺频茎疼。屡经医者调治，病转加剧。其气色青黑，六脉坚数，肝脉尤甚。与以《淋浊门》理血汤，俾连服三剂，血止，脉稍平，他证仍旧。继按《淋浊门》诸方加减治之，十余剂全愈。灼芳谢曰："予得此证，食少不寐，肌肉消瘦，一月有余，屡治不效，病势日增，不意先生用药如此神妙，竟能挽回垂危之命。"愚谓之曰："此非我之能，乃著《衷中参西录》张寿翁之大德也。"如以此证言之，非先生之妙方，未有能治愈者。

又，堂弟价儒，年二十九岁，因去秋土匪横起，焚庄抢掠，昼夜戒严，价儒在城经理商务，焦劳尤甚，寝食不安，今正遂得极虚之证，两颧泛红，气短声微，精神颓惫。医者用玄参、生地、丹皮等以滋其阴，乃误以气短为郁，又加枳壳以开之，其气益弱，胸益满，遂迎愚往治。诊毕，谓之曰："此病以内外之证观之，阴阳俱虚之候也。且脉象沉细而涩，名曰虚中兼涩，平日有郁故也。胸胁虽有阻滞，非有实物，乃肾不纳、肺不降也，气短声微可征也，何堪再用开破之药以重虚之乎？"遂遵《虚劳门》诸方，补其肝肾，化其凝滞，数剂向愈。又养之百日，而始恢复原状。

又，价儒之内，以其夫病势沉重，深恐难起，忧虑成疾，心内动悸，痞塞短气。医者以为痰郁，用二陈汤加减清之，病益加剧。因鉴其父为药所误其父为遵郡名儒，因下痢十余日，医用大黄四钱降之，复杯而卒，遂停药不敢服。此际，愚正在城中为价儒调治余病，俟愚来家求诊。见其满面油光，两手尺寸之脉皆极沉，惟关脉坚而有力。愚曰："此乃胸中大气下陷，何医者不明如是，而用清痰之二陈也？今两关脉之坚弦，乃彼用药推荡之力。"诊际，大气一陷，遂全身一战，冷汗满额，心即连次跳动十余次。遂用《大气下陷门》中之升陷汤，再仿逍遥散、炙甘草汤之意，提其下陷之气，散其中宫之滞，并以交其心肾。十剂而三部平，大气固。嗣因尺中太微，而理气药及升、柴等药皆不敢用，遂按《大气下陷门》之意及《虚劳门》之法，精心消息，调治而愈。今食量增加，气日壮矣。

此三人病愈甚喜，屡请愚函谢先生著书治人之德，故将三人之病详细报告于上下也。

席文介来函湖北当阳县人

寿甫夫子德鉴敬启者：介自幼小，身体羸弱，气力极不充足，民纪己未秋，毕业于湖北省立荆南中学校。庚申夏，即在家设立国民学校。因学童年幼不会听讲，每上堂必大声讲演，务使能懂方休。如是三年，已觉劳苦。迨至今春，忝（tiǎn，谦辞，辱、有愧于）列为敝县模范高小学国文教员，兼高二年级主任，早起迟眠，疲惫异常。每上堂授课，但觉气短舌塞，讲解困难，有时话到舌边不能说出，因之不敢对人谈话。每看书不到两行，即头目眩晕，必倒床小睡。如此状况，颇感苦痛。暑期归家，读夫子《衷中参西录》至升陷汤，始知其病为胸中大气下陷，遂用原方连服七剂，即觉神清气爽，逢人谈话亦不畏难。现到校中仍服此汤，不能舍去。噫！微（无，非）夫子，则介之病不能治。独恨路程遥远不能亲来受教，谨草此芜语，藉作感谢云尔。

章叔和来函名洪均，安徽绩溪长安人

言之不能适诸实用，虽扬厉铺张，动人听闻，终难取信而远传也；学之不能有益世界者，虽文章锦绣，风靡一时，亦难久存而罔替（wǎngtì，不更替，不废除）也。故惟经济（此处为经世济民之义）之学赖以治平戡乱，医药之学赖以却疾卫生，其学不同，而爱国救民之心则同。所以古豪杰之士不得大用于世者，类皆从事医药，藉以伸其平生之愿力，此范文正之矢志不为良相、必为良医也。均不幸，生而体弱多病，初曾攻习儒业，屡与侪辈（cháibèi，同辈）角逐文场，继以几为药误，愤而锐志学医，惟良师难逢，欿（kǎn，忧愁、自觉不满）然以未得真传为憾。因广购书籍，朝夕钻研，更订阅医药各报，冀扩新知，且得以谂（shěn，知悉）识时贤之学问。心折于先生者已数年矣。吾道长城，巍然在望，独恨未能早读先生之书，仅于诸报端少睹先生之零墨札记。碎锦瓣香，尽属佳珍，循环涵咏，新义迭出，一再观摩，不觉五体之投地也。去岁仲

冬，旬日之间，遵先生《大气诠》《赭石解》二著之论治方法，治愈两大危险之证。敢附崖略（大略，梗概），以昭确效云。

一距均家二里之朱家村，有冯顺昌者，务农而家小康。其母章氏，年正八秩（zhì，十年），体丰善饭，一日忽觉左手麻痹，渐至不能持碗。越朝，方食面饼，倏然（迅疾的样子）僵厥，坐向下堕，肢冷额汗，气息仅属（连缀，接连）。人皆以为猝中也，聚商救治。自午至晡（bū，申时，即下午三至五点钟之间），逐见危殆，来请均为筹挽救简方，以老人素不服药，且口噤鼻塞，恐药汁亦难下咽耳。均意谓年老久厥，讵能回阳？姑嘱以红灵丹少许吹鼻中，倘嚏气能宣通，再议用药。乃药甫入而嚏作，似渐苏醒，然呼吸甚微，如一线游丝，恐风吹断。先按口鼻，温度甚低。音在喉中，犹言誓不服药。诊其脉，则沉微；察其瞳，亦涣散。遂确定为大气下陷。但值耄年，势难遽投重峻之剂，爰照升陷汤方而小其剂，用生箭芪一钱五分，知母八分，净萸肉一钱，柴胡四分，升麻三分。煎服须臾，即渐有转机。续进两剂，逐次平复。继俾服潞党参，每日二钱，加五味子五粒，广陈皮少许，频饮代茶。今春见之，较未病前更倍康强矣。

又，距均家五里之鱼鳞溪，有洪瑞璋者，年五十余，家素贫苦，曾吸鸦片，戒未多年，由咳而成喘疾，勉强操劳，每届冬令则加剧，然病发时亦往往不服药而自愈。兹次发喘，初由外感，兼发热头痛。医者投以二活、防、葛，大剂表散，遂汗出二日不止，喘逆上冲，不能平卧，胸痞腹胀，大便旬余未行，语不接气，时或瘈疭（chìzòng，痉挛，抽搐）。种种见证，已濒极险。诊其脉，微细不起，形状颓败殊甚。详细勘视，诚将有阴阳脱离之虞。适日前阅《赭石解》，记其主治，揣之颇合，但恐其性太重镇而正气将随以下陷也。再四踌躇，因配以真潞党参、生怀山药、野茯神、净萸肉、广橘红、京半夏、龙骨、牡蛎、苏子、蒡子等，皆属按证而拟，竟与《衷中参西录》中之参赭镇气汤大致相同。一剂病愈大半，两剂即扶杖起行，三剂则康复如恒矣。前月遇之，自言冬不知寒，至春亦未反复，似有返老还童之嘉概，感颂均德不辍口。盖其有生以来，从未服过功力大著之药，今连投数重剂，复与病机吻合，宜乎效倍寻常，不亚琼浆玉液也。

综此两证，皆濒极危地步，乃因先生之方法，遂得着手回生，忝获嘉誉，先生殊大有造于均，寸衷铭感，固当永矢弗谖（xuān，忘记）矣。嗣此仰慕先生之情愈切，思见先生之书倍殷。幸近承无锡周小农先生邮来大著《衷中参西录》三期及《药物学讲义》，至宝乍得，夙愿喜偿，盥薇敬诵[1]，茅塞顿开。且欣悉尚有医论、医案二编，亦陆续出版，改良医药，树之先声，嘉惠学者，示以门径，前途之造就，正未可量也。若夫以成绩言之，则经先生亲手所治疗暨用书中之方治疗者，人数当以万亿计。此书诚先生传道之准绳，所以却疾以保命，卫生以延龄，识药而加格致，附案而存为法程者，靡不尽系于兹也。窃尝细绎大旨，议论则扼要而简，制方则妥切而必效，远绍轩岐长沙之统绪，旁采西欧东亚之菁华，经数十年之躬亲试验，成数十万言之美善模型，诚属医林之木铎，不啻苦海之慈航也。爰不揣芜陋，抒诚纪实，冒昧呈质，深冀先生之不我遐弃，进而有以益之，并愿借以告诸同道，凡抱有爱国救民之热忱者，盍爽然省悟，共取师资于斯编，行见国学昌明，人寿增进，可翘足而俟也。

卢月潭来函名保垿，山东德州人

上月中旬，四弟专差送来《衷中参西录》三期全部，急展读，有我夫子尊像，犹如觌面受教，景慕异常，不觉以首投地，再拜致敬。侄数年遵斯书治愈各大证不胜纪，兹略陈数则。其有用药未吻合处，尤乞赐教。

族侄孙云倬，患肠结证，缠绵两月有余。城内外及

[1] 唐代冯贽《云仙杂记·大雅之文》云："柳宗元得韩愈所寄诗，先以蔷薇露灌手，薰玉蕤香后发读，曰：'大雅之文，正当如是。'"尺牍用语有"盥薇雒颂"。

德州附近各名医，无人不请。更医数十人，服药百余剂，不但无效，转大增剧。伊亦以为无人能治，无药可医，气息奄奄，殓服已备。后接夫子信曾为去信，服《衷中参西录》中赭遂攻结汤，即携《衷中参西录》往视。幸伊心神未昏，将赭遂攻结汤方查出示之。伊素知医，卧观一小时，即猛起一手拍腑，言我病即愈，幸不当死。立急派人取药。服后片刻，腹中大响一阵，自觉其结已开，随即大泻两三盆。停约两句钟，又泻数次，其病竟愈。随即食山药粉稀粥两茶杯，继用补益濡润之药数剂以善其后。伊之全家，至今永感不忘。

崇台五家兄，患偏枯。延医十余人，调治两年余，终未见效。后又添眩晕，终日自觉不舒。后侄查照《衷中参西录》各方加减，用台参、黄芪、净萸肉各一两，龙骨、牡蛎各六钱，玄参五钱，秦艽、虎骨胶、鹿角胶二胶融化兑服各三钱，共九味为方，日日常服。虽未大愈，而颇见轻减。至今一离此药，即觉不舒。去年八月，因数日未服药，忽然眩晕，心神忙乱，大汗淋漓，大有将脱之势。犹幸家中存有斯药两剂，赶紧随煎随服。头煎服完，心神大定，汗亦即止。一夜安睡，明日照常。盖家兄之证，阴阳俱虚，故一离此药，即危险如是也。然治病贵乎除根，拟得暇自到院中，面述详细，敬求夫子特赐良方，家兄之病当有全愈之日也。

又，五家嫂及内子两人，系因家务心力煎劳，自觉无日不病者。五家嫂怔忡异常，每犯此病，必数日不能起床，须人重按其心，终日面目虚浮，无病不有。而内子则不但怔忡，寒热往来，少腹重坠，自汗、盗汗，亦无定时，面目手足及右腿无日不肿。而两人丸药日不离口，不但无效，更渐加剧。后侄查《衷中参西录》大气下陷一切方案，确知两人皆系大气下陷无疑。服升陷汤数剂，并加滋补之味，而各病若失。现今均健壮如常矣。

又，介受族嫂，因逃荒惊恐，又兼受暑，致患痢两月余，服药无效，益加沉重。侄为开乌梅六个，山楂两半，煎汤送服益元散四钱，去皮鸦胆子四十粒。煎药渣时，亦如此送服。一剂病若失。后介受兄见侄云："我弟如此妙方，果从何处得来？真不亚仙丹矣。"侄即答云："此有名师传授，非弟之能也。"因详述得力之由，介受兄亦殊叹服。

略将家族中所治愈者数则录出，以敬质诸夫子。其余所治诸案，容异日进谒时觌面述之。

董寿山来函名仁清，沧县董程家林人

寿甫夫子函丈：睽违（kuíwéi，分离、别离）尘教，转瞬一载，景仰之忱，时形梦寐。曩蒙惠赐《衷中参西录》三期版，诊治之暇，即捧读不释于手，但学陋识浅，难悟玄妙，惟遇有与书中证脉显然者，遵法施治，无不应手奏效。《衷中参西录》一书，真可为济世之慈航也。谨将所治紧要之案，详列于下。病虽治愈而用药有未尽合，仍乞赐教。

邑赵家庄赵绍文，患温病。医者投以桂枝汤，觉热渴气促；又与柴胡汤，热尤甚，且增喘嗽，频吐痰涎，不得卧者六七日。医者谓病甚重，不能为矣。举家闻之，惶恐无措。伊弟绍义延为诊治。既至，见病人喘促肩息，头汗自出，表里皆热，舌苔深灰，缩不能言。急诊其脉，浮数有力，重按甚空。因思此证阳明热极，阴分将竭，实为误服桂枝、柴胡之坏证。急投以白虎加人参以山药代粳米汤，更以玄参代知母。连服两剂，渴愈喘止，脉不浮数，仍然有力，舌伸能言，而痰嗽不甚见轻。继投以从龙汤，去苏子，加人参四钱、天冬八钱。服七剂全愈。

又，绍文之族弟妇，年三十二，偶得外感。医者与以麻黄汤，出大汗二次，竟身软无力，胸满气短，寒热如疟，间日一发，非大汗一身，热不能解，解后汗仍不止。有本庄医者投以截疟七宝饮，寒热更甚。诊其脉，浮大无力，沉部紧涩。谓病家曰："此非疟疾。脉浮大无力者，大汗亡阳也；沉部紧涩者，血塞凝滞也。"病人云："曩以产后受寒，致少腹作疼，已二年矣。"答曰："亡阳急证，宜先回其阳，瘀血证从缓，从末治之可也。"为开生黄芪八钱，野台参五钱，知母、附子、於术各三钱，肉桂、甘草各二钱。服二剂，而寒热不发，汗止思食。逾三日，又为开理冲汤，知母减半，加附子二钱、生水蛭三钱。进七八剂，瘀血行而愈。今生一女矣。

又，一赵姓妇，年二十余，产后八九日，忽得温病，因误用热药发汗，致热渴喘促，舌苔干黑，循衣摸床，呼索凉水，病家不敢与。脉弦数有力，一息七至。急投以白虎加人参以山药代粳米汤。为系产后，更以玄参代知母。方中生石膏重用至四两，又加生地、白芍各数钱。煎汤一大碗，分四次温饮下。尽剂而愈。当时有知医者在座，疑而问曰："产后忌用寒凉，何以如此放胆重用生石膏？且知母、玄参皆系寒凉之品，何以必用玄参易知母？"答曰："此理俱在《衷中参西录》。"遂于行箧中出书示之。医者细观移时，始喟然叹服。

又，马家庄外祖家表妹，字（旧时称女子出嫁）于孙庆屯张姓，因产后病温，服补药二十余剂，致大热、大渴、大汗，屡索凉水，医者禁勿与饮，急欲投井。及生视之，舌黑唇焦，目睛直视，谵语发狂。诊其脉，细数有力。问其小便赤涩，大便紫黑黏滞，不甚通利。盖以产后血虚，又得温病，兼为补药所误，以致外邪无由而出，内热如焚，阴血转瞬告罄。急投以白虎加人参汤，仍用山药、玄参代粳米、知母，服后一夜安稳。黎明，旋又反复，热渴又如从前。细思产后血室空虚，邪热乘虚而入，故大便紫黑，宜调以桃仁承气汤以下其瘀血，邪热当随之俱下。因小便赤涩，膀胱蓄热，又加滑石四钱、甘草钱半。乃开药房者系其本族，谓此药断不可服。病家疑甚，复延前医相质。前医谓，此病余连治三次，投以温补药转剧，昨服白虎加人参汤，既稍见轻，想服承气汤亦无妨也。病家闻之，始敢煎服。因方中大黄重用六钱，俾煎汤一盅半，分三次温饮下。

逾三点钟，降下大便如胶漆者二次，鲜红色者一次，小便亦清利，脉净身凉而愈。

又，外祖家观涛表弟，由过力而得温病，五六日竟热渴饮冷，谵语不识人，脉洪数有力，左寸尤甚。夫温病之脉，右盛于左者其常也，今则脉象如此，当系热邪传心，乱其神明，是以昏愦殊甚。急用犀角三钱，羚羊角二钱，生石膏二两，甘草钱半，煎汤一大碗，分三次温服，每次送服朱砂细末四分，尽剂而愈。

又，王御史庄赵希贤之子，年十九岁，偶得温病，医者下之太早，大便转不通者十八日，热渴喘满，舌苔干黑，牙龈出血，目盲谵语，腹胀如鼓，脐突出二寸，屡治不效。忽大便自利，完谷不化，随食随即泻出。诊其脉尽伏，身冷厥逆，气息将无。乍临茫然不知所措，细询从前病状及所服之药，始悟为阳极似阴，热深厥亦深也。然须用药将其滑泻止住，不复热邪旁流，而后能治其热厥。遂急用野台参三钱，大熟地、生山药、滑石各六钱。煎服后，泻止脉出，洪长滑数，右部尤甚。继拟以大剂白虎加人参汤，生石膏重用至八两，竟身热厥回，一夜甚安。至明晨，病又如故。试按其腹中，有坚块，重按眉皱似疼，且其腹胀脐突若此，知其内有燥粪甚多。遂改用大黄一两，芒硝六钱，赭石、蒌仁各八钱，煎汤一大盅，分两次温饮下，下燥粪二十七枚而愈。

又，朱程家林朱姓妇，产后旬余，甚平顺。适伊弟来视，午后食煮包一大碗，伊弟去后，竟猝然昏倒，四肢抽搐，不省人事。延为诊视，六脉皆伏，当系产后五内空虚，骤而饱食填息，胸中大气不能宣通，诸气亦因之闭塞，故现此证。取药不及，急用点天突穴及捏结喉法，又用针刺十宣及少商穴，须臾咳吐稠痰若干，气顺腹响，微汗而愈。

阎兆元来函名国庆，奉天桓仁县女子师范校长

前岁有门人因事至沈，归以先生所著之《衷中参

西录》相赠。庆每于课余之际，捧读不置，所谓实获我心者也。继有邻居求为治病，辞之不获，因采用书中各方，无不立奏肤功，而尤以治大气下陷及痢证为最有效。客岁（即去年），家慈得大气下陷证。庆以向未行医，未敢率尔用药，遂聘本县名流再三诊治，终无效验。迟至今岁正月初二日，气息奄奄，迫不及待，遂急用第四卷之升陷汤，遵方后所注，更番增减，按证投药。数月沉疴，数日全愈。此皆先生所赐也。独恨云山遥隔，未得追随杖履，以亲承教益耳。

杨鸿恩来函奉天铁岭人， 曾在奉天医院从习医学

自离函丈，每怀教诲，时时无忘。生刻下所医之病，俱用《衷中参西录》方，莫不立竿见影，大起沉疴。

本村张氏妇，得温病，继而小产，犹不以为意，越四五日，其病大发，遍请医生，均谓温病小产，又兼邪热太甚，无方可治。有人告以生自奉天新归，其夫遂造门求为诊治。生至其家，见病人目不识人，神气恍惚，渴嗜饮水，大便滑泻，脉数近八至，且微细无力，舌苔边黄中黑，缩不能伸。举家泣问："此病尚可救否？"答曰："此病按常法原在不治之例，然余受名师传授，竭吾能力，或可挽回。"为其燥热，又兼滑泻，先投以《衷中参西录》滋阴清燥汤。一剂泻止，热稍见愈。继投以大剂白虎加人参以山药代粳米汤，为其产后，以玄参代知母；为其舌缩脉数，阴分大亏，又加枸杞、生地。煎汤一大碗，调入生鸡子黄三枚，分数次徐徐温饮下，精神清爽，舌能伸出。连服三剂全愈。众人皆曰神医。生曰："此皆遵余师之训也。若拘俗说，产后不敢用石膏，庸有幸乎？特是用石膏必须仿白虎加人参汤之义，而以参佐之耳。余师所著《衷中参西录》中论之详矣。"

又，治本城李茶馆妇人膨胀证。先经他医用苍术、槟榔、厚朴、枳实、香附、紫蔻之类辛燥开破，初服觉

轻，七八剂后病转增剧，烦渴泄泻。又更他医，投以紫朴琥珀丸，烦渴益甚，一日夜泄泻十五六次。再诊时，医者辞不治。又延医数人，皆诿为不治。后乃一息奄奄，舁至床上两次，待时而已。其姻家有知生者，强生往视。其脉如水上浮麻，不分至数，按之即无，惟两尺犹似有根。言语不真，仿佛可辩。自言心中大渴，少饮水即疼不可忍，盖不食者已三日矣。先投以滋阴清燥汤，为脉象虚甚，且气息有将脱之意，又加野台参、净萸肉。一剂，诸病皆愈，可以进食。遂俾用《衷中参西录》一味薯蓣粥，送服生鸡内金细末及西药百布圣，取其既可作药，又可作饭也。又即前方加减，日服一剂，旬日全愈。

万泽东来函名沛霖，奉天法库县人

寿甫夫子惠鉴：久违尊范，时深孺慕，自读尊著《衷中参西录》后，聊慰痴思。盖日读吾师之书，即不啻受教于尊前也。门生遵用书中各方，恒多奇效，而其奇之尤奇，直令门生感佩无已时者，更在一味薯蓣饮一方也。今敬为吾师详细述之。

家慈患痰喘咳嗽病，三十年于兹矣，百方不效，且年愈高，病愈进。门生日夜忧思，以为不能救堂上之厄，不孝孰甚焉？然亦无可如何也。乃于今春宿病既发，又添发灼、咽干、头汗出、食不下等证。生虽习医，此时惟战兢不敢处方，遂请一宿医诊视，云是痰盛有火，孰知是肺气与脾阴肾阴将虚竭也。与人参清肺汤，加生地、丹皮等味，服二剂，非特未效，遂发灼如火，更添泄泻，有不可终日之势。于是不敢延医，自选用《衷中参西录》资生汤方，服一剂，亦无显效。转思此时方中於术、牛蒡、鸡内金等味有未合也，因改用一味薯蓣饮，用生怀山药四两，加玄参三钱。服一剂见效，二剂大见效，三剂即病愈强半矣。后乃改用薯蓣粥，用生怀山药一两为细末，煮作粥，少调以白糖，每日两次当点心服之。又间进开胃之药，旬余而安。似此足见山药之伟功，迥异于寻常药品也。夫《衷中参西录》中既有薯蓣饮，又复有薯蓣粥，方后各载有单用之治愈险证若干。以寻常服食之物，而深知其有殊异之功能，非吾师之卓识，何以及此哉！

又，十年春，族弟妇产后虚羸少食，迁延月余，渐至发灼、自汗、消瘦、乏气、干呕、头晕等证，此方书所谓蓐劳也。经医四人，治不效，并添颧红作泻。适生自安东归，为之诊视，六脉虚数。检阅所服之方，有遵《金鉴》三合饮者，有守用养荣汤者，要皆平淡无奇，然病势至此，诚难入手。幸脉虽虚数，未至无神；颧虽红，犹不抟聚若抟聚则阴阳离矣，不抟聚是其阴阳犹未离，似尚可治。此盖素即阴虚，又经产后亡血，气亦随之，阴不中守，阳不外固，故汗出气乏。其阴阳不相维系，阴愈亏而阳愈浮，故发烧咳嗽头晕。其颧红者，因其部位应肾，肾中真阳上浮，故发现于此，而红且热也。其消瘦作泻者，以二阳不纳，无以充肌肉，更不特肾阴虚，而脾阴胃液均虚，中权失司，下陷不固，所必然者。此是病之原委欤。再四思维，非《衷中参西录》资生汤不可，遂处方，用生怀山药二两，於术三钱，玄参四钱，鸡内金、牛蒡子各二钱此系资生汤原方稍加重，外加净萸肉、龙骨、牡蛎各五钱，止汗并以止泻。五剂后，汗与泻均止，饮食稍进，惟干咳与发热仅去十之二三。又照原方加粉甘草、天冬、生地等味，连服七剂。再照方减萸肉，加党参二钱，服四剂后，饮食大进，并能起坐矣。惟经尚未行，更按资生汤原方，加当归四钱，服数剂后，又复少有加减，一月经脉亦通。

又，本年六月，生在辑安外岔沟缉私局充文牍，有本街邱云阁之女，年十五，天癸已至，因受惊而经闭。两阅月，发现心热、心跳、膨胀等证。经医治疗未效，更添翻胃吐食、便燥、自汗等证。又经两月，更医十数，病益剧。适友人介绍为之诊视，脉浮数而濡，尺弱于寸，面色枯槁，肢体消瘦，不能起床。盖两月间食入即吐，或俟半日许亦必吐出，不受水谷之养，并灼热耗阴，无怪其支离若是也。思之再四，此必因受惊气乱而血亦乱，遂至遏其生机，且又在童年，血分未充，即不能应月而潮，久之，不下行，必上逆，气机亦即上逆，况冲为血海，隶属阳明，阳明有升无降，冲血即随之上逆，瘀而不行，以至作灼作胀。其心跳者，为上冲之气血所扰也。其出汗吐食者，为上冲之气血所迫也。其津液因汗吐过多而消耗，所以大便干燥也。势非降逆、滋阴、镇心、解瘀之药并用不可。查《衷中参西录》第二卷参赭镇气汤及参赭培气汤二方，实为治斯证之津梁。爰即二方加减：赭石两半，当归、净萸肉、龙骨、牡蛎各五钱，白芍、肉苁蓉、党参、天冬、生鸡内金各三钱，磨取铁锈之水煎服。一剂，病似觉甚，病家哗然，以为药不对证，欲另延医。惟介绍人主持甚力，勉又邀生再诊。此中喧变，生固未之知也。既诊，脉如故，绝无病进之象。后闻有如此情形，生亦莫解。因反复思之，恍悟此必胃虚已极，兼胃气上逆过甚，遽投以如此重剂，其胃虚不能运化，气逆更多冲激，想有一番瞑眩，故病似加重也。于斯将原方减半，煎汤一盅，又分两次温服下，并送服柿霜三钱。其第一次服，仍吐药一半，二次即不吐。服完此剂后，略进薄粥，亦未吐。病家始欢然相信。又连服三剂，汗与吐均止，心跳膨胀亦大见轻，惟灼热犹不甚减。遂去净萸肉、龙骨、牡蛎，加生地、玄参各四钱。服五剂后，灼热亦愈强半。如此加减服之，一月后遂能起床矣。适缉私局长调换，生将旋里，嘱其仍守服原方，至诸病全愈后可停药勿服，月事至期亦当自至也。

宾仙园来函 名启荣，广西柳州人

寿甫道长雅鉴：向阅医报，屡睹名论卓卓，为医界独辟新境，大放光明，先生诚医学之师表也。去岁仲秋，得睹大著《衷中参西录》，盥（guàn，浇水洗手，泛指洗）手捧读，如获异珍。因试其方，遇心腹疼痛者数人，投以活络效灵丹，皆随手奏效。

又，治一妇人，十七岁，自二七出嫁，未见行经。先因腹胁作疼，求为诊治。投以活络效灵丹，立愈。继欲调其月事，投以理冲汤三剂，月经亦通，三日未止。犹恐瘀血未化，改用王清任少腹逐瘀汤，亦三剂。其人从此月事调顺，身体强壮矣。

又，治一妇人，年四十三岁，素因家务劳心，又兼伤心，遂患吐血。后吐血虽愈，而喘嗽殊甚，夜不能卧。诸医率用枇杷叶、款冬花、杏仁、紫菀、贝母等药治之。其后，右边面颧淡红肿起，嗽喘仍不少愈。后仆为诊治，先投以王清任少腹逐瘀汤加苏子、沉香二剂，继服书中参麦汤八剂，喘嗽皆愈。

又，治一男子，年四十六岁，心中发热作喘，医治三年无效。仆为诊视，先投以书中首方资生汤，遵注加生地黄六钱，一剂见轻，数剂病愈强半。继用参麦汤数剂，病愈十之八九。然病已数年，身体羸弱，非仓猝所能复原。望先生赐惠，为拟一善后之方，既可治病，又可卫生，有病无病，皆可常服，则幸甚矣。

仆年齿已加长，脑力记忆已非少年，恨未于十年之前得读先生书耳。今蠢子嘉祥、嘉圣皆学医数年，自睹先生医书后，已命于尊照前行弟子礼矣。深望不弃，俾得侧身私淑之列，异日或有问难，赐以片楮，以当提示。栽培之恩，固当永矢弗谖也。

田聘卿来函名毓珍，　奉天开原人

乙未春，访友赴省，在作新印书局购得贵著《衷中参西录》携归，因忙碌未暇细阅。继有汪汉章之内人患血痢，十分危险，恶候俱见，医皆束手。后珍[1]诊视。踌躇之间，忽忆《衷中参西录》中有治痢之方名燮理汤，遂照原方俾煎服。其证顿觉轻减，又服一剂病若失。后照此方治痢，莫不随手奏效，活人甚多。由此知此书诚堪宝贵，深加研究，恍若夜行得灯，拨云见日，洵亘古未有之奇编也。珍内子常患腹疼，疼剧时则呕吐，屡次服药，不能除根。近遵书中既济汤方，加赭

[1] 写信者名毓珍，此"珍"字是自称，下同。

石、吴茱萸、生姜，服后却不疼不吐。后又减去赭石、吴茱萸，连服三剂。至今数月，未尝反复。计迄今遵用书中之方将至一年，凡治愈喘证、噎证、心腹疼痛、历节风证约近百人，而来日方长，以后遵用先生之书，又不知能拯救几何人命也。

张右长来函湖南常德县神武巷人

本年乙丑敝省久旱，数月不雨，赤地千里，秋收失望，哀鸿遍野，嗷嗷待哺。时下疠气为灾，霍乱流行，城乡人民染此证而死于顷刻者，随处有之。生将吾师《衷中参西录》中急救回生丹、卫生防疫宝丹、急救回阳汤三方详细录出，呈请县长印刷布告，遍贴城乡，并劝殷实绅商出款备药，救活之人不胜数。又将三方详登本埠报章，传送各县灾区，无不钦佩吾师三方之效验神奇。统核此次活人约以千计，多系三方所救也，宜袁霖普君称为"锡类推仁，功德无量"也。惟城区人民病势最重者，生主张先送往美立广德医院，注射盐酸，挽回生命于俄顷。注射后异归，再用中药调治，甚为得法。其病因久旱不雨，燥气伏于人身，乘秋凉汗少发现，唇焦口渴，舌苔灰黑而有芒刺，余皆为霍乱恒有之现象。生用连翘心、金银花、晚蚕沙、玄参、生芍药、麦门冬、石菖蒲、明雄精、益元散诸药，临证择宜投之，颇觉有效。其燥热之甚者，亦间用生石膏。未知当否，希训示。

蔡维望来函江苏崇明县协平乡西新镇人

前蒙赐教，恍然会悟，继得先生大著，益能心领神会。回忆毕业中学时，劳心过度，致患吐血，虽家祖世医，终难疗治，遍求名医诊治，亦时止时吐。及肄业大学时，吐血更甚。医者多劝辍学静养，方可望痊。乃为性命计，遂强抑壮志，辍学家居，服药静养，病仍如旧。计无所施，自取数世所藏医书遍阅之，又汗牛充栋，渺茫无涯，况玉石混杂，瑜瑕莫辨，徒增望洋之叹也。幸今秋自周小农处购得《衷中参西录》三期，阅至《吐衄门》补络补管汤，知为治仆病的方，抄出以呈家祖父，命将药剂减半煎服，颇见效验。遂放胆照原方，兼取寒降汤之义，加赭石六钱，连服三剂全愈。从前半月之间，必然反复。今已月余，安然无恙。自觉身体渐强，精神倍加，不禁欣喜若狂而言曰："苦海浮沉，六度春秋。自顾残躯，灵丹莫救。孰意得此妙方，沉疴顿消。从此前途余生，皆先生之所赐也。惜关山远隔，难报洪恩，惟深印脑海，神明常照而已。"仆今奉尊著若圭臬，日夜披读，始知我崇风气畏石膏如猛虎而煅用，纵用生者不过二三钱，乳、没、龙、牡等药，煅用亦不过钱，即用之对证，亦何能愈病？今季秋，敝处张氏之女得瘟病甚剧，服药无效，医言不治，病家以为无望。仆适在家叔经理之同德公司内，与为比邻。其母乞求，强仆往视。见其神昏如睡，高呼不觉，脉甚洪实。用先生所拟之石膏粳米汤方载三期五卷，生石膏用三两，粳米用五钱。见者莫不惊讶诽笑，且有一老医扬言于人曰："蔡某年仅二十，看书不过年余，竟大胆若此，石膏重用三两，纵煅透用之亦不可，况生者乎？此药下咽，人即死矣。"有人闻此言，急来相告。仆曰："此方若用煅石膏，无须三两，即一两亦断送人命而有余。若用生者，即再多数两亦无碍，况仅三两乎。"遂急催病家购药，亲自监视，煎取清汤一大碗，徐徐温灌下，病人霍然顿醒。其家人惊喜异常，直以为死后重生矣。闻其事者互相传告，以为异事，且有来相质问者。因晓之曰："《神农本经》原谓石膏微寒，非多用不能奏功，且其性凉而能散，故以清外感实热，直胜金丹。煅之则凉散之性变为收敛，可代卤水点豆腐。若外感有实热者服之，能使人痰火凝滞，固结不散，外感之热，永无消路，其人不死何待。盖人皆误信后世本草，谓石膏大寒。且言煅不伤胃，遂畏其大寒而煅用之，不知自后世本草有此数语，遂误尽天下苍生矣。余向者亦未能知，近因阅现时名医著作，乃能豁然贯通。"因取《衷中参西录》例言中所论石膏示之。其人细观一过，喟然悦服。继而热疟流行，经仆重用生石膏治愈者不胜计，浸至求治者无虚日，均照先生之方治之，莫不随手奏效。未知何以能立诸多妙方以概治诸病，真令人欣佩无已也！然学无止境，愿先生以后益广为著作，遍行医界，唤醒梦梦，斯固仆之馨香默祝者也。

李品三来函名金恒，直隶沧县城东孙家庄子人

弟长男媳，年二十四岁，于本年丙寅正月间患寒热往来，自因素畏服药，故隐忍不肯言，迨兵革稍静，弟赴沧时，尚未知也。至四月初，家人来迓（yà，迎）弟，言儿娘病剧。回家视之，虽未卧床不起，而瘦弱实难堪矣。诊其脉，弦而浮数。细询病情，言每逢午后先寒后热，时而微咳无痰，日夜作泻十余次，黎明则头汗出，胸间绵绵作疼，食一下咽即胀满难堪，而诸虚百损之状，显然尽露。筹思良久，为立逍遥散方，服两剂无效。因复至沧取药，适逢张相臣先生自津来沧，遂将儿媳之病细述本末，因相臣先生为当世之名医，故虚心以相质也。相臣先生曰："以弟之意，将用何方以治之？"答曰："余拟将《衷中参西录》中资生汤、十全育真汤二方，汇通用之，可乎？"相臣先生曰："得之矣。此良方也，服之必效。"弟遂师二方之义，用生怀山药八钱，生白术、净萸肉、生鸡内金、生龙骨、生牡蛎、鲜石斛各三钱，丹参四钱，连服四剂，诸证皆大轻减。又于原方加三棱、莪术十全育真汤中，用此二药者，因虚劳之证多血瘀也各一钱，粉丹皮、地骨皮各二钱，又连服八剂，诸病悉退，饮食增加，今已完全成功矣。此病治愈之后，恒喜不成寝，玩索筹思，始悟《衷中参西录》有曰："至哉坤元，万物资生。"此言天地间之万物，莫不藉土德而生长，而人之脏腑气血，亦莫不藉脾土而生长也。由此知我兄不徒精医学，而尤深《易》理，阐前人之未发，启后人之蒙昧。《衷中参西录》一书诚

于医界大有裨益。医界同仁果皆于此书精心研究，医学何患不振兴哉！

李曰纶来函名恩绰，直隶盐山花寨人

寿甫仁兄道鉴：弟读书之暇，喜观方书，以为有关于卫生者甚大也。无如上古之书，简奥难明，自汉季以后之书，又互相驳辩，令人无所适从，是以十余年间，所阅之书近百种，而对于临证，终觉毫无把握。戊午春，得读大著《衷中参西录》，直如暗室得灯，拨云见日，胸中疑团豁然尽释，从此临证虽未能见垣一方，而已觉确有把握矣。今特将本《衷中参西录》中方论治愈之证数则，详陈于下，以明生平之所得力。有疵瑕之处，尤乞不吝指教。

天津锅店街东口义合胜皮店学徒奎禄，得温病，先服他医清解之药数剂无效。弟诊其脉象，沉浮皆有力，表里壮热无汗，投以书中寒解汤原方，遍身得汗而愈。由斯知方中重用生石膏、知母以清热，少加连翘、蝉蜕以引热透表外出，制方之妙，远胜于银翘散、桑菊饮诸方矣，且由此知石膏生用诚为妙药。从治愈此证之后，凡遇寒温实热诸证，莫不遵书中方论，重用生石膏治之。其热实脉虚者，亦莫不遵书中方论，用白虎加人参汤，或用白虎加人参以生山药代粳米汤，皆能随手奏效，以之救人多矣。推本溯源，实皆我兄德惠所及也。

天津赵稚堂君夫人，年四十余岁，行经过期不止，诸治不效，延弟诊视。见两部之脉皆微细无力，为开固冲汤原方予之。服数剂，即全收功。因思如此年岁，血分又如此受伤，谅从此断生育矣，不意年余又产一子，安然无恙，盖因固冲汤止血兼有补血之功也。

又，天津张华亭君夫人，年二十四岁，因小产后血不止者绵延月余，屡经医治无效。诊其脉象，微细而数。为开固冲汤方，因其脉数，加生地一两。服药后，病虽见轻，而不见大功。反复思索，莫得其故。细询其药价过贱，忽忆人言此地药房所鬻黄芪有真有假。今此

[1] 口黄芪，又名北口芪、口芪、正口芪、正芪，为豆科植物内蒙古黄芪的根，属北黄芪。因为旧时多经独石口进关集散，故得此名。

方无显著之功效，或其黄芪过劣也。改用口黄芪[1]，连服两剂全愈。由斯知药物必须地道真正方效也。

天津南关下头王媪，得病月余，困顿已极，求治于弟。诊其脉，六部皆弦硬有力，更粗大异常。询其病，则胸膈满闷，食已即吐，月余以来，未得一饭不吐，且每日大便两三次，所便少许，有如鸡矢。自云心中之难受，莫可言喻，不如即早与世长辞，脱此苦恼。细思胸膈满闷，颇似实证者，然而脉象弦硬粗大，无一点柔和之象，遂忆《衷中参西录》镇摄汤下注云，治胸膈满闷，其脉大而弦，按之有力，此脾胃真气外泄，冲脉逆气上干之证，慎勿以实证治之云云，即抄镇摄汤原方予之。服一剂，吐即见减，大便次数亦见减，脉遂有柔和之象。四五剂，即诸病全愈。以后遇此等脉象，即按此汤加减治之，无不效如桴鼓。然非我兄精研脉理，谆谆为医界说法，弟何由能辨此脉也？

活络效灵丹治气血凝滞诸疼，按方加减，大抵皆效。弟用之屡效。然间有不效之时，非方之不效，实因审证未细，所用之方未能与证吻合也。去岁仲冬，吾邑西崔庄刘耀南兄，系弟之同学，病左胁㽲疼，诸治无效，询方于弟。授以活络效灵丹方，服之不应，因延为诊视。脉象他部皆微弱，惟左关沉而有力。治以金铃泻肝汤，加当归数钱。服一剂，翌日降下若干绿色黏滞之物，遂豁然而愈。盖此汤原注明治胁下㽲疼，由此知兄所拟方各有主治。方病相投，莫不神效也。

至诸方之中效而且奇者，用鲜梨片蘸生石膏细末，以止寒温证之呕吐是也。丁卯中秋，曾治天津西广开傅姓少年，患温证，胃热气逆，无论饮食药物，下咽即吐出。延医治疗，皆因此束手。弟忽忆《衷中参西录·温病门》载治毛姓媪医案，曾用此方以止呕吐，即以清胃腑之大热，遂仿而用之。食梨一颗，蘸生石膏细末七钱余，其吐顿止，可以进食。然心中犹觉热，再投以白虎加人参汤，一剂全愈。以兹小小便方，能挽回人命于顷刻，即名之为夺命金丹，亦不为过也。

杨学忱来函名绣章， 天津北营门外曹家胡同五号住址

绣章素习西医，于中医之书虽常披阅，实无心得。自在天津陆军军医处充差，见夫子用自制卫生防疫宝丹治愈若干紧急危险之证，乃讶中医药中竟有如此灵妙出人意计之外者。丁卯季夏，小儿佐朝，年甫两岁，因饮食不慎，偶染泄泻，已服胃肠缓和药三次未效。忽忆夫子所赠卫生防疫宝丹尚在囊中，先用十粒研细俾服下，泻遂减少。隔四时又服十粒，即全愈。后十余日，侄女，年三岁，亦患泄泻。与以十五粒服之，一次即愈。夫卫生防疫宝丹原为治霍乱良药，而以治诸暴病皆效，以治小孩暑日泄泻亦莫不效，因叹卫生防疫宝丹之妙用，几于无病不宜也。

刁继冲来函江苏崇明县人

素读大著，字字金玉，中医之赖以不取缔者，先生之力居多也。继冲近治一伏温病，壮热烦渴，脉来洪实兼数，大解十日未行。欲透其邪，则津液已衰，恐有汗脱之虞；欲通其便，则并无承气确征。细思此证，乃阳明热久，真阴铄耗。遵先生重用生石膏之训，即用生石膏二两，合增液汤，加鲜金钗石斛、香青蒿各三钱。病家疑忌，见者皆以为药性过寒凉。余愤然曰："择医宜慎，任医宜专。既不信余药，请余何为？"病家不得已，购药一剂。俾煎汤两盅，作两次服下，而热势益炽，病家疑药不对证。余曰："此非药不对证，乃药轻不胜病耳。"遂俾将两剂并作一剂，煎汤一大碗，徐徐温饮下。移时，汗出便通，病若失。众人竟推余重用生石膏之功，然不读先生书，何能如此放胆哉？故详书以报知先生，而先生提倡重用生石膏之功德，真无量哉！使医界中人皆以先生之心为心，救人愈多矣。

高砚樵来函名崇勋， 烟台同善社

夫子之书，博大精深，包含弘富，固也。然一种仁

慈恺恻之情浩瀚无极，而语语本诸实验，不设疑阵，不尚空谈，果能心小胆大，遵用方论，莫不左右逢源，遂使读斯书者，苟无先入之见横亘于胸，皆能心悦诚服，临风膜拜也。勋于医学，本无深切之研究。去秋于友人处得见大著，如获拱璧，立即函购，并尽力宣传，以为斯书多流通一部，即可多救无数之人命。是以会中同仁，为先生忠纯信徒者，已不乏人，皆能遵信书中方论，屡愈大证。其尤者，则为海关秦君甲先。此君年力方壮，勇于任事，实具心小胆大之天然资格。当夏秋之交，虎疫[1]猖狂，被聘为烟台防疫医院救济医生，每遇霍乱之轻者，皆以卫生防疫宝丹取效；凡至吐泻已极，气息频危之候，均放胆用急救回阳汤挽救，有照原方加至半倍者。又多有并非霍乱，经粗野针师用宽扁之针放血至数碗，以致奄奄欲脱者，率以数两黄肉、生山药救其急，而以大剂既济汤善其后。其有证本温病，误针放血欲脱，服既济汤后脉象转实，大热大渴，辄用大剂白虎加人参以山药代粳米汤，石膏有用至三两者，率能得燥粪而愈。且卫生防疫宝丹方传诸四乡，救人无算。据药房云，绅商富家配制此药施舍者，竟至一百六十余料。每料以百服计，当治愈轻重之证万人以上。我夫子制此方之功德，为何如哉！至于勋，因心钝公忙，临证之机会转少。然内子大病半年，凡经危急三次，分别以石膏、黄肉、山药大剂转危为安，以有今日。此洵为举家感德、永世不忘者。再则以曲直汤，治愈肝虚腿疼两月、不能展地者一人；以清降汤加三七，治愈吐血甚重者一人；以重用赭石及既济汤加三七，治愈大口吐血频危者一人；以玉液汤，再每日用生山药四两煮水当茶，治愈数年糖尿证一人；以升陷汤加减，治愈大气下陷者三人；以建瓴汤，治愈脑充血者四人；以燮理汤加三七，治愈血痢二人；以理冲汤，治愈小女数年癥瘕。至于冲气上冲、胃气不降，以降胃镇冲汤加减治愈者，指不胜屈。是以同善社中同仁，若王惠安、曲殿卿、徐航尘、林书丹、秦甲先、曲祖谊诸君，皆极信仰夫子。平

[1] 虎疫即"虎烈拉"，系 cholera 的音译，霍乱的旧称，简称虎疫。

常谈及，皆以张老师相称，据见倾倒之至也。

刘惠民来函山东沂水城西乡胡家庄协济中西药房

今岁仲夏，沂水第一学区胡家庄初级小学教员杨希古先生之次女公子淑儒，年七岁，患疳疾兼大便下血，身形羸弱，不思饮食，甚为危险。前所服中西治疳积之药若干，均无效，来寓求治。后学检视腹部，其回血管现露，色青微紫，腹胀且疼，两颧发赤，潮热有汗，目睛白处有赤丝，口干不渴，六脉沉数，肌肤甲错，毛发焦枯。审证辨脉，知系瘀血为恙也。踌躇再四，忽忆及向阅《衷中参西录》，见先生论用三七之特殊功能，历数诸多奇效，不但善于止血，且更善化瘀血，遂俾用三七研为精粉，每服七分，朝夕空心时各服一次。服至五日，而大便下血愈。又服数日，疳疾亦愈。用三七一味，治愈中西诸医不能治之大病，药性之妙用，真令人不可思议矣！然非先生提倡之，又孰知三七之功能如斯哉？

赵利庭来函唐山启新洋灰公司收发课

自观尊著后，治得验案二则，敢敬报告。小女一年有余，于季夏忽大便两三次，带有黏滞。至夜发热，日闭目昏睡，翌晨手足惊惕肉𥆧。后学断其肝风已动，因忆尊著第五期二卷中，先生论羚羊角最善清肝胆之火，且历数其奇异之功效，真令人不可思议。为急购羚羊角尖一钱。上午九点煎服，至十一点周身得微汗，灼热即退。为其药甚珍贵，又将其渣煎服三次，惊惕亦愈。继服三期五卷滋阴清燥汤一剂，泻痢均愈。又二小儿年十二岁，右边牙疼，连右腮亦肿疼。因读先生自述治愈牙疼之经过，知腮肿系外感受风，牙疼系胃火炽盛，遂先用西药阿斯必林一瓦，服后微见汗。继用生石膏二两，薄荷叶钱半，连服三剂全愈。内子见两次用《衷中参西录》方治愈儿女之病，遂含泪言曰："《衷中参西录》

之方，用之对证，无异金丹。若早有此书，三小儿不至夭折。"言之，若甚痛惜，举家为之惨然。因从前三小儿之病，与小女相似，而竟未能治愈也。仆今言此，欲人知先生之书，若早置一编，以备查阅，洵堪为举家护命之宝符，甚勿若仆，有晚置此书之悔也。

吴宏鼎来函安徽当阳护驾墩镇

孟夏二十三日，赤日晴天，铄人脏腑。有太平圩陶国荣者，因业商，斯日出外买粮。午后，忽于路中患吐血，迫抵家尚呕不止，凌晨来院求治。诊其脉象洪滑，重按甚实，知其为热所迫而胃气不降也。因夫子尝推《金匮》泻心汤为治吐衄良方，遂俾用其方煎汤，送服黑山栀细末二钱。服后，病稍愈而血仍不止，诊其脉仍然有力。遂为开夫子所拟寒降汤，加广三七细末三钱。俾将寒降汤煎一大盅，分两次将三七细末送服，果一剂而愈。由此知夫子对于医药新旧智识，可谓左右逢源。凡我同道研究古经方者，岂可不参观时贤验方哉？

王锡光来函江苏平台

自觏名著《衷中参西录》以来，临证之时奉为圭臬，皆应手奏效。今试略述之。

（一）大樊庄顾子安，患肢体痿废，时当溽暑[1]，遍延中西医诊治无效。锡光用《衷中参西录》加味黄芪五物汤治之，连服数剂全愈。

（二）鸿宾旅馆主妇，产后乳上生痈，肿疼殊甚，延西医治不效，继延锡光诊治。其脓已成，用针刺之，出脓甚多，第二日已眠食俱安矣。至第三日，忽神昏不食，并头疼。其母曰："此昨日受风寒以致如此。"诊其脉，微细若无，身无寒热，心跳，少腹微疼。知非外感，当系胸中大气下陷。投以《衷中参西录》升陷汤，两剂全愈。

（三）小儿悦生，今年秋夏之交，陡起大热，失常

[1] 溽，音 rù，湿润、闷热。溽暑，指气候潮湿闷热的盛夏时节。

神呆，闭目不食。家慈见而骇甚。锡光因胸有成竹定见，遂曰："此无忧。"即用书中石膏阿斯必林汤，照原方服法，服后即神清热退。第二日午际又热，遂放胆再用原方。因其痰多而咳，为加清半夏、牛蒡子，服之全愈。

（四）龙姓妇人，产后腹疼兼下痢。用通变白头翁汤合活络效灵丹治之，腹疼与下痢皆愈。

以上各节，设不读尊著之书，何以能如此神效哉？

仲晓秋来函柳河孤山子邮政局局长

晓秋素羸，为防身计，故喜阅医书。庚午季秋，偶觉心中发凉，服热药数剂无效。迁延旬日，陡觉凉气上冲脑际，顿失知觉，移时始苏，日三四发。屡次延医诊治不愈。乃病不犯时，心犹清白，遂细阅《衷中参西录》，忽见夫子治坐则左边下坠，睡时不敢向左侧之医案，断为肝虚，且谓黄芪与肝木有同气相求之妙用，遂重用生黄芪治愈，爰乃恍悟晓秋睡时亦不能左侧，知病源实为肝虚。其若斯之凉者，肝中所寄之相火衰也。爰用生箭芪二两，广条桂五钱，因小便稍有不利，又加椒目五钱。煎服一剂，病大见愈，遂即原方连服数剂全愈。于以叹夫子断病之确、审药之精，此中当有神助，宜医界推第一人也。

按语：以上28篇系他人发给张锡纯的信函，主要内容都是讲按照《医学衷中参西录》的指导在临床上获得效验的情况。这些人中，有张锡纯的亲友、学生，也有素不相识的报刊读者；有经验老道的名医（如刘惠民），也有初学医学的新手，甚至还有全然没有医学基础的普通读者按图索骥、照方抓药而治愈疑难痼疾者。医案均翔实生动，值得借鉴。

高丽安凤轩来函高丽庆南统营郡光道面竹林里一二七六番地

谨启者：今偶得先生所著《衷中参西录》及《药

物学讲义》，拜览一过，知实为医学上至贵至宝之救命书也。汉医自五千年流来，多凭虚论理，恒少实用，而西人实验虽精，又未能深究性理，所以世界医学终未至昌明地位。天怜生命，假国手以著斯书，医学从此昌明，非偶然也。使人人早知斯书之出现，生命何以虑乎！阅之又阅，欣心自涌，口莫能言，衷心敬谢先生之救此苍生也。四期序中言有医论、医案，犹未付梓，若再出版时，可将尊著共合为一编，纸质菁勒，目录详明，每篇之首皆有题纲，以表内容。如此精印，不拘内外，广迅流传，以救生命，修成佛身，万首仰慕，极致美勋矣。鄙人亦甚愿在东方为先生传此书也。

按语：此信为高丽庆南统营郡（今属韩国）人所写，建议将张锡纯著述以更加完整精致的形式出版，以广海内外流传。

山西平陆县尹彭子益致山西医学会理事长书论 《衷中参西录》 之内容

奉天立达医院张寿甫所著《衷中参西录》，其中皆本人多年实验之方，较之医校中各家讲义，录古人成书，案而不断，无裨实际者，实高出万万。即如近今晋省发生温病，本可用石膏，而往往服之致泄泻者，此非石膏之过，用石膏不当之过。所谓不当者，既用石膏，又用破气耗津、寒中败脾之药随之，不解其非也。张君之用石膏，则皆用顾元气、养津液之药以辅之，所以自言屡次实验情形，苦口婆心，独负责任。知事所见医书，实以《衷中参西录》为第一可法之书。其他内伤各方，亦皆与山西之空气及地点相宜，拟求理事长于专校学生传习，学生每人发给一部，必可救许多枉死之人。此书奉天立达医院发售。如经费无余，请令各县解送学生饭费内多解送一元五角，即将此善举做好。且学生都必佩服此书，个个熟习此书，则风同道一，可立而待也。

盛泽王镜泉登《绍兴医报》论《衷中参西录》为医家必读之书

古今书籍极博矣，此不独各书为然也。即医书亦何独不然？《本经》《内经》《伤寒》《金匮》夐（xiòng，远）乎尚矣。唐之《千金》《外台》，搜罗弘富，足备稽考。至金元间，刘、张、李、朱四子出，虽不无偏倚处，然著书立说，亦卓然成家。他如吴又可、戴麟郊之研究瘟疫，李濒湖、赵恕轩之研究本草，喻嘉言之研究肺燥，魏柳洲之研究肝病，聂久吾、叶香岩之研究痘科，王洪绪、徐洄溪之研究外科，吴鞠通之研究温病，王潜斋之研究霍乱，其中名言精理，一经开卷，获益靡穷。盖业轩岐者，果能精熟以上各书，则已不胜用矣。乃自欧风东渐，译本之书纷至沓来，若解剖学、生理学、病理学、霉菌学、卫生学种种，诸说引人入胜。而新学说与旧学说交讧，遂有冰炭不相容之势。在守旧派每告新学为呆滞，在维新派辄诋旧学为空虚，此固当世医学一大障碍也。求其能融贯中西，汇通新旧，以求医学之尽善尽美，而无偏私之见存于其中者，则余于张君寿甫之《衷中参西录》见之。斯书共八卷，自拟新方百六十有奇。将以其方为理想而设乎？则未尝不施诸实验而来也。将以其方为实验而成乎？则未尝不根诸理想而致也。盖理想以实验征之而自确，实验以理想索之而愈明，是真能知气化又知形质，取中西学说，合一炉而熔冶之。故用其方者，能确审脉证不差，莫不药到病除也。

虬湖卢逸轩登《如皋医报》论第四期书《药物学讲义》之内容

名医著作多言治验方案及药性发明，以其为生平得力之处，不忍泯没无闻，故举之以垂示后人也。然历观古人验方药性，往往不言其所以然，则虽技通神明，心参造化，后世阅之，震其名者讶为惊奇，疑其术者视若谰（lán，欺骗，诬赖）语，乌足开示后学法程乎？惟寿甫张氏《衷中参西录·药物学》一书，历举诸药功能，所验特效，各案详晰标示，末附西药四十余种，以补中药之不逮，使后学得有指归，发古人之未发，说理精博，妙论绝伦，诚足为轩岐以后之功臣，近代医坛之执牛耳者也。夫医之道，首重理论，次重实验。不尚理论，不足以参古人奥义；不讲实验，不足以见临证措施。斯书每说一药，必先反覆于性味、形质、效能、炮制、用量，末附验案。病之表里虚实寒热，确确凿凿，见地分明。岂彼剿几句阴阳，窃几句气运，遂率尔操觚[1]，著书立说，空言袭取所可比拟者哉！吾愿今之医界著作者，当如张君之语语尚理论、讲实验，勿空空侈谈五运六气也。月朔，同文颜小屡氏以道院纂职赴如皋，嘱于医报社购获斯书，反复环诵廿余日，如饮芝露，兴味无穷[2]，因记之。时乙丑小阳春月廿七日虬湖卢逸轩书于仙芝堂之南隅。

按语： 以上3篇都是对《医学衷中参西录》全书或部分内容的评论和推荐函，其中山西彭子益的推荐函影响尤其大，后人常常引用的"《衷中参西录》为第一可法之书"这句话，就是出自彭子益的这封信中。而卢逸轩所赞"近代医坛之执牛耳者"也广为后人传扬。

[1] 觚，音 gū，多义，有时指方形之木，古时候曾用来书写，类似简。操觚，即写作。

[2] "兴味无穷"，通行各版本均作"与味无穷"，可能是将繁体字"興"误读为"奥"。

医学衷中参西录第八期

医话拾零

诊余随笔

西人谓胆汁渗入十二指肠，能助小肠消化食物，此理《内经》未尝言之，以为中医疏忽之处，不知后世名医曾言之矣。吴鞠通《医医病书》曰："胆无出路，借小肠以为出路。"此非谓胆汁能入小肠乎？至于胆汁能化食之说，中医书中亦早寓其理。《神农本经》之论柴胡也，谓："能去肠胃中结气，饮食积聚，寒热邪气，推陈致新。"夫柴胡为少阳胆经之主药，而其功效多见于肠胃者，为其善理肝胆，使胆汁流通无滞，自能入于肠中消化食物积聚，以成推陈致新之功也。至于徐灵胎注《本经》则以"木能疏土"解之，是谓肝胆属木，脾胃属土。徐氏既云木能疏土，是明谓肝胆能助肠胃化食，而胆汁能助小肠化食之理，即在其中矣。

或问：太阳病，发热恶寒，热多寒少，脉微弱者，此无阳也，不可发汗，宜桂枝二越婢一汤。夫既曰无阳，何以复用石膏？既曰不可发汗，何以复用麻黄？答曰：人之血分属阴，气分属阳。无阳从脉微弱看出，是言其气分不足也。盖证既热多寒少，其脉原当有力。若脉果有力时，可直投以越婢汤矣，或麻杏甘石汤。今因其气分虚而脉象微弱，故用桂枝助其脉凡脉之微弱者，服桂枝则脉大，以托肌肉中外感之邪外出，随麻黄以达于皮毛也。其云不可发汗者，盖证止宜解肌。麻黄发汗之力虽猛，然所用甚少，且有石膏凉之、芍药敛之，是以服药之后，止为解肌之小汗，而不至于为淋漓之大汗也。

肺脏下无透窍，而吸入之氧气，实能隔肺胞息息透过，以养胸中大气，由胸中大气以敷布于全身。而其吸入之气，又自喉管分支下达于心，由心及肝，由肝至冲任交会之处，以及于肾。故肝肾之气化收敛，自能容纳下达之气，且能导引使之归根。有时肝肾阴虚，其气化不能固摄，则肝气忿急，可透隔以干大气；肾气膨胀，可挟冲气上冲。则肝气可挟所寄之相火上逆，肾气可挟副肾藏之冲气上逆，于是逆气上干，排挤胸中、喉中皆不能容受外气，则喘作矣。

肺劳咳嗽，最为难治之证。愚向治此证，惟用生怀山药条切片者皆经水泡，不如用条，轧细过罗，每用两许，煮作茶汤，调以糖，令适口，以之送服川贝细末。每日两次，当点心服之。若其脾胃消化不良或服后微觉满闷者，可将黄色生鸡内金轧成细末，每用二三分与川贝同送服。若觉热时，可嚼服天冬。此方曾治愈肺痨作喘者若干人，且能令人胖壮，能享大年。

【离中丹】 治肺病发热，咳吐脓血，兼治暴发眼疾，红肿作痛，头痛齿痛，一切上焦实热之症。

生石膏二两，细末　甘草六钱，细末　朱砂末一钱半

共和匀，每服一钱，日再服，白水送。热甚者，一次可服钱半。咳嗽甚者，方中加川贝五钱。咳血多者，加三七四钱。大便不实者，将石膏去一两，加滑石一两，用生山药面熬粥，送服此丹。若阴虚作喘者，亦宜山药粥送服。至于山药面熬粥自五钱可至一两。

下焦寒凉泄泻及五更泻者，皆系命门相火虚衰。确能补助相火之药，莫如硫黄，且更莫如生硫黄，为其为石质之药，沉重下达耳。不经水煮火烁，而其热力全也硫黄无毒，其毒即其热，故可生用。然愚向用硫黄治寒泻证，效者固多，兼有服之泻更甚者，因本草原谓其大便润、小便长，岂以其能润大便即可作泻乎？后阅西人药性书，硫黄原列于轻泻药中，乃知其服后间作泻者，无足怪也。且其所谓轻泻者，与中医说所谓大便润者，原相通也。于斯再用硫黄时，于石质药中，择一性温且饶有收涩之力者佐之，即无斯弊，且但热下焦而性不僭上，胜于但知用桂、附者远矣。若于方中再少加辛香之品，引其温暖之力以入奇经，更可治女子血海虚寒不孕。

【坎中丹】 硫黄用纯黄者一两　赤石脂一两

共为细末和匀。每服五分，食前服，一日两次。不知则渐渐加多，以服后移时微觉温暖为度。若以治女子血海虚寒不孕者，宜于方中加炒熟小茴香末二钱。

或问：五更泻证，虽一日大便止此一次，久则身体必然虚弱，其故何也？答曰：人身之气化与天地同，一日之阳气生于子时，是以人当夜半之时，身中之阳气即由肾徐徐上升。五更寅时，乃三阳出土之时，肾中上升之阳已达中焦，乃因阳微力弱，不能透过中焦，遂复转而下降，以成五更泄泻。夫人身之气化，原朝升暮降，以随天地气化之自然，而后脏腑始调和无病。非然者，则脏腑中之气化上下不能相济，其人将何以堪乎？是知五更泄泻，原为紧要之证，不可不急为治愈也。

【逐风通痹汤】 治风袭肌肉经络，初则麻木不仁，浸至肢体关节不利。

生箭芪六钱　麻黄三钱　全当归五钱　丹参三钱　乳香三钱　没药三钱　全蝎二钱

脉象迟弱无力，恶寒者，将黄芪重用一两，再照加乌头二三钱。脉象有力、恶热者，以薄荷易麻黄，再加天花粉一两。初服，以遍体皆得微汗为佳；至汗后再服，宜将麻黄减半，或止用一钱；筋骨软弱者，加明天麻三钱；口眼歪斜者，加蜈蚣二条，其病剧者可加三条。此风中身之外廓，未入于脏腑也，是以心中无病，而病在于肌肉、肢体、经络、关节之处。《内经·风论篇》谓："风气与太阳俱入行诸脉俞，散于分肉之间，与卫气相干，其道不利，故使肌肉愤䐜而有疡，卫气有所凝而不行，故其肉有不仁也。"又，《内经·痹论》曰："风寒湿三气杂至，合而为痹也。其风气胜者为行痹，寒气胜者为痛痹，湿气胜者为着痹。"据《内经》二节之文观之，则风袭人之肌肉经络，可使麻木不仁，浸至肢体关节不利可知也。是以方中以黄芪为主药，取其能升补胸中大气以通于卫气，自能逐风外出，故《本经》谓黄芪能主大风。而又以最善发表之麻黄辅之，一则扶正以祛邪，一则发汗以透邪，二药相济为

用，其逐风之力虽猛，而实不至伤正气也。至当归、丹
参、乳、没、全蝎诸药，或活血以祛风，或通络以祛
风，皆所以赞助黄芪、麻黄以成功也。至于病偏凉者加
乌头，更将黄芪增重；病偏热者加花粉，更以薄荷易麻
黄，此随病机之所宜，以细为调剂，不使服药后有觉凉
觉热之龃龉也。筋骨软弱者加明天麻，取其能壮筋骨兼
能祛风也；口眼歪斜者加蜈蚣，取其善理脑髓神经，而
有牵正口眼之力也。曾治一人，夏月开轩当窗而寝，为
风所袭，其左半身即觉麻木，肌肉渐形消瘦，左手足渐
觉不遂，为拟此方。其病偏于左，又加鹿角胶二钱作引
若偏于右，宜用虎骨胶为引，理详活络效灵丹后，一剂周身
得汗，病愈强半。即方略为加减，又服二剂全愈。后屡
试其方，莫不随手奏效。

近闻京中会议，上峰偏重西医之说，欲废中医中
药。此特因诸位上峰非医界中人，不知中医之实际也。
即近时观之，都会商埠之处，病家延西医服西药者不过
十中之一，其余各处延西医服西药者，实百中无一二
也。夫西医入中国已多年矣，使果远胜中医，何信之者
如此寥寥？此明征也。且中医创自农轩，保我民族，即
遇有疠疫流行，亦皆有妙方挽救，是以我国民族之生齿
（指年龄），实甲于他国之人。今若将中医中药一旦废
却，此于国计民生大有关系。且近时日本人亦深悟明治
专尚西医之非，其医学博士如朝比奈泰彦及近藤平三郎
等七十余人，创立皇汉医学会，又有贵族议员中村纯九
郎、高桥源太郎、陆军大学教授安井小太郎、陆军大将
立花小一郎等为之赞助。此载于各处报章，彰彰可考者
也。奈何竟欲蹈明治之复辙也？

如谓中医不善防疫，西医能明于毒菌之学，故善防
疫，此为中医不及西医之处欤？则时贤刘蔚楚所著
《遇安斋证治丛录》载有香港防疫一案，可为中西医比
较之确证也。今试录其原文于下。

《证治丛录》原文：前约二十年即清朝末季香港鼠疫
流行，沿门阖户，死人如麻。香港西医谓中医不识治

疫，请港政府禁绝中医。各中医求东华院绅，联谒港督华民政务司，请选西绅院绅十人为监督，以病疫者分授中西医各半，表列成绩，不尚空谈。一考，中医治效超过之，西医不服。二考，平均以百分计，西医得三十余分，中医竟超过六十分，中医赖此以保存。当时华督一为韦宝珊姻兄，一为余友古君辉山经理其事，而粤人又多有能言之者。即此观之，西医之于治疫，果精焉否乎？

吾中华医学，始于黄帝。当其临朝致治，他务未遑，首先与其臣岐伯、伯高、雷公诸臣问答，以成《内经》一书，其书诚能博济群生以利万世也。后因此书师弟相传，皆以口授，至周末始笔之于书，其数千年累相授受之际，必多有附《内经》并传之语，是以内兼有失于夸张、有类战国策士语气者。然其精到之处，恒数语包括万有，能令熟读深思者得医学无限法门。是以读《内经》之法，其于可宝贵之处，当竭力研究；于其不可尽信之处，置而不论可也。乃今之信西学者，谓《内经》多言阴阳五行，不可入于科学，然西人科学中非不言阴阳也。如电学家以磁石养针，其针即能收摄电气，然其所收摄之电，必一端是阴电，一端是阳电。欲其针相粘连，必阳端与阴端相对，阴端与阳端相接，始能吸引不脱。按此理以通于医学，此中原有无穷妙用，此医家所以谈阴阳也。乃同一阴阳，在西人谈之即为科学，在中人谈之即为荒渺，此果平情之论乎？又，西医谓《内经》多谈十二经，按解剖实验，实无形迹可指。然精于针灸者，按十二经以刺疗疮，若疗生于经之起处，刺经之止处可愈；疗生于经之止处，针经之起处可愈；若生于经之中间，并刺其本经起止之处皆可愈。此虽无形迹可凭，实有气化可通也。盖有形迹可凭者，譬之有线电也；无形迹可凭而仍有气化相通者，譬之无线电也。西人窥天地气化之精微以创无线电，可列于科学；古圣能窥人身之气化精微，以定十二经，而目之为荒渺，此又平情之论乎？且针灸详于《内经》，外国此时，不亦有习此为专科者乎？尝阅沪上诸医报，中西势若冰炭，甚至互相谩骂，此诚医界之大耻也。究之，平情而论，中医尚理想不尚实验，故精于人身之气化，而略于人身之组织；西医尚实验不尚理想，故精于人身之组织，而略于人身之气化。是以区区意见，以为当今之世，欲求医学登峰造极，诚非沟通中西不可也。是以因《益世报》有医学一栏，拟得中西医理异同论一篇，历举《内经》之文，以发明中医之理多同于西医者，实于西医未尝少有疵瑕。一以有鉴于沪上中西医之争，一以仆之亲朋多有业西医者，如此立说，可告无罪于西医矣。乃不谓有某君者，仇视中医，并仇视《内经》，至谓《内经》谈生理处，无一是处。如某君驳拙论云："神明之体藏于脑，神明之用发于心，这一种说法，可谓极周纳之能事。这明是不肯承认《内经》神明在心之非，又难以否认现代医学神明在脑的事实。于无可如何之中，采取了这个骑墙式的说法。"按某君如此驳辩，是谓《内经》"头者精明之府"句，说得浑含不足征，不知《内经》早知神明在脑之理。是以其驳语中，并未提着《内经》此句，而惟单提"心者君主之官，神明出焉"两句，是又变"出"字为"在"字，可为巧于立言矣。究之，《内经》"头者精明之府"句，如日丽中天，终不可掩，而后人因读《内经》，悟得神明在脑者，已不乏人，今略举数条以证明之：

古文思字作恖。《说文》解之云"囟，顶骨空处，思字从肉从心"者，言自脑至心，如丝相贯，非心与脑相辅而成思乎？若脑无神明，何以与心相辅而成思也？且人头颗之颗字音信，其左旁即古思字，则脑藏神明而能思，自苍颉造字之时已显露其端倪矣。

又，明季文豪嘉鱼金正希曰："人之记性，皆在于脑中。小儿善忘者，脑未满也；老人健忘者，脑渐空也。凡人外见一物，必留一形影于脑中。"

又，李时珍曰："肺气通于鼻，阳明胃脉环鼻上行于脑，脑为元神之府，鼻为命门之窍，人之中气不足，清阳不升，则头为之倾，九窍为之不利。"

又，自古养生之家即今之所谓哲学家皆以脑中之神为元神，心中之神为识神。元神者无思无虑，自然虚灵也；识神者有思有虑，灵而不虚也。然其所注重者在脑中元神，不在心中识神，是以有"学道之人不识真，只为从前认识神"之语见《慧命经》，其以脑中之知觉为神明之正宗，尤可知矣。

又，古《六书精蕴》云："元神何宅？心为之宅。元神何门？囟为之门见《康熙字典》。"

以上所引诸端，亦可谓其不知神明在脑乎？夫我亿万同胞，黄帝之子孙也；《内经》一书，乃黄帝留以保护后世子孙者也。纵其书有大醇小疵，而但于其大醇之处，通变化裁，自能普济群生；其小疵之处，置而不论可也。此尊祖敬宗之义也，亦保存国粹之义也。仆愿某君再三深思之，且至清夜时思之。

按语：本条内容较杂，涉及3类问题：

第一，《伤寒论》方证的理解。针对有人对"太阳病，发热恶寒，热多寒少，脉微弱者，此无阳也，不可发汗，宜桂枝二越婢一汤"这条经文提出的疑问，张锡纯认为："无阳"指的是气分不足，这一点可由"脉微弱"判断出来；"不可发汗"的意思是不可发解表之大汗，而应发解肌之小汗。桂枝二越婢一汤用桂枝"助其脉"以解肌，用石膏、白芍制衡麻黄的辛散之性，就可以达到这样的效果。

第二，介绍了几种自拟效方。①治肺痨咳嗽，用生怀山药条煮汤，送服川贝细末。消化不良者加生鸡内金细末，有热者加天冬。②治上焦实热证，用离中丹（生石膏二两、甘草六钱、朱砂末一钱半）加减。③治下焦寒凉泄泻及五更泻，用坎中丹（硫黄一两，赤石脂一两）。④治风袭肌肉经络，麻木不仁，肢体关节不利，用逐风通痹汤（生箭芪六钱，麻黄三钱，全当归五钱，丹参、乳香、没药各三钱，全蝎二钱）。

第三，中西医比较。张锡纯围绕胆汁分泌、神明在脑等问题展开讨论，试图论证他一贯坚持的看法，即：中医之理包含西医之理；站在西医立场对中医提出的许多批评（如对阴阳学说的抨击）是不客观、不公正的；沟通中西医学才是未来医学发展的正确方向。讨论中提到的香港鼠疫、中西医治疗对比实验的事例，值得关注。对于日本明治时期医学上全盘西化的教训的分析，发人深省。张锡纯把当时中西医学界势若冰炭甚至互相谩骂称做"医界之大耻"，主张"欲求医学登峰造极，诚非沟通中西不可"，充分展现出医学家的胸怀和见识。

胡莱菔英能解砒石毒

邑东境褚王庄褚姓，因夫妻反目，其妻怒吞砒石。其夫出门赌博未归。夜间砒毒发作，觉心中热渴异常。其锅中有泡干胡莱菔英[1]之水若干，犹微温，遂尽量饮之，热渴顿止。迨其夫归，犹未知也。隔旬，其夫之妹，在婆家亦吞砒石，急遣人来送信，其夫仓猝将往视之。其妻谓，将干胡莱菔英携一筐去，开水浸透，多饮其水必愈，万无一失。其夫问何以知之，其妻始明言前事。其夫果亦用此方，将其妹救愈。然所用者，是秋末所晒之干胡莱菔英，在房顶迭次经霜，其能解砒毒，或亦借严霜之力欤？至鲜胡莱菔英亦能解砒毒否，则犹未知也。

[1] 胡莱菔英，即胡萝卜叶，华北地区称某些蔬菜叶为"英"，或写作"璎"。

麦苗善治黄疸

内子王氏，生平不能服药，即分毫无味之药亦不能服。于乙丑季秋，得黄疸证，为开好服之药数味，煎汤，强令服之，下咽即呕吐大作，将药尽行吐出。友人张某谓，可用鲜麦苗煎汤服之。遂采鲜麦苗一握，又为之加滑石五钱，服后病即轻减，又服一剂全愈。盖以麦苗之性，能疏通肝胆，兼能清肝胆之热，犹能消胆管之炎，导胆汁归小肠也。因悟得此理后，凡遇黄疸证，必加生麦芽数钱于药中，亦奏效颇著。然药铺中麦芽皆干者，若能得鲜麦芽，且长至寸余用之，当更佳。或当有麦苗时，于服药之外，以麦苗煎汤当茶饮之亦可。

按语：以上两条，一说胡萝卜英能解砒石毒，一说麦苗能治疗黄疸，都得自民间经验。确否，有待研究验证。

答受业高崇勋质疑

（一）问：讲义对于脉法浮、沉、迟、数、缓、紧、代、促、结真象，发挥尽致，其余各脉尚未阐发，如芤、滑、涩、革、牢等脉形状，均难揣摹，请示其端。答曰：芤，觉脉中无物充实其中也。盖脉管中有气有血，至血去而气独留，是以脉虽不至微细，而充实则有欠也。滑为气血有余之象，指下觉气血充足而兼流走也，其跳动似数而非数也。涩为气血不足之象，指下觉气血而近模糊也，其跳动似迟而非迟也。革者，浮弦兼大硬也。牢者，沉弦有力，而无过度流走之势也。滑主热，滑而有力者，或至血热妄行。涩而无力者，主有瘀血，或血脉不通。革主病有变革，且主阴阳将离。牢为腹内有坚结之病，牢守其处而不动。

（二）问：《伤寒论》讲义，何不依照原论，逐节发挥？答曰：《伤寒论》一书，若如数皆为解释，须得四年工夫。此限于时间，有不得不然者。但即余所发明者熟习而汇通之，医治伤寒自无难也。

（三）两寸微弱，关尺弦硬，认为其人平素气虚，骤为肝胆之火激动，挟血上冲，将成脑充血证。宜于建瓴汤中加野台参三钱以补其气，再加天花粉四钱以解参之热，生赭石又宜改用一两，黄芪仍以不用为是。盖参、赭并用，其补益之力，可下行达于涌泉，补其下即所以益其上也。

（四）升陷汤证，有兼肝胆之火上冲，并冲气亦上冲者，加龙骨、牡蛎、芡实，甚为适宜。因三药皆敛药，而非降药，是以升陷汤后之注语，原有加萸肉之说，萸肉亦与芡实诸药同性也。

（五）湿气之为病，当用薏米，炒至焦黄色，轧成细末过罗，随意服之。所炒之薏米，不可过多，取其焦香之气，五日一炒可也。此是谷食，不论多食久食，皆无弊也。

（六）人患伤寒，其府无内伤即不现其经之病。如少阳传太阴，太阴传少阴病，恒有先见少阳，后无腹胀病，忽见少阴病者，是因脾土强壮而不现其经之病也。

（七）无论何经，皆可直中，然直中之理，固因其经府空虚，此中亦有岁运相关。如去岁壬申，少阳相火司天，厥阴风木在泉，故凡病者多连少阳，寒热往来，或作呕吐。

（八）外感自后受者，易入太阳；自前受者，易入阳明；自侧受者，易入少阳。

（九）脉搏以一息四至为准。但人之呼吸长短非一定，闻以太息则五至。太息者，其呼吸之气较长也，是以五至。以余生平体验，大抵一息四至半为准。

（十）瘀血新得者，可治其血，虽瘀久而身形壮者，犹可治。惟其人瘀血既久，身形又弱，若用药降下其瘀，断不可。盖常见病瘀血之人，其病革时，瘀血自下，然至此时神丹亦难挽回矣。非在于用桃仁也，桃仁为破血中和平之药，拙著中曾引徐氏之说，可参观也。是以用桃核承气汤时，恐其人素有瘀血，诊脉时未能诊出，不妨预告病家，若下紫黑之血，是从前之瘀，为不治之证；即不下之，亦为不治之证，以自留站脚之地也。

（十一）问：《衷中参西录》五期大青龙汤论中，可以薄荷代麻黄，讲义大青龙汤则以薄荷代桂枝，未知孰是？答曰：讲义与《参西录》各自为书，其有矛盾之处，当以讲义为是，以其书后出也。大青龙汤无论温病、伤寒，皆宜以薄荷代桂枝，而麻黄勿庸代，然宜少用，当为石膏十分之二；以治温病，麻黄尤宜少用，盖有薄荷叶代之，发表原可少用也。至桂枝原与烦躁不相宜，是以原方分量止为麻黄之半。观此则仲景制方之时，原有嫌桂枝性热之意，特当时无薄荷，又无相当之药以代之耳。

答受业林世铭质疑

（一）心下之水气，有何形象？答曰：凡言水气，皆指稀痰。

（二）古之一升，合今量一两。

（三）麻沸汤，即煮水虽开，而不至翻花者。

（四）桃仁之皮尖原无毒，非杏仁可比。经方云云，乃古人误处。

（五）阳明、少阴二经之证，皆与津液有关系。

（六）内烦、虚烦之别：如吐后不至于虚，谓之内烦；下后则气虚，谓之虚烦。

（七）芒硝、大黄皆为攻下品，妊妇独禁芒硝，而不禁大黄者，因芒硝有下死胎之力，故当忌，至大黄则力较和平耳。

（八）太阳伤寒入府，外不解者，宜麻黄汤加滑石。

（九）人之素有痰饮者，感受风寒，其见症必有胸中胀满作痛，盖因风寒外来，胸中大气与痰饮冲激也。

（十）三种承气汤，主病上、中、下，意调胃承气汤治上，小承气汤治中，大承气汤治下，然否？答曰：此说是。

（十一）桔梗一药，有苦甜二种，入药以苦者为佳，惜今苦者少耳。

（十二）肝热，所以能致里急后重之痢者，因肾为二便之关，肝行肾之气，肝热下迫，故里急后重而作痢。

（十三）少阳行身之侧，是否指板油而言？答曰：然。少阳之府是胆，少阳经是板油，原居身之侧也。

（十四）少阳之邪透膈上出之途径，是随少阳之气透膈膜上之微丝血管而上出。

（十五）疟母结于胁下膜油中，久发疟，则胁下实，即脾胀也。

（十六）胞室之形象，两膜相合为扁形，中为夹室，其功用则男以化精，女以系胎。

（十七）副肾髓质即督脉中所含之骨髓，俗名脊髓袋。

（十八）气血因寒而瘀者，其变化，瘀久变热，可化脓血。

按语：以上两篇，都是对学生所提问题的简要答复。

答葛介人相质一则论隐曲

尝考《内经》，文同而义异者，实确有其处。如《热论篇》有"大气皆去"之语，所谓大邪之气也。至《五味篇》又有"大气之抟而不行者，积于胸中"之语。若先生所言《内经》之文同者其义必同，将《五味篇》之所谓大气，亦与《热论篇》之所谓大气同一解乎？岂五味可以养人，而五味所化之气，乃大邪之气乎？由此推之，"隐曲"二字，虽《内经》数见，多作房事解，安知此处不可作心思不遂解乎？且所谓心思不遂者，非必皆如阁下所言"想思病"也。凡拂情不能自由之事，皆在其中。且《内经》谓此证传为风消，传为息贲，即在不治之例，而愚苦心思索，拟得资生汤一方，救人多矣，医界同人用此方救人而寄函相告者亦多矣。夫医者以活人为主。苟其方能活人，即与经旨少有差池，犹当曲谅，况与经旨未必有差池乎。且愚因才识庸碌，生平不敢讲薄前人，故方后自注有云"吾不敢谓从前解者皆谬，然由拙解以释经文，自觉经文别有意味，且有实用也"云云。此欲然不满之心，不敢自居于必是也。先生阅拙著至此数语，亦可宽愚妄论之罪矣。

按语：此条讲《黄帝内经》中存在"文同义异"

的现象，即同样的文字在不同语境中意义可能不同，指出了经典诠释中一种带有普遍性的现象。

答汪景文质疑

详观病案，知系心肾不交病。人禀太和之气以生，上阳下阴，互相维系。阳之性亲上，而有下焦之阴吸之，则不至上脱；阴之性亲下，而有上焦之阳吸之，则不至下脱，此临证者所以上病取诸下、下病取诸上也。某少年涉足花丛，既伤于色，致肾阴亏损，不能上吸心阳，上焦阳分先有浮越之势；加以拂郁以激动肝火，纵酒以昏迷脑筋，多言不寐，以耗散气血，是以忽然昏厥，此扁鹊所谓"上有绝阳之络，下有破阴之纽"也。此证若非大便溏泻，或犹可治，当峻补真阴以助之上升，收敛元阳以引之下降，镇敛肝气肝火以熄内风，自然阴阳维系，火降痰消，而精神复初矣。乃此证溏泻数旬，且又阳缩，少阴之根基已陷，用药纵对证，又何益哉？再者，此又似夹杂外感，自太阳陷入少阴，故形似有火而脉沉也。内伤已在不治，况又加之以外感乎？

胃之大络名虚里，贯膈络肺，出于左乳下。夫虚里之络，即胃输水谷之气于胸中，以积成大气之道路。所以名虚里者，因其贯膈络肺，游行于胸中空虚之处也。

按语：此条讨论的是一个少年患者，伤于酒色，昏厥，溏泄，阳缩，外感。张锡纯断为不治。

答柴德新疑问

万物未有之先，皆赖天地之气化以生之。人禀天地之气化以生，人身亦小天地也。是以人之身内可寄生蛔虫，身外可寄生虱虮。友人田聘卿，曾治一人，腹中生虫，用药下之，长尺余，形若蛇，系其尾倒悬之，滴血数日，系一带根长发。古人谓带根之发，误食之可化为蛇，信不误也。由此推之，蛇之精遗于谷菜之上，人食之可成蛟龙病，又何异乎？且蛟龙病，史书亦恒载之，不但如田君所引征也。《后汉书》载华元化见一人病噎食不得下，令取饼店家蒜齑捣烂之蒜汁，大可二升，饮之，立吐一蛇。病者悬蛇于车，造陀家，壁上悬蛇数十，乃知其奇。又，《唐书》方伎传有宦者奉使岭南，还奏事，适有太医过其前曰：此人腹中有蛟龙。上问之，对曰：曾在岭南骑马行烈日中，渴甚，饮涧水数口，自此常常腹痛。上命太医治之，投以雄黄末，吐出一物，长数寸，有鳞甲，疼遂愈。按：此条记不甚清，因客中无书可查，遂约略录之。又按：医者一见其人，即知其为蛟龙病者，必因其头面有光也。夏子益《奇疾方》云："人头面上有光，他人手近之如火炽者，此中蛊也。用蒜汁半两和酒服之，当吐出如蛇状。"

按语： 此条讨论寄生虫病。张锡纯认识到此类疾病的复杂性，指出不能局限于直接经验来判断真伪，但是其有些说法（如蛟龙病）得自传闻，可靠性存疑。

答刘希文问七伤

（一）大饱伤脾：因脾主运化饮食，饮食太饱，脾之运化力不足以胜之，是以受伤。其作噫者，因脾不运化，气郁中焦，其气郁极欲通，故噫以通之。其欲卧者，因脾主四肢，脾伤四肢疲懒，是以欲卧。其色黄者，因脾属土，土色黄。凡人之五脏，何脏有病，即现何脏所属之本色，此四诊之中，所以望居首也。

（二）大怒气逆伤肝：因肝属木，木之条上达，木之根下达。为肝气能上达，故能助心气之宣通肝系下连气海，上连心，故能接引气海中元气上达于心；为肝气能下达，故能助肾气之疏泄肾主闭藏，有肝气以疏泄之，二便始能通顺。大怒，其气有升无降，甚而至于横行，其中所藏之相火，亦遂因之暴动相火生于命门，寄于肝胆，游行于三焦，耗其血液，所以伤肝而血即少。肝开窍于目，目得血而能视。肝伤血少，所以其目暗也。

（三）形寒饮冷伤肺：因肺为娇脏，冷热皆足以伤之也。盖肺主皮毛，形寒则皮毛闭塞，肺气不能宣通，遂郁而生热，此肺之因热而伤也。饮冷则胃有寒饮留滞，变为饮邪，上逆于肺而为悬饮，此肺之因冷而伤也。肺主气，开窍于鼻，有病则咳。肺伤，所以气少，咳嗽、鼻鸣也。

（四）忧愁思虑伤心：因人之神明藏于脑，故脑为精明之府《内经·脉要精微论》，而发出在心，故心为君主之官《内经·灵兰秘典》。神明属阳，阳者主热。忧愁思虑者，神明常常由心发露，心血必因热而耗，是以伤心也。心伤，上之不能充量输血于脑，下之不能充量输血于肝，脑中之神失其凭借，故苦惊喜忘。肝中之魂失其护卫，故夜不能寐。且肝中血少，必生燥热，故又多怒也。

（五）强力入房、坐卧湿地伤肾：因肾有两枚，皆属于水，中藏相火，为真阴中之真阳，共为坎卦，以统摄下焦真阴真阳之气。强力入房则伤阴，久坐湿地则伤阳，肾之真阴、真阳俱伤，所以伤肾。肾伤则呼吸之时不能纳气归根，所以短气。腰者肾之腑，肾伤所以腰疼。骨者肾所主，肾伤所以脚骨作疼。至于厥逆下冷，亦肾中水火之气不能敷布之故也。

（六）风雨寒暑伤形：因风雨寒暑原天地之气化，虽非若疬疫不正之气，而当其来时或过于猛烈，即与人身之气化有不宜。是以上栋下宇以御风雨，夏葛冬裘以节寒暑，卫生之道，自古然也。乃有时为时势所迫，或自不经意，被风雨寒暑之气侵其身体，气弱不能捍御，则伤形矣。形伤则发落，肌肤枯槁，此犹木伤其本，而害及枝叶也。

（七）大恐惧不节伤志：因志者为心之所主，必以中正之官辅之，此志始百折不回。中正之官者，胆也。若过恐惧，则胆失其司，即不能辅心以成志，所以伤志。志伤，则心有所图而畏首畏尾，所以恍惚不乐也。

按语：本条讨论"七伤"的机理，均本于中医传统理论，议论中规中矩。

答胡剑华疑问二则

五运六气之说，似乎无凭，然亦非尽无凭，以六气配一岁，初之气风木，二之气君火，三之气相火，四之气湿土，五之气燥金，六之气寒水，每气各主六十日强。而人生之病，即多随各气之主令而现症，此静而有常之主气也。又有每年转换之气，如子午年，初之气寒水；丑未年，初之气风木；寅申年，初之气君火；卯酉年，初之气湿土；辰戌年，初之气相火；己亥年，初之气燥金，此动而不常之客气也。主气有权，客气无权，故人之生病，恒随主气为转移，不随客气为转移。愚以为主气者，乃天地自然之气，圣人因而表彰之；至客气，或为后人附会之说耳。五运之说，因甲己化土，故为土运；乙庚化金，故为金运；丙辛化水，故为水运；丁壬化木，故为木运；戊癸化火，故为火运。然必二干相合，始能相化。若但以岁干逢甲即为土运，逢乙即为金运，此理原来牵强。然甲干主岁，其岁支或又属土；乙干主岁，其岁支或又属金之类。天干地支，合为一气，以之断病，恒有验时。即如陈修园集中所载，戊午年两遇奇恒痢证。夫该证为非常之火毒，业医者恒终身不一见，而修园于戊午年两遇之者，诚以戊为火运，而岁支午又属火，火气太甚，故迭见此证。并云二证之危，皆至七日，因七者，火之成数也。由是观之，五运之说，非尽无凭也。

《内经》诊脉之法，原是三部九候。三部者，分上、中、下；九候者，每部之中又分三部以候脉也。是故上三部在头，以候头面、耳目、口齿之疾；中三部在手，以候手经诸脏腑之疾；下三部在足，以候足经诸脏腑之疾。盖动脉虽皆出于心，而其分支别派，实贯串于各脏腑。其由某脏腑贯而来者，即可以候某脏腑，此《内经》所以有三部九候也。至秦越人《难经》但取手太阴之动脉处寸口，以为诊病之准则，此仅为中三部中之一部，是取肺能终始诸脉之义即西人由肺吐出碳气、换氧气之理，其法原不完备。故仲景《平脉篇》论脉，多手足并举，其《伤寒论》序中又讥"按手不及足"者。由是而论，若遵《内经》及仲景之诊脉，固确有可凭也。

按语：此条讨论五运六气说和脉诊法。张锡纯认为，五运六气学说存在牵强之处，但也有其合理的、与临床所见相符的一面；脉诊法中，寸口脉法虽然有其道理，但并不完备。张锡纯更推崇《黄帝内经》《伤寒论》中的三部九候脉法，认为其"确有可凭"。

答徐韵英疑问

《内经·灵枢·五味篇》曰："谷始入于胃，其精微者，先出于胃之两焦，以溉五脏。"所谓精微者，津液血液也血虽成于小肠中乳糜汁，而其本源实出于胃，故《内经》有"中焦受气取汁，变化而赤是为血"之语。盖此精微，胃中无时不生出，即无时不灌溉五脏，而毫无停滞也。至其人有病，将胃中所化之精微，凝滞而为痰，有如经络瘀血、疮疡溃脓一般，岂可借之以为胃中之滋养乎？至礞石滚痰丸之力虽猛，然病急治标，诚有顽痰充塞过甚，又当为探本穷源之治，使脏腑调和而痰自不生。此贵临证制宜，随时化裁，若浑而言之曰痰，而以为何方可用、何方不可用，原非精当之论也。

癥瘕二字，虽并举而虚实有分。癥者，有实可征，无论痰积、食积、血积，皆确有其物，其中原无气也。瘕者，有象可假，无论痰积、食积、血积，皆忽聚忽散，其中原杂以气也。即但以癥论，其当初病因，亦多由于气分不顺而病及于血，由是而论"气裹血"之语，虽出之俗医，未尝见于古籍，似亦未可厚非也。

按语：本条先论痰，认为痰是胃所化的精微不能正常输布，凝滞而成；治痰不可一味治标，而须探其本源、随证化裁。再论癥瘕，认为癥瘕有虚实之分，癥是确有实物，瘕则有象无实，俗称癥为"气裹血"，是有道理的。

诊余随笔

各处庭院中，多有络石与蘡薁[1]。此二种皆木本藤蔓类，而皆可入药。络石蔓粗而长，叶若红薯，其节间出须，须端作爪形，经雨露濡湿，其爪遂粘于砖石壁上，俗呼为爬山虎，即药房中之络石藤也，本草又名为石龙藤。其性善治喉痹肿塞，用鲜者两半，煎汤一盅，细细呷之，少顷即通；其性又善通经络，同续断、菟丝子煮酒须用酿酒，不宜用灼酒，日日饮之，或单用络石煮酒饮之，善治周身拘挛，肢体作痛；若与狗脊、猴姜煮酒饮之，善治腰疼；若兼腿疼者，宜加牛膝。《名医别录》又谓此物久服能轻身、明目、润泽、好颜色、不老。诚如《别录》之所云云，则每日以之煮汤当茶饮之，其为益不亦多乎？

蘡薁蔓类络石而稍细，花叶若鸡爪形，又多分歧，以其须缠于高树之枝柯上。其藤中多通气细孔，截断吹之有浆出，可擦疮疡肿毒。其性亦善治淋，煎汤当茶，最善止渴。取其叶捣汁饮之，善治呕哕。其所结之实，大如广红豆，形圆色红而亮，中有浆微甘微酸，其功用能止渴，益气力，悦颜色。俗传有谓其善解砒石毒者，然未见其出载，此则待质高明也。

按语： 本条区分了两种常见的藤本植物药——络石藤和蘡薁，并详析其功用主治，可开拓眼界、丰富治法。

[1] 蘡薁，音 yīn yù，植物名。落叶藤本，俗称野葡萄、山葡萄。

答王肖舫质疑

犀黄，诚如兄言为西黄之误。盖牛黄之好者，出于高丽，因高丽之牛大，故所出之黄亦最美从前高丽清心丸甚佳，以其有牛黄也，特别之曰东牛黄，而其价亦较昂。青海、西藏之地亦多出牛黄，其成色亚于东牛黄，故又别之曰西牛黄，而其地原有犀，遂又误西为犀也。紫石英，弟恒用之，治女子不育甚效。其未经煅者，其色紫而透彻，大小皆作五棱者佳。盖白石英属阴，紫石英属阳；阴者宜六棱，阳者宜五棱。至钟乳石、蛇含石，皆未用过，不敢置论。

按语： 此条讲解了"西黄"被误称做"犀黄"的缘由，介绍了用紫石英治女子不育的经验。

答沈仲圭问学医当读何书为要

鄙人于医学，原系门外汉，而再三殷殷下问，不得不略陈管见以质高明。尝思人以类聚，物以种分。西人之说，由渐进化，故凡有创造，皆谓后来居上。至中华黄族，乃神明之胄，故远溯古昔，吾开天辟地之远祖，实皆经天纬地之圣神也。所以其所创造留贻，以佑启我后人者，无论后世如何变通尽妙，如何鼓舞尽神，皆不能出其范围，而至于医学为尤甚。是以有志医学者，当以农轩之书为根本焉。《神农本经》三百六十五味，每味皆有主治之要点。其所主治者，乃其本品独具之良能，恒有不可由气味推测者。后世本草对于此等处，恒疑而删去，及取其药实试之，其效验恒与经文若合符节，是《本经》胜于后世本草远矣。至后世注《本经》者，若张隐庵、叶天士、陈修园，皆有新颖可取之处，然皆不如徐灵胎所注《本经百种录》之灵妙也。虽所注者仅百种，而寻常日用之药亦大约皆备。他如《本草纲目》《本草原始》诸书，亦可参观以广见闻，惟本草《雷氏炮制》，不宜涉猎，因此书原系刘宋时雷敩所著，非上古雷公之书，无论何药，皆炮制失其本性，大为医学之累也。至《内经》从前注者止注《素问》，至清初张隐庵始将《素问》《灵枢》皆详细诠解，较前人为优，然亦多有谬处，又宜兼看徐灵胎、陈修园节选《内经》之注此书皆在其本集中。至经文幽深难解之处，经诸家注疏而仍难解者，亦可以不求深解。盖益我神智、瀹我性灵之处，恒在一目了然之处也。至脉诀，《内经》开其始，扁鹊《难经》、仲景《伤寒》《金匮》衍其绪，叔和竟其委。然王氏书多穿凿，不可尽信，须兼看李士材、李濒湖、徐灵胎、陈修园诸家脉诀，方能得其要领，而数家之中，尤以徐氏《脉诀启悟》《洄溪脉学》为最。至诸方书，《伤寒论》《金匮》尚矣，然亦有不可尽信处拙著书中曾确为指明，兹不赘，盖年远代湮，中有差讹也。他如《千金》《外台》皆可取，而《千金》之制方，有甚奇特处，可法也。汉唐而后诸家著作，无甚可取，迨至张、刘、李、朱四家出，所谓宋、元、明四大家也，而细阅其书，仍未能尽惬人意。如子和重用汗、吐、下三法，可谓有胆有识，而于扶正以胜邪之理，犹欠发挥；东垣善理脾胃，然知脾多阳虚，而不知胃多阴虚，且止知升脾，而不知降胃；丹溪注重滋阴，喜用熟地、龟板、知、柏诸药，果系阳火偏胜、铄其真阴致不足者用之，恒多效验，若非阳有余而阴实不足，其方断不可用，当调其脾胃，俾多进饮食，自能生津养血，而真阴自足也。至河间主火立论，亦或间有偏敧（qī，倾斜），而以辛凉治外感，实为后世治温者开不二法门，可崇拜也。至明季南昌喻氏出，本源《内经》，率由仲景，生平著作，大致纯粹，而其《寓意草》二卷及《尚论篇》中真武、大小青龙诸汤后之论，尤愚所生平快读者也。此外，徐氏《洄溪医案》亦甚佳。愚遵用其法，恒多获效。至若陈修园、黄坤载二家，用药恒偏于热，然其义论精到处，亦多可采取。而黄氏肝脾宜升、胆胃宜降之论在其本草半夏、干姜之下尤为的确。后此则唐氏容川又为表表杰出，其发明三焦之体质及其功用，诚突过唐宋也。上所论者，管见如此，未知尊意以为何如，未知质诸众大雅以为何如，特是事贵师古，尤贵与古为新，方能使医学日有进步。愚愿有志学医者，既于古人著作精心研究，更当举古人著作而扩充之，引伸触长之，使古人可作，应叹谓后生可畏，然后可为医学嫡派之真种子，而远绍农轩之传也。此敬复。

按语：本篇中，张锡纯为学医者提供了一份推荐书目：①本草方面，首推《神农本草经》，其注本首推清代徐灵胎《神农本草经百种录》，并批评南朝雷敩的《雷公炮炙论》，不推荐阅读；②《黄帝内经》方面，推荐张志聪、陈修园、徐灵胎的注本，但强调不可过分依赖注家；③脉诀方面，推荐徐灵胎的《脉诀启悟》《洄溪脉学》；④方书方面，以《伤寒论》《金匮要略》为最，《备急千金要方》《外台秘要》均有可取之处，提及金元四大家的著作但有褒有贬，明代以后的医家中，推重喻嘉言、徐灵胎、陈修园、黄元御、唐容川等人的著作。

答周小农问鱼肚

前蒙问奉天之鱼肚，出于何鱼，即作鱼肚之法。今特即所知者略为陈之。按鱼肚色黄，故名黄鱼肚，非出自鳇鱼也。肴品中之鱼骨，出自鳇鱼，而不出鱼肚。出鱼肚之鱼，奉天谓之鲈，以其巨口细鳞状如松花江之鲈也。至敝邑海中亦出鱼肚，其鱼如鲫，大十余斤，俗呼为大鱼，鱼肚乃其胞也。其性温而滋阴，为补肾良药。余用《内经》四乌贼骨一芦茹丸，恒用鱼肚加于其中，以代送丸药之鲍鱼汤。入药时，可用蛤粉炒至发起，即易轧细。若作食品，宜用香油炸至发起，再置凉水中，浸至柔软用之。

复汪景文书

凡癥瘕结于少腹，多妨生育。令正癥瘕结于少腹，如此之大，而仍能生育，恐非血瘀之癥瘕，或是肠蕈[1]证。西人割出人腹中之肠蕈，有重至十余斤者。此证若系瘀血结为癥瘕，多服理冲汤，无不愈者。若系肠蕈证，非药饵所能消也。

按语：以上两条分别谈鱼肚的来源与鉴别、肠蕈与癥瘕的鉴别，见解精到。

答金履陛问治吐血后咳嗽法

详观百五十三号病案，知系因吐血过多，下焦真阴

[1] 蕈，音 xùn，菌类称为蕈。肠蕈，近乎现代之肠道肿瘤。

亏损，以致肾气不敛，冲气上冲。五更乃三阳升发之时，冲气上冲者必益甚，所以脑筋跳动，喘嗽加剧也。欲治此证，当滋阴纳气，敛冲镇肝，方能有效。爰拟方于下以备酌用：

生山药一两　大熟地一两　净萸肉六钱　怀牛膝六钱　柏子仁六钱　生龙骨四钱　生牡蛎四钱　生赭石四钱　生内金二钱　玄参二钱　炙草二钱

日服一剂，煎渣重服。

答吴自雄问病

所问妇人血淋之证，因日久损其脾胃，饮食不化，大便滑泄，且血淋又兼砂淋，洵为难治之证。今拟一方，用生山药一斤轧细末，每用八钱，加生车前子二钱，同煮作粥，送服三七细末、生内金细末各五分，每日两次，当点心用之，日久可愈。方中之意：用山药、车前煮粥以治泄泻，而车前又善治淋疼，又送服三七以治血淋，内金以消砂淋，且鸡内金又善消食，与山药并用，又为健补脾胃之妙品也。惟内金生用则力大，而稍有破气之副作用，若气分过虚时，宜先用生者轧细，焙熟用之。若服药数日而血淋不见轻者，可用荜澄茄细末一分，加西药哥拜拔油一分同服。又此证大便不止，血淋亦无从愈。若服山药、车前粥而泻不止，可将熟鸡子黄二三枚捻碎，调在粥中，再煮一两开服之。

答高甘棠问病三则

一、答：系淋毒未净，故小便浑浊，阴茎之端微肿，似梅毒亦未净尽。方用鲜小蓟根约二两，洗净切碎，丈菊子一两，煮数沸，取汤一大盅，候半温时，掺入西药骨湃波拔尔撒谟一分五厘，调和同服，日两次，半月后当全愈。

二、答：孕至十三月不育，且腹不甚大，亦不甚动，当是鬼胎。可用带皮尖生桃仁四钱，捣碎，煎汤服之。若服一次不效，再服可用生桃仁六钱，连服数剂，腹当消。盖桃仁皮尖无毒，原宜带皮尖生用，皮色红能入血分，尖乃生发之机，善通气化。杏仁之毒在皮，故必去皮乃可用中杏仁毒者，用杏树根皮煎汤饮之即解，神效。用此方时，须仔细检点，慎勿误用生杏仁。

三、答：咳嗽四年，肺有伤损，原不易治。方用西药佗氏散一钱、阿斯必林二钱和匀，分为十六包。再用生山药轧末过罗，每用一两煮作粥，当点心服时，送服前二味药末一包。日服二次，久当愈。

答王肖舫问小儿走马牙疳

王洪绪《外科症治全生集》有赤霜散，治走马牙疳甚效。然此药有毒性，敷患处后，有唾须吐出。小儿不知吐，宜以少许点患处，恐多则随津咽下。再每日用黄连清胃丸一付，分三次服下。

答徐庄君问其夫人荡漾病治法

详观所述病案，谓脉象滑动，且得之服六味地黄丸之余，其为热痰郁于中焦，以致胃气上逆，冲气上冲，浸成上盛下虚之证无疑。为其上盛下虚，所以时时有荡漾之病也。法当利痰清火，降胃敛冲，处一小剂，久久服之，气化归根，荡漾自愈。拟方于下：

清半夏三钱　柏子仁三钱　生赭石三钱，轧末　生杭芍三钱　生芡实一两　生姜三片

磨生铁锈浓水煎药。

方中之意：用半夏、赭石以利痰坠痰，即以降胃安冲。用芡实以固下焦气化，使药之降者、坠者，有所底止，且以收敛冲气，而不使再上冲也。用芍药以清肝火，利小便，即以开痰之去路。用柏子仁以养肝血，滋肾水，即以调半夏之辛燥。用生姜以透窍络，通神明，即以为治痰药之佐使。至用铁锈水煎药者，诚以诸风眩

晕，皆属于肝，荡漾即眩晕也。此中必有肝风萌动，以助胃气冲气之上升不已。律以金能制木之理，可借铁锈之金气以镇肝木，更推以铁能重坠，引肝中所寄龙雷之火下降也。况铁锈为铁与氧气化合而成，最善补养人之血分，强健人之精神，即久久服之，于脏腑亦无不宜也。

答诸暨孟兴朕疑问二则

禽亦有肺，其肺内与脊肉相连，贴脊之内，中有青色之管二支，即其肺也。至鱼类，其胎生者，若鲸鱼、懒妇鱼之类，皆显然有肺，故恒喙出水面，呼吸喷浪以舒其气；其卵生者，肺与禽同。

草木之生，分甲生乙生。甲生者拆甲而出，其类属阳；乙生者形屈似乙而出，其类属阴。诸豆皆乙生也出时屈其顶先出土外，为其禀阴柔之气化，力欠宣通，故诸豆多食皆能作胀。豆腐出于豆，是以其性与豆同也。

答月影女士问疼经治法

详观病案，知系血海虚寒，其中气化不宣通也。夫血海者，冲脉也，居脐之两旁，微向下，男女皆有。在女子则上承诸经之血，下应一月之信，有任脉以为之担任，带脉以为之约束，阳维、阴维、阳跷、阴跷为之拥护，督脉为之督摄，《内经》所谓"女子二七，太冲脉盛，月事以时下"者，此也。有时其中气化虚损或兼寒凉，其宣通之力微，遂至凝滞而作疼也。而诸脉之担任、拥护、督摄者，亦遂连带而作疼也。斯当温补其气化而宣通之，其疼自止。爰拟方于下：

全当归一两　生乳香一两　生没药一两　小茴香一两，炒熟　鱼鳔胶一两，猪脂炸脆　川芎五钱　甘松五钱，此药原香郁，若陈腐者不用亦可

共为细末，每服二钱五分，用真鹿角胶钱半，煎汤送下，日服两次。

答刘希文问湿温治法之理由

行医之道，贵识病之本源，而为提纲挈领之治法。故其疏方也，不过紧要之药数味，以直捣病之要冲而扫除之，则一切诸连带之病，不治自愈。乃今者医学不讲，而恒著书立说以自矜奇异，一证之中，立方众多，一方之中，用药庞杂。必就其诸端论说，而皆深究其所以然之故。若遇说有不通之处，而曲为将顺，是浑俗同流也；显为指摘，是傲气凌人也，不如付之不论之为愈也。今详观所论湿温病状，纯系湿热郁中，致经络闭塞，故其外虽觉寒凉，而内则小便短涩赤黄也。为小便难，水气必多归大肠，所以兼泄泻也。其肢体酸痛者，湿而兼风也。胸膈痞满者，湿气挟饮也。欲治此证，甚属易易，用滑石两许煎汤，送服阿斯必林一片半，汗出即愈。盖二药一发汗，一利水，可令内蕴之湿由汗与小便而解。且二药之性皆凉，其热亦可随之而解，阿斯必林又善愈关节疼痛也。余用此方，连治数人，皆一汗而愈。若热剧者，滑石或多用，或加生石膏数钱与滑石同煎，亦莫不随手奏效也。盖拙著中自拟之方凡百余，约皆历试有效而后笔之于书，非敢凭虚拟议以误人也。

答王兰远问时方生化汤

当归之味甘胜于辛，性温虽能助热，而濡润多液，又实能滋阴退热，原不可但以助热论。故《本经》谓可治温疟，且谓煮汁饮之尤良，诚以煮汁则其液浓厚，濡润之功益胜也。其性虽流通活血，而用之得当亦能止血。友人王鄂庭曾小便溺血，用黄酒煮当归一两饮之而愈。后其证反复，再服原方不效，问治于仆，俾用鸦胆子去皮五十粒，白糖水送服而愈。继其证又反复，用鸦胆子又不效，仍用酒煎当归法治愈。又，傅青主治老妇血崩，用黄酒、当归各一两，桑叶十四片，煎汤送服三七细末三钱，甚效。又，单用醋炒当归一两煎服，治血崩亦恒有效。是当归可用以活血，亦可用以止血，故其药原名"文无"，为其能使气血各有所归，而又名当归

《医学衷中参西录》临证助读系列 医论分册

也。产后血脉淆乱，且兼有瘀血，故可谓产后良药。至川芎，其香窜之性，虽甚于当归，然善升清阳之气。凡清阳下陷作寒热者，用川芎治之甚效，而产后又恒有此证。同邑赵姓之妇，因临盆用力过甚，产后得寒热证，其家人为购生化汤二剂，服之病顿愈。盖其临盆努力之时，致上焦清阳下陷，故产后遂发寒热。至服生化汤而愈者，全赖川芎升举清阳之力也。旬余寒热又作，其叔父景山知医，往省视之，谓系产后瘀血为恙又兼受寒，于活血化瘀药中，重加干姜。数剂后，寒热益甚，连连饮水，不能解渴。当时仲夏，身热如炙，又复严裹厚被，略以展动即觉冷气侵肤。后仆诊视，左脉沉细欲无，右脉沉紧，皆有数象，知其上焦清阳之气下陷，又为热药所伤也。从前服生化汤，借川芎升举之力而暂愈，然川芎能升举清阳，实不能补助清阳之气使之充盛，是以愈而又反复也。为疏方：黄芪、玄参各六钱，知母八钱时已弥月，故可重用凉药，柴胡、桔梗各钱半，升麻一钱。一剂而寒热已。又少为加减，服数剂全愈。由是观之，川芎亦产后之要药也。吴鞠通、王士雄之言皆不可奉为定论。惟发热汗多者，不宜用耳。至包氏所定生化汤，大致亦顺适，惟限于四点钟内服完三剂，未免服药过多。每次冲入绍酒一两，其性过热，又能醉人，必多有不能任受者。仆于妇人产后用生化汤原方，加生怀山药数钱；其大便难者，加阿胶数钱。俾日服一剂，连服三日停止，亦必不至有产后病也。

答陈士成问异证治法

今阅病案，确为痫风无疑，然自古治此证无必效之方。愚遇此等证，有用熊胆治愈者，有用羚羊角治愈者，有用磨刀水治愈者，有用加味磁朱丸治愈者，而效于甲者未必效于乙，效于乙者未必效于丙。至西人治此证，除麻醉脑筋暂收目前之功效外，亦无他方。惟中西药并用，大约服之月余，可以除根。详录其方于下：

生赭石末三钱　於术三钱　酒曲三钱，用神曲则无效，

且宜生用　半夏三钱　龙胆草二钱　生没药三钱　以上系汤剂

白矾一两，焙枯　黄丹五钱，炒紫色　朱砂二钱

共研细，掺熟麦面一两，猪心血和为丸，桐子大。

西药：臭剥二钱　臭素安母纽谟二钱　抱水过鲁拉尔一钱

共研细，掺熟麦面四两，水和为丸，桐子大。

上药三种，早晚各服西药三十丸，午时服朱砂黄丹白矾丸四十丸，每日服药三次，皆煎汤药汁送服。每汤药一剂可煎三次，以递送三次所服丸药。如此服药月余，病可除根。盖西药为麻醉脑筋之品，能强制脑筋使不发痫，治标之药也；中药为健脾、利痰、泻火、镇惊、养神之品，治本之药也。标本并治，所以能随手奏效。此证若但用西药治标，固难被除病根，久服且有减食量、昏神智之弊。今拟此方，中西并用，相助为理，不但病可除根，而于食量、神智亦毫无所损也。

答庞履廷问大便脱肛治法

脱肛之证，用曼陀罗煎浓汤洗之甚效。仆常用鲜曼陀罗四五斤，煎取浓汁两三大碗；再以其汁煎黄肉二三两，取浓汁一大碗；再用党参二两，轧细末调汁中，晒干。每用四五钱，水煎融化洗之，数次可全愈。

答章景和君代友问病案治法

详观病案，知系胃阴亏损，胃气上逆，当投以滋胃液、降胃气之品。然病久气虚，又当以补气之药佐之。爰拟方于下，放胆服之，必能止呕吐、通大便。迨至饮食不吐，大便照常，然后再拟他方。方用生赭石二两，生山药一两，潞党参五钱，天冬八钱，共煎汤两茶杯，分三次温服下。渣煎一杯半，再分两次温服下。一剂煎两次，共分五次服，日尽一剂，三剂后吐必止，便

必顺。用此方者，赭石千万不可减轻。若此药服之觉凉者，可加生姜四五片，或初服时加生姜四五片亦可。

答章韶君问腹内动气证治法

观此证，陡有气自脐上冲至胸腔，集于左乳下跳动不休。夫有气陡起于脐上冲者，此奇经八脉中冲脉发出之气也。冲脉之原，上隶于胃，而胃之大络虚里，贯膈络肺出于左乳下为动脉。然无病者其动也微，故不觉其动也。乃因此冲气上冲犯胃，且循虚里之大络贯膈络肺，复出于左乳下与动脉相并，以致动脉因之大动，人即自觉其动而不安矣。当用降冲、敛冲、镇冲、补冲之药以治病源，则左乳下之动脉，自不觉其动矣。爰拟两方于下：

生山药八钱　生牡蛎八钱　生赭石末四钱　生芡实四钱　清半夏足四两，中有矾需用温水淘净晒干　柏子仁四钱，炒捣不去油　寸麦冬三钱

上药七味，磨取铁锈浓水煎药。

又方：用净黑铅半斤，用铁勺屡次熔化之，取其屡次熔化所余之铅灰若干，研细过罗。再将熔化所余之铅秤之，若余有四两，复用铁勺熔化之。化后，用硫黄细末两半，撒入勺中，急以铁铲炒拌之。铅经硫黄灼炼，皆成红色，因炒拌结成砂子，晾冷、轧细、过罗，中有轧之成饼者，系未化透之铅，务皆去净。二药各用一两，和以炒熟麦面为丸不宜多掺，以仅可作成丸为度，如桐子大。每服六七丸或至十余丸以服后觉药力下行，不至下坠为度，用生山药末五六钱，煮作稀粥送下，一日再服。

以上二方单用、同用皆可。

答任伯和问治蛇咬法

《验方新编》治蛇咬法，用吸烟筒中油子，凉水

冲出冷饮之。按：此方甚验。设犹不效，可用其相畏之物治之。蛇之所畏者，蜈蚣、雄黄也。拟方用全蜈蚣三条，雄黄二钱，共为末，分三包。每用一包，甘草、蚤休各二钱，煎汤送下，日服二次，旬日当愈。若用西药过满俺酸加里〇·〇一克、馏水一〇〇·〇分作六次服，每日服三次，最能解蛇咬之毒。或用此水洗涤患处，亦大能解毒。若内服、外洗二方并用则更佳。

答任伯和问治顽癣法及足底痒治法

大枫子去皮，将仁捣如泥，加白砒细末少许少少的，和猪脂调膏敷之，此剧方也。又用鲜曼陀罗熬膏梗、叶、花、实皆可用，加鸦胆子细末去皮，研细，调和作膏药贴之，此为和平方。足底痒，可用蛇蜕三条，甘草二钱，煎水饮之，再将渣重煎熏洗，半月可愈。

答任伯和问喉证治法

初秋时，用大西瓜一个重约七八斤，开一口，装入硼砂、火硝细末各一斤，仍将开下之皮堵上，将西瓜装于新出窑之瓦罐中瓦罐须未经水湿者，将罐口严封，悬于不动烟火、不通空气之静室中。过旬日，视罐外透出白霜，扫下。每霜一两，调入薄荷冰二分，瓶贮，勿令泄气。遇红肿喉证，点之即消。

答黄雨岩问创伤及跌打损伤外敷内服止疼化瘀方

外敷用生赤石脂细末、旱三七细末等分，和匀敷之，立能止血止疼。内服用旱三七细末二钱，臭剥细末二分，同服下，立能化瘀止疼。

答胡剑华问拔漏管方

按象牙可托疮管外出，而仆实未尝试用。向在籍时，常由庄北中留舍村经过，见路旁沟边有宿根之草，每岁出生以护田畔，高五六尺，其叶如榆，结实如苍耳作扁形。本地之人云，其子能为末敷疮。时仆未尝置意。后在奉天，乃知名为胡苍子即胡苍耳，为细末纳各种疮管中，其管即化，亦不疼楚，且速于生肌，亦良药也。仆多年未在家，想中留舍村此物尚有，又想各山野或亦有此物，特人不识耳。

答萧介青书

示函，词意甚谦，弟不敢任受。忆当日田君之病，实系瘀血积成臌胀，较水臌尤为难治。且病久身弱，又不敢用剧烈之药开破，而勉用赭石、当归、丹参三药为方当日似用赭石末、全当归各一两，丹参六钱，证竟服之病愈。后又变通此方，去丹参加生山楂、生山药各一两，治邻村少年瘀血证，亦服后降下瘀血若干。用山药者，以其脉甚虚也。至治痢，拙著中共有七方，于治痢之法可谓粗备，且与前人之法迥不同处，以治末期极险之证。再参以方后所附诸案，一切加减通变用法，治痢自无束手之处。近又新验出品治痢之方二则，一治痢疾初得方，即拙著处方编中硝菔通结汤，服其药剂三分之一，或弱半[1]即愈，无论痢之赤白皆可用。若凉者痢之热者十有八九，间有凉者，可用此汤药送服生硫黄末二三分许，或将药煎成，酌兑以生姜汁亦可。一治受暑热痢疾方，即拙拟之卫生防疫宝丹去细辛加椒红[2]一两，薄荷冰改用五钱。若为丸可每服二十粒，日服三四次；若作散剂，每次服三分，日服四次。此方又善治噤口痢，酌用之可也。

按语：以上19条都是张锡纯针对咨询诊疗意见的来函做出的回复，其学术观点和诊疗思路、具体方药，大多出现在本书的其他章节，可互相参看。

[1] 弱半，类似俗话说的"少一半"。

[2] 椒红，即椒实的外皮。因呈赤色，故名。《本草纲目》蜀椒条曰："椒红，辛温，有毒。"

第一集 《三三医书》评

答《三三医报》社长裘吉生函

《温热逢源》第一种评

仲圣《伤寒论》一书，详于论伤寒，略于论温病，遂使后世之治温热者，各执己见，鲜所折衷。斯编上溯《内经》，凡《内经》之论温热者，逐节备载，详为注疏，于温热之证，已能探本穷源。而复即《伤寒论》中之未明言温病而实则温病者，复列若干条，亦复详为注疏。所尤足贵者，《伤寒》少阴篇两三日内即有大热数条，皆解为伏温发动，所谓独具卓识，勘破千古疑团。仆阅至此，不觉手舞足蹈，乐不可支。或疑少阴病必脉象沉细，似与温热之脉不符，不知邪伏少阴，若能达于三阳，则脉洪大；不能达于三阳，虽中有大热，而仍沉细。参透此理，不但能得温热治法，即《伤寒》一书，亦可豁然贯通矣。

《医事启源》第二种评

吾中华医学，创之四千年以前，博大精深，于医理医术，无所不包，无所不盖。乃自西学东渐，浅见者流竟至厌故喜新，数典忘祖，真可叹也！孰意日本亮祗卿医士，竞能笃信汉学，成《医事启源》一书，凡西人医学新奇之处，莫不于中医古籍得其源本，而特为表彰，俾习医者知自农轩迄汉唐诸书，皆可宝贵。吾中华医界览之，能无感愧交集而自奋勉也乎？

《医经秘旨》第三种评

治病贵究其原因。原因既得，则临证用药知所注重，不治其病而其病自愈。不然，则治标遗本，以治此人此病则效，以治彼人此病，不惟不效，转有因之加剧者。《医经秘旨》一书，持此宗旨，凡论病临证，莫不为隔二隔三之治法，且广引经文以相印证，又无不与经旨吻合。至其论人身之阴阳，深得《易经》阴阳互根之理，尤为精奥。

《医病简要》 第四种评

医学之理，贵由博返要，尤贵以要赅博。《医病简要》一书，所载病案无多，而分门别类，引伸触长，实于医理无所不包、无所不彻。且又时出妙论，时用奇方，发前人所未发，治他人所不能治，且能逆料其将变何证，应如桴鼓，诚为医学中之善本也。

《医阶辨症》 第五种评

病之为类多矣，而一病之中，其病因又分多类。使不能细为区别，诊病恒误于疑似之间，用药又何能吻合乎？《医阶辨症》一书，证分三十九门，又于每门相类之证细辨其同中之异，更于相异之处各究其病因，俾人认定方针，不迷所向。读斯编者，直如饮上池之水，洞见垣一方人也。后附虚证用药之法，亦议论精确可喜。

《喉科秘诀》 第六种评

咽喉之证，最为紧要，因其为地无多，食息皆由之经过，偶有阻塞，则食息俱困也。《喉科秘诀》一书，较之他喉科之书，独为详细精确，服药敷药之外，又辅以针法、灸法，则收效益捷。其喉证种种名目，亦他书所未备，又得时贤曹炳章之批评，可谓尽善尽美矣。

《疡科全书》 第七种评

疡证，西人每用手术剖割，然割处愈后必有刀痕，且又不易除根。尝见有割至再三，其割时屡用麻醉药，致损伤元气，身形因之羸弱者。至中法服药内消，又必需以岁月收功，恒苦其过缓。《疬科全书》之法，以点药治其标，以服药清其本，且其内服之药，又分别各种原因，辨证既精，制方更妙，真疬科之善本也。

《时行伏阴刍言》 第八种评

伏阴之证，古书未载。偶遇其证，人或即以霍乱治之。然霍乱无论阴阳，必然腹痛，而伏阴虽至吐泻转筋，不觉腹痛。盖因春夏偶受寒凉，伏于膜原，因感而发，阻塞气化，清不能升，浊不能降，以致先泻后吐。吐泻不已，遂至转筋。治之宜扶阳抑阴，温中散寒。书中苏砂平胃一方，随症加减，投之皆效，诚无尚之妙方也！至参用经方，若附子理中、旋覆代赭诸方，亦莫不与病机吻合。至李贡三君批注此书，谓拙拟之卫生防疫宝丹，以治伏阴，亦屡试屡效，斯又愚拟方时所未计及者也。

《村居救急方》 第九种评

医书以普济生命为宗旨，然必待知医者始能用其书，则所济亦非普矣。至《村居救急方》，多用乡村中寻常物产，知医者能用，不知医者亦能择用。用之得当，转能治大病，即不得当，亦无甚害，诚村居救急之良方也。至于儿科、产科，备载无遗，尤为周密。

《驱蛊燃犀录》 第十种评

阅《驱蛊》全书，真如温太真燃犀牛渚，洞彻深渊，物无遁形，奇态怪状尽现目前。向阅经史及方书所载，疾化竖子，疮中腹中，有各样动物，心恒疑之。今观斯编，觉四十余年疑团豁然顿解，真快事也。所又可取者，驱蛊不必珍贵之品，如败鼓皮、薄荷油，皆为驱蛊要品。盖鼓皮至败，必经鼓桴震动几千万遍，其震动之余威，直如雷霆。薄荷古原名苛，其苛辣之性，实禀秋金至刚之气。故用二物驱蛊，则蛊皆披靡。至于防蛊、捉蛊、辨蛊，一切诸法，莫不详细精妙。道人岂仙佛化身也，不然何仅以燃犀为号，不留姓氏于人间耶？

《外科方外奇方》 第十一种评

此书第一卷分四部：一曰升降部，升降诸丹无所不备，所异者升丹不但有红升，且有白升。至降丹则可降之再二再三，屡次另加药品，俾用此药者化腐即以生肌，毫无痛楚。二曰围药部，其锭药、散药诸方，围于外者，能束住疮根，不使散漫，即以防周身之热力贯注于疮；其敷于内者，能使疮毒暗消于无形，不留芥蒂。三曰内消部，所载内服诸药，并皆精妙。四曰内护部，能护卫心主，不使疮毒内攻。此虽为第一卷之四部，实为全书提纲。至二卷、三卷，疮科杂证俱备。四卷论治疔毒之诸方，尤为精当。

《咳论经旨》 第十二种评

统观《咳论经旨》全书，凡《内经》《难经》《金匮》《伤寒》《脉经》诸书之论咳者，莫不备载，且逐节逐句诠解甚明，或引注疏，或参己见，务将经旨曲曲传出，俾咳证之病因，尽皆披露。是其书不但为治咳证法程，实亦解经之善本矣。

《临证经验舌法》 第十三种评

从来望居四诊之首，较闻、问、切为尤要。然望其外，又不如望其内。至于临证验舌一法，则自外而内矣。古者验舌无专书。至于《金镜录》《观舌心法》诸书，又专为伤寒而设，未及他证。今观杨君云峰所撰验舌一书，其法简而赅，圆机活泼，又示人以法外之法，诚于四诊之外独树一帜。且于每一种舌下，又必缀明当用何方或用何方加减，洵诊病之金鉴也。

《沈氏经验方》 第十四种评

尝思天下事，非亲自实验中来，虽言之凿凿，犹不足信。近阅《沈氏经验方》一书，历数所用诸方，效验彰彰可考。且其人好行其德，随身自带救急良药，到处济人。其人纯乎善人，其言必确然可信，其方必为救人之良方无疑也。且愚细审其方，实皆能出奇致胜。至其后选杂证诸方，多有愚所喜用者。其奏效之处，亦诚如其书中所言也。

《痧疫指迷》 第十五种评

痧证与霍乱，皆属暴病。然霍乱可以疫统之，因霍乱多遍境传染，痧证则偶有一二也。《痧疫指迷》能见及此，故命名则痧疫并列，至用方处，则痧与霍乱，亦恒浑同治之。其开卷急救溯源段，谓霍乱痧胀诸病，最紧急者莫如闭痧，然有寒闭、热闭。寒闭开以热药，热闭开以寒药，可谓精论不磨。至其选用诸方，有开寒闭者，有开热闭者，有寒、热二闭皆能开者，更辅以刮法、灸法、刺法，则痧疫诸证，皆能随手奏效。

《灵兰要览》 第十六种评

金坛王宇泰先生，有明一代之医宗也。所著《医统》《准绳》之外，又有《灵兰要览》两卷。细阅其书，是先生于各种病证独有会心之处，特为录出，而于喘证、腰痛两门，持论尤为精确，原可与《医统》《准绳》相辅而行，洵可宝贵也。

《凌临灵方》 第十七种评

临证之道，不用古方，不能治病；拘守古方，亦不能治病。《凌临灵方》一书，其谈理透彻，仿佛香岩，其药玄妙，仿佛潜斋，折衷经义而不尽用经方，即选用

经方，亦必因证化裁与病机息息相赴。名为灵方，可谓
名实相符矣。

《推篷悟话》 第十八种评

愚尝论哲学通于医学，今观李元荐先生《推篷悟
话》，语语多从哲学中来，故其中论人身之气化，较他
书为独精，不拘于谈医，而医理转因之透彻无遗。此所
谓超以象外、得其寰中也。医者执此，既能得养生之
道，更能精救人之术矣。

《旧德堂医案》 第十九种评

尝思医者喜阅医案，为其足以瀹我性灵、益我神智
也。然必其人之性灵神智，迥异恒流，而后其治验之
案，乃能神明变化，广被医林。愚尝执此以衡近代医
案，得三家焉：一为喻氏《寓意草》，二为徐氏《洄溪
医案》，其三即为《旧德堂医案》也。三家并峙，直如
华岳三峰矣。

《内经辩言》 第二十种评

《内经》之书最古，时当初造文字，字不足用，原
有通用之法，有如四子书中"人"通于"仁"、"谦"
通于"慊"者是也。且年湮代远，口授笔录，亥豕鲁
鱼之讹，尤所不免。释经者不谙古训，惟知循文强解，
致《内经》精义不明于世，诚于医学大有关系也。前
清俞曲园先生，博通经史，深于汉学。其《内经辩言》
一书，于注疏错误之处，皆本汉学解经之法正之，俾
《内经》之精义复明于世，其表彰《内经》之功，何其
伟哉！

《诊脉三十二辩》 第二十一种评

医家四诊，以辨脉为最要。医者终身临证，而于诊

[1] 探骊得珠：典故出自《庄子》，后用来比喻应试得第或吟诗作文能抓住关键。

[2] 秦镜，亦作"秦鉴"，传说秦始皇有一方镜，能照见人的脏腑和内心。秦镜高悬，也作"明镜高悬"，形容比喻官吏断案公正严明，这里的意思是洞察身体内的各种情况。

脉之际，总觉游移而无确据。此固因脉法之难学，实亦脉学之书，不能简要详明，令人一目了然也。今阅《诊脉三十二辩》一书，开端先论诊脉大法，提纲挈领，已于脉学探骊得珠[1]。继则纳繁于简，令人易于领略。而又各详其脉形，各详其主病，则简而不陋，有如秦镜高悬[2]，令人脏腑备见。继则将脉道经历之处，主生何病，又详细备载。继又论脉之胃气、脉之关格、脉之有无，凡脉学紧要之处，莫不推论尽致。

《专治麻疹初编》 第二十二种评

麻疹之证，在小儿最为危险，诚以麻疹之毒，虽发于内，实多兼外感杂证。即天时人事之交，变化无穷，形迹各异，斯非博采群书，集其大成，不足尽麻疹之治法也。近阅《专治麻疹初编》，分述古、征今、方论诸编。其述古也，名言鸿论，搜罗无遗；其征今也，辨证审机，洞彻不爽；其方论亦多采之名家，而兼参以心得，麻疹一科，无证无方不备，洵福幼之佳编也。

《产科心法》 第二十三种评

产科之书，行世者非无善本，而法皆不备。《产科心法》一书，于胎前产后诸证，莫不探本穷源，详载治法。其辨妊脉，辨所妊男女，皆极精确。至其所论种子之法，且必得男，尤为奥妙，发人梦醒。

《本草衍句》 第二十四种评

赏观古圣作经，文多韵语，句多排偶，取其便于诵读也。至于医书，欲人便于诵读，则编述之时，句法亦宜斟酌。是以《本草衍句》一书，其疏解药性，亦犹他种本草，惟属词比句，易于记诵，最便初学。而每药之下，又详载伍以何药，即能治何病，尤为详细周至。

《先哲医话》 第二十五种评

《先哲医话》一书，成于东人。细阅一周，益叹吾中华古圣昔贤，文教广被，流泽孔长也。其书集东国汉学名医语录，共有十三家，莫不祖述农轩，私淑仲景，其卓识妙论，皆与经旨相发明。而其中田和东郭论药之精当，荻野台洲辨证之详悉，尤为其中翘楚。吾中华医界对之，能无感愧交集而深自愤勉也哉？

《陈氏幼科秘诀》 第二十六种评

幼科为哑科，痛苦不能自言，而尤皮肤浅薄，脏腑娇嫩，饮食不知自检，易染疾病。加以痘疮、麻疹皆属幼科，是以幼科为难也。《陈氏幼科》一书，凡于小儿易得之证，莫不详载治法，而于疳积、惊风诸证，论之尤精，治法尤备，名之曰秘诀，洵非溢美也。

《秋疟指南》 第二十七种评

《内经》论疟，历举手足十二经，然但详刺法，而未言用药治法。至后世之论疟者，则又责重足少阳一经，而不赅不备。详阅《秋疟指南》，综汇诸疟，皆详载治法，而其自拟两泽汤一方，尤为救颠扶危之妙药。是诚集疟科之大成，俾治疟者无论所遇何疟，皆胸有定识，不迷所向，洵为疟科之指南矣。

《备急灸法》 第二十八种评

针、灸皆治病之捷径，救急要着。然针法非素习者不能，至灸法，若知其当灸何处，则人人皆能，是灸法又便于针法也。《备急灸法》一书，传至宋代，佚而复得。即非素习医者，按图各灸其处，亦可随手奏效。而于筋骨诸病，或沉疴之疾，灸之尤为得力，真济世活人之慈航哉！

《医源》 第二十九种评

治病必探其源，此中医之特长也，然必于医理先穷其源，而后能临证深探其源。《医源》一书，先由俯察仰观，以深究天地之气化，更因天地气化以推及人身气化。人身之气化明，则医理自能得其源矣。所尤足贵者，河图生成之数理推之，莫不触处洞然，纤微备彻。学医得源，自能临证深探其源矣。

《马培之医案》 第三十种评

外科之书，不乏善本。至外科医案，则专集罕觏。马培之先生所评《证治全生集》，久为世所宝贵。今阅其外科医案专集，其审证之确，用药之妙，允足为外科法程。至其所论疠风治法，尤为精当。斯编原可与所论《证治全生集》相辅而行也。

《本事方集》 第三十一种评

尝思医方非经名医选择，不足贵，诚以名医能识方，犹伯乐之能相马也。宋名医许叔微先生，曾著《本事方》十卷，久为医界所宝贵。至其续集十卷，则得之日本，诚所谓礼失求诸野矣。今观其书所载诸方，多离奇新异，令人乍视之不得其解，及深思之，则确有精义。是诚所谓海上仙方，而不可以寻常方术视之者也。

《曹仁伯医案》 第三十二种评

人之脏腑，各有体用，各有性情。不知脏腑之体用性情，不能穷病之根源。既知其体用性情，而不知其与气化相关之实际，亦不能穷病之根源。今观曹仁伯先生医案，其于天地之气化，人身之脏腑，研究深矣。故其临证也，能洞达原因，视彻表里，调药疏方，自能息息与病机相赴，医案中之佳品也。

《南医别鉴》 第三十三种评

《内经》论五方用药，各有所宜。至后世用药，则惟注重南北之分，诚以北多陆、南多水，北多寒、南多热。为南多热也，故温病多。为南方多热且多水也，故湿温又多。自叶香岩之《温热论》出，而温病之治法明；薛一瓢之《湿热条辨》出，谓人中气实则病在阳明，中气虚则病入太阴，而湿温之治法亦明。二家之书，诚南医之金鉴也。后公望薛氏著《伤寒辨症歌括》，实则伤寒温热并论，且论温热处又实本源叶、薛二家，故可与叶、薛二家之书综汇为一编，而为南医之治温热、治湿热者不二法门。究之，医皆可贯通，引而伸之，触类而长之，即以治北方之病，无难矣。

按语：以上 33 条均系张锡纯受裘吉生先生所托，为《三三医书》撰写的书评。因为张锡纯学识渊博，临床阅历丰富，所作的书评往往能画龙点睛、一语中的，对读者大有帮助。

临证随笔

盐山西门里范文焕，年五十余，素有肺痨，发时咳嗽连连，微兼喘促。仲夏末旬，喘发甚剧，咳嗽昼夜不止，且呕血甚多。延医服药十余日，咳嗽呕血似更加剧，惫莫能支。适愚自沧回籍，求为诊治。其脉象洪而微数，右部又实而有力，视其舌苔白厚欲黄，问其心中甚热，大便二三日一行。诊毕断曰：此温病之热盘踞阳明之府，逼迫胃气上逆，因并肺气上逆，所以咳喘连连，且屡次呕血也。治病宜清其源。若将温病之热治愈，则咳喘、呕血不治自愈矣。其家人谓：从前原不觉有外感，即屡次延医服药，亦未尝言有外感，何以先生独谓系温病乎？答曰：此病脉象实，舌苔之白厚欲黄，及心中之发热，皆为温病之显征。其初不觉有外感者，因此乃伏气化热而为温病。其受病之原因，在冬令被寒，伏于三焦脂膜之中，因春令阳盛化热而发动，窜入各脏腑为温病。亦有迟至夏秋而发者，其证不必有新受之外感。亦间有薄受外感不觉，而伏气即因之发动者，《内经》所谓"冬伤于寒，春必病温"者，此也。病家闻言悟会。遂为疏方：

生地二两　生石膏一两　知母八钱　甘草一钱　广犀角三钱，另煎兑服　三七细末二钱，用水送服

煎汤两茶盅，分三次温饮下。一剂而诸病皆愈。又改用玄参、贝母、知母、花粉、甘草、白芍诸药，煎汤服，另用水送服三七末钱许。服两剂后，俾用生山药末煮粥，少加白糖，每次送服赭石细末钱许，以治其从前之肺痨。若觉热时，则用鲜白茅根四五两，切碎煮两三沸，当茶饮之。如此调养月余，肺痨亦大见愈。按：吐血之证，原忌骤用凉药，恐其离经之血得凉而凝，变为血痹虚劳也。而此证因有温病之壮热，不得不用凉药以清之，而有三七之善化瘀血者以辅之，所以服之而有益无弊也。

盐山南门里王致祥，年近六旬，自孟夏患痢，延医服药五十余剂，痢已愈而病转加剧，卧床昏昏，有危在旦夕之虞。此际适愚自沧回籍，求为诊治。其脉左右皆洪实，一息五至，表里俱觉发热，胁下连腹疼痛异常。其舌苔白厚，中心微黄，大便二三日一行。愚曰："此伏气化热而为温病也。当其伏气化热之初，肠为热迫，酝酿成痢与温俱来，然温为正病，痢为兼病。医者但知治其兼病，而不知治其正病，痢虽愈而温益重，绵延六十余日，病者何以堪乎？"其家人曰："先生之论诚然，特是既为温病，腹胁若是疼痛者，何也？将勿腹中有郁积乎？"答曰："从前云大便两三日一行，未必腹有郁积。以脉言之，凡温病之壮热，大抵现于右脉，因壮热原属阳明胃府之脉，诊于右关也。今左部之脉亦见洪实，肝胆之火必炽盛，而肝木之气即乘火之炽盛而施其横恣，此腹胁所以作疼也。"遂为开大剂白虎加人参汤，方用生石膏四两、人参六钱以滋阴分。为其腹胁疼痛，遵伤寒之例，加生杭芍六钱，更加川楝子六钱，疏通肝胆之郁热下行，以辅芍药之不逮。令煎汤三茶钟，

分三次温饮下，降下黏滞之物若干。持其便盆者觉热透盆外，其病顿愈，可以进食。隔二日，腹胁又微觉疼，俾用元明粉四钱，净蜜两半，开水调服，又降下黏滞之物若干，病自此全愈。

铭勋孙，年九岁，于正月下旬感冒风寒，两三日间，表里俱觉发热。诊其脉象洪实，舌苔白厚。问其大便两日未行，小便色黄。知其外感之实热已入阳明之府。为疏方：

生石膏二两　知母六钱　连翘三钱　薄荷叶钱半　甘草二钱

晚六点时煎汤两茶盅，分两次服下。翌晨，热退强半。因有事他出，临行嘱煎渣与服。阅四日，来信言铭勋仍不愈。按原方又服一剂，亦不见轻，斯时头面皆肿。愚遂进城往视，见其头面肿甚剧，脉象之热较前又盛，舌苔中心已黄，大便三日未行。为疏方：

生石膏四两　玄参一两　连翘三钱　银花三钱　甘草三钱

煎汤三茶盅，又将西药阿斯必林三分，融化汤中，分三次温服下。头面周身微汗，热退肿消。继服清火养阴之剂两剂，以善其后。

又，邻村李边务李姓少年，亦同时得大头瘟证，医治旬日，病益剧，亦求愚治。其头面连项皆肿，心中烦躁，不能饮食，其脉象虽有热，而重按无力。盖其旧有鸦片嗜好，下元素虚，且大便不实，不敢投以大凉之剂。为疏方：

玄参一两　花粉五钱　银花五钱　薄荷钱半　甘草钱半

煎汤一大盅，送服阿斯必林二分，头面周身皆出汗，病遂脱然全愈。

邻村高边务孙连衡，年三十许，自初夏得喘证，动则作喘，即安居呼吸亦似迫促，服药五十余剂不愈。医者以为已成肺痨，诿为不治。闻愚回籍，求为诊治。其脉浮而滑，右寸关尤甚，知其风与痰互相胶漆滞塞肺窍也。为开麻杏甘石汤：麻黄三钱，杏仁三钱，生石膏一两，甘草钱半，煎汤送服苦葶苈子炒熟，二钱。一剂而喘定。继又服利痰润肺少加表散之剂，数服全愈。

邻村刁马村刁志厚，年二十余，自孟冬得喘证，迁延百余日，喘益加剧。屡次延医服药，分毫无效。其脉浮而无力，数近六至，知其肺为风袭，故作喘。病久阴虚，肝肾不能纳气，故其喘夜剧也。即其脉而论，此时肺中之风邪犹然存在。欲以散风之药祛之，又恐脉数阴虚益耗其阴分。于是用麻黄三钱，而佐以生山药二两，临睡时煎服，夜间得微汗，喘愈强半。为脉象虚数，不敢连用发表之剂，俾继用生山药末八钱煮粥，少调白糖，当点心用，日两次。若服之觉闷，可用粥送服鸡内金末五分。如此服药约半月，喘又见轻。再诊其脉，不若从前之数，仍投以从前汤药方，又得微汗，喘又稍轻，又服山药粥月余全愈。

沧县西河沿王媪，年七旬有一，于仲冬胁下作疼，恶心呕吐，大便燥结。服药月余，更医十余人，病浸加剧。及愚诊视时，不食者已六七日，大便不行者已二十余日。其脉数五至余，弦而有力，左右皆然；舌苔满布，起芒刺，色微黄。其心中时觉发热，偶或作渴，仍非燥渴。胁下时时作疼，闻食味则欲呕吐，所以不能进食。小便赤涩短少。此伤寒之热已至阳明之府，胃与大肠皆实，原是承气汤证。特其脉虽有力，然自弦硬中见其有力，非自洪滑中见其有力此阴虚火实之脉，且数近六至，又年过七旬，似不堪承气之推荡。而愚有变通之法，加药数味于白虎汤中，则呕吐与胁疼皆止，大便亦可通下矣。病家闻之，疑而问曰："先生之论诚善，然从前医者皆未言有外感，且此病初起，亦未有头疼恶寒外征，何以竟成伤寒传府之重证？"答曰："此乃伏气为病也。大约此外感受于秋冬之交，因所受甚轻，所以不觉有外感，亦未能即病。而其所受之邪伏于膜原之间，阻塞气化，暗生内热，遂复养成今日之病。观此舌苔微黄，且有芒刺，岂非有外感之显征乎？"病家似悟会。遂为疏方：

生石膏两半　生山药一两　知母五钱　赭石五钱　川
楝子五钱　生杭芍四钱　甘草二钱

煎汤两盅，分三次温服下。因其胁疼甚剧，肝木不
和，但理以芍药、川楝，仍恐不能奏效，又俾用羚羊角
一钱，另煎汤当茶饮之，以平肝泻热。当日将药服完，
次晨复诊，脉象已平，舌上芒刺已无，舌苔变白色已退
强半，胁疼亦大见愈，略思饮食，食稀粥一中碗，亦未
呕吐，惟大便仍未通下。疏方再用天冬、玄参、沙参、
赭石各五钱，甘草二钱，西药硫酸镁二钱冲服。煎服
后，大便遂通下，诸病皆愈。为其年高病久，又俾服滋
补之药数剂，以善其后。按：此证之脉，第一方原当服
白虎加人参汤。为其胁下作疼，所以不敢加人参，而权
用生山药一两以代白虎汤中之粳米，其养阴固气之力，
又可以少代人参也。又赭石重坠下行，似不宜与石膏并
用，以其能迫石膏寒凉之力下侵也。而此证因大肠甚
实，故并用无妨，且不仅以之通燥结，亦以之镇呕
逆也。

沧县东门里李氏妇，年近三旬，月事五月未行，目
胀头疼甚剧，诊其脉近五至，左右皆有力，而左脉又弦
硬而长，心中时觉发热，周身亦有热时，知其脑部充血
过度，是以目胀头疼也。盖月事不行，由于血室，而血
室为肾之副脏，实借肝气之疏泄以为流通，方书所谓肝
行肾之气也。今因月事久瘀，肝气不能由下疏泄，而专
于上行，矧因心肝积有内热，气火相并，迫心中上输之
血液迅速过甚，脑中遂受充血之病。惟重用牛膝，佐以
凉泻之品，化血室之瘀血以下应月事，此一举两得之法
也。遂为疏方：

怀牛膝一两　生杭芍六钱　玄参六钱　龙胆草二钱
丹皮二钱　生桃仁二钱　红花二钱

一剂，目胀头疼皆愈强半，心身之热已轻减。又按
其方略为加减，连服数剂，诸病皆愈，月事亦通下。

天津东门里李氏妇，年过四旬，患痢二年不愈，即

稍愈旋又反复。其痢或赤、或白、或赤白参半，且痢而兼泻，其脉迟而无力。平素所服之药，宜热不宜凉，其病偏于凉可知。俾先用生山药细末，日日煮粥服之，又每日嚼服蒸熟龙眼肉两许。如此旬日，其泻已愈，痢已见轻。又俾于服山药粥时，送服生硫黄细末三分，日两次。又兼用木贼一钱，淬水当茶饮之，如此旬日，其痢亦愈。

奉天商埠局旁吕姓童子，年五岁，于季夏初旬，周身发热，至下午三旬钟时，忽又发凉，须臾凉已，其热愈烈，此温而兼疟也。彼治于东人所设南满医院，东医治以金鸡纳霜，数日病不少减。盖彼但知治其间歇热，不知治其温热。其温热不愈，间歇热亦不愈。及愚视之，羸弱已甚，饮水服药辄呕吐，大便数日未行，脉非洪大，而重按有力。知其阳明之热已实。其呕吐者，阳明兼少阳也。为兼少阳，所以有疟疾。为拟方：

生石膏三两　生赭石六钱　生山药六钱　碎竹茹三钱甘草三钱

煎汤一盅半，分三次温饮下。将药饮完未吐，一剂大热已退，大便亦通。至翌日复作寒热，然较轻矣。投以硫酸规泥涅二分强，分三次用白糖水送下，寒热亦愈。

奉天南关马姓幼女，于端午节前得温病，医治旬日，病益增剧，周身灼热，精神恍惚，烦躁不安，形势危殆，其脉确有实热，而至数嫌其过数，盖因久经外感灼热而阴分亏损也。遂用生石膏两半、生山药一两单用此二味，取其易服，煮浓汁两茶盅，徐徐与之。连进两剂，灼热已退。从前两日未大便，至此大便亦通，而仍有烦躁不安之意。遂用阿斯必林二分，同白糖钱许，开水冲化服之，周身微汗，透出白痧满身而愈。

或问：外感之证，在表者当解其表，由表而传里者当清其里。今此证先清其里，后复解其表者何也？答曰：子所论者，治伤寒则然也，而温病恒表里毗连，因此表里之界线不清。其证有当日得之者，有表未罢而即传于里者，有传里多日而表证仍未罢者。究其所以然之故，多因此证内有伏气，又薄受外感，伏气因感而发，一则自内而外，一则自外而内，以致表里混淆。后世治温者，恒不以六经立论，而以三焦立论，彼亦非尽无见也。是以愚对于此证，有重在解表而兼用清里之药者，有重在清里而兼用解表之药者，有其证似犹可解表，因脉数烦躁，遂变通其方，先清其里而后解其表者。如此则服药不至瞑眩，而其病亦易愈也。上所治之案，盖准此义。试观解表于清里之后，而白㾦又可表出，是知临证者原可变通因心，不必拘于一端也。

病者 刘问筹，年二十五岁，江苏人，寄居天津松岛街，电报局理事。

病名 脏腑瘀血。

原因 其先偶患大便下血甚剧，西医于静脉管中注射以流动麦角膏，其血立止。而血止之后已月余矣，仍不能起床，但觉周身酸软无力，饮食不能恢复原量，仅如从前之半。大小便亦照常，而惟觉便时不顺利。其脉搏至数如常，乳而无力，重按甚涩，左右两部皆然。

诊断 此因下血之时，血不归经，行血之道路紊乱，遽用药止之，则离经之血，瘀于脏腑经络之间。盖麦角止血之力甚大。愚尝嚼服其小者一枚，陡觉下部会阴穴处有抽掣之力，其最能收闭血管可知。此证因其血管收闭之后，其瘀血留滞于脏腑之间，阻塞气化之流行，致瘀不去而新不生，是以周身酸软无力，饮食减少，不能起床也。此证若不急治，其周身气化阻塞日久，必生灼热。灼热久之，必生咳嗽，或成肺病，或成痨瘵，即难为调治矣。今幸为日未久，灼热咳嗽未作，则调治固易也。

疗法 当以化其瘀血为目的。将瘀血化尽，身中气化还其流通之常，其饮食必然增加，身体自能复原矣。

处方 旱三七细末三钱，为一日之量，分两次服，空心时开水送下。

效果 服药数次后，自大便下瘀血若干，其色紫黑。后每大便时，必有瘀血若干，至第五日下血渐少，第七日便时不见瘀血矣。遂停服药。后未旬日，身体即健康如初矣。

病者 王竹荪，年四十九岁。

病名 温病兼泄泻。

病因 丙寅仲春，避乱来津。其人素吸鸦片，立志蠲（juān，免除、除去）除，因致身弱。于仲夏晚间，乘凉稍过，遂得温病，且兼泄泻。

病候 表里俱壮热。舌苔边黄中黑，甚干。精神昏愦，时作谵语。小便短涩。大便一日夜四五次，带有黏滞，其臭异常，且含有灼热之气，其脉左右皆洪长，重诊欠实，至数略数，两呼吸间可九至。

诊断 此纯系温病之热，阳明与少阳合病也。为其病在阳明，故脉象洪长；为其兼入少阳，故小便短少，致水归大便而滑泻；为其身形素弱，故脉中虽挟有外感之实热，而仍重按不实也。

疗法 当泻热兼补其正，又大剂徐徐服之，方与滑泻无碍也。

处方 生石膏细末，三两　生山药一两　大生地两半　生杭芍八钱　甘草三钱　野台参五钱。

煎汤三大盅，徐徐温饮下，一次只饮一大口。时为早六点钟，限至晚八点时服完。此方即白虎加人参汤，以生山药代粳米，以生地代知母，而又加白芍也。以白虎汤清阳明之热，为其脉不实故加人参，为其滑泻故以生山药代粳米、生地代知母，为其少阳之府有热，致小便不利而滑泻，所以又加白芍以清少阳之热，即以利小便也。

效果 所备之药，如法服完。翌晨，精神顿爽，大热已退，滑泻亦见愈，脉象已近平和。因泻仍不止，又为疏方，用生山药一两，滑石一两，生杭芍五钱，玄参五钱，甘草三钱此即拙拟之滋阴清燥汤加玄参也。一剂泻止，脉静身凉，脱然全愈。

病者 胡珍簠之幼子，年三岁。

病名 间歇热。

病因 先因失乳，饮食失调，泄泻月余。甫愈，身体虚弱，后又薄受外感，遂成间歇热。

病候 或昼或夜，发灼无定时，热近两点钟，微似有汗，其热始解。如此循环不已，体益虚弱。

诊断 此乃内伤外感相并而为间歇热。盖外感之证在少阳，可生间歇热；内伤之病在厥阴，亦生间歇热肝虚者，恒寒热往来。

疗法 证虽兼内伤外感，原宜内伤外感并治，为治外感用西药，取孺子易服；治内伤用中药，先后分途施治，方为稳妥。

处方 安知歇貌林一瓦，为一日之量，分作三次，开水化服。将此药服完后，其灼必减轻。继用生地八钱，煎汤一茶杯，分多次徐徐温饮下，灼热当全愈。但用生地者，取其味甘易服也。

效果 先将安知歇貌林服下，每服一次，周身皆微有凉汗，其灼热果见轻减。翌日，又将生地煎汤，如法服完，病即霍然愈矣。盖生地虽非补肝虚正药，而能滋肾水以生肝，更能凉润肝血，则肝得其养。其肝之虚者，自然转虚为强矣。

病者 卢姓，盐山人，在天津包修房屋。

原因 孟秋天气犹热，开窗夜寝受风，初似觉凉，翌日即大热成温病。

病候 初次延医服药，竟投以麻、桂、干姜、细辛大热之剂。服后心如火焚，知误服药，以箸探喉，不能吐。热极在床上乱滚，证甚危急，急来迎愚。及至，言才饮凉水若干，病热稍愈，然犹呻吟连声，不能安卧。诊其脉近七至，洪大无伦，右部尤甚。舌苔黄厚，大便三日未行。

诊断 此乃阳明胃府之热已实，又误服大热之剂，何异火上添油？若不急用药解救，有危在目前之虞。幸所携药囊中有自制离中丹系用生石膏一两、朱砂二分制成，先与以五钱，俾用温开水送下。过半点钟，心中之热少解，可以安卧。俾再用五钱送服，须臾，呻吟亦止。再诊其脉，较前和平。此时可容取药，宜再治以汤剂以期全愈。

处方 生石膏三两　知母一两　生山药六钱　玄参一两　甘草三钱

煎汤三盅，分三次温饮下。

效果 当日将药服完，翌日则脉静身凉，大便亦通下矣。

治愈笔记

盐山王瑞江，气虚水肿，两腿肿尤甚，方用生黄芪、威灵仙治愈。

天津铃当阁于氏少妇，头疼过剧，且心下发闷作疼，兼有行经过多证，以建瓴汤加减治愈。

津市钱姓小儿，四岁，灼热滑泻，重用滋阴清燥汤治愈。

李仔（rú，"儒"的异体字）斋，山东银行执事，夏日得少阴伤寒，用麻黄附子细辛汤加生山药、大熟地二味治愈。

杨德俊，疯狂温病愈后，变成脉弦硬，用生赭石两半，龙骨、牡蛎各八钱，杭芍、花粉各四钱，半夏、菖蒲各三钱，远志、甘草各二钱，服一剂而愈。

临证随笔

奉天大西关宫某，年三十余，胸中满闷，常作呃逆，连连不止，调治数年，病转加剧。其脉洪滑有力，关前尤甚，知其心火炽盛，热痰凝郁上焦也。遂用朴硝四两，白矾一两，掺炒熟麦面四两，炼蜜为丸，三钱重，每服一丸，日两次，服尽一料全愈。盖朴硝味原咸寒，禀寒水之气，水能胜火，寒能治热，为心家对宫之药，为治心有实热者之要品，《内经》所谓"热淫于内，治以咸寒"也。用白矾者，助朴硝以消热痰也。调以炒熟麦面者，诚以麦为心谷，以防朴硝、白矾之过泻伤心，且炒之则气香归脾，又能防硝、矾之不宜于脾胃也。

按语：以上 3 篇都是张锡纯所撰之临床随笔，有医案 10 余则，涉及病种颇多，详略各异，偶尔插入少量理论探讨的文字，细心揣摩，当有收获。